高等学校"十四五"医学规划新形态教材

（供临床·基础·预防·口腔·药学·检验·护理·影像等专业用）

系统解剖学

Xitong Jiepouxue

（第3版）

U0307390

主 编　吕　捷　　徐国成

副主编　佟　雷　　于胜波　　牛淑亮　　齐亚力

编者（以姓氏拼音为序）

董鸿铭	中国医科大学	房　艳	锦州医科大学
郭　森	承德医学院	韩秋生	中国医科大学
何红云	昆明理工大学	贾　桦	宁夏医科大学
李　岩	上海交通大学	刘宝全	哈尔滨医科大学
刘海岩	吉林大学	吕　捷	中国医科大学
牛淑亮	新疆医科大学	齐亚力	中国医科大学
佟　雷	中国医科大学	王巧玲	沈阳医学院
王一维	沈阳医学院	武　艳	首都医科大学
徐国成	中国医科大学	于胜波	大连医科大学
张　宏	中国医科大学盛京医院	张晓明	浙江大学
张永杰	南京医科大学	章培军	山西大同大学
钟　铧	成都中医药大学		

中国教育出版传媒集团

高等教育出版社·北京

图书在版编目（CIP）数据

系统解剖学 / 吕捷，徐国成主编 . --3 版 . -- 北京：
高等教育出版社，2022.7（2023.2重印）
ISBN 978-7-04-058657-2

Ⅰ. ①系… Ⅱ. ①吕… ②徐… Ⅲ. ①系统解剖学 –
高等学校 – 教材 Ⅳ. ① R322

中国版本图书馆 CIP 数据核字（2022）第 079772 号

策划编辑　李光跃		责任编辑　瞿德竑		封面设计　张志奇		责任印制　韩　刚	

出版发行	高等教育出版社	网　　址	http://www.hep.edu.cn	
社　　址	北京市西城区德外大街4号		http://www.hep.com.cn	
邮政编码	100120	网上订购	http://www.hepmall.com.cn	
印　　刷	涿州市星河印刷有限公司		http://www.hepmall.com	
开　　本	889mm×1194mm　1/16		http://www.hepmall.cn	
印　　张	27.25	版　　次	2012 年 2 月第 1 版	
字　　数	855 千字		2022 年 7 月第 3 版	
购书热线	010-58581118	印　　次	2023 年 2 月第 3 次印刷	
咨询电话	400-810-0598	定　　价	62.00元	

本书如有缺页、倒页、脱页等质量问题，请到所购图书销售部门联系调换
版权所有　侵权必究
物 料 号　58657-00

数字课程（基础版）

系统解剖学

（第3版）

主编　吕　捷　徐国成

登录方法:

1. 电脑访问 http://abook.hep.com.cn/58657，或手机扫描下方二维码、下载并安装 Abook 应用。
2. 注册并登录，进入"我的课程"。
3. 输入封底数字课程账号（20 位密码，刮开涂层可见），或通过 Abook 应用扫描封底数字课程账号二维码，完成课程绑定。
4. 点击"进入学习"，开始本数字课程的学习。

课程绑定后一年为数字课程使用有效期。如有使用问题，请点击页面右下角的"自动答疑"按钮。

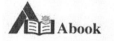

系统解剖学（第3版）

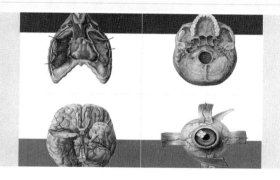

　　系统解剖学（第3版）数字课程与纸质教材一体化设计，紧密配合。数字课程主要为教学PPT、复习题和部分彩图，在提升课程教学效果的同时，为学生学习提供思维与探索的空间。

用户名：[   ]　密码：[   ]　验证码：[   ]　**5360**　忘记密码？　**登录**　注册

http://abook.hep.com.cn/58657

扫描二维码，下载Abook应用

前　言

　　高等学校"十四五"医学规划新形态教材《系统解剖学（第3版）》的编写根据教育部高等教育教材建设的要求，按照《教育部、卫生部关于实施卓越医生教育培养计划的意见》中指出的"5+3"（五年医学院校本科教育加三年住院医师规范化培训）临床医学人才培养模式，在教材编写中广泛听取教学第一线的专家、读者对第2版教材的意见和建议，进行认真的修改，以达到"符合人才培养需要，确保教材质量，形式新颖有创新"。本教材的编委会由来自全国16所高等医学院校长期在教学和科研第一线的专家、教授和青年骨干组成。编写中参考国内外多种教材和专著，关注学科发展前沿，联系临床应用，增加拓展知识窗口。全书解剖学名词以全国自然科学名词审定委员会2014年公布的《人体解剖学名词》为标准。

　　本教材配有数字课程，网上数字课程的资源与教材中内容相互结合，有教学PPT、复习题和部分彩图内容，方便学生课外学习。

　　教材插图由中国医科大学医学美术教研室的老师绘制。本版教材在编写中得到各位编者所在院校和高等教育出版社的大力支持和帮助，在此致以衷心的感谢。

　　由于水平有限，不当之处在所难免，敬请各位读者不吝指正和提出宝贵修改意见，使教材质量随着医学教育的改革和发展日臻完善。

吕　捷　徐国成

2022 年 3 月

目　录

■ ■ ■ 运 动 系 统 ■ ■ ■

内　脏　学

脉　管　学

感　觉　器

神　经　系　统

绪　　论

一、系统解剖学的定义

系统解剖学 systematic anatomy 是按人体的器官功能系统阐述正常人体器官的形态结构、相关功能及其发生发展规律的科学。学习系统解剖学的任务在于使学生理解和掌握人体各器官系统的正常形态结构、位置与毗邻、生长发育规律及其功能意义,为学习其他基础医学和临床医学课程奠定坚实的形态学基础。只有掌握正常人体的形态结构,才能正确判断人体的正常与异常,正确区别生理与病理状态,从而对疾病进行正确的诊断和治疗。因此,系统解剖学是学习基础医学和临床医学各学科的先修课程,是一门重要的医学基础课程。

人体解剖学的分科方法很多,除系统解剖学外,按人体的某一局部(如头部、颈部、胸部、腹部等)或某一器官,重点描述人体器官和组织配布的位置关系及结构层次的解剖学,称**局部解剖学** topographic anatomy。系统解剖学和局部解剖学主要通过肉眼观察机体的形态结构,故又合称**巨视解剖学** macroanatomy;胚胎学、细胞学和组织学是以显微镜观察机体的细微结构,故又合称**微视解剖学** microanatomy。人体解剖学依据研究方法与目的的不同又可分为若干分科,如密切联系临床外科,探讨人体形态结构特征的**外科解剖学** surgical anatomy;联系临床应用,研究人体表面形态特征的**表面解剖学** surface anatomy;联系体育运动的**运动解剖学** locomotive anatomy;运用 X 线摄影技术研究人体形态结构的 **X 线解剖学** X-ray anatomy;运用切片和断层技术研究人体断面形态结构的**断层解剖学** sectional anatomy;以及最近几年出现的通过虚拟、混合和增强现实的应用帮助解剖学教学实践的**数字解剖学** digital anatomy 等。如今科学发展进入了高智能、信息化和数字化时代,揭示人体奥秘的研究不断深化,将会有一些新学科不断从解剖学中分化出来,但在广义上它们仍属于解剖学范畴。

二、人体解剖学发展简史

人体解剖学是一门古老的学科,它是伴随着医学的发展而逐渐发展起来的。有文字记载的解剖学资料,始于中国和古希腊。古希腊名医希波克拉底 Hippocrates 在他的医学著作中较详细地记述了心脏有两个心室和两个心房,他还对头骨做了正确的描述。公元 2 世纪,希腊解剖学家盖伦 Galen 著有较完整的论著《医经》,书中有很多解剖学资料,记载了血液运行、神经分布及心、脑等器官,其资料主要来自动物,因此有一定的错误。人体解剖学的奠基人,欧洲文艺复兴时期最伟大的解剖学家维萨里 Vesalius 著有人体解剖学巨著《人体构造》七卷,系统地记述了人体器官的形态构造,为医学的发展开辟了新的道路。17 世纪,英国医生哈维 Harvey 利用动物实验证明了血液循环的原理,首先提出心血管是一套封闭的管道系统,它开辟了动物实验的研究道路,为生理学从解剖学中划分出来,发展成为一门独立的学科奠定了基础。

我国传统医学中的解剖学起源很早,远在春秋战国时期的《黄帝内经》中就有关于人体形态结构的记载,例如,"若夫八尺之士,皮肉在此,外可度量切循而得之,其死可解剖而视之"。以后历代医家如汉代的华佗、唐代的孙思邈、宋代的宋慈和清代的王清任等都对医学做出了巨大的贡献,并在解剖学上取得了一定的成就,但由于长期受着儒家思想的束缚,解剖学发展速度很慢。解剖学始终融合在传统医学之中,没有形成独立的学科体系。

我国近代第一代西医黄宽,于 1857 年在英国的爱丁堡大学获得理学博士学位,归国后在南华医学校承担解剖学、生理学和外科学教学。他在 1867 年亲自解剖一具尸体用于教学。继 19 世纪由西方传入现代医学之后,我国开始建立医学院校和医院,解剖学课程也应运而生。1881 年清朝在天津开办了医学馆,1893 年更名为北洋医学堂,率先开设了"人体解剖学"课程。

此后,我国的解剖学逐步发展成为一门独立的学科,并建立了一支由中国人自己组成的人体解剖学的教师队伍。中华人民共和国成立以后,随着医学教育事业的蓬勃发展,解剖学工作者的队伍也迅速成长起来。

解剖学工作者编写了具有中国特色的各种层次、各个类别的解剖学教材和解剖学图谱。解剖学研究广泛开展,随着科学技术日新月异的发展和应用,形态科学研究进入分子生物学水平。我们坚信在现代科学技术飞跃发展的时代,人体解剖学将不断地向前迈进。

三、人体的组成和器官系统

人体结构和功能最基本的单位是细胞,细胞与细胞间质共同构成组织,人体的基本组织分为上皮组织、结缔组织、肌组织和神经组织。几种组织相互结合组成具有一定形态并完成一定生理功能的器官。许多器官连结在一起,完成一系列共同的生理功能,人体的诸多器官按功能的差异分类,组成 9 大系统:运动系统,执行躯体的运动功能,包括人体的骨骼、关节(骨连结)和骨骼肌;消化系统,执行消化食物、吸收营养物质和排除代谢产物的功能;呼吸系统,执行气体交换功能,吸进氧气排出二氧化碳,并具有内分泌功能;泌尿系统,排出机体内溶于水的代谢产物如尿素、尿酸等;生殖系统,执行生殖繁衍后代的功能;脉管系统,输送血液和淋巴在体内周而复始流动,包括心血管系统和淋巴系统;感觉器,是感受机体内、外环境刺激并产生兴奋的装置;神经系统,调控人体全身各系统和器官活动的协调和统一;内分泌系统,协调全身各系统的器官活动。

【拓展窗口】

人体解剖信息学:大量关于人体解剖结构描述的数据被整合到一起,并按照三重性陈述标准形成等级或网络,组织成便于关联检索的知识结构,成为生物信息学的一部分。其中,解剖本体论基础模型是基于计算机的不断进化的知识源,它包括诸如解剖空间、非细胞物质、边界和拓扑关系之类的概念。它既可以被人类理解,也可以由机器解析。

影像遗传学:根据基因改变导致解剖结构改变的原理,利用计算机体层成像 CT、正电子发射体层成像 PET、功能性磁共振成像 fMRI 和血管造影等影像学技术获得个体体内解剖学结构的数据,再与基因组数据(包括单核苷酸多态性、拷贝数变异和 DNA 甲基化差异等)建立相关性,从而找出解剖结构差异的遗传学基础,对复杂疾病的及早诊断有重要意义。

数字人体测量与表征解剖遗传:人类基因的单核苷酸多态性是导致个体差异的重要因素,可能与体表解剖特征相关。数字人体测量是通过三维照相技术获得人体表面的精确测量数据,再与基因的单核苷酸多态性做相关性分析,从而找出表征解剖的遗传学基础,对法医鉴定和临床诊断疾病有重要价值。

自组织解剖:虽然人与人之间的宏观解剖特征差异不大,但是微观解剖却是高度变化的。这是由于局部组织的建构是细胞之间信号交换的结果,而不是基因直接编码的。组织缺氧后毛细血管网的改路重建,脑损伤后神经元突触的重塑,发育过程中肾收集管系统的形成,以及类器官的体外培养都是自组织解剖的例子。这种基因的稳定性与组织的多样性使进化成为可能。

四、人体的标准姿势和常用术语

为了正确描述人体各器官的形态、位置和毗邻关系,人体解剖学制定了公认的、统一标准的描述用语,包括解剖学姿势、方位术语及人体的轴和面。

（一）人体解剖学姿势

描述人体结构的位置时所用的标准姿势称为**解剖学姿势** anatomical position，是指身体直立，面向前，两眼平视正前方，两足并拢，足尖向前，双上肢下垂于躯干的两侧，掌心向前。描述任何人体结构时，均应以此姿势为标准；即使被观察的客体、标本或模型是俯卧位、仰卧位、横位或倒置，或只是身体的一个局部，仍应依人体的标准姿势进行描述。

（二）常用方位术语

在解剖学姿势的基础上，为描述人体结构的位置关系，规定了若干组表示方位的术语。

上 superior 和**下** inferior：近头的为上或**颅侧** cranial，近足的为下或**尾侧** caudal。

前 anterior 和**后** posterior：近腹面的为前或**腹侧** ventral，近背面的为后或**背侧** dorsal。

内侧 medial 和**外侧** lateral：靠近正中矢状面的为内侧，反之为外侧。

内 internal 和**外** external：靠近内腔的为内，远离内腔的为外。

浅 superficial 和**深** deep：接近身体表面或器官表面者为浅，远离者为深。

描述四肢各部的结构时，常用下列用语代替上下、前后、内侧和外侧。

近侧 proximal 和**远侧** distal：接近躯干的为近侧，远离的为远侧。

尺侧 ulnar 和**桡侧** radial：即前臂的内侧和外侧。

胫侧 tibial 和**腓侧** fibular：即小腿的内侧和外侧。

掌侧 palmar、**足底侧** plantar 和**背侧** dorsal：掌侧为手的前面，足底侧为足的下面，两者的反面为背侧。

（三）人体的轴和面

人体或器官任一局部的空间范围，均可在解剖学姿势下设置 3 个相互垂直的轴和面（绪图 –1）。

1. 轴

（1）**垂直轴** vertical axis：为上下方向，垂直于地平面，与人体长轴平行的轴。

（2）**矢状轴** sagittal axis：为前后方向与垂直轴垂直，平行于地平面的轴。

（3）**冠状轴** coronal axis：又称额状轴，为左右方向，与上述两轴相垂直的轴。

2. 面

（1）**矢状面** sagittal plane：按前后方向将人体或器官纵切为左右两部分，其断面即为矢状面。将人体分为左右对称两半的矢状面，称**正中矢状面** median sagittal plane。

（2）**冠状面** coronal plane：为按左右方向将人体纵切为前后两部分的断面。

（3）**水平面** horizontal plane：又称**横切面** transverse plane，为与垂直轴垂直将人体横切为上下两部分的断面。

五、人体器官的异常、变异和畸形

人体解剖学描述的是正常范畴的器官形态、构造、位置、大小及其血液供应和神经配布。根据体质人类学的调查资料，通常把统计学上占优势的类型称为**正常** normal。人体的有些结构与正常形态虽不完全相同，但与正常值比较接近，差异不显著，且不影响其正常功能，称为**变异** variation。如结构超出一般变异范围，而且影响正常生理功能者，称为**异常** abnormal 或**畸形** malformation，这种类型在统计学上所占比例极低。人体结构虽基本相同，但其高矮、胖瘦及器官形态等均有各自的特点，这些特点在人体上的综合表现称体型。通常人体可分为：矮胖型，其特点是头部较大，四肢短小，腹围大于胸围；瘦长型，其四肢相对较长，胸围大于腹围；各部分比例介于两者之间的称适中型。

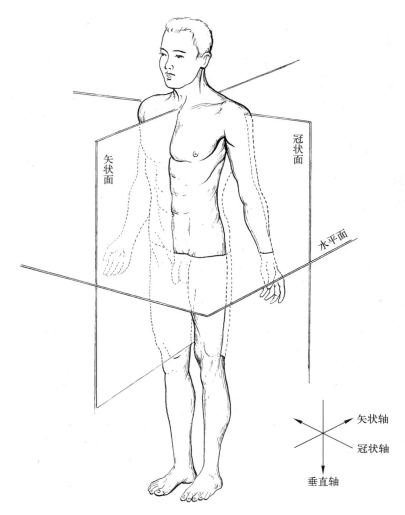

矢状面

冠状面

水平面

矢状轴

冠状轴

垂直轴

绪图-1　解剖学姿势及人体的轴和面

【拓展窗口】

　　干细胞与再生医学：干细胞是能够自我复制并且有潜能分化成三个胚芽层的细胞，最近已成为再生医学的重要工具细胞。目前几种常见的干细胞有胚胎干细胞、羊水干细胞、间充质干细胞和诱导多能干细胞。根据工程原理和方法，干细胞被种在不同的生物材料中，做成组织、类器官而用于修复、维持或提高组织功能。

　　标本制作：是利用各种技术手段保存死亡生物的生物资源及生物信息。塑化标本制作的主要材料为硅橡胶，采用真空处理的方式，让材料进入标本，使标本变硬，不容易腐坏。组织透明是经理化方法使组织呈现透明，从而直观地显示器官内部形态结构。三维重建把采集到的人体各种基本信息进行计算机建模，可视化直接表现出来。这些新的技术手段对于解剖学的教学研究及临床应用都有重要意义。

　　面部移植：是为矫正面部畸形，恢复正常面部结构和功能而进行的同种异体移植。它通过单一的步骤把从供体获得的面部组织覆盖到受体的面部，涉及面部的皮肤、肌肉、血管、神经和骨骼等多种组织的移植存活，使病人恢复包括说话、咀嚼、嗅觉和面部表情等在内的多种重要功能。它需要长期多学科的团队治疗。

（吕捷编写　韩秋生绘图）

运 动 系 统

运动系统 locomotor system 由骨、骨连结和骨骼肌组成,成年人运动系统的质量约占其体重的 60%。全身的骨借骨连结相连形成**骨骼** skeleton,构成坚硬的骨支架,赋予人体基本形态。骨骼支持体重,保护内脏,如颅腔保护脑,胸廓保护心、肺、肝、脾诸器官。骨骼肌附着于骨,在神经支配下骨骼肌有序地收缩和舒张,以关节为支点牵引骨改变位置,产生运动。运动过程中骨起杠杆作用,关节是运动的枢纽,骨骼肌是运动的动力器官。因此骨骼肌是运动的主动部分,骨和关节则是运动的被动部分。

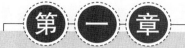

第一章

骨 学

第一节 总 论

骨 bone 是体内坚硬的器官,主要由骨组织构成。骨具有一定的形态和构造,外被骨膜,内容骨髓,含有丰富的血管、淋巴管和神经。骨有新陈代谢活动和生长发育过程,外伤后有修复、再生能力。

一、骨的形态和分类

成人骨共 206 块,除 6 块听小骨外,按部位可分为颅骨、躯干骨和附肢骨(图 1-1)。颅骨和躯干骨合称为中轴骨。由于功能不同,骨具有各种不同的形态,基本可分为长骨、短骨、扁骨和不规则骨 4 类(图 1-2)。

1. **长骨** long bone 呈长管状,主要分布于四肢,由一体两端构成。体又称**骨干** diaphysis,内为容纳骨髓的**髓腔** medullary cavity。骨干表面因有滋养血管、神经出入而形成滋养孔。两端膨大称**骺** epiphysis,骺的表面有关节软骨附着,形成关节面,与相邻关节面构成关节。骨干与骺相移行的部分称**干骺端** metaphysis。幼年时长骨的干和骺之间有一层软骨,称**骺软骨** epiphysial cartilage,其内部的软骨细胞不断分裂增殖和骨化,长骨不断增长。随着骺软骨的骨化,成年后骨干与骺融为一体,骺软骨部位形成线状的**骺线** epiphysial line。

2. **短骨** short bone 多呈立方形骨块,成群分布于连结牢固且较灵活的部位,如手腕、足的后半部。短骨能承受较大的压力,具有多个关节面并相互间形成微动关节,辅以坚韧的韧带,构成适于支撑的弹性结构。

3. **扁骨** flat bone 呈板状,主要构成颅腔、胸腔和盆腔的壁,以保护内部的脏器,并为肌肉附着提供宽阔的骨面,如肩胛骨、胸骨和肋骨等。

4. **不规则骨** irregular bone 形状不规则且功能多样,如椎骨、上颌骨等。有些不规则骨内有腔洞,称含气骨pneumatic bone,如筛骨和蝶骨等。

此外,发生于某些肌腱内的扁圆形小骨,称**籽骨** sesamoid bone,在运动中起减少摩擦和改变肌力牵引方向的作用。髌骨是人体最大的籽骨。

骨的表面因受肌肉牵拉、血管和神经通过及周围器官接触等的影响,可形成突起(如结节、粗隆、棘、嵴)、凹陷(如窝、沟、压迹等)、孔道(如管、口、裂孔)、空腔(如窦、小房)等不同的形态。

二、骨的构造

骨主要由骨质、骨膜和骨髓构成,并有血管和神经等分布(图 1-3)。

1. **骨质** bony substance 由骨组织构成,是骨的主要成分,分骨密质和骨松质两种(图 1-2)。**骨密质**compact bone 质地坚实致密,耐压性强。主要分布于长骨骨干及短骨、扁骨、不规则骨的表面。**骨松质** spongybone 呈海绵状,由相互交织的**骨小梁** bone trabecula 排列而成,配布于骨的内部。骨小梁按照骨承受压力或张

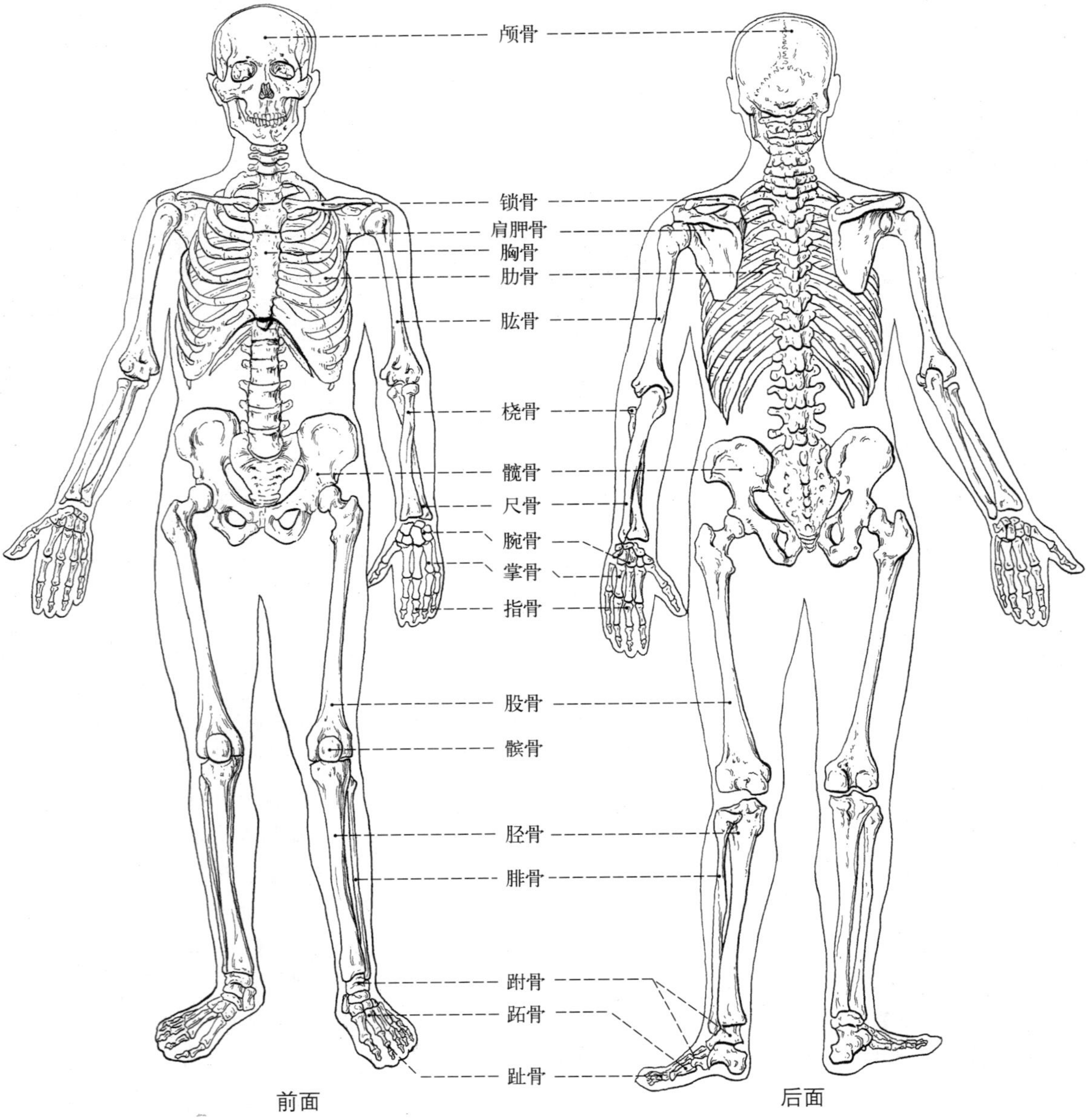

颅骨
锁骨
肩胛骨
胸骨
肋骨
肱骨
桡骨
髋骨
尺骨
腕骨
掌骨
指骨
股骨
髌骨
胫骨
腓骨
跗骨
距骨
趾骨

前面　　　　　　　　　　后面

图 1-1　全身骨骼

力的方向而排列,虽质地疏松,但却能承受较大的重力。骨小梁之间的间隙在活体充满着骨髓。骨松质配布于长骨两端和短骨、扁骨、不规则骨的内部。颅盖骨表层的密质,分别称外板和内板,外板厚而坚韧,富有弹性;内板薄而脆,故颅骨的骨折多见于内板。内、外板间的骨松质,称**板障** diploë,有板障静脉经过。

2. **骨膜** periosteum　由致密结缔组织构成,分为内、外两层,除关节面外,新鲜骨的表面均覆有骨膜。骨膜含有丰富的血管、神经和淋巴管,通过骨的滋养孔分布于骨质和骨髓,对骨的发生、生长、改造和修复再生有重要作用。骨髓腔和骨松质的网眼也衬着一层菲薄的结缔组织膜,称**骨内膜** endosteum。在骨科手术中应尽量避免骨膜剥离太多或损伤过大,以免发生骨折愈合困难。

3. **骨髓** bone marrow　充填于骨髓腔和骨松质间隙内,分为红骨髓和黄骨髓两种。胎儿和婴幼儿期所有骨髓均有造血功能,其内含不同发育阶段的红细胞及其他幼稚型的血细胞,肉眼观呈红色,故名**红骨髓** red bone

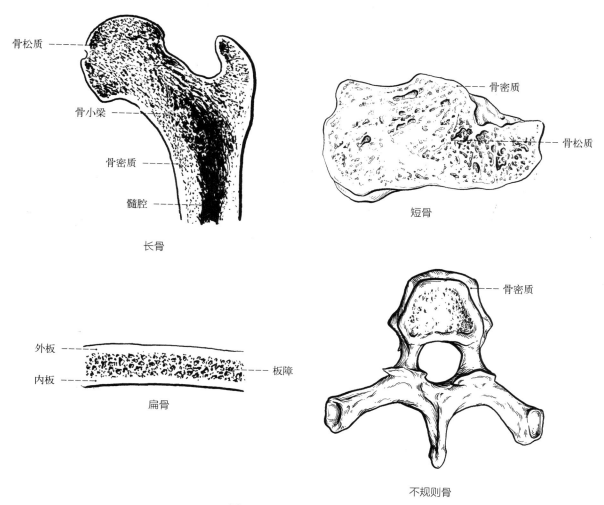

骨松质

骨小梁

骨密质

髓腔

长骨

骨密质

骨松质

短骨

外板

内板

板障

扁骨

骨密质

不规则骨

图 1-2　骨的形态和分类

marrow。大约从 5 岁起,长骨骨髓腔内的红骨髓逐渐被脂肪组织所代替,呈黄色并失去造血功能,称**黄骨髓** yellow bone marrow。但黄骨髓内尚有少量幼稚血细胞仍保持造血潜能,故当机体失血过多时,黄骨髓可逐渐转化为红骨髓而恢复造血功能。

4. **骨的血管、淋巴管和神经**　骨的血管滋养骨组织、骨髓、骺软骨和骨膜。因骨的种类不同,其血管的分布亦不同。长骨的动脉有滋养动脉、干骺端动脉、骺动脉及骨膜动脉等。滋养动脉是长骨的主要动脉,多经骨干的滋养孔进入骨髓腔,分升支和降支达骨端,分支分布于骨干。干骺端动脉和骺动脉均发自邻近动脉,并从骺软骨附近穿入骨质(图 1-4)。上述各动脉均有同名静脉伴行。

短骨、扁骨和不规则骨的动脉来自骨膜动脉或滋养动脉。

骨膜的淋巴管丰富,但骨质是否存在淋巴管,仍有争论。

神经伴行滋养血管进入骨内,以内脏传出纤维为主,分布到血管壁;躯体传入纤维则主要分布于骨膜。故骨膜对张力或撕扯的刺激较为敏感,炎症或遭受损伤时会引起剧痛。

三、骨的化学成分和物理性质

骨主要由有机质和无机质组成。有机质主要是骨胶原纤维和黏多糖蛋白等,构成骨的支架,赋予骨以弹性和韧性;无机质主要是碱性磷酸钙、碳酸钙、氟化钙、氯化钙等钙盐,使骨坚硬挺实。有机质与无机质的比例随年龄增长而逐渐变化,成年人骨有机质和无机质的比例约为 3 : 7,这样的比例时骨具有很大的硬度和一定的弹

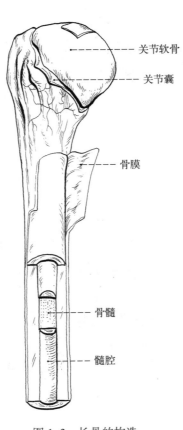

图 1-3　长骨的构造

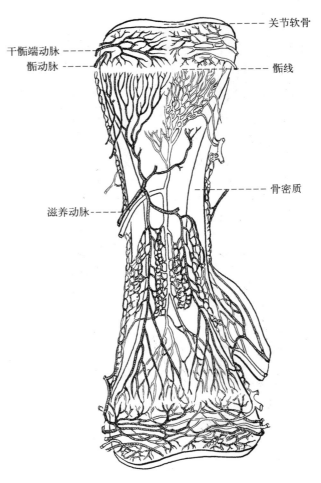

图 1-4　长骨血液供应示意图

性,较坚韧,因而是最理想的比例。幼儿的骨有机质较多,柔韧性和弹性大,遇暴力打击时易变形但不易完全折断,常发生"折而不断"的青枝骨折。老年人骨的有机质渐减,胶原纤维老化,无机盐相对增多,但因激素水平下降,代谢大于合成,骨组织的总量减少,表现为骨质疏松,因而骨质变脆,稍受暴力即易发生骨折。

四、骨的发生、发育

骨发生于中胚层的间充质,胚胎第 8 周后间充质先分布成膜状,以后有的在膜的基础上骨化,称**膜化骨** membrane ossification;有的先发育成软骨之后再骨化,称**软骨化骨** cartilage ossification。

1. 膜化骨　在间充质膜内先形成骨化点,由此向外放射状增生。新生骨质周围的间充质膜即成为骨膜。通过成骨细胞和破骨细胞对骨的改造和重建,最终塑造成骨的形态,如颅盖骨、面颅骨。

2. 软骨化骨　以长骨为例,间充质内先形成软骨雏形,进而围绕软骨体中部产生骨质,称骨领。骨领外面的软骨膜即成为骨膜。骨领生成的同时,随血管侵入软骨体中央的间充质细胞分化为成骨细胞与破骨细胞,开始造骨,此处称原发骨化点。胎儿出生前后,长骨骺处出现继发骨化点。骨膜、原发骨化点和继发骨化点不断造骨,分别形成骨干与骺,两者之间有骺软骨。外周骨膜不断造骨,使骨干不断加粗;骺软骨的不断增长和骨化促使骨不断加长。近成年时,骺软骨全部骨化,在骨干与骺之间遗留一骺线。各骨化点的出现及干骺愈合发生在发育的特定时间(表 1-1)。

表 1-1　附肢骨各主要骨骨化点出现及长合时期

骨名	骨化点		数目	骨化点出现时期		长合时期/岁
	名称			胎龄/周	生后/岁	
肱骨	上端	头	1		1	20～22
		大结节	1		2～3	20～22
		小结节	1		3～4	20～22
	体	体	1	8		
	下端	肱骨小头	1		2	18～20
		内上髁	1		6～8	18～20
		滑车	1		9～10	18～20
		外上髁	1		12～13	18～20
尺骨	上端（鹰嘴）		1	8	8～11	16～17
	体		1	8		
	下端（头）		1	8	7～8	20
桡骨	上端		1	8	5～6	17～18
	体		1	8		
	下端		1	8	1～2	20
腕骨	头状骨		1		1	
	钩骨		1		1	
	三角骨		1		3	
	月骨		1		4	
	舟骨		1		5	
	大多角骨		1		6	
	小多角骨		1		7	
	豌豆骨		1		8～14	
股骨	上端	大转子	1		3～4	17～18
		小转子	1		9～14	17～19
		头	1		1	17～24
	体		1	7		19～24
	下端		1	36		19～24
髌骨			数个		3～5	6～7
胫骨	上端		1	8		19～20
	体		1	8		16～20
	下端		1	8		16～20
腓骨	上端		1	8		22～24
	体		1	8		20～24
	下端		1	8		20～24

五、骨的可塑性

骨是可塑性较强的器官,在人体内,骨与其他器官一样不断地进行新陈代谢。当体内外环境发生变化时,骨在形态结构上发生改变,这种在环境变化或受伤时骨组织的结构和功能的相应变化能力称为骨的可塑性。例如,体力劳动和体育锻炼,能使骨变得粗壮;而长期卧床的患者,骨质变得疏松。儿童时期不科学的坐位姿势,往往引起脊柱和胸廓等发生畸形。

骨折以后,骨质愈合、再生,经过一定时间的吸收、改建,可基本恢复原貌。骨的可塑性为骨损伤后的恢复提供基本保证。

【拓展窗口】

骨质疏松是多种原因引起的一组骨病,是以单位体积内骨组织量减少为特点的代谢性骨病变。骨质疏松发病多缓慢,以骨骼疼痛、易于骨折为特征,但生化检查基本正常。病理解剖可见骨皮质菲薄,骨小梁稀疏、萎缩,类骨质层不厚。骨质疏松不是一种单一疾病,而是由多种不同原因造成的。例如,性激素是人体骨合成的重要因素,女性在绝经后,由于雌激素分泌减少或停止,可严重地影响骨的合成。人类骨量的减少或丢失从 30~40 岁就开始了,中老年人丢失得更快。

骨质增生也是中老年人骨与关节衰老的表现,是一种骨与关节的退行性变,常发生于负重大、活动多的膝和脊柱等部位。经过多年的磨损,关节软骨失去了正常的光滑性而变得粗糙,同时关节周围的关节囊、韧带、肌腱也因劳损而出血,机体对这种慢性磨损要进行修复,其修复的方式就是增生,即骨刺。

第二节　中　轴　骨

一、躯干骨

躯干骨包括 24 块椎骨、1 块骶骨、1 块尾骨、1 块胸骨和 12 对肋,它们分别参与脊柱、骨性胸廓和骨盆的构成。

(一)椎骨

幼年时椎骨为 32 或 33 块,分为颈椎 7 块,胸椎 12 块,腰椎 5 块,骶椎 5 块,尾椎 3~4 块。成年后 5 块骶椎融合成 1 块骶骨,3~4 块尾椎融合成 1 块尾骨,故成年人有 24 块独立的椎骨。

1. 椎骨的一般形态　**椎骨** vertebrae 由前方的椎体和后方的椎弓结合而成(图 1-5)。

椎体 vertebral body 是椎骨负重的主要部分,呈短圆柱状,内部为骨松质,表面的骨密质较薄,上下椎体借椎间纤维软骨相接。椎体后面微凹陷,与椎弓共同围成**椎孔** vertebral foramen。各椎孔贯通,构成**椎管** vertebral canal,容纳脊髓等。

椎弓 vertebral arch 是椎体后方的弓形骨板。在椎体侧后方连接椎体的缩窄部分,称**椎弓根** pedicle of vertebral arch,稍细,椎弓根的上、下缘各有一切迹,下切迹较明显。相邻椎骨的椎弓根上、下切迹与前方的椎体及椎间盘共同围成**椎间孔** intervertebral foramina,有脊神经和血管等通过。

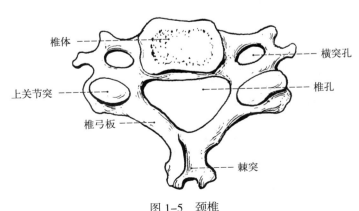

椎体 —　　　　　— 横突孔
上关节突 —　　　　　— 椎孔
椎弓板 —
　　　　　— 棘突

图 1-5　颈椎

椎弓根向后内扩展变宽的部分,称椎弓板 lamina of vertebral arch,两者在中线愈合。典型椎骨椎弓上共有 7 个突起:①**棘突** spinous process 1 个,伸向后方或后下方,多数可在背部正中扪到。②**横突** transverse process 1 对,伸向两侧。棘突和横突均有韧带和肌肉附着。③**关节突** articular process 2 对。在椎弓根与椎弓板结合处分别向上、下方各有 1 对突起,即上关节突和下关节突,与相邻关节突构成关节突关节。

2. 各部椎骨的主要特征

(1)**颈椎** cervical vertebrae:共 7 块,椎体较小,呈椭圆形。颈椎关节突不明显,标准姿势下关节面接近水平位。第 3～7 颈椎椎体上面侧缘向上突起称**椎体钩** uncus of vertebral body。与上位椎骨椎体侧缘构成钩椎关节,又称 Luschka 关节。如椎体钩过度增生肥大,可致椎间孔狭窄压迫脊神经,产生颈椎病的症状和体征。颈椎椎孔较大呈三角形。横突上有**横突孔** transverse foramen,横突孔内有椎动、静脉走行。横突末端可分前后两个结节,特别是第 6 颈椎的前结节肥大,又称颈动脉结节,颈总动脉在其前方经过。当头面部出血时,可用手指将颈总动脉按压于此结节,进行暂时止血。第 2～6 颈椎的棘突较短而且分叉(图 1-5)。

第 1 颈椎又名**寰椎** atlas,呈环形,分前弓、后弓和左右两个侧块。前弓较短,内面正中有齿突凹,与第 2 颈椎的齿突相关节。侧块上面有椭圆形关节凹,与枕髁构成寰枕关节,下有近圆形关节面与第 2 颈椎形成关节。上关节凹后方有椎动脉沟,椎动脉出横突孔经此沟走行入枕骨大孔。后弓较长,中点略向后方突起,称后结节。寰椎无椎体、棘突和关节突(图 1-6)。

第 2 颈椎又名**枢椎** axis,椎体上方有齿突,与寰椎齿突凹形成寰齿正中关节。在发生学上齿突来自第 1 颈椎椎体。枢椎其余形态同一般颈椎(图 1-7)。

第 7 颈椎又名**隆椎** vertebra prominens,棘突长且末端不分叉,在颈部皮下,低头时易扪到,临床常作为计数椎骨序数的标志(图 1-8)。

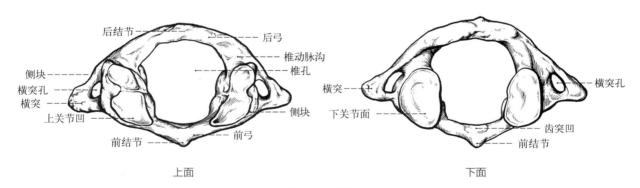

图 1-6 寰椎

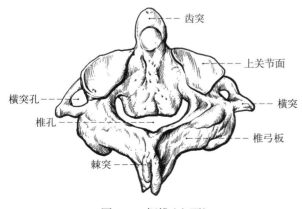

图 1-7 枢椎(上面)

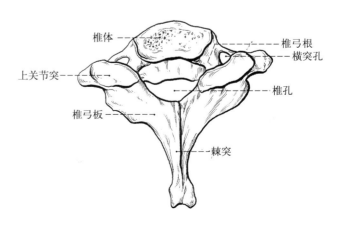

图 1-8 第 7 颈椎(上面)

（2）**胸椎** thoracic vertebrae：共 12 块，从上向下椎体逐渐增大，横断面呈心形，椎体的后外侧上、下缘处有与肋头相接的半关节面分别称上、下肋凹。横突尖的前面有横突肋凹，多与肋结节形成关节。上、下关节突的关节面近乎呈冠状位，上关节突的关节面朝向后，而下关节突的关节面朝向前。棘突较长，伸向后下方，呈叠瓦状排列（图 1-9）。

（3）**腰椎** lumbar vertebrae：共 5 个，椎体较大，横断面呈肾形。椎孔大，呈卵圆形或三角形。上、下关节突的关节面接近矢状位。棘突为宽而短的板状，位于矢状位方向伸向后。各棘突间的间隙较宽，临床上以此作腰椎穿刺术的解剖学基础（图 1-10）。

（4）**骶骨** sacrum：由 5 块骶椎融合而成，呈三角形，底在上，尖向下，盆面（前面）凹陷，上缘中份向前隆凸，称**岬** promontory。盆面有 4 条横线，是椎体融合的痕迹。横线两端有 4 对骶前孔。背面有 4 对骶后孔。骶前、后孔均与骶管相通，分别有骶神经前、后支通过。骶管上通椎管，下端的裂孔称**骶管裂孔** sacral hiatus，裂孔两侧有向下突出的**骶角** sacral cornu，骶管麻醉常以骶角作为标志。骶骨外侧部上宽下窄，上份有耳状面，耳状面后方骨面凹凸不平，称**骶粗隆** sacral tuberosity（图 1-11）。

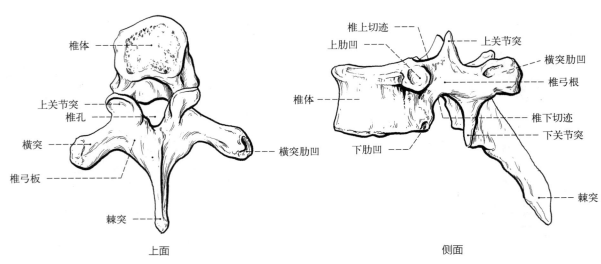

图 1-9　胸椎

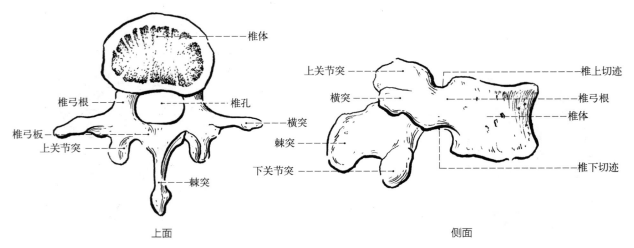

图 1-10　腰椎

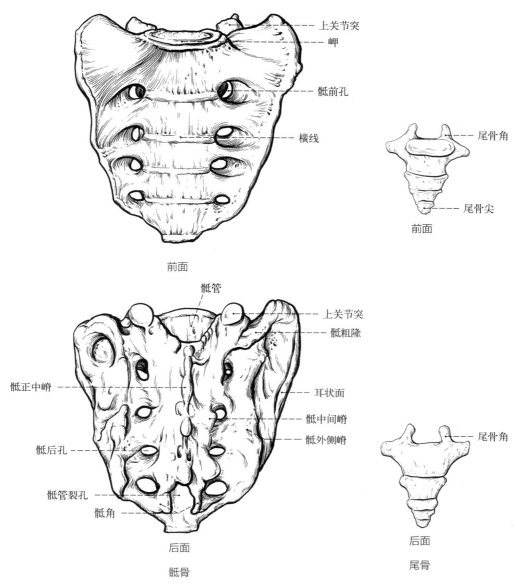

上关节突
岬
骶前孔
横线
前面

尾骨角
尾骨尖
前面

骶管
上关节突
骶粗隆
骶正中嵴
耳状面
骶中间嵴
骶外侧嵴
骶后孔
骶管裂孔
尾骨角
骶角
后面
骶骨
后面
尾骨

图 1-11　骶骨和尾骨

（5）**尾骨** coccyx：由 3~4 块退化的尾椎融合而成。上接骶骨，下端游离为尾骨尖（图 1-11）。

（二）胸骨

　　胸骨 sternum 位于胸前壁正中，为上宽下窄的扁骨，形似短剑，前凸后凹，分胸骨柄、胸骨体和剑突三部分。**胸骨柄** manubrium sterni 上宽下窄，上缘中部凹陷为**颈静脉切迹** jugular notch，其两侧有锁切迹，与锁骨形成关节，柄侧缘接第 1 肋软骨。下缘与胸骨体连接处微向前突，称**胸骨角** sternal angle，体表即可触及，因其两侧与第 2 肋软骨相关节，所以是确定肋骨序数的重要标志。**胸骨体** body of sternum 扁而长，两侧有与第 2~7 肋软骨形成关节的切迹。**剑突** xiphoid process 形状多变，较薄且下端游离，位居左、右肋弓之间，有人终身保持软骨形式（图 1-12）。

（三）肋

　　肋 rib 由肋骨和肋软骨组成，共 12 对。

　　1. **肋骨** costal bone　属扁骨，分为体和前、后两端。后端稍膨大，称**肋头** costal head，其关节面与胸椎椎体

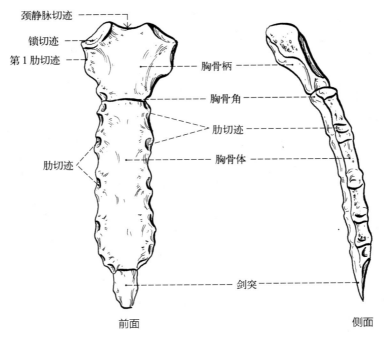

颈静脉切迹
锁切迹
第1肋切迹
肋切迹
胸骨柄
胸骨角
肋切迹
胸骨体
剑突

前面　　　　　　　　　　　侧面

图 1-12　胸骨

的肋凹相关节,从肋头向后外变细,称**肋颈** costal neck,再向外变扁成肋体,颈与体结合处的后面突起称肋结节,其关节面与胸椎横突肋凹相关节。肋体向外急转弯处称**肋角** costal angle,肋体下缘内面有容纳神经、血管经过的肋沟。前端稍宽,与肋软骨相接(图 1-13)。

　　第1肋骨短小而弯曲,无肋角和肋沟,可分为上、下两面和内、外两缘。在近内缘处有前斜角肌附着形成的前斜角肌结节,结节的前、后方各有一浅沟,分别为锁骨下静脉和锁骨下动脉的压迹。不同序数的肋骨在形态上有所差异,如第1~7肋长度逐渐增加,第8~12肋又逐渐变短。第1~7肋借肋软骨与胸骨相连接,称为真肋,其中第1肋与胸骨柄之间为软骨结合,第2~7肋与胸骨构成微动的胸肋关节。第8~12肋不直接与胸骨相连,称为假肋,其中第8~10肋借肋软骨依次与上位肋的软骨相连,形成**肋弓** costal arch,第11、12肋前端游离于腹壁中,又称浮肋。肋的后端与胸椎相关节。

　　2. 肋软骨 costal cartilage　位于各肋骨的前端,由透明软骨构成,大多终身不骨化。肋软骨富有弹性,使肋具有一定的活动度。随着年龄的变化,肋软骨常有表面钙化而丧失弹性。

二、颅

　　颅 skull 位于脊柱上方,由23块形状和大小不同

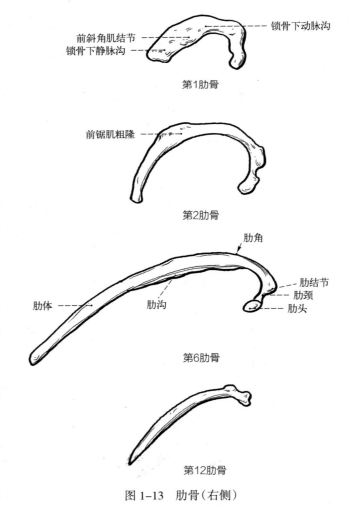

锁骨下动脉沟
前斜角肌结节
锁骨下静脉沟

第1肋骨

前锯肌粗隆

第2肋骨

肋角
肋体　肋沟
肋结节
肋颈
肋头

第6肋骨

第12肋骨

图 1-13　肋骨(右侧)

的扁骨和不规则骨组成（中耳的3对听小骨未计入）。除下颌骨和舌骨外，其他各颅骨间均借缝或软骨牢固连结，起着保护和支持脑、感觉器官及消化系统和呼吸系统起始部分的作用。颅分为脑颅和面颅，脑颅位居全颅的后上部，面颅位居前下部，两者以眶上缘至外耳门上缘连线分界。

（一）脑颅骨

脑颅骨共有8块，其中成对的有颞骨和顶骨，不成对的有额骨、筛骨、蝶骨和枕骨。彼此间借缝或软骨牢固连结构成颅腔。颅腔的顶由额骨、顶骨和枕骨构成。颅腔的底由中部的蝶骨、后方的枕骨、两侧的颞骨、前方的额骨和筛骨构成。

1. **额骨** frontal bone   位于前额处，可分为3部分。①额鳞：是构成前额基础的部分，呈瓢形或贝壳形的扁骨，两侧部的中央均隆起成额结节；②眶部：是在眶上部与颅腔之间向前伸出的部分，构成眶上壁；③鼻部：位于左右眶部间，呈马蹄铁形，与后方的筛骨和下方的鼻骨连接，缺口处为筛切迹。额骨内有额窦，开口于鼻腔的中鼻道（图1-14）。

2. **顶骨** parietal bone   位于颅顶中部两侧，单块呈四边形，中央隆起处称顶结节。

3. **枕骨** occipital bone   位于顶骨后下方，并延伸至颅底，呈勺状。枕骨的前下部有**枕骨大孔** foramen magnum，脑和脊髓在此处相续。枕骨借此孔分为4部：后为鳞部，前为基底部，两侧为侧部。侧部下方的椭圆形关节面，称枕髁，与寰椎的关节凹构成寰枕关节。

枕骨内面：枕骨大孔向前上为斜坡，舌下神经管位于枕骨大孔的前外侧，管的两端分别称舌下神经管内口和外口。枕骨大孔后方有枕内嵴及枕内隆凸，其上方有上矢状窦沟，两侧有横窦沟（图1-15）。在枕骨前外侧缘有颈静脉切迹，它与颞骨上的颈静脉窝共同围成颈静脉孔。

枕骨外面：在枕骨大孔两侧有枕髁，与寰椎的上关节凹组成寰枕关节。枕骨大孔后方有枕外嵴延伸至枕外隆凸，隆凸向两侧为上项线，其下方有与之平行的下项线。

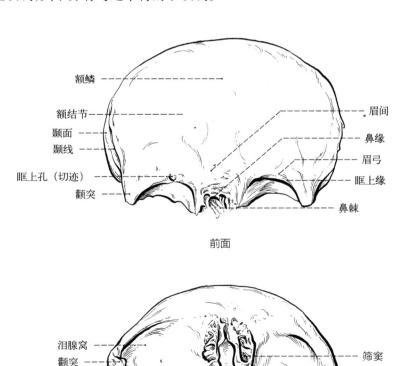

前面

下面

图 1-14   额骨

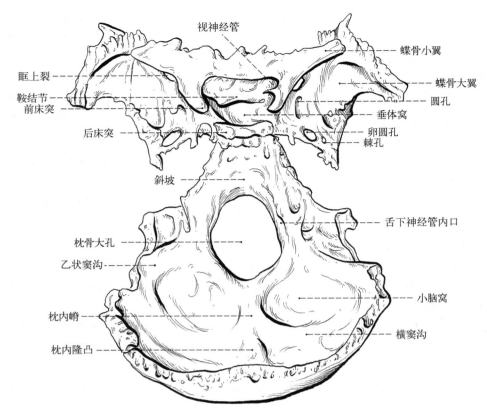

图 1-15　枕骨和蝶骨（上面）

　　4. **颞骨** temporal bone　参与构成颅底和颅腔侧壁,形状不规则,左右各一,以外耳门为中心分为鳞部、鼓部和岩部 3 部分(图 1-16,图 1-17)。

　　(1) **鳞部** squamous part:呈鳞片状,位于外耳门前上方。内面有脑膜中动脉沟,外面光滑。前部下方有颧突,颧突水平伸向前,与颧骨的颞突构成颧弓。颧突根下方有椭圆形的深窝称**下颌窝** mandibular fossa,窝前缘隆起,称**关节结节** articular tubercle,两者均参与颞下颌关节的构成。

　　(2) **鼓部** tympanic part:位于下颌窝后方,为弯曲的围绕外耳道前面、下面和后面的骨片。

　　(3) **岩部（锥体）** petrous part (pyramid):呈三棱锥形,尖指向前内侧,底与鳞部、乳突部相接。前上面位于颅中窝,中部有一弓状隆起,其外侧为鼓室盖。靠近锥体尖处,有稍凹的指状压痕为三叉神经压迹。岩部后面中央有孔称内耳门,通入内耳道。下面对向颅底外面,凹凸不平,近中央部有颈动脉管外口,在岩部内侧半向前内通入**颈动脉管** carotid canal,开口于岩部尖处形成的颈动脉管内口。颈动脉管外口的后方为颈静脉窝,该窝与枕骨共同围成颈静脉孔。窝的外侧有细而长的**茎突** styloid process。岩部后份肥厚的突起,位于外耳门后方,称**乳突** mastoid process,内有许多腔隙称乳突小房,茎突与乳突之间有**茎乳孔** stylomastoid foramen。

　　5. **蝶骨** sphenoid bone　形如蝴蝶,位于颅底中央,分体、大翼、小翼和翼突 4 部分(图 1-15,图 1-18)。

　　(1) **体**:位居中央,呈马鞍状,称蝶鞍,内含蝶窦,向前开口于鼻腔。上面中央凹陷为**垂体窝** hypophysial fossa。

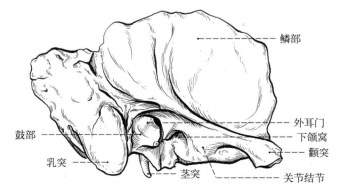

图 1-16　颞骨(右侧,外面)

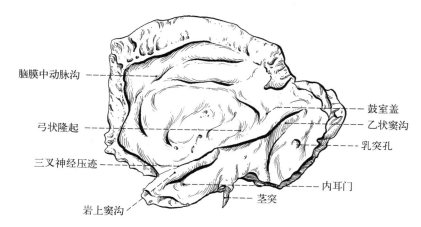

脑膜中动脉沟

弓状隆起

三叉神经压迹

岩上窦沟

鼓室盖
乙状窦沟
乳突孔
内耳门
茎突

图 1-17 颞骨（右侧，内面）

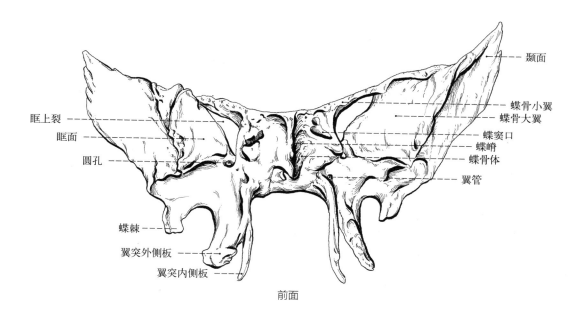

眶上裂
眶面
圆孔

蝶棘
翼突外侧板
翼突内侧板

颞面
蝶骨小翼
蝶骨大翼
蝶窦口
蝶嵴
蝶骨体
翼管

前面

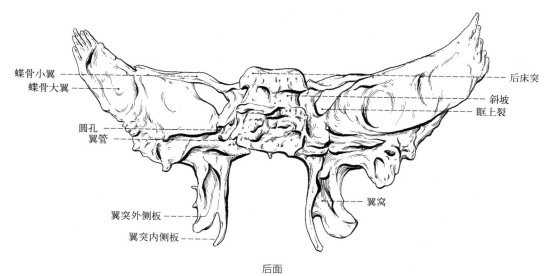

蝶骨小翼
蝶骨大翼

圆孔
翼管

翼突外侧板
翼突内侧板

后床突
斜坡
眶上裂

翼窝

后面

图 1-18 蝶骨

（2）**大翼** greater wing：由体部平伸向两侧，继而向外上方扩展。大翼分 3 个面，即上方凹陷的大脑面、前内侧的眶面和外下方的颞面。大翼近根部由前内向后外可见**圆孔** foramen rotundum、**卵圆孔** foramen ovale 和**棘孔** foramen spinosum，分别有重要的神经和血管通过。

（3）**小翼** lesser wing：从体部前上方向左右平伸，为三角形薄板。小翼后缘是颅前窝和颅中窝的分界线。参与构成颅前窝的后部、眶上壁的后部。小翼根部有**视神经管** optic canal。

在小翼和大翼之间的**眶上裂** superior orbital fissure 使颅腔与眶腔相通。

（4）**翼突** pterygoid process：位于蝶骨下面，由大翼根部向下伸出，向后形成翼突内侧板和翼突外侧板。翼突根部有前后方向贯穿的**翼管** pterygoid canal，向前通入**翼腭窝** pterygopalatine fossa。

6. **筛骨** ethmoid bone 不规则且薄而脆，呈"巾"字形，位于两眶之间，参与构成鼻腔顶部、外侧壁和鼻中隔。全骨分为筛板、垂直板和筛骨迷路 3 部。①筛板：分隔颅腔前部与鼻腔的薄骨板，板的正中有鸡冠向上突起，其两侧有数个筛孔；②垂直板：呈矢状位，由筛板正中向下伸出，参加构成鼻中隔上部；③筛骨迷路：位于筛板两侧的下方，由数个小腔组成，称筛窦，窦口通鼻腔。迷路的内侧面有两片卷曲向内下方的薄骨片，即上鼻甲和中鼻甲。迷路外侧面为薄的眶板，参加组成眶的内侧壁（图 1-19）。

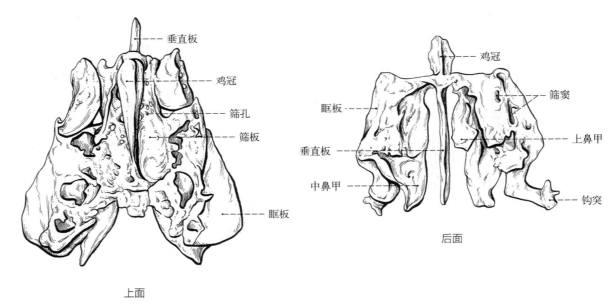

上面

后面

图 1-19 筛骨

（二）面颅骨

构成面颅的骨为面颅骨，成人共 9 种 15 块骨，其中成对的有上颌骨、颧骨、腭骨、泪骨、鼻骨及下鼻甲，不成对的有下颌骨、犁骨和舌骨。

1. **上颌骨** maxilla 左右各一，位于面部中央，几乎与全部面颅骨相接，分为体部和 4 个突（图 1-20）。

上颌体 body of maxilla 有 4 个面，上面即眶面，对向眶腔，内含眶下管，管向后连于眶下沟，向前通**眶下孔** infraorbital foramen；后面对向颞下窝，其下部隆起，称上颌结节；内侧面又称鼻面，构成鼻腔外侧壁，附着有下鼻甲，体内有上颌窦，窦口通中鼻道；前面对向面部，有眶下孔。

额突 frontal process 由前内侧向上伸出，上接额骨，内侧接鼻骨，外侧接泪骨；**颧突** zygomatic process 向外侧接颧骨；**牙槽突** alveolar process 向下有容纳牙根的牙槽；**腭突** palatine process 向内侧水平伸出，两侧上颌骨的腭突相连接构成硬腭前部，其后缘接腭骨的水平板。

2. **下颌骨** mandible 位于上颌骨下方，分一体两支。①下颌体呈弓状，分上、下两缘及内、外两面。上缘有容纳下颌牙牙根的下牙槽，下缘坚厚。外面光滑，前正中的隆起称颏隆凸，由此向外侧有**颏孔** mental foramen。

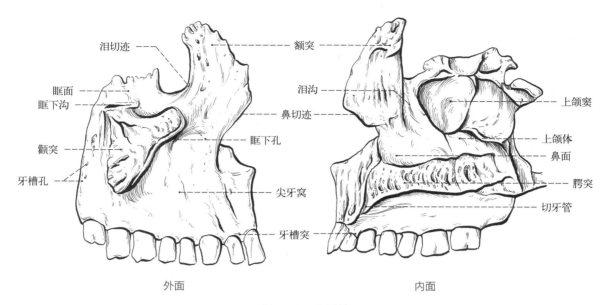

图 1-20 上颌骨

内面中线处有一对颏棘,其下方两侧各有一陷凹称二腹肌窝,由窝的上缘斜向上外,有一条斜线,称下颌舌骨肌线,线的内上方和外下方各有一浅窝,内上方为舌下腺窝,外下方为下颌下腺窝。②**下颌支** ramus of mandible 伸向后上,末端有两个突起,分别是前方的冠突和后方的髁突,中间凹陷处称下颌切迹,髁突上端膨大有关节面的部分为下颌头 head of mandible,其下稍细为**下颌颈** neck of mandible。在下颌支的内面有**下颌孔** mandibular foramen,在下颌孔前方有下颌小舌。下颌支与下颌体的接合部较肥厚,称**下颌角** angle of mandible,角的外面有咬肌粗隆,内面有翼肌粗隆(图 1-21)。

3. **犁骨** vomer 为斜方形小骨片,参与组成鼻中隔后下份。

4. **舌骨** hyoid bone 居下颌骨后下方,呈马蹄铁形。中间部称体,向后外延伸的长突为大角,向上的短突为小角(图 1-22)。大角和体都可在体表扪到。舌骨借韧带和肌肉上连颅骨,下连颈部。

5. **鼻骨** nasal bone 一对,为长条形的小骨片,上窄下宽,构成鼻背的基础。

6. **腭骨** palatine bone 一对,呈"L"形,位于上颌骨腭突与蝶骨翼突之间,包括参与构成鼻腔外侧壁的垂直板和组成骨腭后部的水平板(图 1-23)。

7. **颧骨** zygomatic bone 一对,呈菱形,位于眶的外下方,向前内方与额骨、上颌骨相接,向后外方与颞骨颧

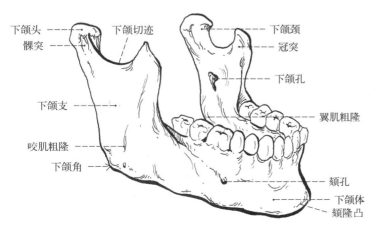

图 1-21 下颌骨

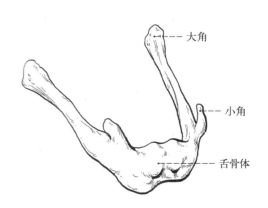

图 1-22 舌骨

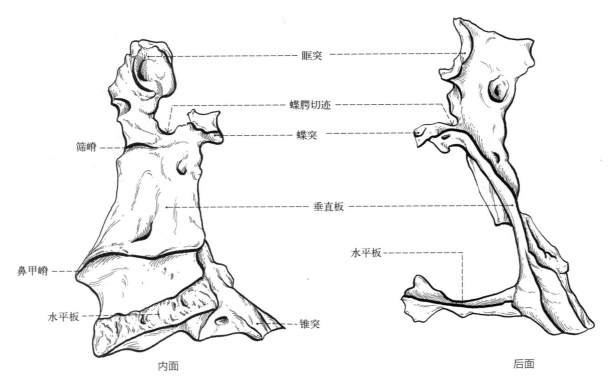

图 1-23　腭骨

突相连,形成面颊的骨性突起。

8. **泪骨** lacrimal bone　一对,呈方形小骨片,位于眶内侧壁的前份,构成泪囊窝的基础。

9. **下鼻甲** inferior nasal concha　一对,为薄而卷曲的小骨片,附着于上颌体鼻面。

(三) 颅的整体观

除下颌骨和舌骨外,颅骨借膜和软骨牢固结合成一整体,没有活动。全颅的形态特征,对临床应用极为重要。

1. 颅顶面观　呈卵圆形,前窄后宽,光滑隆凸。顶骨中央最隆凸处,称顶结节。额骨与两侧顶骨连接构成**冠状缝** coronal suture。两侧顶骨连接为**矢状缝** sagittal suture,两侧顶骨与枕骨连接成**人字缝** lambdoid suture。矢状缝后份两侧常有一小孔,称**顶孔**。

2. 颅后面观　可见人字缝和枕鳞。枕鳞中央最突出部是**枕外隆凸** external occipital protuberance。隆凸向两侧的弓形骨嵴称**上项线**,其下方有与上项线平行的**下项线**(图 1-24)。

3. 颅内面观　颅盖内面凹陷,有许多与脑沟回对应的压迹与骨嵴。两侧有树枝状动脉沟,是脑膜中动脉及其分支的压迹。正中线上有一条浅沟为**上矢状窦沟**,沟两侧有许多颗粒小凹,为蛛网膜颗粒的压迹。

4. 颅底内面观　颅底内面高低不平,呈阶梯状的窝,分别称颅前、中、后窝。窝中有很多孔、裂,大都与颅底外面相通(图 1-25)。

(1)**颅前窝** anterior cranial fossa:由额骨眶部、筛骨筛板和蝶骨小翼构成。正中线上由前至后有**额嵴**、**盲孔**、**鸡冠**等结构。筛板上有筛孔通鼻腔。

(2)**颅中窝** middle cranial fossa:由蝶骨体及大翼、颞骨岩部等构成。中间狭窄,两侧宽广。中央是**蝶骨体**,上面有**垂体窝**,窝前外侧有**视神经管**,通入眶腔,管口外侧有突向后方的**前床突**。垂体窝前方为鞍结节,后方横位的骨隆起是**鞍背**。鞍背两侧角向上突起为**后床突**。垂体窝和鞍背统称**蝶鞍**,其两侧浅沟为**颈动脉沟**,沟向前外侧通入眶上裂,沟后端有孔称**破裂孔** foramen lacerum,孔续于**颈动脉管内口**。蝶鞍两侧,由前内向后外,依次有**圆孔**、**卵圆孔**和**棘孔**。**脑膜中动脉沟**自棘孔向外上方走行。弓状隆起与颞鳞之间的薄骨板为**鼓室盖**,岩部尖

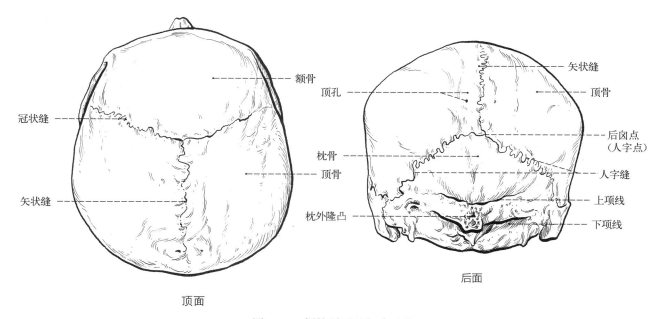

图 1-24 颅的顶面观和后面观

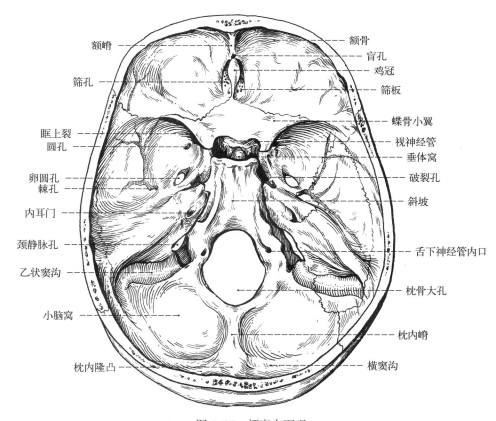

图 1-25 颅底内面观

端有一浅窝,称三叉神经压迹。

(3)**颅后窝** posterior cranial fossa:主要由枕骨和颞骨岩部后面构成。窝中央有**枕骨大孔**,孔前上方的平坦斜面称**斜坡** clivus。孔前外缘上有**舌下神经管内口**,孔后上方有一"十"字形隆起,其交会处称**枕内隆凸** internal occipital protuberance。由此向上延续为上矢状窦沟,向下续于枕内嵴,向两侧续于**横窦沟**,继转向前下内改称**乙状窦沟**,末端终于**颈静脉孔** jugular foramen。颞骨岩部后面有向前内的开口,即**内耳门**,通入**内耳道**。

5. 颅底外面观　颅底外面高低不平,结构复杂,有许多神经血管通过的孔裂。前部为面颅所覆盖,后部与颈部相接。后部中央可见枕骨大孔及其两侧的枕髁,枕髁后方有不恒定的髁孔,枕髁前外方有舌下神经管外口。枕骨大孔两侧有颈静脉孔和颈静脉窝。颈静脉窝的前方有颈动脉管外口,再向内侧有破裂孔,颈静脉窝的前外侧有茎突,其后有茎乳孔,孔的后外方为乳突。外耳门在茎突前外侧,其前方有下颌窝和关节结节。前部可见两侧牙槽突构成的**牙槽弓**,上颌骨腭突与腭骨水平板构成的**骨腭**。骨腭正中有腭中缝,其前端有**切牙孔**,近后缘两侧有**腭大孔**。骨腭上方有鼻后孔。鼻后孔两侧为翼突内、外侧板。翼突外侧板根部后外方有卵圆孔和较小的棘孔(图 1-26)。

6. 颅侧面观　由额骨、蝶骨、顶骨、颞骨及枕骨构成,还有面颅的颧骨和上、下颌骨。中部有外耳门,其后方为乳突,前方是颧弓,两者在体表均可扪到。颧弓将颅侧面分为上方的颞窝和下方的颞下窝。颞窝以颞线为上界,颞窝前下部较薄,额、顶、颞、蝶骨汇合处多数人形成"H"形的缝,此处最为薄弱,称**翼点** pterion。其内面有脑膜中动脉前支通过(常有血管沟),临床 X 线检查及手术中应予注意(图 1-27)。

颞下窝 infratemporal fossa:位于颧弓的下方,下颌支的内侧,前方为上颌骨体,向后下方敞开。容纳咀嚼肌和血管神经等,向上通颞窝。此窝向上借卵圆孔和棘孔通颅中窝,向前借眶下裂通眶,向内侧借翼上颌裂通翼腭窝。

翼腭窝 pterygopalatine fossa:位于颞下窝前内侧,为上颌体、蝶骨翼突和腭骨之间的狭窄间隙。翼腭窝后方经圆孔通颅中窝,经翼管通颅底外面,前方经眶下裂通眶,内侧经**蝶腭孔**通鼻腔,外侧借翼上颌裂通颞下窝,向下经腭大管、腭大孔通口腔(图 1-28)。

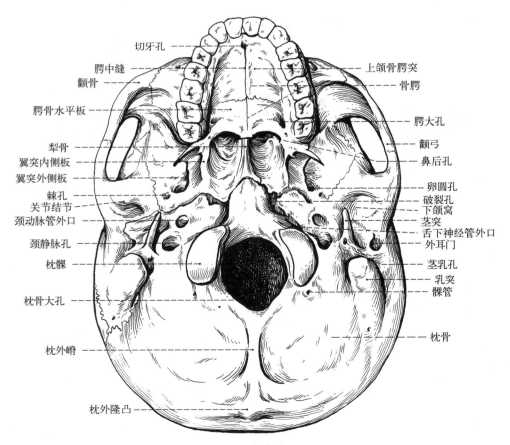

图 1-26　颅底外面观

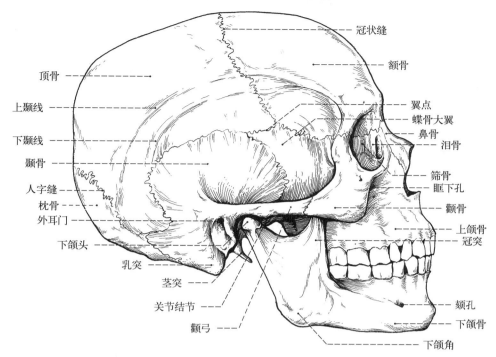

图 1-27 颅的侧面观

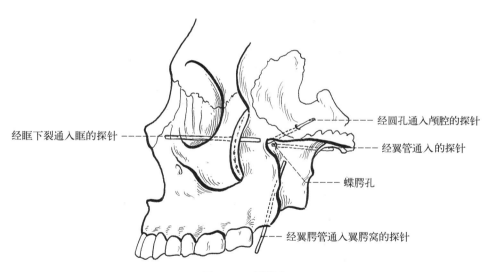

图 1-28 翼腭窝

7. **颅的前面观** 主要有额区、眶、骨性鼻腔和骨性口腔（图 1-29）。

（1）**额区**：由额鳞构成,位于眶以上的区域。两侧为额结节,结节下方有眉弓及眉间。

（2）**眶 orbit**：呈尖向后的四棱锥体形,借视神经管通颅腔。底向前,形成四边形眶缘,眶上缘有眶上切迹或眶上孔;眶下缘下方有眶下孔。眶的四壁：上壁与颅前窝相邻,上壁前外侧有泪腺窝;内侧壁最薄,与筛骨迷路相邻,前方有泪囊窝向下经鼻泪管通鼻腔;下壁下方为上颌窦,有眶下沟,向后接眶下裂,向前经眶下管出眶下孔;外侧壁最厚,有眶下裂通颞下窝和翼腭窝,眶上裂通颅中窝。

（3）**骨性鼻腔 bony nasal cavity**：位于面颅中央,口腔之上,两侧为筛窦、上颌窦和眶,前方有梨状孔,后方有鼻后孔,筛骨垂直板和犁骨组成骨性鼻中隔将鼻腔分成两半。顶主要为筛骨的筛板;底为骨腭,其前方正中有切牙孔。骨性鼻腔的外侧壁由上而下有上、**中、下鼻甲** superior,middle and inferior nasal conchae,为薄而卷曲的

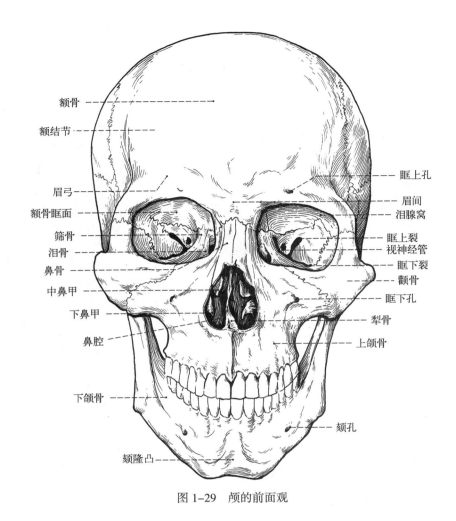

图 1-29　颅的前面观

骨片，每个鼻甲下方的通道分别为**上、中、下鼻道** superior, middle and inferior nasal meatus。上鼻甲后上方与蝶骨之间的小间隙称**蝶筛隐窝** sphenoethmoidal recess，侧壁上的蝶腭孔，通向翼腭窝（图 1-30）。

　　位于鼻腔周围的上颌骨、额骨、蝶骨及筛骨内含气的空腔称为**鼻旁窦** paranasal sinus，开口于鼻腔（图 1-31，图 1-32）。

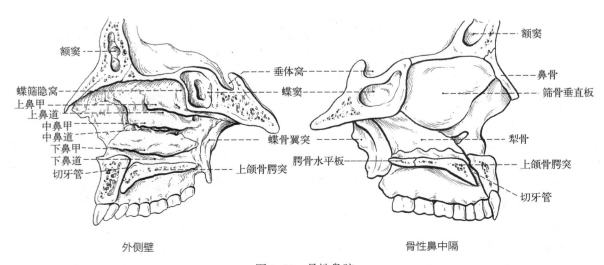

外侧壁　　　　　　　　　　　　骨性鼻中隔

图 1-30　骨性鼻腔

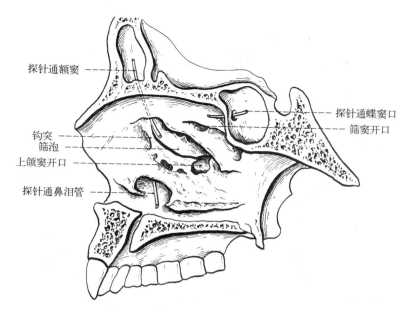

图 1-31 鼻腔外侧壁(切除部分鼻甲)

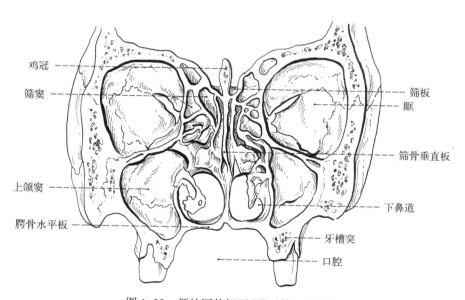

图 1-32 颅的冠状切面(通过第 3 磨牙)

额窦 frontal sinus,左右各一,位于眉弓深面,窦口向后下,开口于中鼻道前部。**筛窦** ethmoidal sinuses,也称**筛小房** ethmoidal cellules,即筛骨迷路中数个空泡(筛泡),呈蜂窝状,分 3 群:前、中筛窦开口于中鼻道,后筛窦开口于上鼻道。**蝶窦** sphenoidal sinus,位于蝶骨体内,有隔分开,多不对称,向前分别开口于左、右蝶筛隐窝。**上颌窦** maxillary sinus,最大,位于上颌骨体内,开口于中鼻道,顶为眶下壁,底为上颌骨牙槽突,前壁有尖牙窝,内侧壁即鼻腔外侧壁,借上颌窦裂孔通中鼻道。窦口高于窦底,积液时不易流出。

(4)**骨性口腔** oral cavity:位于骨性鼻腔下方,由上颌骨、腭骨及下颌骨围成。顶为骨性硬腭,前壁及外侧壁由下颌骨和上颌骨的牙槽突围成。

(四)新生儿颅的特征及生后的变化

新生儿由于脑和感觉器官发育较快,而咀嚼和呼吸器官尤其是鼻旁窦尚不发达,因此,脑颅大于面颅,新生儿面颅约是脑颅的 1/8。新生儿颅有额结节、顶结节和枕鳞,都是骨化中心部位,发育明显,故从上面观察呈五

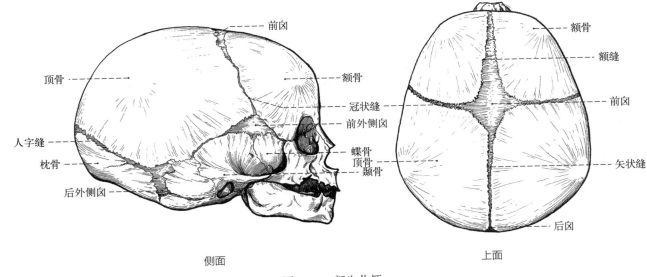

图 1-33　新生儿颅

角形（图 1-33）。

新生儿颅顶各骨间为结缔组织膜连结,颅骨之间的间隙部分膜较大,称**颅囟** cranial fontanelles。最大的颅囟呈菱形,位于矢状缝与冠状缝相接处,称**前囟(额囟)** anterior fontanelle。位于矢状缝与人字缝相交处者称**后囟(枕囟)** posterior fontanelle,呈三角形。顶骨前下角处有**前外侧囟(蝶囟)** anterolateral fontanelle。顶骨后下角处有**后外侧囟(乳突囟)** posterolateral fontanelle。前囟在生后 1~2 岁时闭合,其余各囟都在生后不久即闭合。

从出生到 7 岁,颅的生长最快,因牙的出现及鼻旁窦的相继发育,面颅迅速扩大。约从 7 岁到性成熟期,颅的生长相对缓慢,并逐渐出现性别差异。从性成熟期到 25 岁左右,性别差异更加明显,额部前突,下颌角明显。成年后,颅底诸软骨逐渐骨化。老年因牙齿脱落,牙槽被吸收变平,面部又显短小。

📖【拓展窗口】

颅的发育畸形:脑颅骨随脑的发育而增长,故较面颅骨发育为早。可根据头围大小,骨缝和前、后囟闭合时间等来衡量颅骨的发育。颅缝出生时尚分离,于生后 3~4 个月闭合;早闭或过小见于小头畸形,迟闭、过大见于佝偻病、先天性甲状腺功能减退症等。前囟饱满常示颅内压增高,见于脑积水、脑炎、脑膜炎、脑肿瘤等疾病;而凹陷则见于极度消瘦或脱水者。

颅底凹陷症:是临床常见的神经系统发育异常性疾病,以枕骨大孔为中心的颅底骨组织、寰椎及枢椎骨质发育畸形,寰椎向颅腔内陷入,枢椎齿突高出正常水平进入枕骨大孔,使枕骨大孔狭窄后颅窝变小,从而压迫延髓、小脑及牵拉神经根产生一系列症状,同时可有椎动脉受压出现供血不足的表现。该病的主要发病原因为先天性骨质发育不良,由于在胚胎发生上,中心管在寰枕部闭合最晚,故先天畸形易发生在此区。少数可继发于其他疾病。除上述骨质改变外,局部软组织还可出现增厚和紧缩,枕骨大孔附近的筋膜、韧带、硬脑膜、蛛网膜等粘连、增厚呈束带状,从而压迫小脑、延髓、脑神经、上颈髓、颈神经和椎动脉等而产生症状,晚期常出现脑脊液循环障碍而导致梗阻性脑积水和颅内压增高。

第三节 附 肢 骨

附肢骨 包括上肢骨和下肢骨。上、下肢骨各分为与躯干骨连接的肢带骨和自由肢骨两部分。它们的数目和排列方式基本相同。但由于人体直立,四肢的功能发生分化,使人类的上肢骨结构轻巧,连结灵活,利于进行精巧的劳动;而下肢骨结构粗大,连结稳固,利于完成支持和移动身体的功能。附肢骨的配布见**表 1-2**。附肢骨图如无说明均为右侧。

表 1-2　附肢骨的配布

		上肢骨	下肢骨
肢带骨		肩胛骨、锁骨	髋骨
自由肢骨	近侧部	肱骨	股骨
	中间部	桡骨、尺骨	胫骨、腓骨、髌骨
	远侧部	腕骨(8)、掌骨(5)、指骨(14)	跗骨(7)、跖骨(5)、趾骨(14)

一、上肢骨

(一)上肢带骨

1. **锁骨** clavicle　位于胸廓前上方,呈"⌣"形。内侧 2/3 凸向前,内侧端膨大为**胸骨端**,借关节面与胸骨的锁切迹相关节;外侧 1/3 凸向后,外侧端略扁为**肩峰端**,借关节面与肩胛骨的肩峰相关节(**图 1-34**)。两者之间交界处较薄弱,锁骨骨折多发生于此处。锁骨全长可在体表扪到。

2. **肩胛骨** scapula　为三角形扁骨,位于胸廓背面脊柱的两侧,介于第 2～7 肋骨之间。分三角、三缘和二面。外角位于骨的外上方,较厚,其外侧面有一梨形光滑的关节面,称**关节盂** glenoid cavity,与肱骨头共同构成肩关节。关节盂上、下方各有一粗糙隆起,分别称**盂上结节**和**盂下结节**。上角为上缘和脊柱缘汇合处,平对第 2 肋。下角为脊柱缘和外侧缘汇合处,平对第 7 肋或第 7 肋间隙,为计数肋的标志。上缘短而薄,有肩胛切迹,切迹外侧有向前的指状突起称**喙突** coracoid process。内侧缘薄而锐利,邻近脊柱,故又称脊柱缘。外侧缘肥厚,邻近腋窝,又称腋缘。肩胛骨前面有**肩胛下窝** subscapular fossa。背面有斜向外上方走行并逐渐隆起的骨嵴,称**肩胛冈** spine of scapula,将背面分为上小下大的两个浅窝,分别称**冈上窝** supraspinous fossa 和**冈下窝** infraspinous fossa。肩胛冈的外侧端高耸,称**肩峰** acromion,其内侧缘关节面与锁骨肩峰端构成肩锁关节(**图 1-35**)。肩峰、肩胛冈、肩胛骨下角、内侧缘及喙突都可在体表扪到。

(二)自由上肢骨

1. **肱骨** humerus　分一体及上、下两端(**图 1-36**)。

肱骨上端膨大,向上后内方突出的半球形为**肱骨头** head of humerus,与肩胛骨的关节盂相关节。头的下方稍细,称为**解剖颈** anatomical neck。肱骨头向外侧和前方的隆起分别称**大结节** greater tubercle 和**小结节** lesser

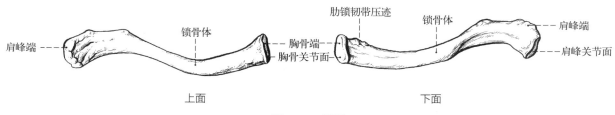

图 1-34　锁骨

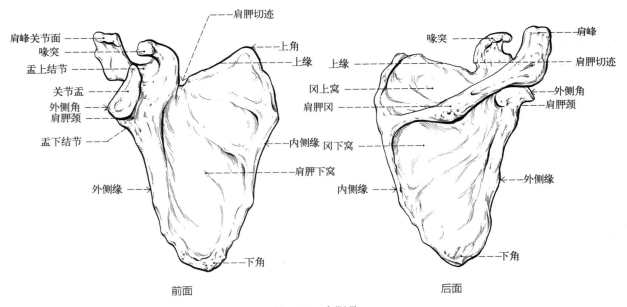

肩胛切迹

肩峰关节面
喙突
盂上结节
关节盂
外侧角
肩胛颈
盂下结节
外侧缘

上角
上缘
内侧缘
肩胛下窝

下角

前面

肩峰
喙突
上缘
冈上窝
肩胛冈
肩胛切迹
外侧角
肩胛颈
冈下窝
内侧缘
外侧缘
下角

后面

图 1-35　肩胛骨

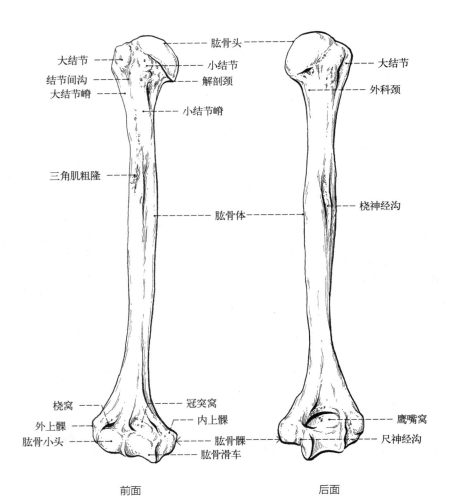

肱骨头

大结节
结节间沟
大结节嵴

小结节
解剖颈
小结节嵴

三角肌粗隆

肱骨体

大结节
外科颈

桡神经沟

桡窝
外上髁
肱骨小头

冠突窝
内上髁
肱骨髁
肱骨滑车

鹰嘴窝
尺神经沟

前面

后面

图 1-36　肱骨

tubercle。由大、小结节向下延续的骨嵴，分别为**大结节嵴**、**小结节嵴**。大、小结节及嵴之间的纵沟称**结节间沟**，内有肱二头肌长头腱通过。肱骨上端与体的移行处为**外科颈** surgical neck，较易发生骨折。

体的中部前外侧面上有粗糙的**三角肌粗隆** deltoid tuberosity，是三角肌的止点。体的后面中部有一条自内上斜向外下的**桡神经沟** sulcus for radial nerve。桡神经和肱深动脉沿此沟经过，肱骨干中部骨折易伤及此血管和神经。

肱骨下端前后略扁，外侧部较小，有呈半球形的**肱骨小头** capitulum of humerus；内侧部较大有滑车状的**肱骨滑车** trochlea of humerus；下端前面在滑车上方有冠突窝，肱骨小头上方有桡窝；滑车后面上方有一窝，称鹰嘴窝；下端的两侧面各有一结节样隆起，称**外上髁** lateral epicondyle 和**内上髁** medial epicondyle。内上髁大而显著，后面有一纵行尺神经沟，尺神经通过此处。肱骨大结节和内、外上髁都可在体表扪到。

2. **桡骨** radius   位于前臂外侧部，分一体两端（图 1-37）。

上端为扁圆形的**桡骨头** head of radius，头上面有凹陷的桡骨头凹，与肱骨小头相关节。桡骨头周缘的环形关节面，与尺骨的桡切迹相关节。桡骨头下方缩细为桡骨颈，颈的内下方有一粗糙隆起称**桡骨粗隆** radial tuberosity。体的内侧缘锐利为骨间缘，与尺骨的骨间缘相对。下端膨大，其前面凹陷，后面隆凸，其内面有小关节面，称**尺切迹** ulnar notch，与尺骨头相关节，其外侧向下突出，称**桡骨茎突** styloid process of radius。下面有凹陷的关节窝，即腕关节面，与近侧列的腕骨相关节。桡骨茎突和桡骨头在体表可扪到。

3. **尺骨** ulna   位于前臂内侧部，分一体两端（图 1-37）。

上端粗大，前面有一半月形**滑车切迹** trochlear notch，与肱骨滑车相关节。切迹后上方的突起称**鹰嘴** olecranon，前下方的突起称**冠突** coronoid process。冠突外侧面有桡切迹，与桡骨头相关节；冠突下方有**尺骨粗隆** ulnar tuberosity。体稍弯曲，呈三棱柱状。外侧缘薄而锐利，有前臂骨间膜附着的骨间缘，与桡骨的骨间缘相对。

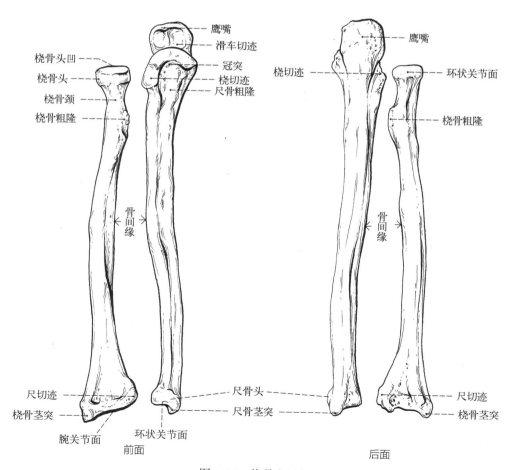

图 1-37　桡骨和尺骨

下端有位于外侧的尺骨头和由尺骨头内后方向下伸出的**尺骨茎突** styloid process of ulna 两个隆起。在正常情况下,尺骨茎突比桡骨茎突约高 1 cm。鹰嘴、后缘全长、尺骨头和茎突都可在体表扪到。

4. **手骨** 包括腕骨、掌骨和指骨(图 1-38)。

(1)**腕骨** carpal bones:属于短骨,8 块。分为近、远侧两列,每列各 4 块,均以其形状命名。由桡侧向尺侧,近侧列依次为**手舟骨** scaphoid bone、**月骨** lunate bone、**三角骨** triquetral bone 和**豌豆骨** pisiform bone;远侧列依次为**大多角骨** trapezium bone、**小多角骨** trapezoid bone、**头状骨** capitate bone 和**钩骨** hamate bone。8 块腕骨构成一掌面纵向凹陷,称**腕骨沟**。近侧列腕骨(除豌豆骨外)的近侧面共同形成一椭圆形的关节面,与桡骨的腕关节面及尺骨头下方的关节盘共同构成桡腕关节。

(2)**掌骨** metacarpal bones:属于长骨,5 块。由桡侧向尺侧依次为第 1~5 掌骨。掌骨近端为底,接腕骨;远端为头,接指骨;中间部为体。其中第 1 掌骨底关节面呈鞍状,与大多角骨相关节。

(3)**指骨** phalanx:属于长骨,共 14 块。拇指有 2 节,分别为近节和远节指骨;其余各指为 3 节,分别为近节指骨、中节指骨和远节指骨。每节指骨的近端为底,中间部为体,远端为滑车。远节指骨远端掌面粗糙,称远节指骨粗隆。

二、下肢骨

(一)下肢带骨

髋骨 hip bone 为不规则的扁骨,上部扁阔,中部窄厚,有朝向下外的深窝,称髋臼;16 岁左右由髂骨、坐骨、耻骨骨体融合构成,下部有一大孔,称闭孔(图 1-39~图 1-41)。

1. **髂骨** ilium   位于髋骨的后上部,分为肥厚的髂骨体和扁阔的髂骨翼。髂骨体位于髋骨的下部,参与构成髋臼后上 2/5。翼上缘肥厚,形成弓形的**髂嵴** iliac crest。髂骨翼的前缘弯曲向下,达髋臼,有上、下两个突起,分别为髂前上棘和髂前下棘;后缘为髂后上棘和髂后下棘。从髂前上棘向后 5~7 cm 处,髂嵴较厚且向外突出,

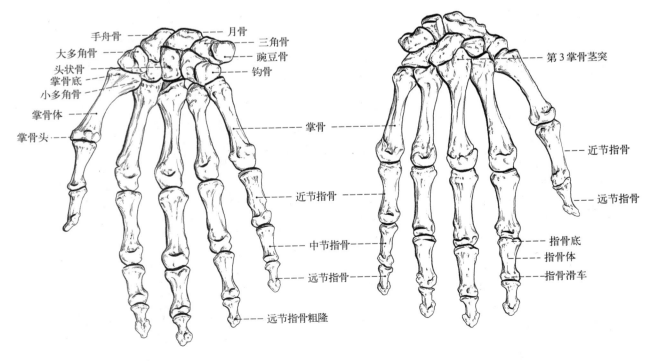

前面　　　　　　　　　　　　　后面

图 1-38　手骨

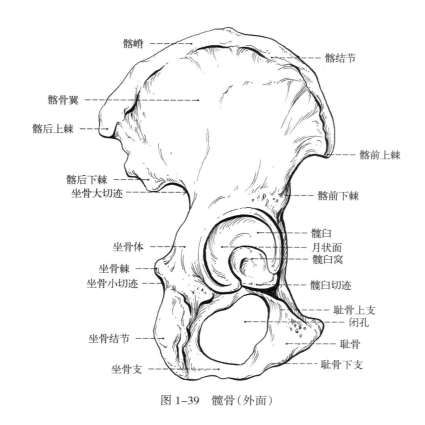

图 1-39 髋骨（外面）

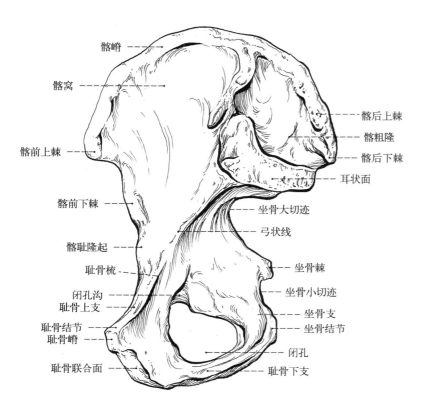

图 1-40 髋骨（内面）

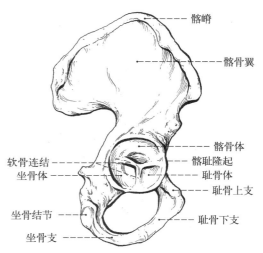

图 1-41 6 岁幼儿髋骨

称**髂结节** tubercle of iliac crest,它们都是重要的体表标志。髂骨翼内面凹陷称**髂窝** iliac fossa,为大骨盆的侧壁,窝的下方以**弓状线** arcuate line 与髂骨体分界。弓状线前端有一隆起称髂耻隆起,髂窝的后份粗糙,有一耳状面,与骶骨的耳状面形成骶髂关节。耳状面后上方有髂粗隆,与骶骨间借韧带相连结。髂骨翼外面称为臀面,有臀肌附着。

2. **坐骨** ischium 位于髋骨的后下部,分为坐骨体和坐骨支两部分。坐骨体构成髋臼的后下 2/5 和小骨盆的侧壁。后缘有一向后伸出的三角形骨突,称**坐骨棘** ischial spine,棘下方有**坐骨小切迹** lesser sciatic notch,坐骨棘与髂后下棘之间的骨缘呈弧形凹陷为**坐骨大切迹** greater sciatic notch。坐骨体向下延续为坐骨上支,继而转折向前内方为坐骨下支。上、下支移行处为**坐骨结节** ischial tuberosity,是坐骨最低部,可在体表扪到,是重要的体表标志。

3. **耻骨** pubis 位于髋骨的前下部,分体和上、下两支。耻骨体构成髋臼的前下 1/5 和小骨盆的侧壁。由体向前下内方伸出耻骨上支,继而以锐角转折向下外方形成耻骨下支。耻骨上、下支移行处为**耻骨联合面** symphysial surface,与对侧耻骨联合面借纤维软骨连接,构成耻骨联合。与髂骨体的结合处上缘骨面粗糙隆起,称髂耻隆起。耻骨上支的上缘有一锐利的骨嵴,称**耻骨梳** pecten pubis,向后移行于弓状线,向前终于**耻骨结节** pubic tubercle,耻骨结节内侧的骨嵴称为**耻骨嵴**,是重要的体表标志。由坐骨和耻骨围成的孔称**闭孔** obturator foramen,孔的上缘有浅沟为闭孔沟,在活体闭孔由闭孔膜封闭。

髋臼 acetabulum 由髂骨、坐骨、耻骨三骨的体合成。髋臼内有半月形的关节面,称**月状面** lunate surface。髋臼中央未形成关节面的部分,称髋臼窝。髋臼边缘下部的缺口称**髋臼切迹**。

(二)自由下肢骨

1. **股骨** femur 是人体中最粗大的长骨,长度约为身高的 1/4,分为一体两端(图 1-42)。

股骨上端有朝向内上方呈球形的**股骨头** femoral head,与髋臼相关节。头中央稍下有小的**股骨头凹**,为股

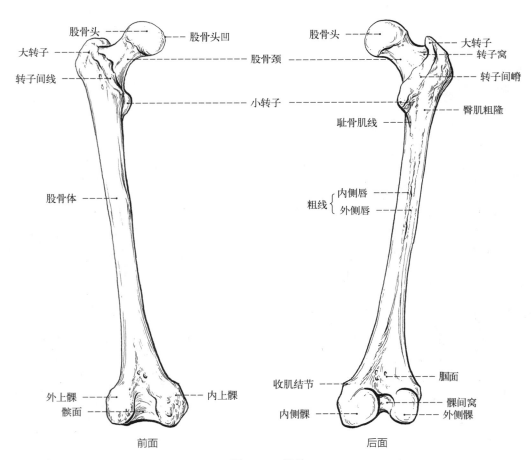

图 1-42　股骨

骨头韧带的附着处。头的外下方有较细的**股骨颈** neck of femur。颈与体的夹角称颈干角,成人为 120°~130° 角。颈体交界处的外侧有**大转子** greater trochanter,其内下方有较小的**小转子** lesser trochanter,均有肌肉附着。大、小转子间,前面有**转子间线**,后面有**转子间嵴**。大转子是重要的体表标志,可在体表扣到。

股骨体粗壮,略弓向前,上段呈圆柱形,中段呈三棱柱形,下段前后略扁。前面光滑,后面有一纵行的骨嵴,称**粗线** linea aspera。粗线中点附近,有口朝下的滋养孔。粗线可分内侧、外侧两唇,此线上端分叉,向上外有**臀肌粗隆** gluteal tuberosity,向上内侧有耻骨肌线。两唇在股骨体下端后面围成的三角形骨面,称**腘面**。

股骨下端为两个膨大的隆起,向后方卷曲,分别为**内侧髁** medial condyle 和**外侧髁** lateral condyle。两髁的前面、下面和后面都有关节面与髌骨和胫骨上端相关节,前面的光滑关节面称为髌面,与髌骨相接。两髁之间稍后方有**髁间窝** intercondylar fossa。内、外侧髁的内、外侧面各有一粗糙隆起,分别为**内上髁** medial epicondyle 和**外上髁** lateral epicondyle。内上髁的上方有一三角形的**收肌结节** adductor tubercle。内上髁和外上髁都是在体表可扣到的重要标志。

2. **髌骨** patella 是人体最大的籽骨,在股四头肌腱内,位于股骨下端前面,底朝上,尖向下,前面粗糙,后面为关节面,与股骨髌面相关节,参与膝关节的构成(图 1-43)。髌骨可在体表扣到。

3. **胫骨** tibia 位于小腿内侧部,分为一体两端(图 1-44)。

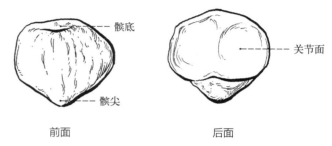

前面   后面

图 1-43 髌骨

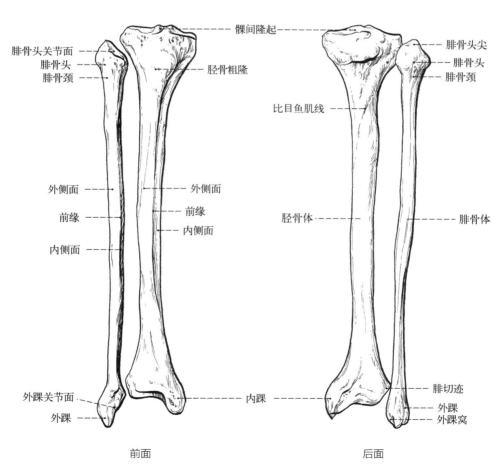

前面   后面

图 1-44 胫骨和腓骨

上端膨大,形成内侧髁和外侧髁,两髁上面各有上关节面,与股骨髁、髌骨共同构成膝关节。两髁之间的骨面隆凸为**髁间隆起** intercondylar eminence。上端前面的隆起称**胫骨粗隆** tibial tuberosity。内、外侧髁和胫骨粗隆于体表均可扪到。

胫骨体呈三棱柱形,前缘为锐利的前嵴,由皮肤表面可以扪到。外侧缘有小腿骨间膜所附着的骨间缘。后面上份有斜向下内的比目鱼肌线。

下端稍膨大,内下方有**内踝** medial malleolus,外侧有腓切迹与腓骨相接。下端的下面和内踝的外侧面有关节面与距骨相关节。内踝易在体表扪到。

4. **腓骨** fibula   位于胫骨外后方,细长,也分为一体两端(图 1–44)。

上端稍膨大,称**腓骨头** fibular head,内上有关节面与胫骨上端外面的关节面形成胫腓关节,下方缩细称**腓骨颈** neck of fibula。

腓骨体形状不规则,体内侧缘有锐利的骨间缘,为小腿骨间膜的附着处。

下端也稍膨大,称**外踝** lateral malleolus,外踝内面的关节面与胫骨下端的关节面共同构成关节窝,与距骨相关节。腓骨头和外踝都可在体表扪到。

5. **足骨**   包括跗骨、跖骨和趾骨(图 1–45)。

(1)**跗骨** tarsal bones:属短骨,7 块。位于足骨的近侧,相当于手的腕骨,分前、中、后三列。后列包括上方的**距骨** talus 和下方的**跟骨** calcaneus,中列为位于距骨前方的**足舟骨** navicular bone,前列为**内侧楔骨** medial cuneiform bone、**中间楔骨** intermediate cuneiform bone、**外侧楔骨** lateral cuneiform bone 及跟骨前方的**骰骨**

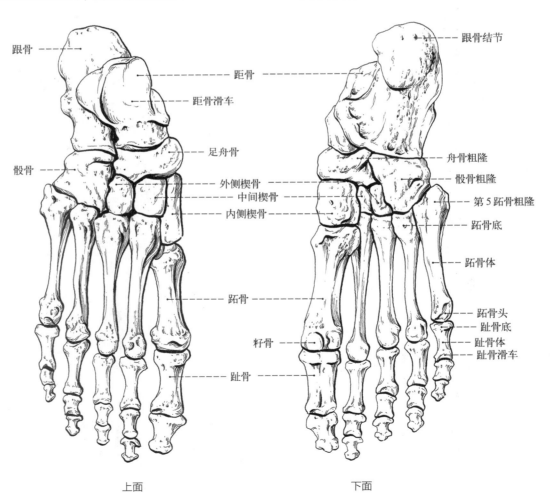

图 1–45   足骨

cuboid bone。

（2）**跖骨** metatarsal bones：5块，由内向外依次为第1~5跖骨，形状和排列大致与掌骨相当，但比掌骨粗大。跖骨近端为底，与跗骨相接，中间为体，远端称头，与近节趾骨相接。第5跖骨底向后突出，称第5跖骨粗隆，在体表可扪到。

（3）**趾骨** phalanges of toes：共14块。蹞趾为2节，其余各趾为3节。形态和命名与指骨相同。蹞趾骨粗壮，其余趾骨细小，第5趾的远节趾骨甚小，往往与中节趾骨长合。

 【拓展窗口】

体表标志：体表能看到或摸（扪）到的突起及凹陷，分为骨、肌及软组织。临床上常以这些标志来确定内脏器官、血管和神经的位置及针灸取穴的部位。骨性标志如髋骨上的髂嵴、髂前上棘、髂后上棘、髂结节、坐骨结节、耻骨结节等均可在体表扪到，是重要的体表标志。其中两侧髂嵴最高点的连线平对第4腰椎棘突，临床用于定位腰椎穿刺术及脊椎麻醉穿刺；右髂前上棘与脐连线的中、外1/3交点处为阑尾根部的体表投影点，是阑尾炎的诊断与手术治疗的体表标志；髂结节是临床骨髓穿刺的常用部位及腹部分区的重要标志。

骨骼的年龄差异：胚胎时期全部骨骼都为软骨，以后骨骼不断骨化；成人骨骼中有机质和无机质比例约为3∶7，而幼儿约各占一半。如幼儿手腕骨基本是由软骨柱组成，有承重、支撑和运动的功能。成人脊柱从侧面观呈"S"形弯曲，但新生儿出生时脊柱是较直的，以后陆续出现颈曲、胸曲、腰曲和骶曲。颈曲和胸曲约到7岁以后才被韧带固定基本定型，腰曲则约在13岁才能固定。骨盆结构幼儿与成人也有较大差异，组成骨盆的髋骨由髂骨、坐骨和耻骨借软骨连结而成，约16岁时髂骨、坐骨、耻骨经骨化融合为一整块髋骨。儿童的骶椎骨为5块，尾椎骨4~5块，故儿童骨较成人多11~12块，而婴儿的骨达300多块，成人则为206块。

（佟雷　王一维编写　韩秋生绘图）

 习题

1. 填图题

请标出线段指示的相应解剖结构：

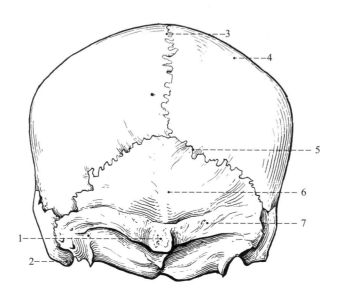

2. 填字题

请按提示内容填写行列中的空格：

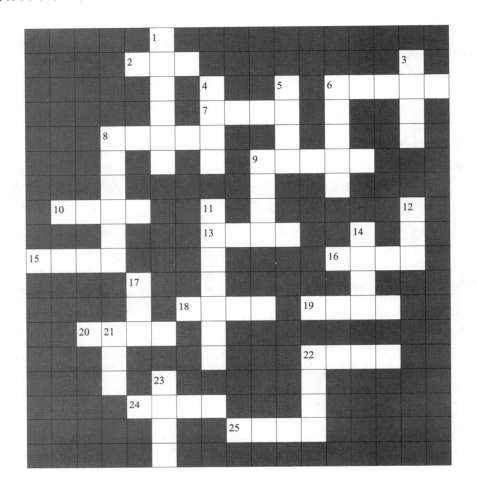

纵向：

1. 下颌骨内面斜线
3. 小结节向下延续的骨嵴
4. 弓状线前端隆起
5. 髂表面附着结构
6. 胸骨上缘中部凹陷
8. 颞骨岩部指状压痕
9. 坐骨最低部,为体表标志
11. 枕髁前外方开口
12. 有椎血管穿过
14. 胫骨上端前面的隆起
17. 骶骨凹凸不平骨面
21. 股骨下端外侧隆起
22. 桡骨体后面有神经、血管经过
23. 肱骨下端内侧部滑车状结构

横向：

2. 下颌支内面开口
6. 第 6 颈椎突起,颈总动脉在前方经过
7. 耻骨上、下支移行处
8. 肱骨体中部前外侧面上粗糙表面
9. 坐骨棘下方凹陷
10. 蝶骨小翼与体交界处,通入眶腔
13. 椎弓根与椎弓板结合处向下突起
15. 尺骨上端前面半月形凹陷
16. 枕骨前下部,脑和脊髓相续处
18. 骶骨下端的裂孔
19. 胫骨内外侧髁间的骨面隆凸
20. 枕外隆凸,枕骨外面后中部的显著隆起
22. 桡骨下端外侧突起
24. 肱骨下端外侧部半球形结构
25. 肱骨大、小结节及嵴之间的纵沟

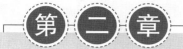

关 节 学

第一节 总 论

骨与骨之间借纤维结缔组织、软骨或骨相连,形成骨连结。骨连结按照形式可分为直接连结和间接连结。

一、直接连结

直接连结是两骨之间借纤维组织、软骨或骨组织直接相连,相连的两骨之间无间隙,不活动或仅有少许活动。直接连结分为 3 种类型(图 2-1)。

(一)纤维连结

两骨之间借纤维结缔组织相连称**纤维连结** fibrous joint,可分为两种。

1. **韧带连结 syndesmosis** 连接两骨的纤维结缔组织呈条索状、带状或膜状,如椎骨棘突之间的棘间韧带、前臂骨间膜等。

2. **缝 suture** 两骨之间借少量的纤维结缔组织相连,连结极为紧密,如颅骨的矢状缝和冠状缝等。随着年龄增长缝可骨化,成为骨性结合。

(二)软骨连结

相邻两骨之间以软骨相连称**软骨连结** cartilaginous joint,可分为两种。

1. **透明软骨结合 synchondrosis** 两骨之间借透明软骨相连结,如骺软骨、蝶枕结合等。透明软骨结合多属暂时性软骨连结,发育到一定年龄即骨化,形成骨性结合。

2. **纤维软骨结合 symphysis** 两骨之间借纤维软骨相连,如椎间盘、耻骨间盘等。纤维软骨结合为永久性软骨连结,极少发生骨化。

(三)骨性结合

两骨之间借骨组织连结称**骨性结合** synosteosis,常由纤维连结或透明软骨结合骨化而成,如 5 块骶椎以骨性结合融为 1 块骶骨。

二、间接连结

间接连结称**滑膜关节** synovial joint,简称**关节** articulation,由两块或多块骨构成,各骨相对骨面可相互滑动,借其周围的纤维结缔组织相连(图 2-2)。

(一)关节的基本构造

1. **关节面** articular surface 是参与构成关节的各骨的接触面。关节面一般是一凸一凹互相适应,凸者称为**关节头** articular head,凹者称为**关节窝** articular fossa。关节面被**关节软骨** articular cartilage 覆盖,其多为透明

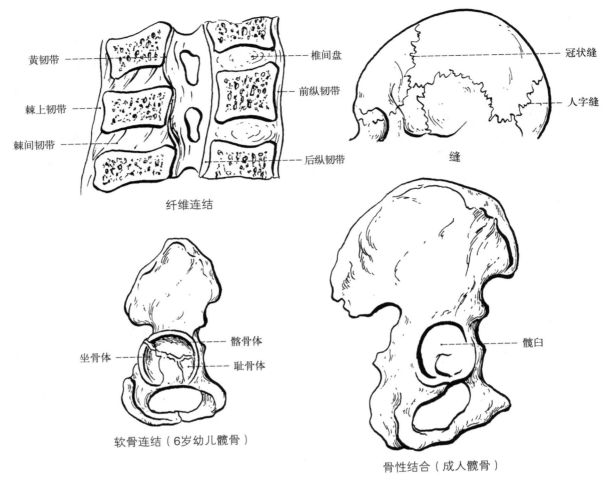

图 2-1 直接连结分类

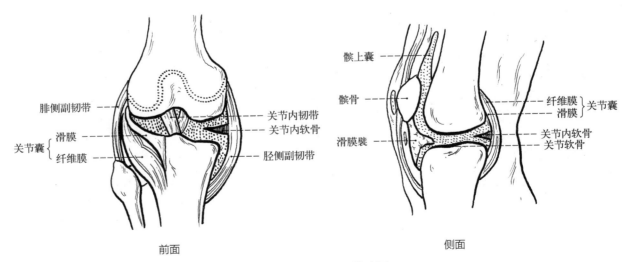

图 2-2 关节的构造模式图

软骨(少数关节的关节软骨是纤维软骨,如胸锁关节、颞下颌关节)。关节软骨表面光滑,既可以减少相邻关节面之间的摩擦,又可以承载负荷和吸收震荡。关节软骨无血管、神经分布,由滑液和关节囊滑膜层血管渗透供给营养。

2. 关节囊 articular capsule　由纤维结缔组织构成,附着于关节面周缘及其邻近的骨面,连结相邻的骨,与关节面共同围成关节腔。关节囊可分为内、外两层。

（1）**纤维膜** fibrous membrane：为外层,由致密纤维结缔组织构成,含有丰富的血管、淋巴管和神经。纤维膜的厚度通常与关节的功能有关,如下肢关节稳固,其纤维膜常常厚而坚韧;而上肢关节灵活,其纤维膜薄而松弛。

（2）**滑膜** synovial membrane：为内层,由薄而平滑的疏松结缔组织膜构成,衬贴于纤维膜内面,其边缘附着于关节软骨的周缘,并包被着关节内韧带等结构,但关节软骨、关节唇和关节盘等结构表面无滑膜。滑膜层内富含血管、淋巴管和神经,可分泌滑液。**滑液** synovial fluid 为透明蛋白样黏液,黏稠度较高,具有增加滑润、减轻摩擦和保护关节面的作用,并营养关节腔内结构（关节软骨、关节盘）。

3. 关节腔 articular cavity　为关节囊滑膜层和关节软骨共同围成的密闭、潜在性腔隙,腔内含少量滑液。关节腔内为负压,对维持关节的稳固有一定作用。

（二）关节的辅助结构

关节除了具备上述的基本结构外,有些关节为适应其功能还形成了特殊的辅助结构。这些辅助结构与关节的灵活性或稳固性有关。

1. 韧带 ligament　由致密结缔组织构成,呈扁带状、圆束状或膜状,连于相邻两骨之间,有加强关节的稳固性或限制其过度运动的作用。位于关节囊外的称**囊外韧带** extracapsular ligament;位于关节囊内的称**囊内韧带** intracapsular ligament,其表面有滑膜包裹。大多关节具有囊外韧带,髋关节和膝关节具有囊内韧带。

2. 关节盘 articular disc　是位于两关节面之间的纤维软骨板,其周缘附着于关节囊,多呈圆盘状,中部稍薄,周缘略厚。关节盘将关节腔分隔为上、下两部,使关节头和关节窝更加适应,关节运动可分别在上、下关节腔进行,增加了运动的形式和范围;此外,它还有缓冲震荡的作用。具有典型关节盘的关节有胸锁关节和颞下颌关节等。

3. 关节唇 articular labrum　是附着于关节窝周缘的纤维软骨环,它加深关节窝,增大关节面,可增加关节的稳固性。有关节唇的关节有肩关节和髋关节等。

4. 滑膜襞 synovial fold 和**滑膜囊** synovial bursa　滑膜襞是滑膜层突入关节腔所形成的皱襞。滑膜襞内含脂肪,则形成滑膜脂垫,在关节运动时,关节腔的形状、容积、压力发生改变,滑膜脂垫可起调节和充填作用;同时也扩大了滑膜的面积,有利于滑液的分泌和吸收。有时滑膜也可从关节囊纤维膜的薄弱或缺如处作囊状膨出,充填于肌腱与骨面之间,形成滑膜囊,它可减少肌活动时与骨面之间的摩擦。

（三）关节的运动

关节面的形态决定关节的运动形式,根据关节面的不同,关节可沿着一个或几个运动轴进行运动。

1. 屈 flexion 和**伸** extension　是关节沿冠状轴进行的运动。运动时,相关节的两骨之间的角度发生改变,角度变小称为屈,反之则称为伸。特殊情况有:肩关节,臂向前运动为屈,向后运动为伸;拇指腕掌关节的屈伸运动是围绕矢状轴进行的;足尖上抬,足背与小腿之间的角度变小为踝关节的伸,反之为屈。

2. 收 adduction 和**展** abduction　是关节沿矢状轴进行的运动。运动时,骨向正中矢状面靠近称为收,反之称为展。手指和足趾的收与展分别是以中指和第 2 趾为中轴的靠拢或分开的运动。而拇指的收与展则是沿冠状轴进行的,拇指向示指靠拢称为收,反之称为展。

3. 旋转 rotation　是关节沿垂直轴进行的运动。骨的前面向内侧旋转,称**旋内** medial rotation;向外侧旋转,称**旋外** lateral rotation。在前臂,桡骨是围绕通过桡骨头和尺骨头的轴线旋转,将手背转向前方的运动,称**旋前** pronation;手背转向后方的运动,称**旋后** supination。

4. 环转 circumduction　运动的骨,其近侧端在原位转动,远侧端则做圆周运动,运动时全骨的运动轨迹为一圆锥形。具有两个运动轴以上的关节均可做环转运动,如肩关节、髋关节和桡腕关节等。环转运动实际上是屈、展、伸、收的依次连续运动。

5. 移动 translation　是最简单的一个骨关节面在相对骨关节面上的滑动,如跗跖关节、腕骨间关节等。

(四) 关节的分类

关节有多种分类方法,按构成关节的骨数目,可将关节分成单关节(两块骨构成)和复关节(两块以上的骨构成);按能否单独运动,将关节分成单动关节(如髋关节等)和联动关节(如两侧的颞下颌关节等);按关节运动轴的数目,可分为单轴、双轴和多轴关节。关节也可以根据关节面的形态进行分类(图 2-3)。

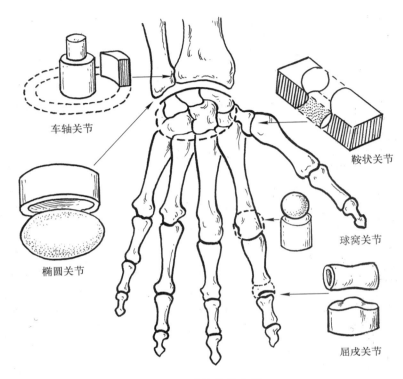

车轴关节

鞍状关节

椭圆关节

球窝关节

屈戌关节

图 2-3　滑膜关节的分类

1. **单轴关节**　关节仅能围绕一个运动轴做一组运动。

(1) **屈戌关节** hinge joint:又称**滑车关节** trochoid joint,关节头呈滑车状,另一骨有相应的关节窝。通常绕冠状轴做屈伸运动,如指骨间关节。

(2) **车轴关节** pivot joint:关节头呈圆柱状,关节窝常与韧带相连形成环形,形同车轴与轴承。可沿垂直轴做旋转运动,如寰枢正中关节和桡尺近侧关节等。

2. **双轴关节**　关节可以分别围绕两个互相垂直的运动轴进行两组运动,也可进行环转运动。

(1) **椭圆关节** ellipsoidal joint:关节头为椭圆形球面,关节窝为椭圆形凹面,如桡腕关节,可沿冠状轴做屈、伸运动,沿矢状轴做收、展运动,并可做环转运动。

(2) **鞍状关节** sellar joint or saddle joint:相对两骨的关节面都是马鞍形,两者互为关节头和关节窝,如拇指腕掌关节,可沿矢状轴做屈伸运动和冠状轴做收展运动。

3. **多轴关节**　关节具有两个以上的运动轴,可做多方向的运动。

(1) **球窝关节** ball and socket joint:关节头呈球形,关节窝为球形凹,可做屈、伸、收、展、旋转和环转运动。一般将关节窝浅小的称球窝关节,如肩关节;关节窝特深的称杵臼关节 spheroidal joint,如髋关节。

(2) **平面关节** plane joint:相对两骨的关节面接近于平面,但仍有一定的弯曲或弧度,可做多轴性的滑动或转动,如腕骨间关节和跗跖关节等。

【拓展窗口】

　　关节置换是用人工制造的关节代替疼痛且丧失关节功能的关节。制作人工关节的材料要求强度高、耐磨损、耐腐蚀、生物相容性好、无毒性,常用合金、碳素、微晶陶瓷及硅胶等。置换的关节和骨有髋关节、膝关节、肱骨头、肘关节、椎体、骨盆、舟骨、月骨及桡骨远端等。关节置换的适应证有骨坏死、粉碎性骨折脱位不能复位者、疼痛及活动障碍的骨关节病、僵直或活动困难的类风湿关节炎及骨肿瘤等。

第二节　中轴骨连结

中轴骨的连结包括躯干骨的连结和颅骨的连结。

一、躯干骨的连结

　　躯干骨的连结包括椎骨间的连结、肋与椎骨的连结和肋与胸骨的连结。躯干骨通过这些连结构成脊柱和骨性胸廓。

（一）脊柱

1. **椎骨间的连结**　包括椎体间连结和椎弓间连结。

（1）**椎体间的连结**:包括椎间盘、前纵韧带和后纵韧带。

1）**椎间盘** intervertebral disc:是相邻椎体之间的纤维软骨盘,由髓核和纤维环构成。**髓核** nucleus pulposus 位于椎间盘中央部,是柔软而富有弹性的胶状物质,为胚胎时脊索的残留物。椎间盘周围部为**纤维环** anulus fibrosus,由同心圆排列的多层纤维软骨环组成,牢固连结各椎体上、下面,保护髓核并限制髓核向周围膨出(图 2-4)。椎间盘有一定的弹性,可缓冲震动,允许脊柱做弯曲和旋转运动。整个脊柱共有 23 个椎间盘,颈部和腰部椎间盘较厚,运动幅度较大。由于纤维环前份较宽,后份较窄,纤维环破裂时,髓核容易向后外侧突入椎管或椎间孔,压迫脊髓或脊神经。临床以第 4~5 腰椎间盘突出较为多见。

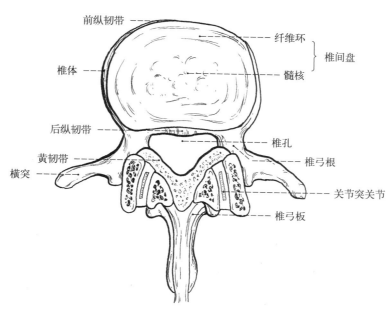

图 2-4　椎间盘(腰椎上面)

【拓展窗口】

　　腰椎间盘突出症为纤维环破裂后髓核突出压迫神经根造成以腰腿痛为主要表现的疾病。病因为腰椎退行性改变、外伤、劳损等。临床上绝大部分的坐骨神经痛和一半左右的腰腿痛与椎间盘突出有关。临床最多见为单侧型，即髓核自后纵韧带一侧向后突出，其症状表现为一侧。治疗方法：药物、磁疗、中医中药、手术和介入治疗等。手术治疗有髓核摘除术、腰椎融合术、经皮微创椎间盘髓核切吸术等，介入治疗有胶原酶溶解术、臭氧注射、经皮激光椎间盘减压术和超低温消融等。

　　2）**前纵韧带** anterior longitudinal ligament：是位于椎体前面的一条纵行纤维束，宽而坚韧，上起自枕骨大孔前缘骨表面，下达第 1 或第 2 骶椎椎体。其纤维与椎体和椎间盘前面牢固连结，有防止脊柱过度后伸和椎间盘向前脱出的作用。

　　3）**后纵韧带** posterior longitudinal ligament：是位于椎管内椎体后面的一条韧带，窄而坚韧。起自枢椎，向下至骶管，与椎间盘纤维环及椎体上下缘紧密相连，而与椎体结合较为疏松，有限制脊柱过度前屈的作用。

　　（2）**椎弓间的连结**：包括椎弓板之间和各突起之间的连结（图 2-5）。

　　1）**关节突关节** zygapophysial joint：由相邻椎骨的上、下关节突构成，属平面关节，仅做轻微滑动，但各椎骨之间运动幅度累加，可以使脊柱产生较大幅度的运动。

　　2）**黄韧带** ligamenta flava：为连结于相邻两椎弓板间的韧带，由弹性纤维构成。黄韧带参与椎管的围成，并限制脊柱过度前屈（图 2-6）。

　　3）**棘间韧带** interspinal ligament：连结于相邻棘突间的薄层纤维，前接黄韧带，后方移行于棘上韧带和项韧带。

　　4）**棘上韧带** supraspinal ligament：是连结胸、腰、骶椎各棘突尖之间的纵行韧带，前方与棘间韧带融合，限制脊柱前屈。而在颈部，从颈椎棘突向后扩展成板状弹性膜层，呈三角形，称**项韧带** ligamentum nuchae。项韧带通常被认为是棘上韧带和颈椎棘突间韧带的延续，上附着于枕骨的枕外隆凸及枕外嵴，下至第 7 颈椎棘突并续于棘上韧带，起肌间隔作用，并供肌附着（图 2-7）。

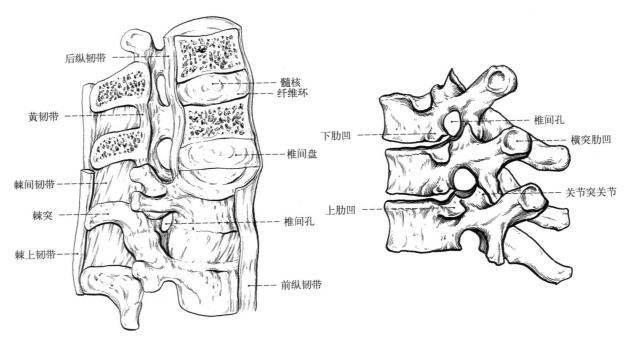

图 2-5　椎骨间的连结

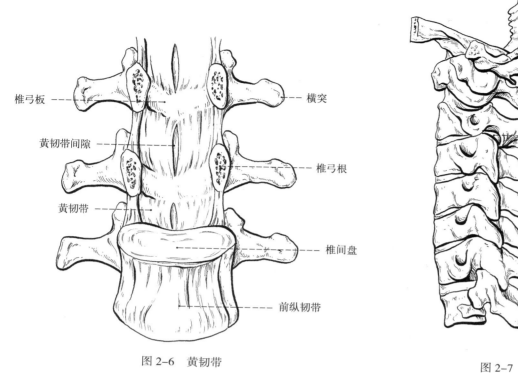

图 2-6 黄韧带

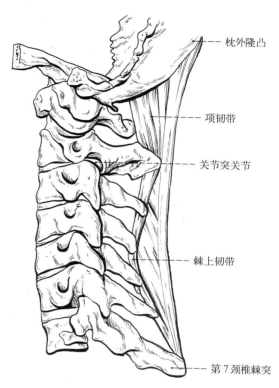

图 2-7 项韧带

5）**横突间韧带** intertransverse ligament：是位于相邻椎骨横突间的纤维索。

（3）**寰枕关节和寰枢关节**：**寰枕关节** atlantooccipital joint 为由寰椎侧块的上关节凹与相应的枕骨髁构成的联合关节。两侧关节同时运动，使头部俯仰和侧屈。**寰枢关节** atlantoaxial joint 包括 3 个独立的关节，即由寰椎下关节凹和枢椎上关节突构成的 2 个**寰枢外侧关节**，以及由枢椎齿突与寰椎前弓后面的关节面和寰椎横韧带之间构成的**寰枢正中关节**。寰枢关节使头连同寰椎围绕齿突垂直轴做旋转运动。寰枕关节和寰枢关节构成联合关节，使头能做多轴运动（图 2-8）。

椎骨间的连结表现了骨连结的所有形式：

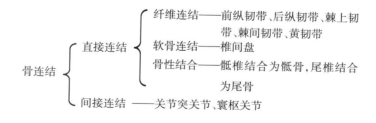

2. **脊柱的整体观** 脊柱 vertebral column 是躯干的中轴，由 24 块椎骨、1 块骶骨和 1 块尾骨借椎间盘、韧带和椎间关节连结而成。各椎骨的椎孔和骶骨的骶管在脊柱中央纵向串联形成椎管，容纳和保护脊髓等结构（图 2-9）。成年男性的脊柱长约 70 cm，女性略短。椎间盘的总厚度约占脊柱全长的 1/4。脊柱的长度可因姿势不同而略有差异，如长期静卧与站立相比，可相差 2～3 cm，这是由于站立时椎间盘被体重压缩所致。

（1）脊柱前面观：从前面观察脊柱，椎体纵向排列，自上而下逐渐加宽，这与承重不断增加有关。骶骨经骶髂关节将重力传至髋骨和下肢，骶骨下部和尾骨无承重作用，故体积迅速缩小。

（2）脊柱侧面观：成人脊柱侧面观可见 4 个生理性弯曲，分别是**颈曲**、**胸曲**、**腰曲**和**骶曲**，其中颈曲和腰曲凸向前，胸曲和骶曲凸向后。凸向后方的胸曲和骶曲，在胚胎时已形成；出生后，婴儿开始抬头、坐起及站立行

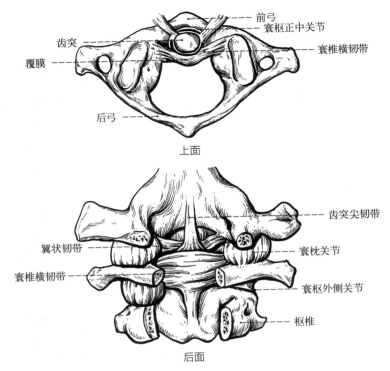

图 2-8 寰枕关节和寰枢关节

走，逐步形成颈曲和腰曲。脊柱的弯曲使人体的重心大致落在人体的中轴线上，以保证直立时的平衡。脊柱的弯曲使脊柱更具弹性，可缓冲震荡，对脑和内脏有保护作用；而胸曲和骶曲在一定程度上增大了胸腔和盆腔的容积（图 2-9）。另外，在侧面观可见相邻椎骨的椎弓根围成的椎间孔。

（3）脊柱后面观：可见棘突在中线向后和后下方突出。各部棘突后伸的方向不一致，其中颈、腰部棘突近于水平，而胸部棘突向后下倾斜，相互呈叠瓦状。临床上，在做椎管穿刺时，穿刺针途经相邻椎体的棘突之间和椎弓板之间的间隙，穿刺方向应与棘突后伸的方向一致。

3. 脊柱的运动　脊柱除支持和保护功能外，有灵活的运动功能。虽然在相邻两椎骨间运动幅度很小，但多数椎骨间的运动叠加，脊柱可实现较大幅度的运动，其运动方式包括屈伸、侧屈、旋转和环转等运动。脊柱各段的运动幅度不同，这与椎间盘的厚度、椎间关节的方向等制约因素有关，也与年龄、性别和锻炼程度有关。骶部完全不动，胸部运动很少，颈部和腰部则比较灵活。颈部椎间盘较厚，加之颈椎关节突的关节面近乎呈水平位，关节囊松弛，所以屈、伸及旋转运动的幅度较大。胸部椎间盘较薄，胸椎与肋骨相关节，关节突的关节面近乎呈冠状位，棘突呈叠瓦状排列，这些因素都限制了胸椎的运动，所以活动范围较小。腰部椎间盘最厚，关节突的关节面几乎呈矢状位，限制了旋转运动，但屈、伸运动灵活。由于颈部和腰部运动灵活，所以损伤也较多见。

（二）胸廓

胸廓 thorax 由 12 块胸椎、12 对肋和 1 块胸骨借关节、软骨连结而组成。呈上窄、下宽，前后扁平的形态。构成胸廓的关节主要为肋椎关节和胸肋关节。

1. 肋椎关节 costovertebral joint　为肋后端与胸椎之间构成的关节。**肋头关节** joint of costal head 由肋头与椎体肋凹组成，多数肋头关节内有韧带将关节分成上、下两部分，第 1、11 和 12 肋头关节则无这种分隔。**肋横突关节** costotransverse joint，由肋结节与横突肋凹组成（图 2-10）。肋头关节与肋横突关节都是平面关节，两关节联合运动，运动时肋骨沿肋头至肋结节的轴线旋转，使肋的前部上升或下降，以增大或缩小胸廓前后径和横径，从而改变胸腔的容积。

2. 胸肋关节 sternocostal joint　是由第 2～7 肋软骨与胸骨相应的肋切迹构成的微动关节。第 1 肋与胸骨

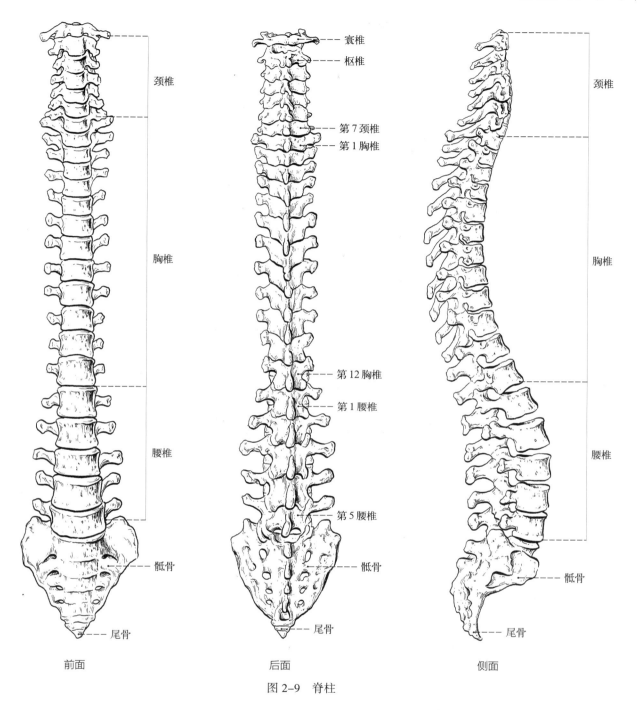

颈椎

胸椎

腰椎

骶骨

尾骨

前面

寰椎
枢椎

第 7 颈椎
第 1 胸椎

第 12 胸椎

第 1 腰椎

第 5 腰椎

骶骨

尾骨

后面

颈椎

胸椎

腰椎

骶骨

尾骨

侧面

图 2-9 脊柱

柄之间的连结是软骨结合,第 8~10 肋软骨的前端依次与上位肋软骨形成软骨间连结,在两侧各形成一个**肋弓** costal arch(图 2-11)。肋弓在体表能触及,为肝、胆、脾触诊的重要标志。第 11 和 12 肋的前端游离于腹壁肌肉之中。

　　3. 胸廓的整体观及其运动　成人胸廓为前后较扁、前壁短而后壁长的圆锥形,容纳并保护胸腔脏器。胸廓有上、下两口和前、后、外侧壁。胸廓上口较小,为后高前低的斜面,由第 1 胸椎、第 1 肋和胸骨柄上缘围成,胸骨柄上缘约平对第 2 胸椎椎体下缘。胸廓上口是胸腔与颈部的通道。胸廓下口宽大,前高后低,由第 12 胸椎,第 12、11 肋及肋弓和剑突围成。两侧肋弓的夹角称**胸骨下角** infrasternal angle。胸廓下口有膈附着。胸廓前壁最短,由胸骨、肋软骨及肋骨前端构成。后壁较长,由胸椎和肋角内侧部分的肋骨构成。外侧壁最长,由肋骨体构成(图 2-12)。两相邻肋之间的间隙称**肋间隙** intercostal space,肋间隙和肋是胸部检查的重要标志。

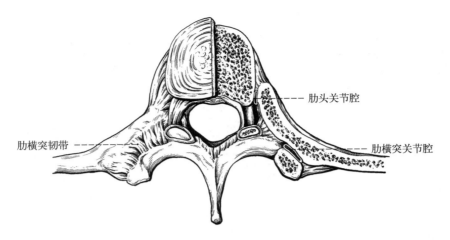

图 2-10　肋椎关节（上面）

肋头关节腔

肋横突关节腔

肋横突韧带

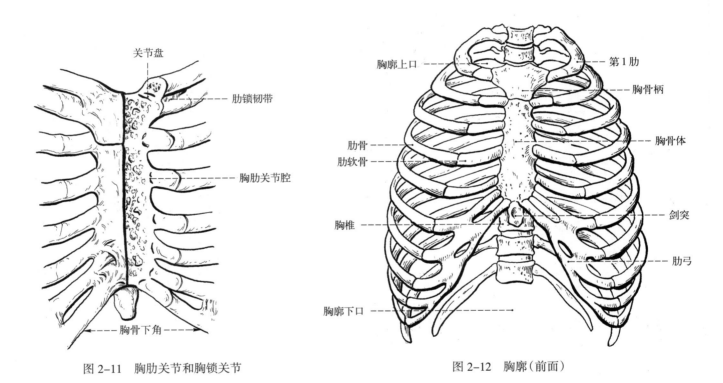

关节盘

肋锁韧带

胸肋关节腔

胸骨下角

图 2-11　胸肋关节和胸锁关节

胸廓上口

第 1 肋

胸骨柄

肋骨

胸骨体

肋软骨

胸椎

剑突

肋弓

胸廓下口

图 2-12　胸廓（前面）

除保护和支持功能外,胸廓主要参与呼吸运动。由于肋的位置是自后上向前下倾斜,当呼吸肌收缩、肋被上提时,胸廓的横径和前后径扩大,胸腔容积增加,助吸气;肋下降时,胸腔容积减小,助呼气。

📖 【拓展窗口】

　　胸廓形状的大小与年龄、性别、体型及健康状况等因素有关。新生儿胸廓呈桶状,随年龄增大和呼吸运动的加强,胸廓的横径增大。13～15 岁开始出现性别差异。成年女性的胸廓短而圆,胸腔容积较小。老年人的胸廓因肋软骨钙化,弹性减小,运动减弱,使胸廓变长变扁。佝偻病患儿,由于维生素 D 缺乏引起体内钙、磷代谢紊乱,而使骨骼钙化不良,致胸廓的前后径增大,胸骨明显突出,形成佝偻病胸。慢性支气管炎、肺气肿和哮喘病的患者,因长期咳嗽,胸廓各径增大而成"桶状胸"。

二、颅骨的连结

颅骨的连结有直接连结和间接连结两种,以直接连结为多。

(一)颅骨的直接连结

颅盖骨之间,多以缝的形式连结,即相邻的颅骨犬齿交错,其间有少量的结缔组织相连。颅底骨之间则多为软骨连结。这些连结极其牢固,无运动。随着年龄的增长,缝和软骨结合均可骨化成为骨性结合。

(二)颞下颌关节

颞下颌关节 temporomandibular joint 又称下颌关节。

1. 组成 由下颌骨的下颌头与颞骨的下颌窝和关节结节构成(图 2-13)。

2. 特点 关节囊松弛,外侧面有外侧韧带加强,关节囊的前部较薄弱,关节易向前脱位。囊内有关节盘,关节盘呈椭圆形,前凹后凸,与关节结节和下颌窝的形状相对应。盘的周缘与关节囊相接,将关节腔分成上、下两部。关节软骨属于纤维软骨。

3. 运动 两侧颞下颌关节联合运动可使下颌骨做上下、前后及侧方运动。其中,下颌骨上提和下降的运动发生在下关节腔,前进和后退的运动发生在上关节腔。侧方运动是一侧的下颌头对关节盘做旋转运动,而对侧的下颌头和关节盘一起对关节窝做前进和后退运动。张口时,下颌骨体向后下方运动,而下颌头随同关节盘滑至关节结节的下方。如张口过大,且关节囊过度松弛,下颌头可滑至关节结节的前方,而不能退回关节窝,造成颞下颌关节脱位。闭口则是下颌骨上提并伴下颌头和关节盘一起滑回关节窝的运动。

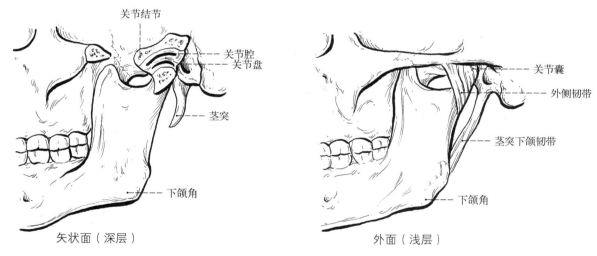

图 2-13 颞下颌关节

第三节 附肢骨连结

附肢骨连结包括上肢骨的连结和下肢骨的连结。其中上肢关节运动灵活,下肢关节承重稳定。

一、上肢骨的连结

(一)上肢带骨的连结

1. **胸锁关节** sternoclavicular joint 是上肢与躯干之间唯一的关节。

(1)组成:由锁骨胸骨端与胸骨的锁切迹及第 1 肋软骨的上面构成。

(2)特点:关节囊强韧,周围为韧带所加强。关节囊内有纤维软骨构成的关节盘,将关节腔分为外上和内下两部分。关节盘使关节头和关节窝更为适合(图 2-14)。

（3）运动:胸锁关节属于多轴关节,允许锁骨的外侧端向上、下和前、后运动,并可做旋转和环状运动。胸锁关节的活动度虽小,但以此为支点,扩大了上肢的运动范围。

2. 肩锁关节 acromioclavicular joint 由锁骨的肩峰端与肩峰的关节面构成,属于平面关节。关节的上、下方都有韧带加强,关节活动度小。

3. 喙肩韧带 coracoacromial ligament 为三角形的扁韧带,连结于喙突与肩峰之间,形成喙肩弓,架于肩关节上方,有防止肱骨头向内上方脱位的作用。

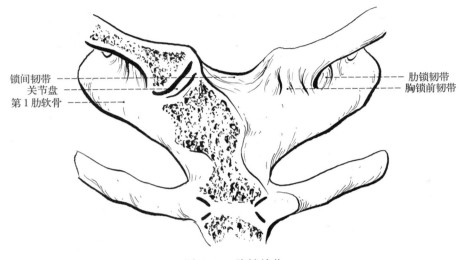

锁间韧带
关节盘
第 1 肋软骨

肋锁韧带
胸锁前韧带

图 2-14 胸锁关节

（二）自由上肢骨的连结

1. 肩关节 shoulder joint

（1）组成:由肱骨头与肩胛骨关节盂构成(图 2-15)。

（2）特点:肱骨头大,关节盂浅而小。关节盂周缘的盂唇,可扩展关节面,加深关节窝,但它仍仅容纳肱骨头的 1/4 ~ 1/3。关节囊薄而松弛,关节的运动灵活。关节囊附着于关节盂的周缘和肱骨解剖颈之间,其周围的韧带少而弱,囊的上壁有喙肱韧带,囊的上壁、前壁和后壁有数条肌腱的纤维加入关节囊的纤维层,构成肩袖,稳固关节。关节囊的前下方缺少肌腱和韧带,为肩关节的薄弱之处,肱骨头易向前下方脱位。另外,肱二头肌长头腱起于盂上结节,行于关节囊内,经结节间沟离开关节囊,其在关节囊内的一段肌腱被滑膜包裹。

（3）运动:肩关节属球窝关节,为全身最灵活的关节,可做屈伸、收展、旋转及环转运动。臂外展一般为 40° ~ 60° 角,臂继续外展或上举时,常伴有胸锁关节与肩锁关节的运动及肩胛骨的旋转运动。

2. 肘关节 elbow joint

（1）组成:是由肱骨下端与尺、桡骨上端构成的复关节,包括 3 个关节。①**肱尺关节** humeroulnar joint:由肱骨滑车和尺骨滑车切迹构成;②**肱桡关节** humeroradial joint:由肱骨小头和桡骨头关节凹构成;③**桡尺近侧关节** proximal radioulnar joint:由桡骨环状关节面和尺骨桡切迹构成(图 2-16)。

（2）特点:上述 3 个关节包在一个关节囊内。肘关节囊前、后壁薄而松弛,两侧壁厚而紧张,有**桡侧副韧带** radial collateral ligament 和**尺侧副韧带** ulnar collateral ligament 加强。在桡骨头周围的关节囊纤维层增厚,形成**桡骨环状韧带** annular ligament of radius,它附于尺骨桡切迹的前、后缘,与桡切迹共同组成一骨纤维环。此环上口大、下口小,容纳桡骨头,可防止桡骨头向下移位(图 2-17)。幼儿 4 岁以前的桡骨头尚未发育完全,环状韧带松弛,因此当肘关节伸直而牵拉前臂时,易发生桡骨头半脱位。

（3）运动:肘关节可做屈、伸运动,这是由肱尺关节(滑车关节)决定的。肱桡关节因受肱尺关节的限制,

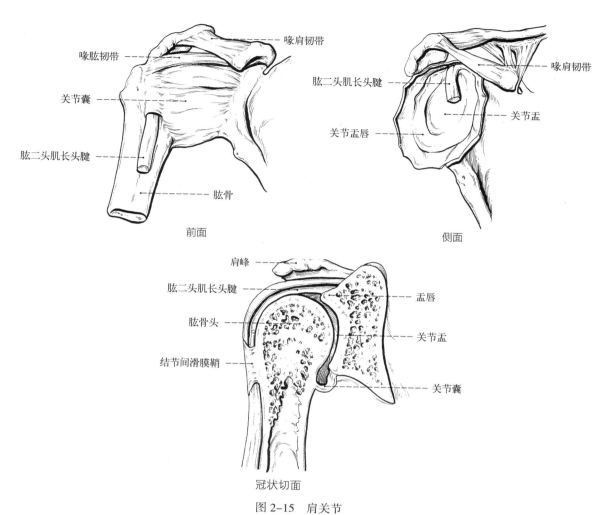

喙肱韧带
关节囊
肱二头肌长头腱
肱骨
前面

喙肩韧带
喙肩韧带
肱二头肌长头腱
关节盂
关节盂唇
侧面

肩峰
肱二头肌长头腱
肱骨头
结节间滑膜鞘
盂唇
关节盂
关节囊
冠状切面

图 2-15 肩关节

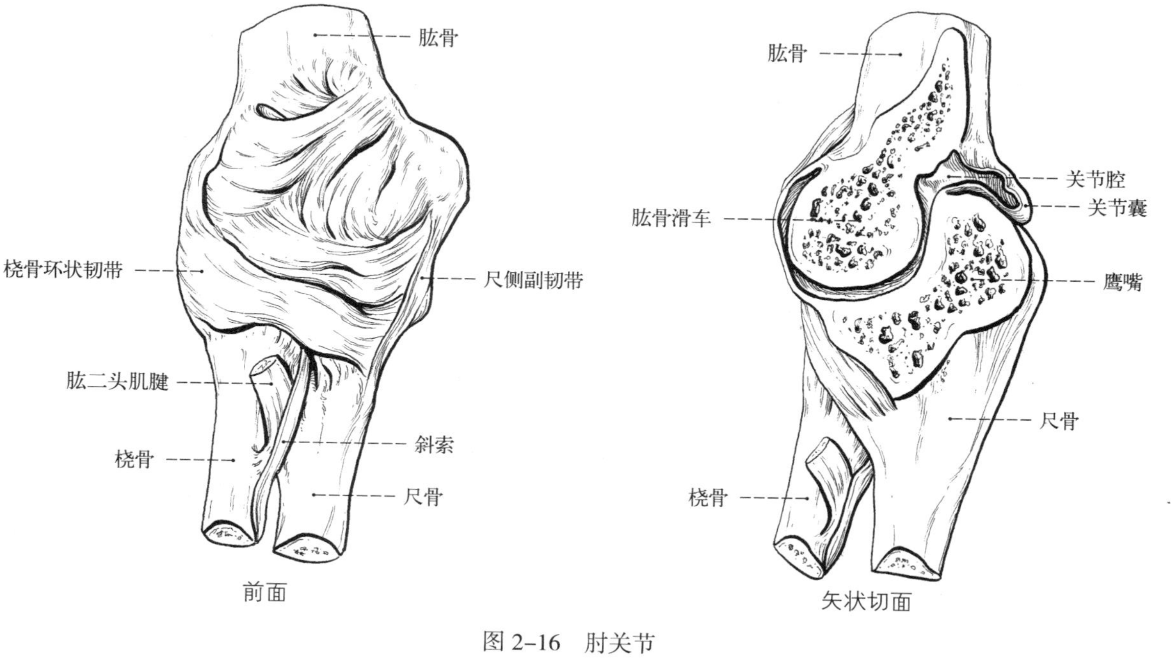

肱骨
桡骨环状韧带
尺侧副韧带
肱二头肌腱
桡骨
斜索
尺骨
前面

肱骨
肱骨滑车
桡骨
关节腔
关节囊
鹰嘴
尺骨
矢状切面

图 2-16 肘关节

只能做屈、伸和旋前、旋后运动。桡尺近侧关节与肱桡关节和桡尺远侧关节联合,共同参与前臂旋前和旋后。由于肱骨滑车的关节面斜向下外,因此,在屈前臂时,手可抵达胸前而不与前臂重叠;伸前臂时,与上臂形成约163°的外偏角,称**提携角** carrying angle。肱骨内、外上髁和尺骨鹰嘴都易在体表扪到,当肘关节伸直时,此三点位于一条直线上;当肘关节屈曲时,此三点的连线组成一尖端朝下的等腰三角形。肘关节发生后脱位时,三点位置关系发生改变。

　　3. 桡尺连结　桡、尺骨借桡尺近侧关节、桡尺远侧关节和前臂骨间膜相连(图 2-18)。

　　(1)**桡尺近侧关节**:相关内容见肘关节。

　　(2)**前臂骨间膜** interosseous membrane of forearm:为连结于桡尺两骨的骨间嵴之间一长而宽的坚韧结缔组织膜,在前臂近侧端此膜缺如。当前臂两骨处于旋前或旋后位时,骨间膜松弛;而处于半旋前(中间)位时,骨间膜紧张,达到最大宽度。故前臂骨发生骨折时,应将前臂骨固定于中间位,以防止骨间膜挛缩,影响愈合后前臂骨的旋转功能。

　　(3)**桡尺远侧关节** distal radioulnar joint:由尺骨头的环状关节面与桡骨的尺切迹以及尺骨头下方的关节盘共同构成,属于车轴关节。关节盘为三角形,尖附着于尺骨茎突根部,底连于桡骨的尺骨切迹下缘,上面光滑而凹陷,和桡骨的尺骨切迹共同与尺骨头相关节;下面光滑而微凹,与月骨和三角骨相对,参与构成桡腕关节。

　　桡尺近侧关节和远侧关节是联合关节,均属车轴关节。前臂可沿通过桡骨头中心与尺骨头中心的运动轴旋转。运动时,桡骨头在原位转动,桡骨下端连同关节盘则围绕尺骨头旋转。当桡骨下端旋至尺骨前面时,称为旋前,此时桡尺两骨交叉;反向运动,称为旋后,此时桡尺两骨并列。

　　4. 手关节 joint of hand　包括桡腕关节、腕骨间关节、腕掌关节、掌骨间关节、掌指关节和指骨间关节(图 2-19)。

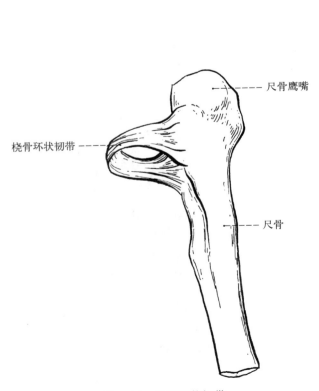

图 2-17　桡骨环状韧带

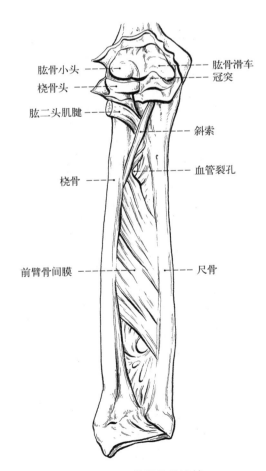

图 2-18　前臂骨的连结

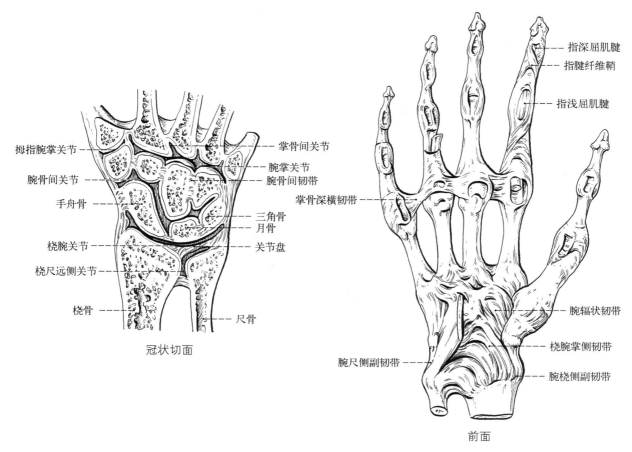

图 2-19 手关节

（1）**桡腕关节** radiocarpal joint：又称**腕关节** wrist joint。

1）组成：由桡骨下端的腕关节面和尺骨头下方的关节盘共同构成关节窝，而手舟骨、月骨和三角骨的近侧关节面共同构成关节头。

2）特点：关节囊薄而松弛，附着于关节面的边缘，周围有韧带增强。

3）运动：桡腕关节是典型的椭圆关节，可做屈、伸、收、展和环转运动。由于桡骨茎突比尺骨茎突低1~1.5 cm，故关节收的幅度大于展的幅度。

（2）**腕骨间关节** intercarpal joint：为腕骨之间的连结，包括近侧列腕骨间关节、远侧列腕骨间关节和近侧列与远侧列腕骨之间的腕中关节。各腕骨间关节腔彼此相通，均属平面关节，只能做轻微的滑动和转动。腕骨间关节与桡腕关节通常联合运动。

（3）**腕掌关节** carpometacarpal joint：由远侧列腕骨与5个掌骨底构成。除拇指和小指腕掌关节外，其余各指的腕掌关节的运动范围都很小。第1掌骨底与大多角骨之间构成的拇指腕掌关节为一独立的关节，属于鞍状关节，可做屈、伸、收、展、环转及对掌运动。由于第1掌骨的位置向内旋转了近90°角，故拇指的屈伸运动发生在冠状面上（沿矢状轴），收展运动发生在矢状面上（沿冠状轴）。对掌运动是拇指向掌心，拇指尖能与其他各指掌侧面相接触的运动，这是人类劳动进化的结果。

（4）**掌骨间关节** intermetacarpal joint：是第2~5掌骨底相互之间的平面关节，其关节腔与腕掌关节腔交通，只能做轻微滑动。

（5）**掌指关节** metacarpophalangeal joint：由掌骨头与近节（第1节）指骨底构成，共5个。拇指掌指关节属于滑车关节，主要做屈伸运动，微屈时，也可做轻微的侧方运动。其余4指的掌指关节为球窝关节，可做屈、伸、收、展和环转运动,因侧副韧带的限制,旋转运动幅度甚微。手指的收展运动是以中指为准,向中指靠拢为收,离开中指为展。

（6）**指骨间关节** interphalangeal joint：共 9 个,属典型的滑车关节。除拇指外,各指均有近侧和远侧两个指间关节。关节囊薄而松弛,两侧有韧带加强。只能做屈、伸运动。

二、下肢骨的连结

（一）下肢带骨的连结

1. **骶髂关节** sacroiliac joint　由骶骨与髂骨的耳状面构成,属微动关节。关节面凸凹不平,彼此嵌合十分紧密;关节囊坚韧,周围有非常强韧的韧带。这些因素使骶髂关节的运动范围极为有限,有利于重力的传递。在妊娠后期,骶髂关节活动度可稍增大,以适应分娩。

2. 髋骨与脊柱间的韧带连结

（1）**髂腰韧带** iliolumbar ligament：由第 5 腰椎横突横行放散至髂嵴的后上部。

（2）**骶结节韧带** sacrotuberous ligament：呈扇形,起于骶尾骨的侧缘,集中附于坐骨结节内侧缘。

（3）**骶棘韧带** sacrospinous ligament：较细,呈三角形,位于骶结节韧带的前方,起自骶尾骨侧缘,纤维向外侧附于坐骨棘。

骶结节韧带与骶棘韧带分别与坐骨大切迹、坐骨小切迹围成**坐骨大孔** greater sciatic foramen 和**坐骨小孔** lesser sciatic foramen。此二孔为沟通盆腔、臀部和会阴的通道,有许多血管、神经和肌等通过（图 2-20）。

3. **耻骨联合** pubic symphysis　由左、右髋骨的耻骨联合面借纤维软骨构成的**耻骨间盘** interpubic disc 连结而成。耻骨间盘中常存在一矢状位的裂隙。在耻骨联合的上、下方分别有连结两侧耻骨的**耻骨上韧带** superior pubic ligament 和**耻骨弓状韧带** arcuate pubic ligament。女性的耻骨间盘较厚,在妊娠后期尤为显著,耻骨间盘中的裂隙增宽,以增大骨盆的径线,利于胎儿娩出（图 2-21）。

4. 髋骨的固有膜性结构　即**闭孔膜** obturator membrane,是封闭闭孔的薄层纤维膜,其上部与闭孔沟围成**闭膜管** obturator canal,供血管、神经通过。

5. **骨盆** pelvis　由左、右髋骨、骶骨和尾骨及其骨连结构成。骶骨岬、骶骨盆面上缘弓状线、耻骨梳、耻骨结节、耻骨嵴和耻骨联合上缘依次延续构成环形的分界线,称**界线** terminal line,其将骨盆分为上方的**大骨盆** greater pelvis 和下方的**小骨盆** lesser pelvis。人体直立时,骨盆向前倾斜,左、右髂前上棘和左、右耻骨结节约位于同一冠状平面上,此时,尾骨尖与耻骨联合上缘位于同一水平面上。

小骨盆位于界线的后下方,有上、下两口:上口为骨盆入口,由上述的界线围成;下口为骨盆出口,呈菱形,由尾骨尖,两侧骶结节韧带、坐骨结节、坐骨支、耻骨下支和耻骨联合下缘共同围成。两侧坐骨支、耻骨下支之间的夹角,称**耻骨下角** subpubic angle,此角在女性较大,在男性较小。小骨盆上、下两口之间的腔称**骨盆腔** pelvic cavity,女性骨盆腔是胎儿娩出的骨性通道,一般较男性骨盆腔宽和短,且呈圆筒状。

自骨盆上口到下口范围内,连结前壁到后壁各直径中点的连线称为**骨盆轴** axis of pelvis。轴的上段向后下,中段向下,下段转向前下。分娩时,胎儿即循此轴娩出（图 2-22）。

男、女性骨盆的主要差别见表 2-1。

骨盆位于躯干与自由下肢骨之间,起着传导重力和支持、保护盆腔脏器的作用。人体直立时,体重自第 5 腰椎、骶骨经两侧的骶髂关节、髋臼传向两侧的股骨头,再由股骨头向下至下肢,这种弓形力传递线称为**股骶弓**。当人在坐位时,重力由骶髂关节传向两侧坐骨结节,此种弓形的力传递线称为**坐骶弓**。骨盆前部还有两条**约束弓**,以防止上述两弓向两侧分开。一条在耻骨联合处连结两侧耻骨上支,可防止股骶弓散开。另一条为两侧坐骨支和耻骨下支连成的**耻骨弓**,能防止坐骶弓被压挤。约束弓不如重力弓坚强有力,外伤时,约束弓的耻骨上支较下支更易骨折（图 2-23）。

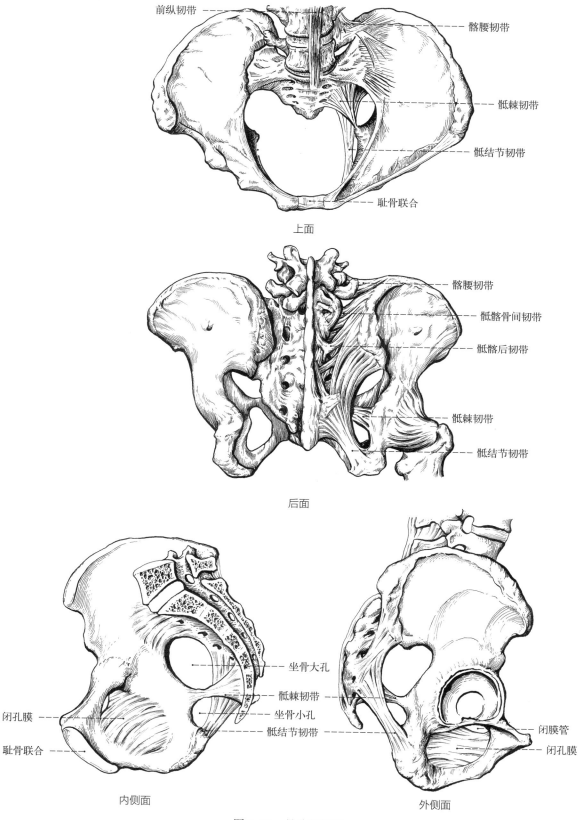

前纵韧带

髂腰韧带

骶棘韧带

骶结节韧带

耻骨联合

上面

髂腰韧带

骶髂骨间韧带

骶髂后韧带

骶棘韧带

骶结节韧带

后面

坐骨大孔

骶棘韧带

坐骨小孔

骶结节韧带

闭孔膜

耻骨联合

内侧面

闭膜管

闭孔膜

外侧面

图 2-20　骨盆的韧带

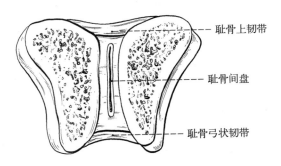

图 2-21　耻骨联合

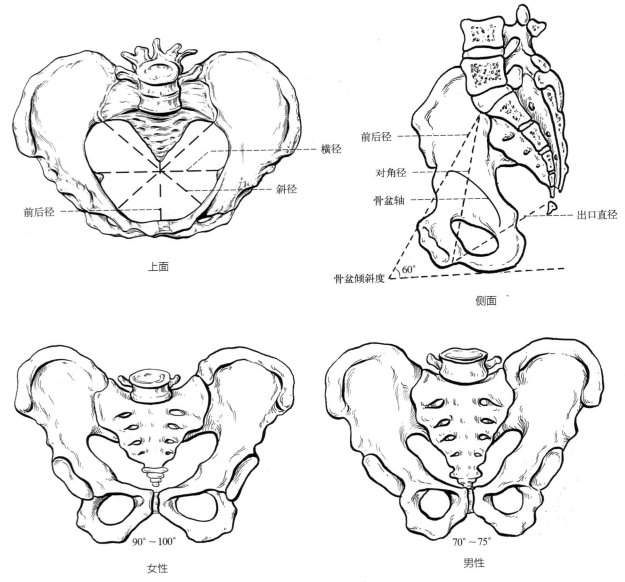

图 2-22　骨盆径线

表 2-1　男、女性骨盆的主要差别

	男性骨盆	女性骨盆
骨盆的外形	长而窄	短而宽
骨盆上口	近似心形	近似圆形
骨盆腔	长而狭，呈漏斗状	短而宽，呈圆桶状
骨盆下口	较小	较大
耻骨下角	70°～75°	90°～100°
骶骨	骶岬明显，盆面长而弯曲	骶岬不明显，盆面短而直

（二）自由下肢骨连结

1. 髋关节 hip joint

（1）组成：由髋臼与股骨头构成（**图 2-24**）。

（2）特点：髋臼周缘附着有**髋臼唇** acetabular labrum，髋臼横韧带封闭髋臼切迹，上述两结构加深了关节窝，并缩小其周缘的口径。股骨头几乎全部纳入髋臼内，这可增加关节的稳固性。关节囊紧张而坚韧，上端附于髋臼的周缘和髋臼横韧带，下端的前面附于转子间线，将股骨颈的前面全部包在关节囊内，而关节囊的后面则附于股骨颈，仅包裹股骨颈的近侧 2/3，因此临床上股骨颈骨折有囊内和囊外骨折之分。髋关节周围有许多韧带加强：①**髂股韧带** iliofemoral ligament，位于关节囊前壁，最为强大，起于髂前下棘，呈"人"字形向外下止于转子间线。其主要作用是加强关节囊，防止髋关节过度后伸，有利于维持人体的直立姿势。②**耻股韧带** pubofemoral ligament，位于关节囊内侧壁，自耻骨上支向外下融合于关节囊的前下壁。可限制髋关节过度

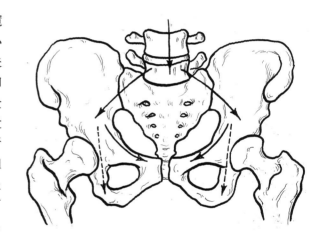

图 2-23　骨盆的力传导方向

外展及旋外运动。③**坐股韧带** ischiofemoral ligament，位于关节囊后壁，起自坐骨体，斜向外上与关节囊融合，止于大转子根部。可限制髋关节过度旋内。④**轮匝带** zona orbicularis，是关节囊的深层围绕股骨颈呈环形增厚的纤维束，可约束股骨头向外脱出。⑤**股骨头韧带** ligament of head of femur，为关节囊内韧带，连结于股骨头凹和髋臼横韧带之间，有滑膜包裹，内含营养股骨头的血管。关节囊后下部较薄弱，股骨头易经此处脱位。

（3）运动：髋关节是典型的杵臼关节，可做屈伸、收展、旋转和环转运动。但由于股骨头深藏于髋臼内，关节囊紧张而坚韧，又受各种韧带的限制，故其运动幅度远不及肩关节，而具有较大的稳固性，以适应其承重和行走的功能。

2. 膝关节 knee joint

（1）组成：由股骨下端、胫骨上端和髌骨构成。

（2）特点：是人体最大最复杂的关节。

1）关节的基本结构：髌骨与股骨的髌面相接，股骨内、外侧髁的关节面分别与胫骨的内、外侧髁的关节面相接，各关节面接触面积较小，间隙较大；关节囊薄而松弛，附着于各关节面的周缘，其前面由髌骨和髌韧带所取代；关节腔大。

2）韧带：关节囊内、外存在多条韧带，以增加关节的稳定性。

囊外韧带：①**髌韧带** patellar ligament，位于关节囊的前下方、髌骨下缘与胫骨粗隆之间，它是股四头肌腱的向下延续部分；②**胫侧副韧带** tibial collateral ligament，由关节囊内侧部分的纤维层增厚形成，呈扁带状，附着于

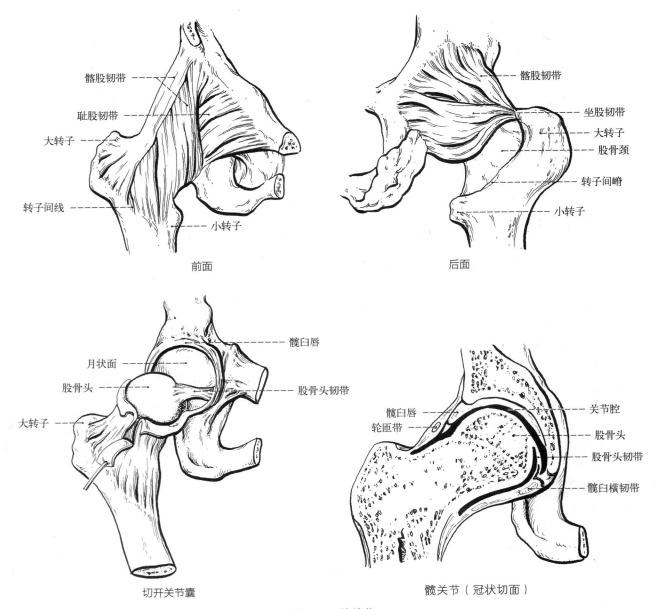

髂股韧带
耻股韧带
大转子
转子间线
小转子
前面

髂股韧带
坐股韧带
大转子
股骨颈
转子间嵴
小转子
后面

月状面
股骨头
大转子
髋臼唇
股骨头韧带
切开关节囊

髋臼唇
轮匝带
关节腔
股骨头
股骨头韧带
髋臼横韧带
髋关节（冠状切面）

图 2-24 髋关节

股骨的内上髁和胫骨的内侧髁，并与内侧半月板边缘的中份紧密相连；③**腓侧副韧带** fibular collateral ligament，位于关节囊的外侧，是一独立的圆索状纤维束，两端分别附着于股骨的外上髁和腓骨头，与关节囊之间留有间隙；④**腘斜韧带** oblique popliteal ligament，位于关节囊后壁，起自胫骨内侧髁，斜向外上方，与关节囊融合，止于股骨外上髁，可防止膝关节过度前伸。胫侧副韧带和腓侧副韧带在伸膝时紧张，屈膝时松弛，半屈时最松（图 2-25）。

囊内韧带：**膝交叉韧带** cruciate ligament of knee，有前、后两条，表面有滑膜覆盖。**前交叉韧带** anterior cruciate ligament 连于胫骨髁间隆起的前方与股骨外侧髁的内侧面之间；**后交叉韧带** posterior cruciate ligament 连于胫骨髁间隆起的后方与股骨内侧髁的外侧面。膝交叉韧带牢固地连结股骨和胫骨。前交叉韧带在伸膝时最为紧张，可防止胫骨前移和膝过伸；后交叉韧带在屈膝时最为紧张，可防止胫骨后移。

3）半月板：为股骨内、外侧髁与胫骨内、外侧髁的关节面之间的两块纤维软骨板，其周缘肥厚，与关节囊的纤维层紧密相接，内缘较薄而游离；上面凹，下面较平；两端借韧带附着于胫骨髁间隆起。**内侧半月板** medial meniscus 较大，呈"C"形，周缘中份与胫侧副韧带紧密相连。**外侧半月板** lateral meniscus 较小，近似"O"形，周

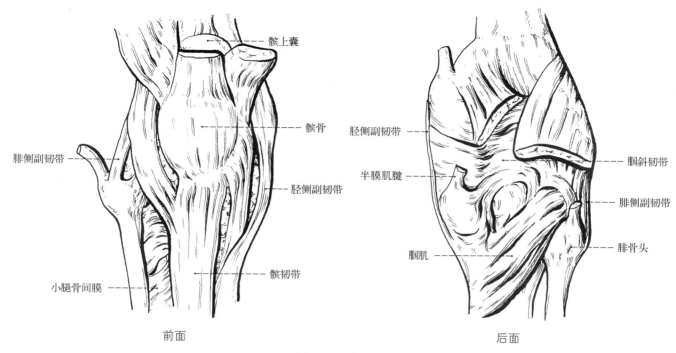

前面

后面

图 2-25 膝关节

缘与腓侧副韧带不连接。半月板一方面可加深关节窝的深度,使两骨关节面更相适应,在运动时可减少震动和摩擦,加强了膝关节的稳定性;另一方面,还允许膝关节做旋转运动,加大了关节的灵活性,同时还有弹性缓冲作用。在膝关节运动中,半月板随着关节的运动而移动。因此,当急骤地伸小腿并有强力的旋转时(如踢足球),半月板退让不及,可发生半月板挤伤,甚至撕裂,以内侧半月板损伤多见(图 2-26)。

4)滑膜襞和滑膜囊:在髌骨下方中线的两侧,滑膜层形成皱襞,襞内含有脂肪组织,称为**翼状襞** alar fold。皱襞突入关节腔内,起着充填关节腔内空隙的作用。同时,滑膜层在沿髌骨上缘向上突出子关节腔外,在股四头肌与股骨下端之间形成**髌上囊** suprapatellar bursa;此外,还有与关节腔不相通的滑液囊,如位于髌韧带与胫骨上端之间的**髌下深囊** deep infrapatellar bursa(图 2-27)。

(3)运动:膝关节属于屈戍关节,主要做屈伸运动。在半屈位时,膝关节尚可做小幅度的旋转运动。

3. 胫腓连结 胫骨和腓骨的连结紧密,其上端有微动的**胫腓关节** tibiofibular joint,由胫骨外侧髁的腓关节面与腓骨头构成;下端为胫骨的腓切迹与外踝的内侧面借**胫腓前、后韧带** anterior and posterior tibiofibular ligaments 连结;骨干之间由**小腿骨间膜** crural interosseous membrane 相连。故胫、腓两骨间几乎不能做任何运动(图 2-28)。

4. **足关节** joint of foot 包括距小腿关节、跗骨间关节、跗跖关节、跖骨间关节、跖趾关节和趾骨间关节(图 2-29)。

(1)**距小腿关节** talocrural joint:亦称**踝关节** ankle joint。

1)组成:由胫、腓骨下端与距骨滑车构成。

2)特点:关节囊前、后壁薄而松弛,两侧有侧副韧带加强。内侧为**内侧韧带** medial ligament(又称**三角韧带** deltoid ligament),较坚韧,上起于内踝,其纤维向下呈扇形展开,止于足舟骨、距骨和跟骨。外侧有三条独立的韧带,较薄弱,前为**距腓前韧带** anterior talofibular ligament,中为**跟腓韧带** calcaneofibular ligament,后为**距腓后韧带** posterior talofibular ligament,三条韧带均起自外踝,分别向前、向下、向后内,止于距骨、跟骨。

3)运动:距小腿关节属屈戍关节,能做背屈(伸)和跖屈(屈)运动;跖屈时还可做轻度的内收和外展运动,亦可与距跟关节、距跟舟关节配合进行足内翻和足外翻运动。距骨滑车前宽后窄,当背屈时,较宽的滑车前部

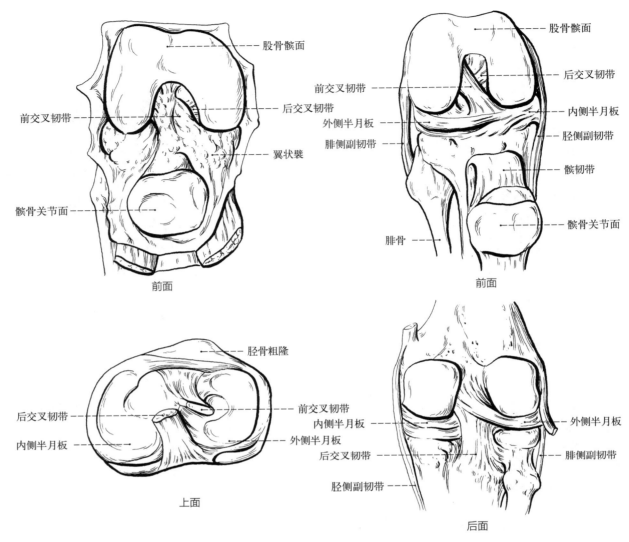

图 2-26 膝关节内韧带和软骨

嵌入关节窝内,关节较稳定;但在跖屈时,由于较窄的滑车后部进入关节窝内,于是足能做轻微的侧方运动,此时关节稳固性较差,易发生扭伤(图 2-30)。

（2）**跗骨间关节** intertarsal joint:跗骨间的关节数目较多,重要的有**距跟关节** talocalcaneal joint、**距跟舟关节** talocalcaneonavicular joint 和**跟骰关节** calcaneocuboid joint。它们由相关同名骨的关节面构成。距跟关节和距跟舟关节在功能上是联动关节,运动时,跟骨和舟骨连同其他的足骨相对距骨做内翻和外翻运动。足的内侧缘提起使足底转向内侧称**内翻** inversion;足的外侧缘提起使足底转向外侧称**外翻** eversion。足的内、外翻通常是与距小腿(踝)关节协同动作的,即内翻伴有足的跖屈,外翻伴有足的背屈。

跟骰关节和距跟舟关节构成**跗横关节** transverse tarsal joint(即**肖帕尔关节** Chopart joint),横过跗骨的中份,它的关节线呈横置的"S"形,临床上常沿此关节进行足的离断手术。

跗骨间关节的周围有许多韧带。主要的韧带有:**跟舟足底韧带** plantar calcaneonavicular ligament,因其弹性较强,又称为**跳跃韧带** spring ligament,位于距跟舟关节下方,连结于跟骨和舟骨之间,参与足的内侧纵弓的维持。**足底长韧带（跖长韧带）** long plantar ligament,是足底最长的韧带,自跟骨下面向前至骰骨和第 2～5 跖骨底。**跟骰足底韧带（跖短韧带）** plantar calcaneocuboid ligament,连结跟、骰两骨的足底面,宽短而强韧,位置较深,它和足底长韧带对维持足的外侧纵弓有重要作用。足背侧的韧带较薄弱,其中**分歧韧带** bifurcated ligament,呈"Λ"

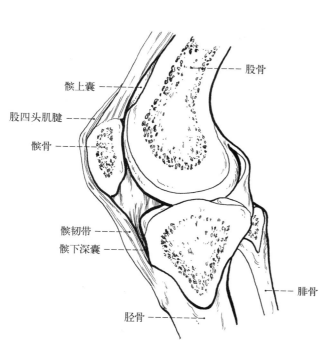

图 2-27 膝关节(矢状切面)

髌上囊
股四头肌腱
髌骨
股骨
髌韧带
髌下深囊
胫骨
腓骨

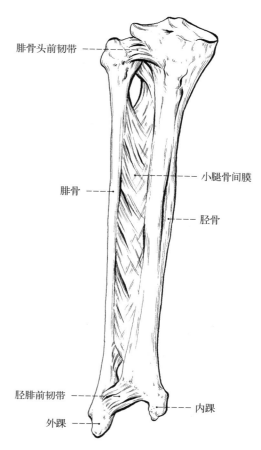

图 2-28 胫腓连结

腓骨头前韧带
腓骨
小腿骨间膜
胫骨
胫腓前韧带
内踝
外踝

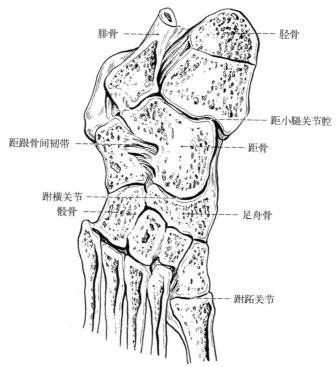

图 2-29 足关节(水平切面)

腓骨
胫骨
距小腿关节腔
距跟骨间韧带
距骨
跗横关节
骰骨
足舟骨
跗跖关节

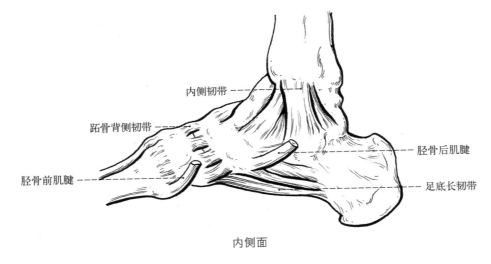

内侧面

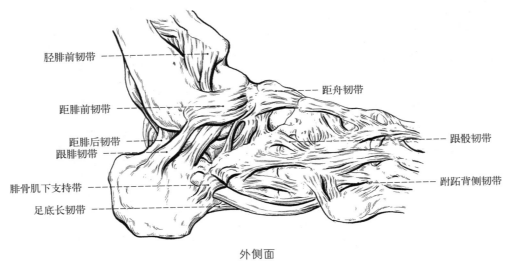

外侧面

图 2-30 距小腿关节与跗骨间关节及其韧带

形,起于跟骨背面,向前分两股,分别止于足舟骨和骰骨,此韧带位于跗横关节背侧。将分歧韧带切断,即能顺利将足的前半离断。

(3)**跗跖关节** tarsometatarsal joint:由 3 块楔骨和骰骨与 5 个跖骨底连结而成,属平面关节,活动甚微。

(4)**跖骨间关节** intermetatarsal joint:是跖骨底相对面之间构成的关节,连结紧密,活动极微。

(5)**跖趾关节** metatarsophalangeal joint:由跖骨小头与第 1 节趾骨底构成,属椭圆关节,可做轻微的屈、伸、收、展活动。

(6)**趾骨间关节** interphalangeal joints of foot:共 9 个,是各趾骨间相邻的两节趾骨之间的关节,属滑车关节,仅可做屈伸运动。

5. **足弓** 跗骨和跖骨借韧带牢固相连,构成一个凸向上的足穹隆,称为足弓。足弓可分前后方向的内、外侧纵弓和内外方向的横弓。**外侧纵弓**:由跟骨、骰骨和外侧 2 块跖骨构成,弓的最高点为骰骨。此弓曲度较小,弹性弱,与负重直立的静态功能有关。**内侧纵弓**:由跟骨、距骨、舟骨、3 块楔骨和内侧 3 块跖骨构成,弓的最高点为距骨头。此弓曲度大,弹性强,适应于动态的跳跃,并能吸收震荡。**横弓**:由骰骨、3 块楔骨和跖骨构成,最高点在中间楔骨(图 2-31)。

足弓是人类站立、行走及负重的重要装置。足底的跟骨结节、第 1 跖骨头和第 5 跖骨头三点着地,保证了

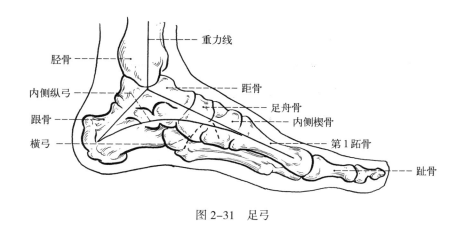

图 2-31 足弓

站立时足底支撑的稳固性；在行走和跑跳时，发挥弹性和缓冲震荡的作用，从而保护人体内脏器官，特别是脑免受震荡；同时也可保护通过足底的血管和神经免受压迫。

足弓的维持除靠各足骨间的连结外，足底韧带及足底长短肌腱的牵拉也起着重要的作用。维持足弓的软组织（特别是韧带）因先天发育不良、过度劳损或损伤等，均可致足弓塌陷，形成"扁平足"。

（于胜波编写　韩秋生绘图）

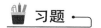 习题

1. 填图题

请标出线段指示的相应解剖结构：

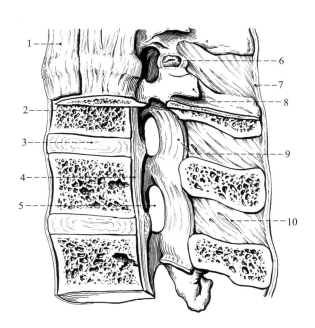

2. 填字题

请按提示内容填写行列中的空格：

纵向：

1. 封闭闭孔的薄层纤维膜
2. 骨盆上半
3. 椎体前面的纵行纤维束
4. 肘关节之一
5. 肋结节与横突肋凹组成
6. 纤维软骨连结，常存在一矢状位的裂隙
7. 髋关节的关节囊内韧带
9. 纤维连结之一
11. 相邻椎骨突起间的连结
16. 位于关节囊外的韧带
17. 两骨之间借纤维结缔组织相连
18. 一种直接连接
19. 髋骨间的连接
20. 骶结节韧带、骶棘韧带与坐骨大切迹围成
24. 间接连结
25. 起自坐骨体，止于大转子的韧带

横向：

3. 桡尺连结的组成
4. 容纳桡骨头结构
6. 坐骨支与耻骨下支的夹角
8. 肘关节内侧韧带
10. 纤维软骨板
12. 肋头与椎体肋凹组成
13. 颞骨一隆起
14. 髋骨与脊柱间韧带
15. 关节基本构造之一
21. 椎骨与椎骨之间的连结
22. 耻骨联合下方的韧带
23. 两骨之间借骨组织连结
25. 弓形的重力传递线，由骶髂关节传向坐骨结节
26. 肩关节别名
27. 伸膝时紧张，防止胫骨前移

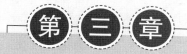

肌　学

第一节　总　论

肌 muscle 包括平滑肌、心肌和骨骼肌三类。平滑肌主要分布于内脏的中空器官及血管壁等处,舒缩缓慢而持久;心肌为构成心壁的主要部分;骨骼肌 skeletal muscle 主要存在于躯干和四肢,收缩迅速有力,但易疲劳。心肌与平滑肌受内脏神经调节,不直接受意志的管理,属于**不随意肌** involuntary muscle;骨骼肌受躯体神经支配,直接受人的意志控制,称为**随意肌** voluntary muscle。在显微镜下观察,骨骼肌与心肌都呈现横纹,是横纹肌。

本章叙述的骨骼肌,是运动系统的动力部分,多数附着于骨骼。少数附着于皮肤的称皮肌。骨骼肌在人体内分布极为广泛,有 600 多块,约占正常成年人体重的 40%。

每块肌都具有一定的形态、结构、位置和辅助装置,执行一定的功能,有丰富的血管和淋巴管,并接受神经的支配,所以每块肌都可视为一个器官。

一、肌的形态和构造

骨骼肌一般由**肌腹** muscle belly 和**肌腱** tendon 两部分构成。肌腹主要由肌纤维(即肌细胞)组成,色红而柔软,有收缩能力。肌腱主要由平行致密的胶原纤维束构成,色白、强韧而无收缩功能,位于肌腹的两端。肌借腱附着于骨骼。当肌受到突然暴力时,通常肌腱不致断裂而肌腹可能断裂,或肌腹与肌腱连结处或是肌腱的附着处被拉开。阔肌的腱性部分呈薄膜状,称**腱膜** aponeurosis。

肌的形态多样,按其外形大致可分为长肌、短肌、扁(阔)肌和轮匝肌 4 种(图 3-1)。**长肌** long muscle 的肌束通常与肌的长轴平行,收缩时肌显著缩短,可引起大幅度的运动,多见于四肢。有些长肌的起端有两个以上的头,以后聚成一个肌腹,称为二头肌、三头肌或四头肌;有些长肌肌腹被中间腱划分成两个肌腹,称二腹肌;有的由多个肌腹融合而成,中间隔以腱划,如腹直肌。**短肌** short muscle 小而短,具有明显的节段性,收缩幅度较小,多见于躯干深层。**扁肌** flat muscle 宽扁呈薄片状,多见于胸腹壁,除运动功能外还兼有保护内脏的作用。**轮匝肌** orbicular muscle 主要由环形的肌纤维构成,位于孔裂的周围,收缩时可以关闭孔裂。

二、肌的起止、配布和作用

骨骼肌通常是以两端附着在两块或两块以上的骨面上,中间跨过一个或多个关节。肌收缩时使两骨彼此靠近而产生运动。一般来说,两块骨必定有一块骨的位置相对固定,而另一块骨相对地移动。通常把接近身体正中面或四肢部靠近近侧的附着点看做肌肉的**起点** origin 或**定点** fixed attachment,把另一端则看做**止点** insertion 或**动点** movable attachment(图 3-2)。肌肉的定点和动点在一定条件下可以相互置换。例如胸大肌起于胸廓,止于肱骨,收缩时使上肢向胸廓靠拢;但在做引体向上动作时,胸大肌的动、定点易位,止于肱骨的一端

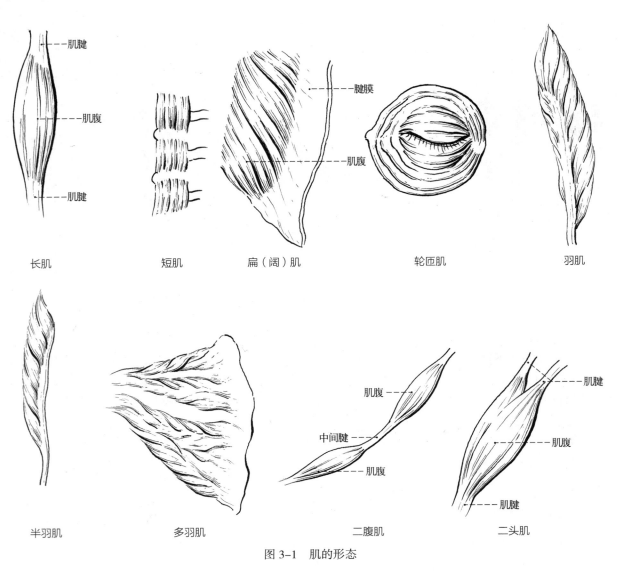

长肌　　　短肌　　　扁（阔）肌　　　轮匝肌　　　羽肌

半羽肌　　　多羽肌　　　二腹肌　　　二头肌

图 3-1　肌的形态

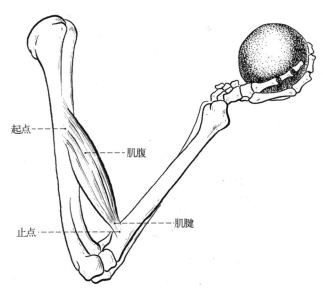

图 3-2　肌的起止点

被固定,附着于胸廓的一端作为动点,收缩时使胸廓向上肢靠拢,故能引体向上。

肌在关节周围配布的方式和多少与关节的运动轴一致。每一个关节至少配布有两组运动方向完全相反的肌,这些在作用上相互对抗的肌称为**拮抗肌** antagonist。拮抗肌在功能上既相互对抗,又互为协调和依存。如果拮抗肌中的一组功能丧失,则该关节的有关运动也随之丧失。此外,关节在完成某一种运动时,通常是几块肌共同配合完成的。例如屈桡腕关节时,经过该关节前方的肌同时收缩,这些功能相同的肌称为**协同肌** synergist。一块肌往往与两个以上的关节运动有关,可产生两个以上的动作,如肱二头肌既能屈肘关节,也能使前臂旋后。

骨骼肌牵引骨骼而产生运动,其作用恰似杠杆装置。肌的运动范围取决于其纤维束的长度。肌收缩时,肌腹缩短变粗。除少数肌因止于皮肤、黏膜、关节囊或筋膜,收缩时牵动这些结构外,大多数肌通过杠杆作用来表现其所具有的功能。

三、肌的命名

肌按形状、大小、位置、起止点或作用等命名。如斜方肌、三角肌等是按形状命名的,冈上肌、冈下肌、骨间肌等是按位置命名的,肱二头肌、股四头肌等是按肌的形态结构和部位综合命名的,胸大肌、腰大肌等又以大小和位置综合命名,胸锁乳突肌、胸骨舌骨肌等按其起止点命名,旋后肌、大收肌等是按作用命名,腹外斜肌、腹横肌是根据位置和肌束的方向命名的。了解肌的命名原则有助于学习和记忆。

四、肌的辅助装置

在肌的周围有辅助装置协助肌的活动,具有保持肌的位置、减少运动时的摩擦和保护等功能,包括筋膜、滑膜囊、腱鞘和籽骨等。

(一) 筋膜

筋膜 fascia 遍布全身,分浅筋膜和深筋膜两种(图 3-3)。

1. **浅筋膜** superficial fascia 又称皮下组织、皮下脂肪或皮下筋膜,位于真皮之下,包被全身各部,由疏松结缔组织构成,内富有脂肪。人体某些部位浅筋膜内缺乏脂肪组织,如眼睑、耳郭。浅动脉、皮下静脉、皮神经、淋巴管行走于浅筋膜内,有些局部还可有乳腺和皮肌。浅筋膜对位于其深部的肌、血管和神经有一定的保护作用。

2. **深筋膜** deep fascia 又称固有筋膜,由致密结缔组织构成,位于浅筋膜的深面,包被肌和血管神经等,遍布全身。深筋膜与肌的关系非常密切,随肌的分层而分层。在四肢,深筋膜插入肌群之间,并附着于骨,构成肌

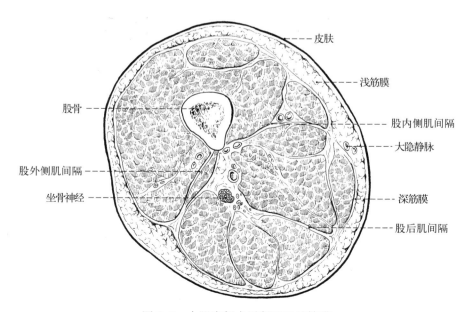

图 3-3 大腿中部水平断面显示筋膜

间隔,将功能、发育过程和神经支配不同的肌群分隔开来,与包绕肌群的深筋膜构成筋膜鞘保证其单独活动,这在临床上有很大意义。当一块肌肉由于水肿等原因肿胀时,由于筋膜限制了其体积膨胀,可出现疼痛症状。深筋膜还包绕血管、神经形成血管神经鞘。在肌数目众多而骨面不够广阔的部位,它可供肌附着作为肌的起点。在腕部和踝部,深筋膜增厚形成支持带,有约束、支持其深面的肌腱的作用。

(二)滑膜囊

滑膜囊 synovial bursa 为封闭的结缔组织囊,壁薄,内有滑液,多位于肌或肌腱与骨面相接触处,以减少两者之间的摩擦。有的滑膜囊在关节附近与关节腔相通。滑膜囊炎症可影响肢体局部的运动功能。

(三)腱鞘

腱鞘 tendinous sheath 是包围在肌腱外面的鞘管(图3-4),存在于活动性较大的部位,如腕、踝、手指和足趾等处。腱鞘可分为纤维层和滑膜层两部分。腱鞘的**纤维层** fibrous layer(又称**腱纤维鞘**)位于外层,为深筋膜增厚所形成的骨性纤维性管道,它起着滑车和约束肌腱的作用。腱鞘的**滑膜层** synovial layer(又称**腱滑膜鞘**)位于腱纤维鞘内,是由滑膜构成的双层圆筒形的鞘。鞘的内层包在肌腱的表面,称为脏层;外层贴在腱纤维层的内面和骨面,称为壁层。脏、壁两层之间含少量滑液,使肌腱能在鞘内自由滑动。若手指不恰当地做长期、过度且快速的活动,可导致腱鞘损伤,产生疼痛并影响肌腱的滑动,称为腱鞘炎,为一种常见病。腱滑膜鞘从骨面移行到肌腱的部分,称为**腱系膜** mesotendon,其中有供应肌腱的血管通过。由于肌腱经常运动,腱系膜大部分消失,仅在血管神经出入处保留下来,称为**腱纽** vincula tendinum。

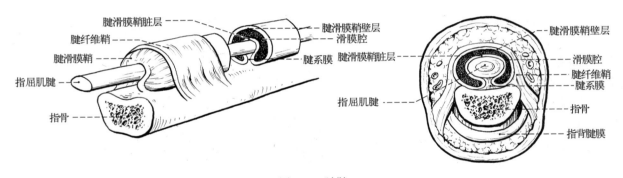

图3-4 腱鞘

(四)籽骨

籽骨 sesamoid bone 在肌腱内发生,直径一般只有几毫米(但髌骨例外,它为全身最大的籽骨)。籽骨多在手掌面或足跖面的肌腱中,位于肌腱面对关节的部位,或固定于肌腱以锐角绕过骨面处,前者系籽骨替代并组成了关节囊,以变更、缓和所承受的压力;后者则使肌腱能较灵活地滑动于骨面,从而减少摩擦并改变骨骼肌牵引的方向。

【拓展窗口】

指和趾的腱鞘将肌腱约束在指、趾骨上,运动时腱滑膜鞘可减少肌腱滑动时的摩擦,腱纤维鞘能防止肌腱的过度滑动。当手指长期用力劳作时,肌腱受到强烈摩擦,肌腱与腱鞘均可发生慢性损伤,局部出现腱鞘狭窄,肌腱滑动受阻。当肌肉收缩时,肌腱通过狭窄的腱鞘可发出响声,称为"弹响指"。

五、肌的血管、淋巴管和神经

(一)肌的血液供应

肌的代谢旺盛,血供丰富。每块肌都有自己的血液供应,血管束多与神经伴行,沿肌间隔、筋膜间隙走行,分支进入肌门,经反复分支,最后在肌内膜形成包绕肌纤维的毛细血管网,然后由毛细血管网汇入微静脉和小静脉离开肌门。肌内血管分布的形式与肌的位置和形态有关,如胸大肌、背阔肌,一般有两组血管,主要营养动脉分布于肌的近肢端,次要营养动脉可为一支或多支,分布于肌的内侧端。肢体的长肌通常都有一组主要的血管束从肌的近端或中份入肌,或呈节段性分布。肌腱的血供较少,一般来自肌腹,但较长的肌腱可在其中段或止端有血管进入。

(二)肌的淋巴回流

肌的淋巴回流开始于肌外膜和肌束膜内的毛细淋巴管。毛细淋巴管汇入较大的淋巴管进入局部淋巴结。淋巴管与相应的静脉伴行。

(三)肌的神经支配

每块肌的神经多与主要的血管束伴行,入肌的位置也基本一致。支配肌的神经有躯体神经和内脏神经,躯体神经有传入纤维及传出纤维两种。传入纤维传递肌的痛温觉和本体感觉,后者主要感受肌纤维的舒缩变化,在调节肌的活动中起重要作用。骨骼肌的收缩受传出纤维支配。一个运动神经元轴突支配的骨骼肌纤维数目不等,而每条骨骼肌纤维通常只由一个轴突分支支配。一个运动神经元的轴突及其分支所支配的全部骨骼肌纤维合起来称为一个运动单位。因此,运动单位的大小相差很大,运动单位是肌收缩的最小单位。在正常清醒的人体中,各肌都有少量的运动单位在轮流收缩,使肌保持一定的张力,称肌张力。肌张力对维持身体的姿势起着重要作用。内脏神经分布到肌内血管的平滑肌,调节肌的血流。此外,神经纤维对肌纤维也有营养性作用,神经纤维末梢释放某些营养物质,促进糖原及蛋白质合成。神经损伤后,肌内糖原合成减慢,蛋白质分解加速,肌肉逐渐萎缩,称为肌的营养性萎缩。

六、肌的发生及异常

骨骼肌在胚胎时期由排列在躯干两侧的肌节和头部的鳃弓间充质演化而来。其中,肌节演化为躯干肌、四肢肌及部分头部肌,5对鳃弓的间充质演化为头颈部肌及斜方肌等。头颈部由第1对鳃弓演化来的咀嚼肌即颞肌、咬肌、翼内肌、翼外肌及下颌舌骨肌、二腹肌前腹等,由三叉神经的下颌神经所支配;由第2对鳃弓演化来的面肌、颈阔肌及二腹肌后腹、茎突舌骨肌等,由面神经所支配;由第3~5对鳃弓演化来的咽喉肌,由舌咽及迷走神经所支配;由最后一对鳃弓演化而来的胸锁乳突肌和斜方肌,由副神经所支配。头颈部其余诸肌包括眼外肌及舌肌在内,均来自肌节。人胚的肌节共40对,最初排列于神经管的两侧,以后向腹侧延伸,于是分为背侧部和腹侧部。背侧部分化为背侧固有肌,腹侧部分化为躯干前外侧壁的肌、颈肌和四肢肌。近年来有的学者认为,四肢肌可能来自肢芽的间充质,先由间充质聚集成为原肌团,以后各原肌团经过分裂、融合和迁移而形成四肢各群肌。

肌的异常比较多见,如肌的缺少、额外肌的出现,以及肌的形态、大小和附着位置的变异等。如上所述,在肌发生的过程中,肌节和原肌团的分裂、融合和迁移未能正常进行,就会发生肌的变异。从种系发生看,有些肌是新发生的,有逐渐分化的趋向,如小指伸肌和第三腓骨肌;有些肌则有退化消失的趋向,如运动耳郭的耳上、前、后肌和跖肌;已经退化消失的肌又重新出现,则称为返祖现象,如指深伸肌。

第二节 头 肌

头肌可分为面肌和咀嚼肌两部分。

一、面肌

面肌为扁薄的皮肌,位置浅表,大多起自颅骨的不同部位,止于面部皮肤,主要分布于面部的口、眼、鼻等孔裂周围,可分为环形肌和辐射肌两种,有闭合或开大上述孔裂的作用,同时牵动面部皮肤显示喜怒哀乐等各种表情,故面肌也称**表情肌** mimetic muscle。人类由于语言的发展,使口周围肌高度发达,但耳周围肌已明显退化(图 3-5,图 3-6)。

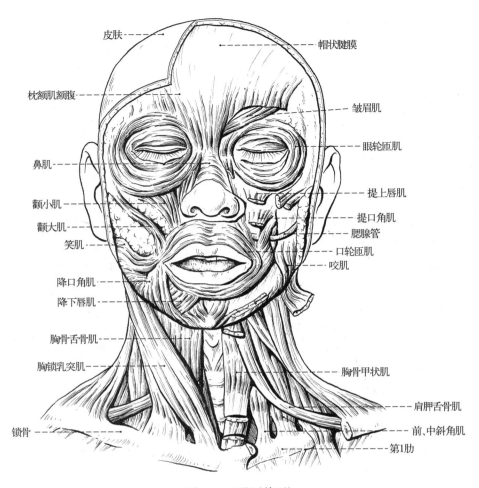

图 3-5　面肌（前面）

（一）颅顶肌

颅顶肌 epicranius 阔而薄,左右各有一块枕额肌,它由两个肌腹和中间的**帽状腱膜** galea aponeurotica 构成。前方的肌腹位于额部皮下称**额腹**,后方的肌腹位于枕部皮下称**枕腹**,它们与颅部的皮肤和皮下组织共同组成头皮,而与深部的骨膜则隔以疏松的结缔组织。额腹止于眉部皮肤,枕腹起自枕骨。额腹收缩时可提眉并使额部皮肤出现皱纹,枕腹可向后牵拉帽状腱膜。

（二）眼轮匝肌

眼轮匝肌 orbicularis oculi 位于睑裂周围,呈扁椭圆形,分眶部、睑部、泪囊部。睑部纤维可眨眼,与眶部纤维共同收缩使睑裂闭合。泪囊部纤维可扩大泪囊,使囊内产生负压,以利泪液的引流。

（三）口周围肌

人类口周围肌在结构上高度分化,形成复杂的肌群,包括辐射状肌和环形肌。辐射状肌分别位于口唇的上、下方,能上提上唇、降下唇或拉口角向上、向下或向外。在面颊深部有一对**颊肌** buccinator,此肌紧贴口腔侧壁,可以外拉口角,并使唇、颊紧贴牙齿,帮助咀嚼和吸吮,与口轮匝肌共同作用,能做吹口哨的动作,故又称吹奏肌。环绕口裂的环形肌称**口轮匝肌** orbicularis oris,收缩时闭口,并使上、下唇与牙贴紧。

二、咀嚼肌

咀嚼肌包括咬肌、颞肌、翼外肌和翼内肌,配布于下颌关节周围,参加咀嚼运动。

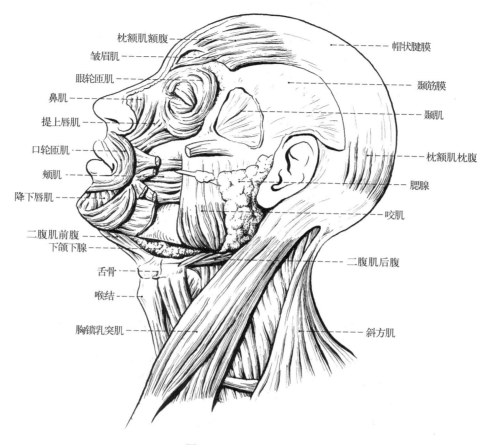

图 3-6 面肌侧面(1)

（一）咬肌

咬肌 masseter 起自颧弓的下缘和内面，纤维斜向后下止于咬肌粗隆，收缩时上提下颌骨（图 3-6）。

（二）颞肌

颞肌 temporalis 起自颞窝，肌束如扇形向下汇聚（前部纤维呈垂直位，后部纤维呈水平位），通过颧弓的深面，止于下颌骨的冠突，收缩时使上颌骨上提，后部纤维使下颌骨向后（图 3-7）。

（三）翼内肌

翼内肌 medial pterygoid 起自翼窝，纤维方向同咬肌，止于下颌角内面的翼肌粗隆，收缩时上提下颌骨，并使其向前运动。

（四）翼外肌

翼外肌 lateral pterygoid 在颞下窝内，起自蝶骨大翼的下面和翼突的外侧，向后外止于下颌颈（图 3-8）。两侧翼外肌同时收缩，使下颌头连同关节盘向前至关节结节的下方，做张口运动，一侧作用时使下颌移向对侧。

由于闭口肌的力量大于张口肌的力量，所以，下颌关节的自然姿势是闭口。当肌肉痉挛或下颌神经受刺激时，表现为牙关紧闭或张口困难。

第三节 颈 肌

颈肌可依其所在位置分为颈浅肌及颈外侧肌、颈前肌和颈深肌 3 群。

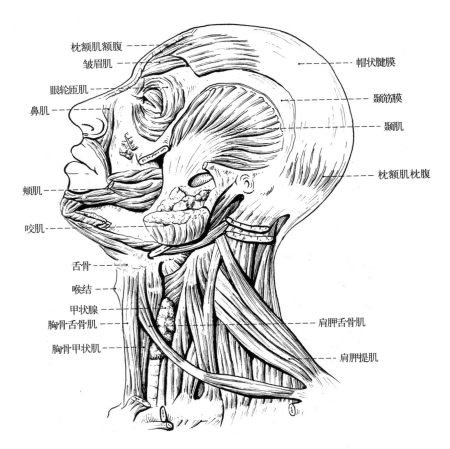

图 3-7　面肌侧面（2）

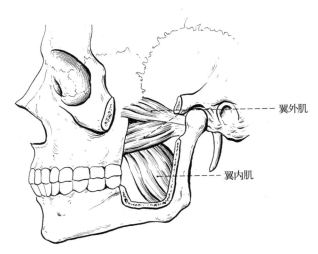

图 3-8　翼内、外肌

一、颈浅肌及颈外侧肌

（一）颈阔肌

颈阔肌 platysma 位于颈部浅筋膜中，为一皮肌，薄而宽阔，起自胸大肌和三角肌表面的筋膜，向上内止于口角、下颌骨下缘及面部皮肤（图 3-9）。此肌收缩紧张颈部皮肤，并牵拉口角及下颌向下。

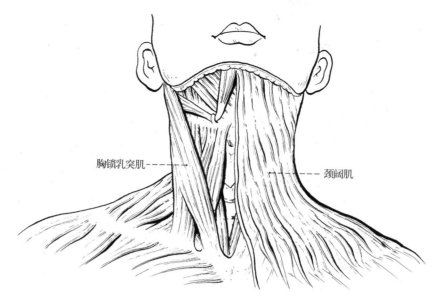

图 3-9　颈浅肌（前面）

（二）胸锁乳突肌

胸锁乳突肌 sternocleidomastoid 在颈部两侧皮下，大部分为颈阔肌所覆盖，是一强有力的肌，在颈部形成明显的标志，起自胸骨柄前面和锁骨的胸骨端，两头汇合斜向后上方，止于颞骨的乳突（图 3-9）。此肌一侧收缩使头向同侧倾斜，面转向对侧并向上仰；两侧同时收缩，可使头后仰。该肌一侧病变使肌挛缩时，可引起斜颈。

二、颈前肌

颈前肌包括舌骨上肌群和舌骨下肌群。

（一）舌骨上肌群

舌骨上肌群在舌骨与下颌骨之间，每侧 4 块肌（图 3-10，图 3-11）。

1. **二腹肌** digastric　在下颌骨的下方，有前、后两腹。前腹起自下颌骨二腹肌窝，斜向后下方；后腹起自乳

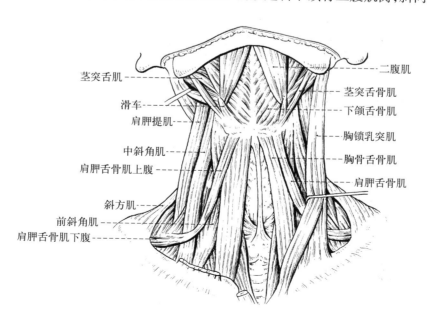

图 3-10　颈肌（前面）

突内侧,斜向前下;两个肌腹以中间腱相连,中间腱借筋膜形成滑车系于舌骨。

2. **下颌舌骨肌** mylohyoid 二腹肌前腹深面的三角形扁肌,起自下颌骨的下颌舌骨肌线,止于舌骨,与对侧肌汇合于正中线,组成口腔底(图 3-12)。

3. **茎突舌骨肌** stylohyoid 居二腹肌后腹之上并与之伴行,起自茎突,止于舌骨。

4. **颏舌骨肌** geniohyoid 在下颌舌骨肌深面,起自下颌骨颏棘,止于舌骨。

舌骨上肌群的作用:当舌骨固定时,下颌舌骨肌、颏舌骨肌和二腹肌前腹均能拉下颌骨向下而张口。吞咽时,下颌骨固定,舌骨上肌群收缩上提舌骨,使舌升高,推挤食团入咽,并关闭咽峡。

(二)舌骨下肌群

舌骨下肌群位于颈前部,在舌骨下方正中线的两旁,居喉、气管、甲状腺的前方,每侧也有4块肌,分浅、深两层排列,各肌均依起止点命名(图 3-10,图 3-11)。

1. **胸骨舌骨肌** sternohyoid 为薄片带状肌,在颈部正中线的两侧。

2. **肩胛舌骨肌** omohyoid 在胸骨舌骨肌的外侧,为细长带状肌,分为上腹、下腹,由位于胸锁乳突肌下部深

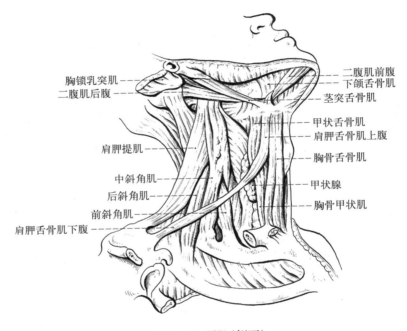

图 3-11　颈肌(侧面)

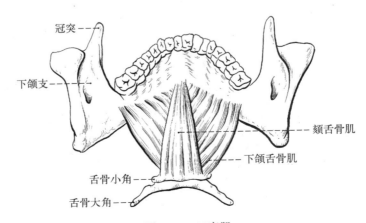

图 3-12　口底肌

面的中间腱相连。

3. 胸骨甲状肌 sternothyroid 在胸骨舌骨肌深面,是甲状腺手术时辨认层次的标志。

4. 甲状舌骨肌 thyrohyoid 在胸骨甲状肌的上方,被胸骨舌骨肌遮盖。

舌骨下肌群的作用:下降舌骨和喉,甲状舌骨肌在吞咽时可提喉使之靠近舌骨。

三、颈深肌

颈深肌位于脊柱颈段的两侧和前方,主要有**前斜角肌** scalenus anterior、**中斜角肌** scalenus medius 和**后斜角肌** scalenus posterior。各肌均起自颈椎横突,其中前、中斜角肌止于第 1 肋,后斜角肌止于第 2 肋,前、中斜角肌与第 1 肋之间的空隙为**斜角肌间隙** scalene fissure,有锁骨下动脉和臂丛通过(图 3-13)。前斜角肌肥厚或痉挛可压迫这些结构,产生相应症状,称前斜角肌综合征。

前、中、后斜角肌在颈椎固定时,可上提第1、2肋助吸气。胸廓固定时则可使颈前屈,一侧收缩可使颈向同侧侧屈。

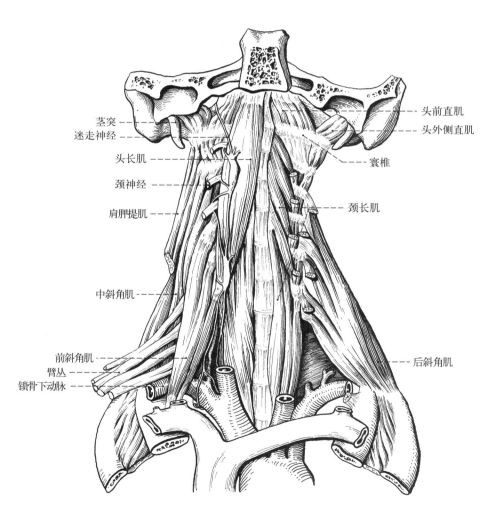

图 3-13 颈深肌群

第四节 躯 干 肌

躯干肌可分为背肌、胸肌、膈、腹肌和会阴肌。会阴肌在生殖系统中描述。

一、背肌

(一)背浅肌

背浅肌分为两层,均起自脊柱的不同部位,止于上肢带骨或自由上肢骨。浅层有斜方肌和背阔肌,浅层深面有肩胛提肌和菱形肌(图 3-14,图 3-15)。

1. **斜方肌** trapezius 位于项部和背上部的浅层,为三角形的阔肌,左右两侧合在一起呈斜方形,故而得名。该肌起自上项线、枕外隆凸、项韧带、第 7 颈椎和全部胸椎的棘突,上部的肌束斜向外下方,中部的平行向外,下部的斜向外上方,止于锁骨的外侧 1/3 部分、肩峰和肩胛冈。斜方肌收缩时,肩胛骨向脊柱靠拢,上部肌束可上提肩胛骨,下部肌束使肩胛骨下降。如果肩胛骨固定,一侧肌收缩使颈向同侧屈、脸转向对侧,两侧同时收缩可使头和脊柱伸直。青少年发展该肌,可预防和矫正驼背。

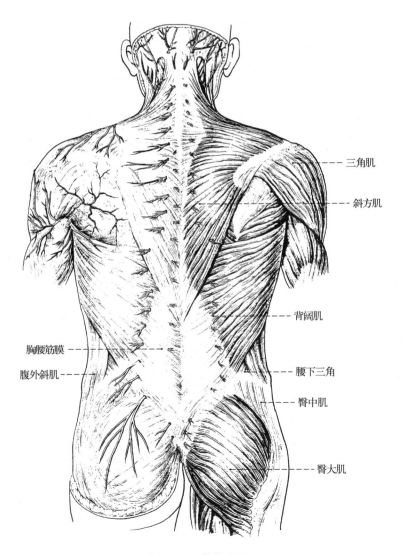

三角肌

斜方肌

背阔肌

胸腰筋膜

腹外斜肌

腰下三角

臀中肌

臀大肌

图 3-14 背肌(1)

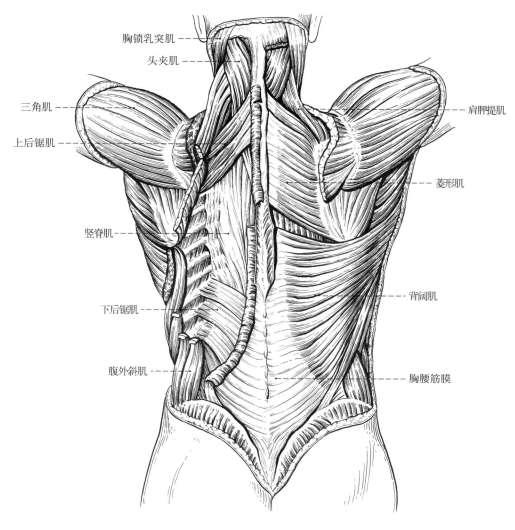

胸锁乳突肌
头夹肌
三角肌
上后锯肌
竖脊肌
下后锯肌
腹外斜肌
肩胛提肌
菱形肌
背阔肌
胸腰筋膜

图 3-15 背肌（2）

2. **背阔肌** latissimus dorsi 为全身最大的扁肌,位于背的下半部及胸的后外侧,以腱膜起自下 6 个胸椎的棘突、全部腰椎的棘突、骶正中嵴及髂嵴后部等处,肌束向外上方集中,以扁腱止于肱骨小结节嵴。背阔肌收缩使肱骨内收、旋内和后伸;当上肢固定时,该肌收缩可使躯干向臂部靠拢,如引体向上动作。

3. **肩胛提肌** levator scapulae 位于项部两侧、斜方肌的深面,起自上 4 个颈椎的横突,止于肩胛骨的上角。该肌收缩可上提肩胛骨,并使肩胛骨下角转向内;如肩胛骨固定,可使颈向同侧屈曲。

4. **菱形肌** rhomboideus 位于斜方肌的深面,为菱形的扁肌,起自第 6、7 颈椎和第 1 ~ 4 胸椎的棘突,纤维行向下外,止于肩胛骨的内侧缘。该肌收缩可牵拉肩胛骨向内上并向脊柱靠拢。

（二）背深肌

背深肌在脊柱两侧排列,分为长肌和短肌。长肌位置较浅,主要有竖脊肌和夹肌;短肌位于深部,种类较多而复杂,有枕下肌、棘间肌、横突间肌、肋提肌等。它们都是从肌节演变而来的,短肌仍保留明显的分节特征,长肌是肌节在不同程度上融合后形成的。背深部的长、短肌对维持人体直立姿势起重要作用,短肌还与脊柱的韧带一起保持各椎骨之间的稳固连接。

1. **竖脊肌** erector spinae 又称**骶棘肌**,为背肌中最长、最大的肌,纵列于躯干的背面、脊柱两侧的沟内,起自骶骨背面和髂嵴的后部,向上分出 3 群肌束,沿途止于椎骨和肋骨,向上可到达颞骨乳突（图 3-16）。该肌收

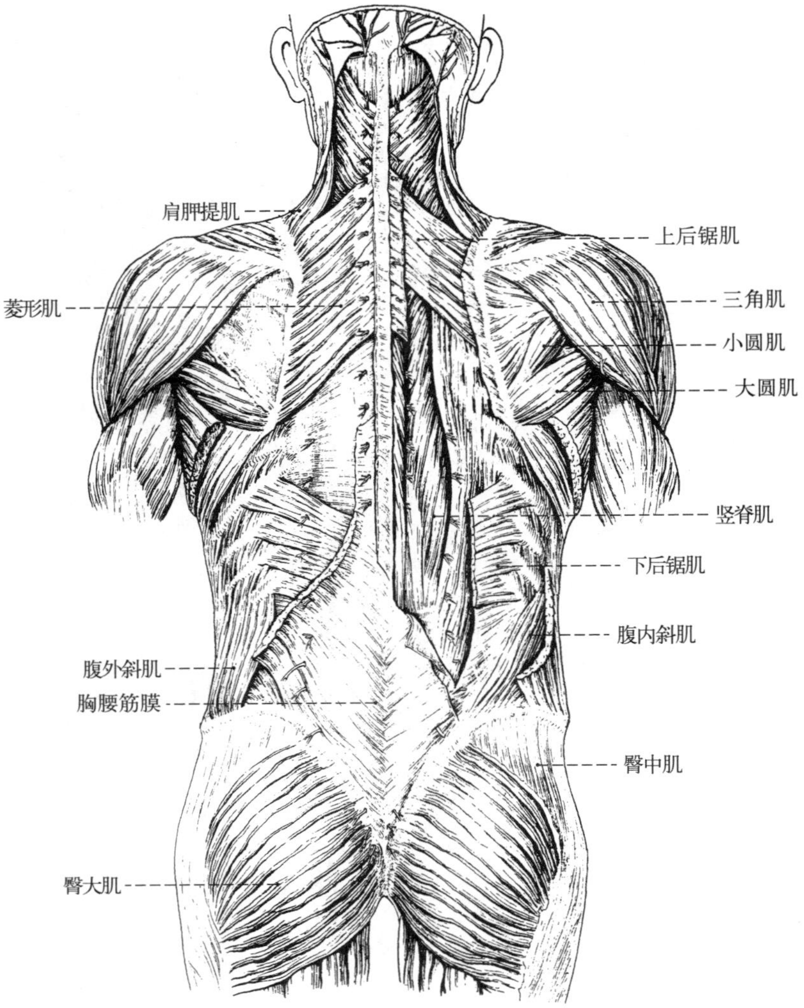

图 3-16　背肌（3）

缩时使脊柱后伸和仰头，一侧收缩使脊柱侧屈。

2. **夹肌** splenius　位于斜方肌、菱形肌的深面，起自项韧带下部、第 7 颈椎棘突和上部胸椎，向上外止于颞骨乳突和第 1～3 颈椎横突。此肌单侧收缩，使头转向同侧；两侧收缩，使头后仰。

二、胸肌

胸肌可分为胸上肢肌和胸固有肌，参与胸壁的构成。

（一）胸上肢肌

1. **胸大肌** pectoralis major　位置表浅，宽而厚，呈扇形，覆盖胸廓前壁的大部，起自锁骨的内侧半、胸骨和第 1～6 肋软骨等处，各部肌束聚合向外，以扁腱止于肱骨大结节嵴（图 3-17）。作用：使肩关节内收、旋内和前屈。如上肢固定，可上提躯干，与背阔肌一起完成引体向上的动作，也可提肋助吸气。

2. **胸小肌** pectoralis minor　位于胸大肌深面，呈三角形，起自第 3～5 肋骨，止于肩胛骨的喙突（图 3-17）。作用：拉肩胛骨向前下方。当肩胛骨固定时，可上提肋以助吸气。

3. **前锯肌** serratus anterior　为宽大的扁肌，位于胸廓侧壁，以数个肌齿起自上 8 个或 9 个肋骨，肌束斜向后上内，经肩胛骨的前方，止于肩胛骨内侧缘和下角（图 3-17，图 3-18）。作用：拉肩胛骨向前和紧贴胸廓，下部肌束使肩胛骨下角旋外,助臂上举。当肩胛骨固定时,可上提肋,助深吸气。若此肌瘫痪,则肩胛骨下角离开胸廓而突出于皮下,称为"翼状肩",此时不能完全上举臂或做向前推的动作。

(二)胸固有肌

1. **肋间外肌** intercostales externi 共 11 对,位于各肋间隙的浅层,起自肋骨下缘,肌束斜向前下,止于相邻下一肋骨的上缘。其前部肌束仅达肋骨与肋软骨的结合处,在肋软骨间隙处,移行为一片结缔组织膜,称**肋间外膜**(图 3-18)。作用:提肋,使胸廓纵径及横径皆扩大,以助吸气。

2. **肋间内肌** intercostales interni 位于肋间外肌的深面,起自下位肋骨的上缘,止于相邻上位肋骨的下缘。肌束方向与肋间外肌相互垂直,前部肌束达胸骨外侧缘,后部肌束只到肋角,自此向后为**肋间内膜**所代替(图 3-18)。作用:降肋助呼气。

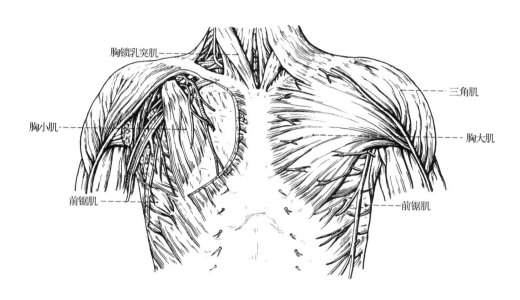

图 3-17 胸肌(前面)

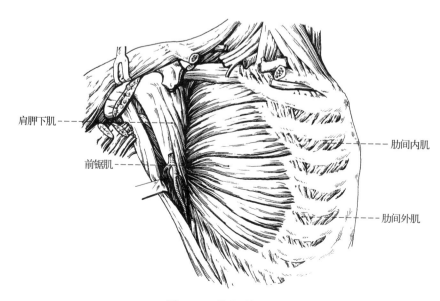

图 3-18 胸肌(侧面)

三、膈

膈 diaphragm 为向上膨隆呈穹隆形的扁薄阔肌,位于胸、腹腔之间。膈的肌纤维起自胸廓下口的周缘和腰椎前面,可分为 3 部:**胸骨部**起自剑突后面,**肋部**起自下 6 对肋骨和肋软骨,**腰部**以左、右两个膈脚起自上 2~3 个腰椎以及腰大肌和腰方肌表面的内、外侧弓状韧带。各部肌纤维向中央移行于**中心腱** central tendon(图 3-19,图 3-20)。

膈上有 3 个裂孔:在第 12 胸椎前方,左右两个膈脚与脊柱之间有**主动脉裂孔** aortic hiatus,有主动脉和胸导管通过;主动脉裂孔的左前上方,约在第 10 胸椎水平,有**食管裂孔** esophageal hiatus,食管和迷走神经由此通过;在食管裂孔的右前上方的中心腱内约在第 8 胸椎水平,有**腔静脉孔** vena caval foramen,有下腔静脉通过。

膈为主要的呼吸肌。膈收缩时,膈穹隆下降,胸腔容积扩大,以助吸气;松弛时,膈穹隆上升恢复原位,胸腔容积减小,以助呼气。膈与腹肌同时收缩,则能增加腹压,协助排便、呕吐、咳嗽、打喷嚏及分娩等活动。

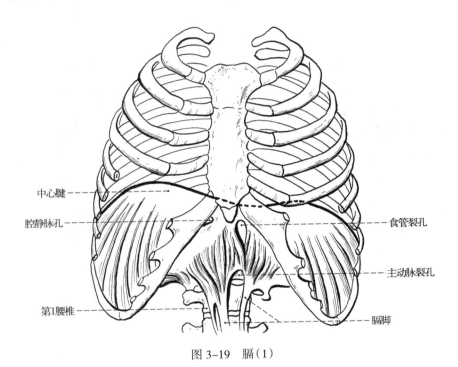

图 3-19 膈(1)

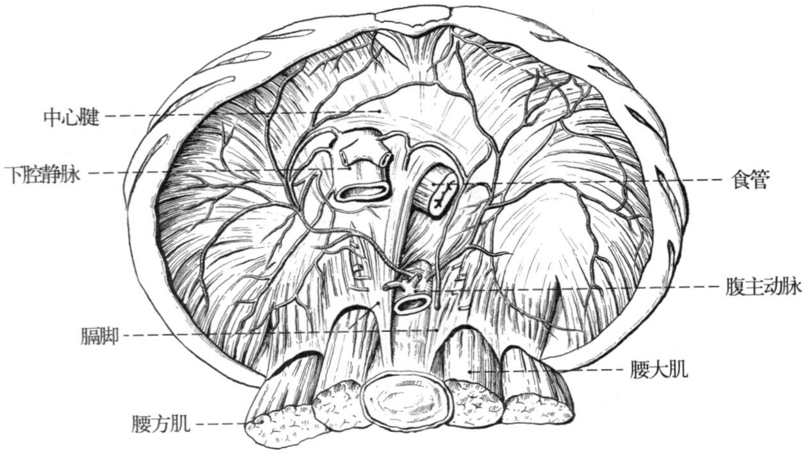

图 3-20 膈(2)

四、腹肌

腹肌位于胸廓与骨盆之间,参与腹壁的组成,按其部位可分为前外侧群和后群两部分。

（一）前外侧群

前外侧群构成腹腔的前外侧壁,包括带状的腹直肌和 3 块宽阔的扁肌:腹外斜肌、腹内斜肌和腹横肌。

1. **腹外斜肌** obliquus externus abdominis　为宽阔扁肌,位于腹前外侧部的浅层,以 8 个肌齿起自下 8 个肋骨的外面,与前锯肌、背阔肌的肌齿交错,肌纤维斜向前下,后部肌束向下止于髂嵴前部,其余肌束向内移行于腱膜,经腹直肌的前面,并参与构成腹直肌鞘的前层,至腹正中线终于白线（图 3-21）。腹外斜肌腱膜的下缘卷曲增厚,连于髂前上棘与耻骨结节之间,称为**腹股沟韧带** inguinal ligament。腹股沟韧带的内侧端有一小束腱纤维向下后方反折至耻骨梳,为**腔隙韧带** lacunar ligament（**陷窝韧带**）;腔隙韧带延伸并附于耻骨梳的部分称**耻骨梳韧带** pectineal ligament（即 Cooper 韧带）。腹股沟韧带和耻骨梳韧带都是腹股沟疝修补术时用来加强腹股沟管壁的重要结构。在耻骨结节外上方,腱膜形成一三角形的裂孔,为**腹股沟管浅（皮下）环** superficial inguinal ring。

2. **腹内斜肌** obliquus internus abdominis　在腹外斜肌深面,起始于胸腰筋膜、髂嵴和腹股沟韧带的外侧 1/2,肌束呈扇形,即后部肌束几乎垂直上升止于下位 3 个肋骨,大部分肌束向前上方延续为腱膜,在腹直肌外侧缘分为前、后两层包裹腹直肌,参与构成腹直肌鞘的前层及后层,在腹正中线终于白线（图 3-22,图 3-23）。腹内斜肌下部起于腹股沟韧带的肌束行向前下,越过精索前面,延续为腱膜,与腹横肌的腱膜汇合形成**腹股沟镰**或称**联合腱**,止于耻骨梳的内侧端及耻骨结节附近。腹内斜肌的最下部发出一些细散的肌纤维,包绕精索和睾丸,称为**提睾肌**,收缩时可上提睾丸。此肌虽属骨骼肌,但不受意志支配。在女性,该肌非常薄弱,仅少许纤维沿子宫圆韧带表面下降,相当于男性提睾肌外侧部的纤维。

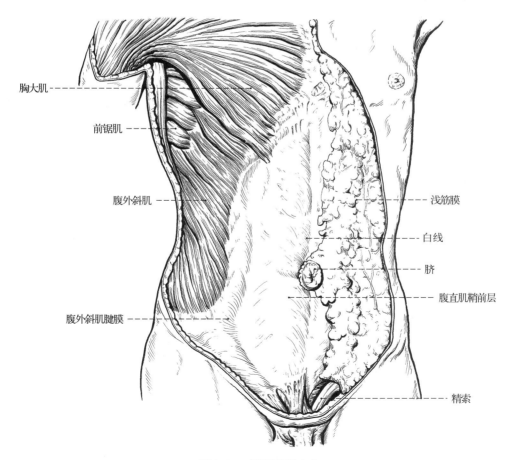

胸大肌

前锯肌

腹外斜肌

腹外斜肌腱膜

浅筋膜

白线

脐

腹直肌鞘前层

精索

图 3-21　腹前壁肌（1）

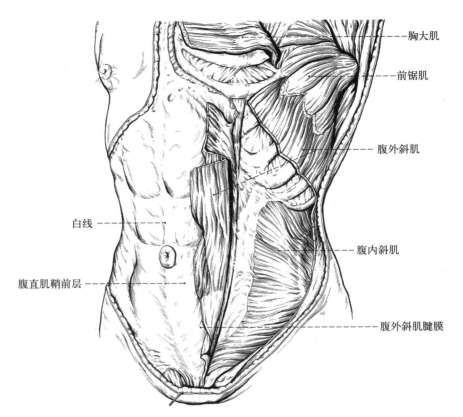

图 3-22 腹前壁肌（2）

胸大肌

前锯肌

腹外斜肌

腹内斜肌

白线

腹直肌鞘前层

腹外斜肌腱膜

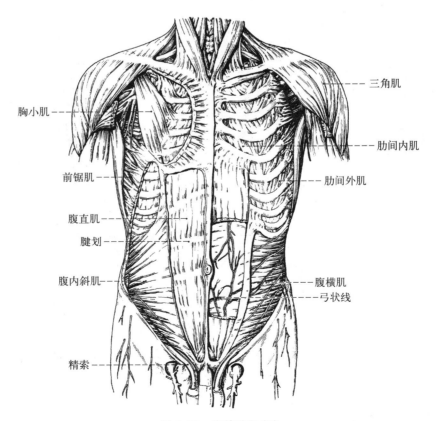

图 3-23 腹前壁肌（3）

三角肌

胸小肌

肋间内肌

前锯肌

肋间外肌

腹直肌

腱划

腹内斜肌

腹横肌

弓状线

精索

3. **腹横肌** transversus abdominis　在腹内斜肌深面,起自下 6 个肋软骨的内面、胸腰筋膜、髂嵴和腹股沟韧带的外侧 1/3,肌束横行向前延续为腱膜(图 3-23),腱膜越过腹直肌后面参与组成腹直肌鞘后层,止于白线。腹横肌最下部的肌束和腱膜下缘的内侧部分分别参与构成提睾肌和腹股沟镰。

4. **腹直肌** rectus abdominis　位于腹前壁正中线的两旁,居腹直肌鞘中,上宽下窄,起自耻骨联合和耻骨嵴,肌束向上止于胸骨剑突和第 5~7 肋软骨的前面。肌的全长被 3~4 条横行的**腱划**分成几个肌腹,腱划系结缔组织构成,与腹直肌鞘的前层紧密结合,为肌节愈合的痕迹(图 3-23)。在腹直肌的后面,腱划不明显,未与腹直肌鞘的后层愈合,所以腹直肌的后面是完全游离的。

腹前外侧群肌的作用:3 块扁肌肌纤维互相交错,结构如三合板,薄而坚韧,与腹直肌共同形成牢固而有弹性的腹壁,保护腹腔脏器,维持腹内压。腹内压对腹腔脏器位置的固定有重要意义,若这些肌张力减弱时,可使腹腔脏器下垂。当腹肌收缩时,可增加腹内压以完成排便、分娩、呕吐和咳嗽等生理功能;能使脊柱前屈、侧屈与旋转,还可降肋助呼气。

5. **腹直肌鞘** sheath of rectus abdominis　包绕腹直肌,由腹外侧壁 3 块扁肌的腱膜构成。鞘分前、后两层,前层由腹外斜肌腱膜与腹内斜肌腱膜的前层构成,后层由腹内斜肌腱膜的后层与腹横肌腱膜构成。在脐以下 4~5 cm 处 3 块扁肌的腱膜全部行于腹直肌的前面构成腹直肌鞘的前层,使后层缺如,因此,腹直肌鞘的后层由于腱膜中断而形成一凸向上方的弧形分界线,称为**弓状线(半环线)**,此线以下腹直肌后面与腹横筋膜相贴(图 3-24)。

6. **白线** linea alba　位于腹前壁正中线上,为左右腹直肌鞘之间的隔,由两侧 3 层扁肌腱膜的纤维交织而成,上方起自剑突,下方止于耻骨联合。白线坚韧而少血管,上部较宽,约 1 cm,自脐以下变窄成线状。约在白线的中点有疏松的瘢痕组织区即脐环,在胎儿时期,有脐血管通过,为腹壁的一个薄弱点,若腹腔脏器由此处膨出,可发生脐疝。

(二)后群

后群有腰大肌和腰方肌,腰大肌将在下肢中叙述。

腰方肌 quadratus lumborum 位于腹后壁,在脊柱两侧,其内侧有腰大肌,其后方有竖脊肌,两者之间隔有胸腰筋膜的中层。起自髂嵴的后部,向上止于第 12 肋和第 1~4 腰椎横突。作用:下降和固定第 12 肋,并使脊柱侧屈。

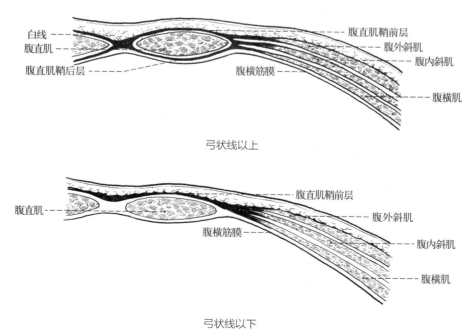

弓状线以上

弓状线以下

图 3-24　腹直肌鞘

(三) 腹股沟管

腹股沟管 inguinal canal 为男性精索或女性子宫圆韧带所通过的肌和腱之间的一条裂隙,位于腹前外侧壁的下部,在腹股沟韧带内侧半的上方,由外上斜贯向内下,长约 4.5 cm。管的内口称**腹股沟管深(腹)环** deep inguinal ring,在腹股韧带中点上方约 1.5 cm 处,为腹横筋膜向外突而形成的卵圆形孔,其内侧有腹壁下动脉。管的外口即**腹股沟管浅(皮下)环**。管有 4 个壁,前壁是腹外斜肌腱膜和腹内斜肌,后壁是腹横筋膜和腹股沟镰(联合腱),上壁为腹内斜肌和腹横肌的弓状下缘,下壁为腹股沟韧带(图 3-25)。

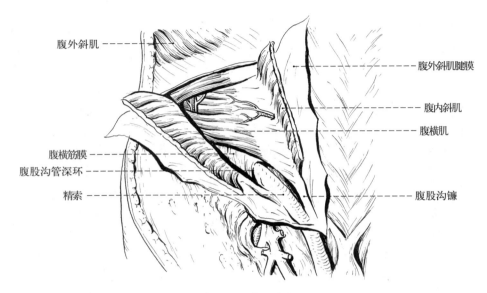

图 3-25　腹股沟区

(四) 腹股沟(海氏)三角

腹股沟(海氏)三角 inguinal(Hesselbach)triangle 位于腹前壁下部,是由腹直肌外侧缘、腹股沟韧带和腹壁下动脉围成的三角区。

腹股沟管和腹股沟三角都是腹壁下部的薄弱区。在病理情况下,如腹膜形成的鞘突未闭合,或腹壁肌肉薄弱、长期腹内压增高等,可致腹腔内容物由此区突出形成疝。若腹腔内容物经腹股沟管腹环进入腹股沟管,再经皮下环突出,下降入阴囊,构成腹股沟斜疝;若腹腔内容物不经腹环,而从腹股沟三角处膨出,则为腹股沟直疝。

(五) 腹部筋膜

腹部筋膜包括浅筋膜、深筋膜和腹内筋膜。①浅筋膜:在腹上部为一层,在脐以下分为浅、深两层。浅层内含脂肪,称 Camper 筋膜,向下与会阴浅筋膜、阴囊肉膜相续;深层为膜性层,含有弹性纤维,称 Scarpa 筋膜,向下与大腿的阔筋膜相愈着。②深筋膜:可分为数层,分别覆盖在前外侧群各肌的表面和深面。③腹内筋膜:贴附在腹腔各壁的内面。各部筋膜的名称与所覆盖的肌相同,如膈下筋膜、腰方筋膜、髂腰筋膜、盆筋膜和腹横筋膜等,其中**腹横筋膜** transverse fascia 范围较大,贴在腹横肌的内面。

第五节　上　肢　肌

上肢肌分为上肢带肌、臂肌、前臂肌和手肌。

一、上肢带肌

上肢带肌配布于肩关节周围,均起自上肢带骨,止于肱骨,能运动肩关节并能增强关节的稳固性(图 3-26,图 3-27)。

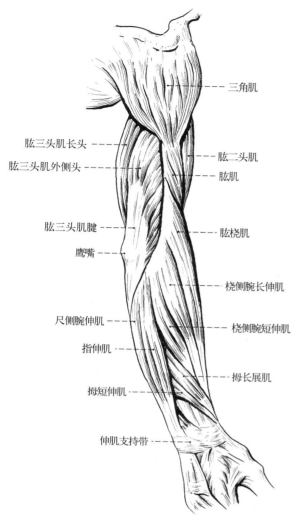

图 3-26 上肢肌外侧面

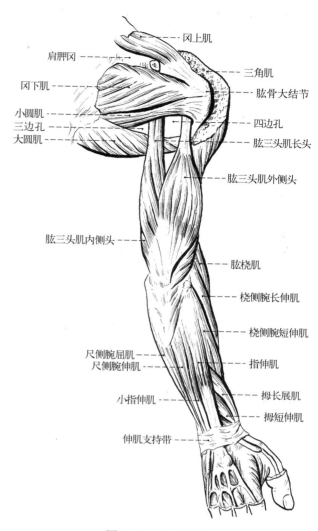

图 3-27 上肢肌后面

（一）三角肌

三角肌 deltoid 位于肩部,呈三角形。起自锁骨的外侧段、肩峰和肩胛冈,与斜方肌的止点对应,肌束逐渐向外下方集中,止于肱骨体外侧的三角肌粗隆。肱骨上端由于三角肌的覆盖,使肩部呈圆隆形。腋神经受损可致该肌瘫痪萎缩,使肩峰突出于皮下。作用:外展肩关节,前部肌束可以使肩关节屈和旋内,后部肌束能使肩关节伸和旋外。

（二）冈上肌

冈上肌 supraspinatus 位于斜方肌深面,起自肩胛骨的冈上窝,肌束向外经肩峰和喙肩韧带的下方,跨越肩关节,止于肱骨大结节的上部。冈上肌腱与喙肩韧带、肩峰及三角肌之间有一大的肩峰下囊,感染时,外展肩关节引起疼痛,该肌腱也是肩关节周围肌腱中最常断裂的一个。作用:使肩关节外展。

（三）冈下肌

冈下肌 infraspinatus 位于冈下窝内,肌的一部分被三角肌和斜方肌覆盖。起自冈下窝,肌束向外经肩关节后面,止于肱骨大结节的中部。作用:使肩关节旋外。

（四）小圆肌

小圆肌 teres minor 位于冈下肌的下方,起自肩胛骨外侧缘背面,止于肱骨大结节的下部。作用:使肩关节旋外。

（五）大圆肌

大圆肌 teres major 位于小圆肌的下方,其下缘被背阔肌包绕。起自肩胛骨下角的背面,肌束向上外方,止于肱骨小结节嵴。作用:使肩关节内收和旋内。

（六）肩胛下肌

肩胛下肌 subscapularis 呈三角形,起自肩胛下窝,肌束向上外经肩关节的前方,止于肱骨小结节(图 3-28)。肌腱与肩胛颈之间有一大的与肩关节相通的肩胛下肌腱下囊。作用:使肩关节内收和旋内。

肩袖 rotator cuff(肌腱袖)由冈上肌、冈下肌、小圆肌、肩胛下肌的肌腱组成,附着于肱骨大结节和肱骨解剖颈的边缘,其内面与关节紧密相连,外面为三角肌下滑囊。

二、臂肌

臂肌覆盖肱骨,分为前、后两群,前群为屈肌,后群为伸肌。

（一）前群

前群包括浅层的肱二头肌及深层的肱肌和喙肱肌(图 3-28,图 3-29)。

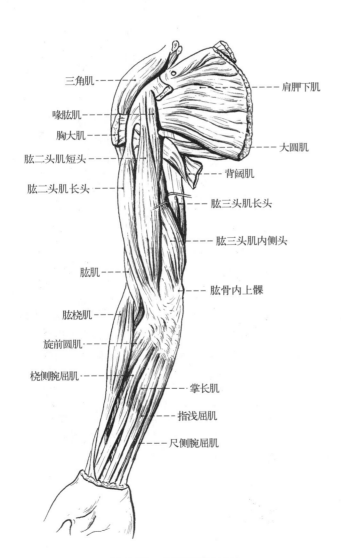

图 3-28　上肢肌前面（1）

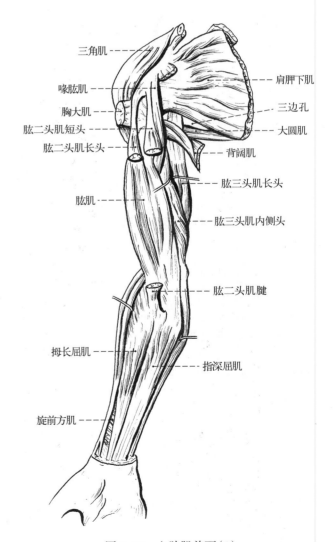

图 3-29　上肢肌前面（2）

1. **肱二头肌** biceps brachii　呈梭形,起端有两个头,长头以长腱起自肩胛骨盂上结节,通过肩关节囊,经结节间沟下降;短头在内侧,起自肩胛骨喙突。两头在臂的中部合并成一个肌腹,向下移行为肌腱,止于桡骨粗隆。作用为:屈肘关节;当前臂在旋前位时,能使其旋后。此外,还能协助屈肩关节。

2. **喙肱肌** coracobrachialis　在肱二头肌短头的后内方,起自肩胛骨喙突,止于肱骨中部的内侧。作用为协助肩关节屈和内收。

3. **肱肌** brachialis　位于肱二头肌的深面,起自肱骨体下半的前面,止于尺骨粗隆。作用为屈肘关节。

（二）后群

肱三头肌 triceps brachii 起端有 3 个头,长头以长腱起自肩胛骨盂下结节,向下行经大、小圆肌之间;外侧头与内侧头分别起自肱骨后面桡神经沟的外上方和内下方的骨面,3 个头向下以一坚韧的肌腱止于尺骨鹰嘴 (图 3-27)。作用为伸肘关节,长头还可使肩关节后伸和内收。

三、前臂肌

前臂肌位于尺、桡骨的周围,分为前(屈肌)、后(伸肌)两群。前臂肌共 19 块,大多数是长肌,肌腹位于前臂的近侧,细长的腱位于远侧,所以前臂的上半部膨隆,下半部逐渐变细。

（一）前群

前群共 9 块肌,分 4 层排列(图 3-28,图 3-29)。

1. 浅层(第一层)　有 5 块肌,自桡侧向尺侧依次为:

（1）**肱桡肌** brachioradialis:起自肱骨外上髁的上方,向下止于桡骨茎突,作用为屈肘关节。其他 4 块肌共同以**屈肌总腱**起自肱骨内上髁以及前臂深筋膜。

（2）**旋前圆肌** pronator teres:止于桡骨外侧面的中部,作用为使前臂旋前和屈肘关节。

（3）**桡侧腕屈肌** flexor carpi radialis:以长腱止于第 2 掌骨底,作用为屈肘、屈腕和使腕外展。

（4）**掌长肌** palmaris longus:肌腹很小而肌腱细长,连于掌腱膜,作用为屈腕和紧张掌腱膜。

（5）**尺侧腕屈肌** flexor carpi ulnaris:止于豌豆骨,作用为屈腕和使腕内收。

2. 第二层　只有 1 块肌,即**指浅屈肌** flexor digitorum superficialis,肌的上端为浅层肌所覆盖。起自肱骨内上髁、尺骨和桡骨前面,肌束往下移行为 4 条肌腱,通过腕管和手掌,分别进入第 2~5 指的屈肌腱鞘,至近节指骨中部时,每一条肌腱分为两脚,止于中节指骨体的两侧(图 3-27)。作用为屈近侧指骨间关节、屈掌指关节和屈腕。

3. 第三层　有 2 块肌(图 3-29)。

（1）**拇长屈肌** flexor pollicis longus:位于外侧半,起自桡骨前面和前臂骨间膜,以长腱通过腕管和手掌,止于拇指远节指骨底。作用为屈拇指指骨间关节和掌指关节。

（2）**指深屈肌** flexor digitorum profundus:位于内侧半,起自尺骨的前面和骨间膜,向下分成 4 条肌腱,经腕管入手掌,在指浅屈肌腱的深面分别进入第 2~5 指的屈肌腱鞘,在鞘内穿经指浅屈肌腱两脚之间,止于远节指骨底。作用为屈第 2~5 指的远侧指骨间关节、近侧指骨间关节、掌指关节和屈腕。

4. 第四层　为**旋前方肌** pronator quadratus,是方形的小肌,贴在桡、尺骨远端的前面,起自尺骨,止于桡骨。作用为使前臂旋前。

（二）后群

前臂肌后群共 10 块肌,分为浅、深两层排列(图 3-26,图 3-27)。

1. 浅层　有 5 块肌,以一个共同的腱即**伸肌总腱**起自肱骨外上髁及邻近的深筋膜,自桡侧向尺侧依次为:

（1）**桡侧腕长伸肌** extensor carpi radialis longus:向下移行于长腱至手背,止于第 2 掌骨底。作用主要为伸腕,还可使腕外展。

（2）**桡侧腕短伸肌** extensor carpi radialis brevis:在桡侧腕长伸肌的后内侧,止于第 3 掌骨底。作用为伸腕、腕外展。

（3）**指伸肌** extensor digitorum：肌腹向下移行为 4 条肌腱，经手背，分别到第 2～5 指。在手背远侧部，掌骨头附近，4 条腱之间有腱间结合相连；各腱到达指背时向两侧扩展为扁的腱膜，称**指背腱膜**，向远侧分为 3 束，分别止于中节和远节指骨底。作用为伸指和伸腕。

（4）**小指伸肌** extensor digiti minimi：是一条细长的肌，附于指伸肌内侧，肌腱移行为指背腱膜，止于小指中节和远节指骨底。作用为伸小指。

（5）**尺侧腕伸肌** extensor carpi ulnaris：止于第 5 掌骨底。作用为伸腕，使腕内收。

2. 深层　也有 5 块肌(图 3-30)，从上外往下内依次为：

（1）**旋后肌** supinator：位置较深，起自肱骨外上髁和尺骨近侧，肌纤维斜向下外并向前包绕桡骨，止于桡骨上 1/3 的前面。作用为使前臂旋后。

以下 4 块肌皆起自桡、尺骨和骨间膜的背面，各肌的作用同其名。

（2）**拇长展肌** abductor pollicis longus：止于第 1 掌骨底。

（3）**拇短伸肌** extensor pollicis brevis：止于拇指近节指骨底。

（4）**拇长伸肌** extensor pollicis longus：止于拇指远节指骨底。

（5）**示指伸肌** extensor indicis：止于示指的指背腱膜。

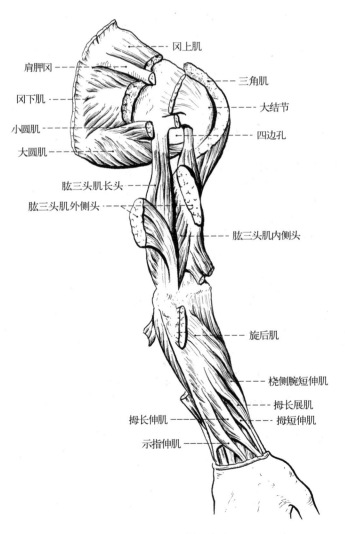

图 3-30　上肢肌后面

四、手肌

手的固有肌位于手的掌侧,全是短小的肌肉,其作用为运动手指。人类手指灵巧,除可做屈、伸、收、展的动作外,还有对掌运动,也配布了相应的肌。手肌分为外侧、中间和内侧3群(图3–31)。

(一)外侧群

外侧群较为发达,在手掌拇指侧形成一隆起,称**鱼际** thenar,有4块肌,分浅、深两层排列。

1. **拇短展肌** abductor pollicis brevis　位于浅层外侧。

2. **拇短屈肌** flexor pollicis brevis　位于浅层内侧。

3. **拇对掌肌** opponens pollicis　位于拇短展肌的深面。

4. **拇收肌** adductor pollicis　位于拇对掌肌的内侧。

上述4肌可使拇指做展、屈、对掌和收等动作。

(二)内侧群

在手掌小指侧,形成一隆起称**小鱼际** hypothenar,有3块肌,也分浅、深两层排列。

1. **小指展肌** abductor digiti minimi　位于浅层内侧。

2. **小指短屈肌** flexor digiti minimi brevis　位于浅层外侧。

3. **小指对掌肌** opponens digiti minimi　位于上述两肌深面。

上述3肌分别使小指做屈、外展和对掌等动作。

(三)中间群

中间群手肌位于掌心,包括蚓状肌和骨间肌(图3–32,图3–33)。

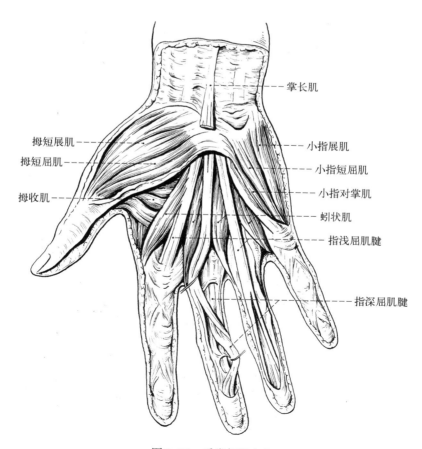

图3–31　手掌侧肌(1)

1. **蚓状肌** lumbricales　为4条细束状小肌,起自指深屈肌腱桡侧,经掌指关节桡侧至第2~5指的背面,止于指背腱膜。作用为屈掌指关节、伸指骨间关节。

2. **骨间掌侧肌** palmar interossei　位于第2~4掌骨间隙内,共3块,起自掌骨,分别经第2指的尺侧,第4~5指的桡侧,止于指背腱膜。作用为使第2、4、5指向中指靠拢(内收)。

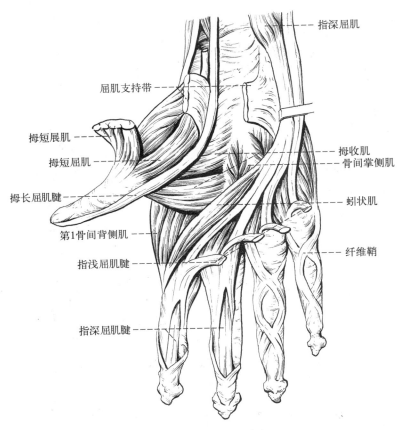

图 3-32　手掌侧肌(2)

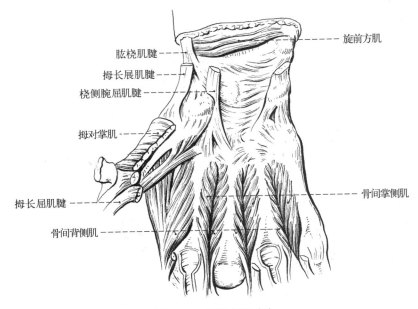

图 3-33　手掌侧肌(3)

3. **骨间背侧肌** dorsal interossei　位于 4 个骨间隙的背侧,共 4 块,各有两头起自相邻骨面,止于第 2 指的桡侧、第 3 指的桡侧及尺侧、第 4 指尺侧的指背腱膜(图 3-34)。作用为以中指为中心能外展第 2、3、4 指。由于骨间肌也绕至第 2~5 指背面,止于指背腱膜,故能协同蚓状肌屈掌指关节、伸指骨间关节。

来自前臂的长肌(外部肌)完成手和手指的用力运动,而手的内部肌主要完成手的精细的技巧性动作。长肌、短肌共同作用,使手能执行一系列的重要功能,如完成抓、捏、握持、夹、提等动作。

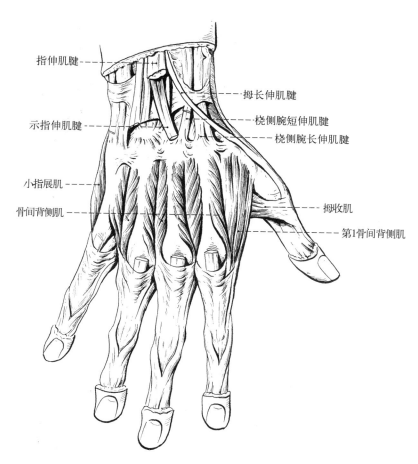

图 3-34　手背侧肌

【拓展窗口】

肌筋膜链:通常我们从肌肉的位置、起止点、功能等角度研究与学习某一肌肉,但实际上,肌肉一部分附着于骨,而另一部分则以筋膜的形式与特定肌肉相连接。所有的骨骼与肌肉都要通过连续的筋膜连接在一起,形成肌筋膜链。肌筋膜链理论根据其功能特征将人体筋膜分为 7 对主干链和 4 对臂链,即前表链、后表链、体侧链、螺旋链、手臂链、前深链和功能链等,控制体内结构的稳定性和张力,对矫正姿态紊乱起到很好的治疗和康复作用。

五、上肢的局部结构

(一)腋窝

腋窝 axillary fossa 为位于臂上部内侧和胸外侧壁之间的锥形空隙,有顶、底和前、后、内侧及外侧 4 个壁。前壁为胸大、小肌,后壁为肩胛下肌、大圆肌、背阔肌和肩胛骨,内侧壁为上部胸壁和前锯肌,外侧壁为喙肱肌、肱二头肌短头和肱骨。顶即上口,为锁骨、肩胛骨的上缘和第1肋围成的三角形间隙,由颈部通向上肢的腋动、静脉和臂丛等即经此口进入腋窝。底由腋筋膜和皮肤构成。此外,窝内还有大量的脂肪及淋巴结、淋巴管等。

(二)三角胸肌间沟

三角胸肌间沟 deltopectoral groove 位于胸大肌和三角肌的锁骨起端之间,为一狭窄的裂隙,有头静脉穿过。

(三)三边孔和四边孔

三边孔 trilateral foramen(三边间隙)和**四边孔** quadrilateral foramen(四边间隙)是位于肩胛下肌、大圆肌、肱三头肌长头和肱骨上端之间的两个间隙。肱三头肌长头内侧的间隙为三边孔,有旋肩胛动脉通过;外侧的间隙称四边孔,有旋肱后动脉及腋神经通过。

(四)肘窝

肘窝 cubital fossa 位于肘关节前面,为三角形凹窝。外侧界为肱桡肌,内侧界为旋前圆肌,上界为肱骨内、外上髁之间的连线。窝内主要结构自外向内有肱二头肌腱、肱动脉及其分支、正中神经。

(五)腕管

腕管 carpal canal 位于腕掌侧,由屈肌支持带(腕横韧带)和腕骨沟围成。管内有指浅屈肌腱、指深屈肌腱、拇长屈肌腱和正中神经通过。

第六节 下 肢 肌

下肢肌分为髋肌、大腿肌、小腿肌和足肌。由于下肢功能主要是维持直立姿势、支持体重和行走,故下肢肌比上肢肌粗壮。

一、髋肌

髋肌又称盆带肌,主要起自骨盆的内面和外面,跨过髋关节,止于股骨上部,主要运动髋关节。按其所在的部位和作用,分为前、后两群。

(一)前群

前群有2块肌。

1. **髂腰肌** iliopsoas 由腰大肌和髂肌组成。**腰大肌** psoas major 起自腰椎体侧面和横突;**髂肌** iliacus 呈扇形,位于腰大肌的外侧,起自髂窝。两肌向下汇合,经腹股沟韧带深面,止于股骨小转子(图 3-35)。髂腰肌与髋关节囊之间有一很大的滑膜囊,常与髋关节囊相通,故髋关节囊感染时其脓液可流入此囊。髂腰肌的作用为使髋关节前屈和旋外。下肢固定时,可使躯干前屈,如仰卧起坐。

2. **阔筋膜张肌** tensor fasciae latae 位于大腿上部前外侧,起自髂前上棘,肌腹在阔筋膜两层之间,向下移行于髂胫束,止于胫骨外侧髁(图 3-36)。作用为使阔筋膜紧张并屈髋。临床常用做肌皮瓣供体。

(二)后群

后群肌主要位于臀部,故又称臀肌,有7块(图 3-37, 图 3-38)。

1. **臀大肌** gluteus maximus 位于臀部浅层,大而肥厚,形成特有的臀部隆起,覆盖臀中肌下半部及其他小肌,起自髂骨翼外

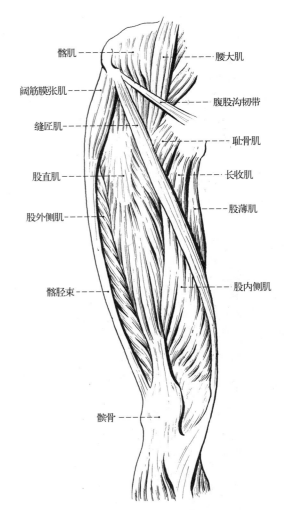

髂肌 　腰大肌
阔筋膜张肌 　腹股沟韧带
缝匠肌 　耻骨肌
股直肌 　长收肌
股外侧肌 　股薄肌
髂胫束 　股内侧肌
髌骨

图 3-35 髋肌、大腿肌前群及内侧群浅层

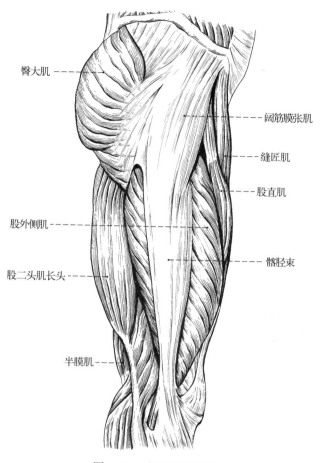

图 3-36　大腿肌外侧面

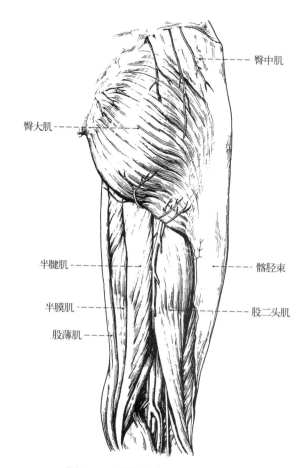

图 3-37　髋肌和大腿肌后群浅层

面和骶骨背面,肌束斜向下外,止于髂胫束和股骨的臀肌粗隆。在臀大肌腱与坐骨结节和大转子之间有一很大的滑膜囊,以利肌活动。臀大肌的作用为使髋关节伸和外旋。下肢固定时,能伸直躯干,防止躯干前倾,是维持人体直立的重要肌肉。

　　2. **臀中肌** gluteus medius　　前上部位于皮下,后下部位于臀大肌的深面。

　　3. **臀小肌** gluteus minimus　　位于臀中肌的深面。此肌与臀中肌都呈扇形,皆起自髂骨翼外面,肌束向下集中形成短腱,止于股骨大转子。

　　臀中肌和臀小肌作用相同,使髋关节外展,前部肌束能使髋关节旋内,后部肌束则使髋关节旋外。

　　4. **梨状肌** piriformis　　起自盆内骶骨前面,向外出坐骨大孔达臀部,止于股骨大转子尖端。该肌将坐骨大孔分为梨状肌上孔和梨状肌下孔。作用为外旋、外展髋关节。

　　5. **闭孔内肌** obturator internus　　起自闭孔膜内面及其周围骨面,肌束向后集中成为肌腱,由坐骨小孔出骨盆转折向外,止于转子窝。此肌腱上下各有一块小肌,分别称为**上孖肌**、**下孖肌**,与闭孔内肌一起止于转子窝。闭孔内肌腱绕坐骨小切迹处,有一恒定的闭孔内肌腱下囊。该肌使髋关节旋外。

　　6. **股方肌** quadratus femoris　　起自坐骨结节,向外止于转子间嵴。作用为使髋关节旋外。

　　7. **闭孔外肌** obturator externus　　在股方肌深面,起自闭孔膜外面及其周围骨面,经股骨颈的后方,止于转子窝。作用为使髋关节旋外。

【拓展窗口】

　　肌内注射:是将药液通过注射器注入肌肉组织内,达到治疗目的的一种常用给药方法。肌内注射时,应注意选择肌肉丰厚,且离大神经、大血管较远的部位进行。常用的包括臀大肌注射、三角肌注射等。对于需长期做肌内注射的病人,注射部位应交替更换,以减少硬结的发生。

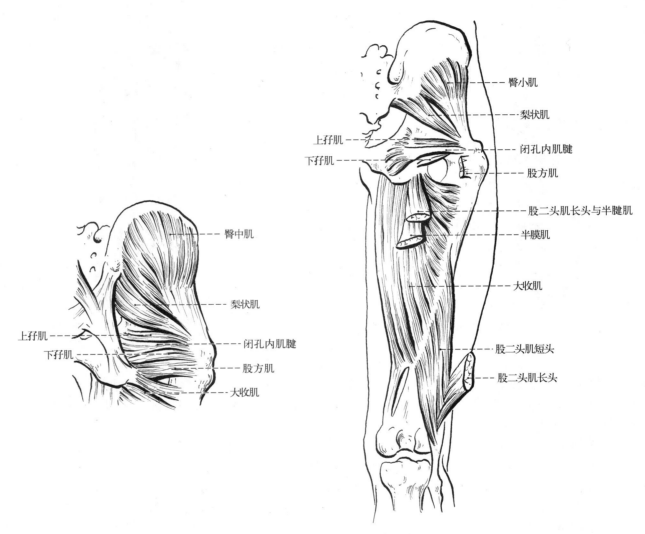

图 3-38　髋肌和大腿肌后群深层

二、大腿肌

大腿肌分为前群、后群和内侧群。

(一)前群

　　1. **缝匠肌** sartorius　是全身最长的肌,呈扁带状,起于髂前上棘,经大腿的前面,斜向下内,止于胫骨上端的内侧面(图 3-35)。作用为屈髋和屈膝关节,并使已屈的膝关节旋内。

　　2. **股四头肌** quadriceps femoris　是全身最大的肌,有 4 个头,即股直肌、股内侧肌、股外侧肌和股中间肌(图 3-35)。股直肌起自髂前下棘;股内侧肌和股外侧肌分别起自股骨粗线内、外侧唇;股中间肌位于股直肌的深面,在股内、外侧肌之间,起自股骨体的前面。4 个头向下形成一腱,包绕髌骨的前面和两侧,向下续为髌韧带,止于胫骨粗隆。股四头肌是膝关节强有力的伸肌,股直肌还可屈髋关节。

（二）内侧群

内侧群大腿肌共有 5 块,位于大腿的内侧,均起自闭孔周围的耻骨支、坐骨支和坐骨结节等骨面,分层排列（图 3-35,图 3-39）。

1. **耻骨肌** pectineus　为长方形的短肌,位于髂腰肌的内侧。
2. **长收肌** adductor longus　呈三角形,位于耻骨肌的内侧。
3. **股薄肌** gracilis　为长条肌,位于最内侧。为常用的移植肌瓣供体。
4. **短收肌** adductor brevis　呈近似三角形的扁肌,位于耻骨肌和长收肌的深面。
5. **大收肌** adductor magnus　位于上述肌的深面,大而厚,呈三角形。

除股薄肌止于胫骨上端的内侧以外,其他各肌都止于股骨粗线,大收肌还有一个腱止于股骨内上髁上方的收肌结节,此腱与股骨之间有一裂孔,称为**收肌腱裂孔**,有股血管通过。内侧群肌作用为使髋关节内收、旋外。

（三）后群

后群大腿肌有股二头肌、半腱肌、半膜肌,均起自坐骨结节,跨越髋关节和膝关节（图 3-37,图 3-38）。

1. **股二头肌** biceps femoris　位于股后部的外侧,有长、短两个头,长头起自坐骨结节,短头起自股骨粗线,两头汇合后,以长腱止于腓骨头。
2. **半腱肌** semitendinosus　位于股后部的内侧,肌腱细长,几乎占肌的一半,止于胫骨上端的内侧。为常用的移植肌瓣或皮瓣的供体。
3. **半膜肌** semimembranosus　在半腱肌的深面,上部是扁薄的腱膜,几乎占肌的一半,肌的下端以腱止于胫骨内侧髁的后面。

后群 3 块肌的作用为屈膝关节、伸髋关节。屈膝时,股二头肌可以使小腿旋外,而半腱肌和半膜肌使小腿旋内。

三、小腿肌

小腿肌可分为 3 群:前群在小腿骨间膜的前面,后群在骨间膜的后面,外侧群在腓骨的外侧面。小腿肌的后群强大,与行走或跑时足的跖屈动作产生巨大推动力及维持人体直立姿势有关。

（一）前群

前群小腿肌有 3 块（图 3-40）。

1. **胫骨前肌** tibialis anterior　起自胫骨外侧面,肌腱向下经伸肌上、下支持带的深面,止于内侧楔骨内侧面和第 1 跖骨底。作用为伸踝关节（背屈）、使足内翻。
2. **趾长伸肌** extensor digitorum longus　起自腓骨前面、胫骨上端和小腿骨间膜,向下经伸肌上、下支持带深面至足背,分为 4 个腱到第 2～5 趾,成为趾背腱膜,止于中节、末节趾骨底。作用为伸踝关节、伸趾。由此肌另外分出一腱,止于第 5 跖骨底,称**第三腓骨肌**。

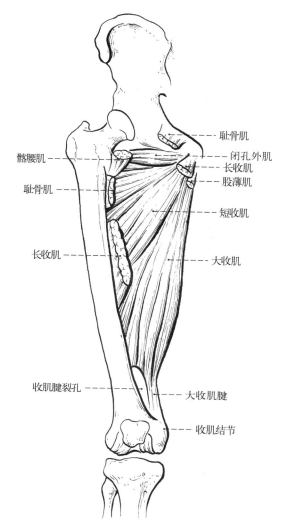

图 3-39　大腿肌内侧群深层

（图右侧标注，从上到下：耻骨肌、闭孔外肌、长收肌、股薄肌、短收肌、大收肌、大收肌腱、收肌结节；左侧标注：髂腰肌、耻骨肌、长收肌、收肌腱裂孔）

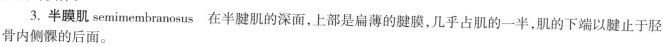

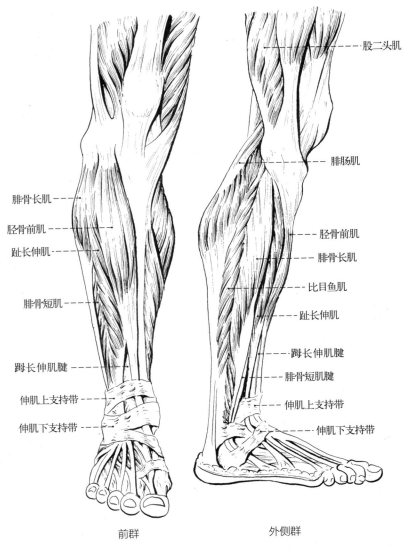

图 3-40　小腿肌前群和外侧群

前群　　　　　　外侧群

　　3. 姆长伸肌 extensor hallucis longus　　位于上述两肌之间,起自腓骨内侧面下 2/3 和骨间膜,止于姆趾远节趾骨底。作用为伸踝关节、伸姆趾。

　　（二）外侧群

　　外侧群小腿肌有**腓骨长肌** peroneus longus 和**腓骨短肌** peroneus brevis。两肌皆起自腓骨外侧面,长肌起点较高,并掩盖短肌。两肌的腱均通过腓骨肌上、下支持带的深面,经外踝后方转向前,腓骨短肌腱向前止于第 5 跖骨粗隆,腓骨长肌腱绕至足底,斜行向足内侧,止于内侧楔骨和第 1 跖骨底（图 3-40）。作用为使足外翻和屈踝关节（跖屈）。此外,腓骨长肌腱和胫骨前肌腱共同形成"腱环",对维持足横弓及调节足的内翻、外翻有重要作用。

　　（三）后群

　　后群小腿肌分浅、深两层（图 3-41, 图 3-42）。

　　1. 浅层　有 2 块肌。

　　（1）**小腿三头肌** triceps surae:为一强大的肌,浅表的两个头称**腓肠肌** gastrocnemius,起自股骨内、外上髁的后面,内、外侧头汇合,约在小腿中点移行为腱性结构;位置较深的一个头是**比目鱼肌** soleus,起自腓骨后面的上部和胫骨的比目鱼肌线,肌束向下移行为肌腱,与腓肠肌的腱合成粗大的**跟腱** tendo calcaneus 止于跟骨。腓肠肌在行走、跑、跳中提供推动力,比目鱼肌富含慢性、抗疲劳的红肌纤维,主要与站立时小腿与足之间的稳定有

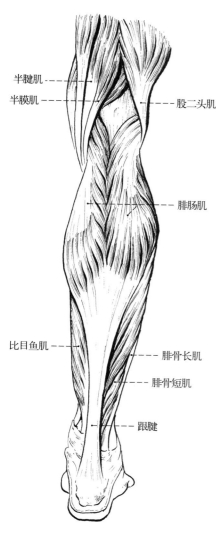

半腱肌
半膜肌
股二头肌
腓肠肌
比目鱼肌
腓骨长肌
腓骨短肌
跟腱

图 3-41　小腿肌后群浅层

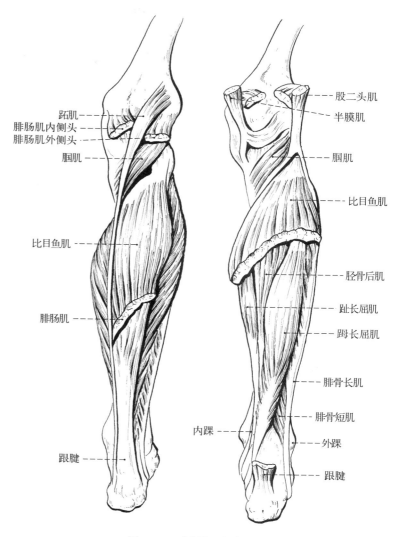

跖肌
腓肠肌内侧头
腓肠肌外侧头
腘肌
比目鱼肌
腓肠肌
跟腱

股二头肌
半膜肌
腘肌
比目鱼肌
胫骨后肌
趾长屈肌
跗长屈肌
腓骨长肌
腓骨短肌
内踝
外踝
跟腱

图 3-42　小腿肌后群深层

关。小腿三头肌的作用为屈踝关节和屈膝关节;在站立时,能固定踝关节和膝关节,以防止身体向前倾斜。

（2）**跖肌**:该肌类似上肢的掌长肌,肌腹很小,肌腱细长,在腓肠肌外侧头和比目鱼肌之间,起自股骨外上髁及膝关节囊,向下与跟腱一起,止于跟骨结节。作用同腓肠肌,但功能意义不大。此肌在人类属退化的肌肉,缺如率约为 10%。

2. 深层　有 4 块肌,腘肌在上方,另 3 块在下方。

（1）**腘肌** popliteus:斜位于腘窝底,起自股骨外侧髁的外侧面上缘,止于胫骨的比目鱼肌线以上的骨面。作用为屈膝关节并使小腿旋内。

（2）**趾长屈肌** flexor digitorum longus:位于胫侧,起自胫骨后面,它的长腱经内踝后方、屈肌支持带深面至足底,然后分为 4 条肌腱,止于第 2~5 趾的远节趾骨底。作用为屈踝关节和第 2~5 趾。

（3）**跗长屈肌** flexor hallucis longus:起自腓骨后面,长腱经内踝之后、屈肌支持带深面至足底,与趾长屈肌腱交叉,止于跗趾远节趾骨底。作用为屈踝关节和跗趾。

（4）**胫骨后肌** tibialis posterior:位于趾长屈肌和跗长屈肌之间,起自胫骨、腓骨和小腿骨间膜的后面,长腱经内踝之后、屈肌支持带深面到足底内侧,止于舟骨粗隆和内侧、中间及外侧楔骨。作用为屈踝关节和使足内翻,此外,还有维持足纵弓的作用。

📚 【拓展窗口】

肌肉萎缩是肌肉质量和力量丧失,肌肉活动功能减退的一种反应,长期卧床、制动、太空飞行、衰老、机械通气、糖尿病等,都可以引起。肌肉萎缩时不仅表现为肌肉结构形态的变化,如肌肉的质量和体积减少,肌纤维类型改变,最主要的是肌肉蛋白质水解作用增强、合成减少。

四、足肌

足肌可分为足背肌和足底肌。足背肌较薄弱,包括伸姆趾的姆短伸肌和伸第 2 ~ 4 趾的趾短伸肌。足底肌的配布情况和作用与手掌肌相似,也分为内侧群、外侧群和中间群,但没有与拇指和小指相当的对掌肌(图 3-43 ~ 图 3-45)。

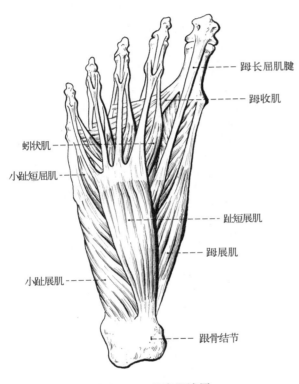

图 3-43 足底肌浅层

姆长屈肌腱
姆收肌
蚓状肌
小趾短屈肌
趾短展肌
姆展肌
小趾展肌
跟骨结节

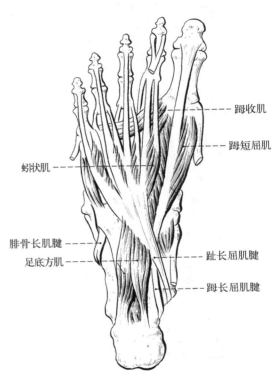

图 3-44 足底肌中层

姆收肌
姆短屈肌
蚓状肌
腓骨长肌腱
足底方肌
趾长屈肌腱
姆长屈肌腱

内侧群有姆展肌、姆短屈肌和姆收肌,外侧群有小趾展肌和小趾短屈肌,中间群由浅入深排列有趾短屈肌、足底方肌、4 条蚓状肌、3 块骨间足底肌和 4 块骨间背侧肌。各肌的作用同其名,足底方肌的作用是协助趾长屈肌腱向正后方屈足趾。总的来说,足肌的主要作用是维持足弓,它们的牵拉线主要以足纵弓为基础,与跖部的横弓相垂直,对足前部发挥重要的屈曲作用,也对跗横关节起到基本的稳定作用。

运动中最易发生痉挛的肌是腓肠肌,其次是足底的姆短屈肌和趾短屈肌。

五、下肢的局部结构

(一)梨状肌上孔和梨状肌下孔

梨状肌上孔 suprapiriform foramen 和**梨状肌下孔** infrapiriform foramen 位于臀大肌的深面,在梨状肌上、下两缘和坐骨大孔之间。梨状肌上孔有臀上血管和神经出骨盆,梨状肌下孔有坐骨神经、臀下血管和神经、阴部内血管和阴部神经等出骨盆。

（二）血管腔隙和肌腔隙

血管腔隙 lacuna vasorum 和**肌腔隙** lacuna musculorum 在腹股沟韧带与髋骨之间,两腔隙之间隔以**髂耻弓** iliopectineal arch(由腹股沟韧带连至髂耻隆起),内侧为血管腔隙,通过股血管等;外侧为肌腔隙,通过髂腰肌和股神经等。

（三）股管

股管 femoral canal 在血管腔隙最内侧,为一小间隙,长约 1.2 cm,为腹横筋膜向下突出的漏斗形盲囊。上口名**股环** femoral ring,其前界为腹股沟韧带,后界为耻骨梳韧带,内侧为腔隙韧带(陷窝韧带),外侧为股静脉的血管鞘。有时腹腔内容物经此环脱出至股部形成股疝,女性多见。

（四）股三角

股三角 femoral triangle 在大腿前面的上部,上界为腹股沟韧带,内侧界为长收肌内侧缘,外侧界为缝匠肌的内侧缘。股三角的前壁为阔筋膜,底为髂腰肌、耻骨肌和长收肌,三角内有股神经、股血管和淋巴结等。

（五）收肌管

收肌管 adductor canal 位于大腿中部,缝匠肌的深面,为肌肉之间的三棱形间隙,前壁为大收肌腱板,后壁为大收肌,外侧壁为股内侧肌。管的上口为股三角尖,下口为收肌腱裂孔,通向腘窝。管内有股血管、隐神经通过。

（六）腘窝

腘窝 popliteal fossa 在膝关节的后方,呈菱形。窝的上外侧界为股二头肌,上内侧界为半腱肌和半膜肌,下外侧界和下内侧界分别为腓肠肌的外侧头和内侧头,底为膝关节囊。窝内有腘血管、胫神经、腓总神经、脂肪和淋巴结等。

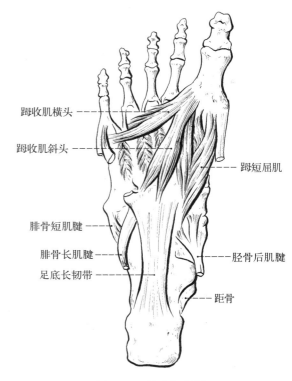

图 3-45 足底肌深层

【拓展窗口】

　　小腿各肌群功能障碍的临床表现:在正常情况下,小腿各肌群对足关节的运动处于平衡状态,当某群肌或某些肌肉因先天或后天的原因(如胫、腓神经损伤)发生功能减弱或瘫痪时,其拮抗肌和韧带的作用则相对增强而发生挛缩,致使患侧肌群和韧带被牵拉延伸,从而产生各种畸形足。常见的畸形足有以下几种形式:

　　1. 马蹄足　由于小腿前群肌瘫痪或后群肌挛缩所致,足不能平放于地面,足前部着地行走,严重者足与小腿呈直线。当继发足底腱膜挛缩时,足弓凹陷加深成弓状足。

　　2. 仰趾足　足背屈,足跟着地。为后群肌瘫痪所致,当与内翻或外翻足畸形合并发生时,为仰趾内翻足或仰趾外翻足。

　　3. 外翻足　足内侧缘着地,脚掌外翻。常因腓骨长、短肌挛缩或胫骨前、后肌瘫痪所致。

　　4. 内翻足　足外侧缘着地,足背向内、足底向后内,处于内翻内收状态。常因腓骨长、短肌瘫痪所致。各种形式的畸形足,可相互合并发生,如马蹄内翻足、仰趾外翻足等。

附:肌综合运动

（一）呼吸肌

吸气肌:主要是肋间外肌、膈肌收缩,辅助肌是前、中、后斜角肌,胸小肌和前锯肌等(上提肋均助吸气)。呼气肌:主要是肋间内肌、膈肌舒张,辅助肌是腹前外侧壁各肌(降肋助呼气)。

(二)增加腹压的肌

腹直肌、腹外斜肌、腹内斜肌、腹横肌、膈肌收缩。

(三)上肢固定引体向上的肌

主要是胸大肌、背阔肌,辅助肌是大圆肌、肩胛下肌。

(四)运动肩关节的肌

屈:胸大肌、喙肱肌、肱二头肌、三角肌前部纤维。

伸:背阔肌、大圆肌、三角肌后部纤维。

外展:三角肌、冈上肌。

内收:胸大肌、背阔肌、大圆肌、肩胛下肌。

内旋:胸大肌、背阔肌、大圆肌、肩胛下肌。

外旋:冈下肌、小圆肌。

(五)运动肘关节的肌

屈:肱二头肌、肱肌、肱桡肌、旋前圆肌。

伸:肱三头肌。

(六)运动桡尺关节的肌

旋前:旋前圆肌、旋前方肌。

旋后:旋后肌、肱二头肌。

(七)运动桡腕关节的肌

屈:桡侧腕屈肌,尺侧腕屈肌,掌长肌,指浅、深屈肌,拇长屈肌。

伸:桡侧腕长伸肌、桡侧腕短伸肌、尺侧腕伸肌、指伸肌。

内收:尺侧腕伸肌、尺侧腕屈肌。

外展:桡侧腕长、短伸肌和桡侧腕屈肌。

(八)运动髋关节的肌

屈:髂腰肌、股直肌、缝匠肌、阔筋膜张肌。

伸:臀大肌、股二头肌、半腱肌、半膜肌。

内收:长收肌、短收肌、大收肌、耻骨肌、股薄肌。

外展:臀中肌、臀小肌。

旋内:臀中肌、臀小肌前部纤维。

旋外:臀中肌、臀小肌后部纤维,髂腰肌,臀大肌,梨状肌,闭孔内、外肌。

(九)运动膝关节的肌

屈:半腱肌、半膜肌、股二头肌、缝匠肌、腘肌、腓肠肌。

伸:股四头肌。

半屈位:内旋(半腱肌、半膜肌、缝匠肌、股薄肌、腘肌、腓肠肌外侧头),外旋(股二头肌、腓肠肌内侧头)。

(十)运动踝关节的肌

跖屈:小腿三头肌,趾长屈肌,踇长屈肌,胫骨后肌,腓骨长、短肌。

背屈:趾长伸肌、踇长伸肌、胫骨前肌。

足内翻:胫骨前肌、胫骨后肌。

足外翻:腓骨长肌、腓骨短肌。

(牛淑亮编写　韩秋生绘图)

习题

1. 填图题

请标出线段指示的相应解剖结构：

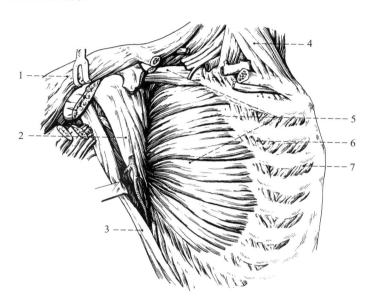

2. 填字题

请按提示内容填写行列中的空格：

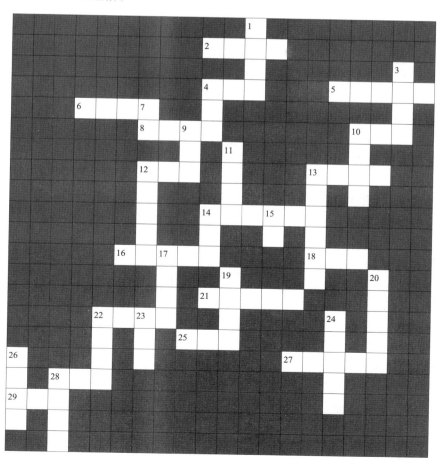

纵向：

1. 止于第1肋颈深肌

3. 起端有3个头，能伸肘关节

4. 起自翼窝，止于翼肌粗隆

7. 由肌纤维组成

9. 背部三角形阔肌

10. 背部深层肌的深筋膜

11. 膈肌起始部位于腰部与肋部之间的三角形区域

12. 颈外侧肌

13. 腹股沟管外口

14. 肱三头肌长头内侧间隙

15. 平行致密的胶原纤维束构成

17. 腱鞘的纤维层

19. 前臂前群浅层4块肌的共同肌腱

20. 膈脚与脊柱之间的空隙

22. 腹前外侧壁三扁肌和腱之间的裂隙

23. 由4块肌肌腱形成的、起加固稳定肩关节作用的结构

24. 前、中斜角肌与第1肋之间的空隙

26. 膈肌起始部位于胸骨部与肋部之间的间隙

28. 股骨内上髁上方三角形结节

横向：

2. 腹外斜肌深面扁肌

4. 颞下窝内，收缩可张口

5. 腹壁下部薄弱三角区

6. 臂丛前方颈深肌，止于第1肋

8. 腹前外侧部浅层肌

10. 扇形助吸气肌

12. 三角形助吸气肌

13. 贴附在腹腔各壁内面的腹部筋膜

14. 胸大肌和三角肌的锁骨起端之间一狭窄裂隙

16. 大收肌腱与股骨之间裂孔

18. 真皮之下疏松结缔组织构成

21. 腕横韧带

22. 包绕腹直肌的腱膜

25. 膈的中部肌腱

27. 梨状肌上下两缘和坐骨大孔之间

28. 大腿中部缝匠肌深面，三棱形间隙通向腘窝

29. 肩部的上肢带肌

内 脏 学

总 论

    内脏 viscera 是指直接参与执行消化、呼吸、泌尿和生殖各种功能活动的器官的总称,它们分别组成消化、呼吸、泌尿和生殖 4 个系统。研究内脏各器官形态结构和位置的科学,称为**内脏学** splanchnology。内脏的大部分器官位于胸、腹腔和盆腔内,并借一定的孔道直接或间接与外界相通,内脏器官的主要功能是进行物质代谢和繁衍后代。消化系统主要是从摄入的食物中吸取营养物质,并将食物的残渣形成粪便排出体外;呼吸系统是从空气中摄取氧气,并将体内产生的二氧化碳排出体外;泌尿系统是把机体在物质代谢过程中所产生的水溶性代谢产物,如尿酸、尿素等和多余的水、盐等,形成尿液而排出体外;生殖系统能产生生殖细胞和分泌性激素,并进行生殖活动,借以繁衍后代。此外,内脏各系统中的许多器官还具有内分泌功能,产生多种类固醇或含氮类激素,参与对机体多种功能的调节活动。

一、内脏的一般结构

    内脏各器官具有一定的形态,但在正常范围内,各器官的形态可因种族、性别、年龄、体位、体型和功能状态等因素的不同而发生一定程度的变化。依其外观结构可分为中空性器官和实质性器官两大类。

(一) 中空性器官

中空性器官内有空腔,如胃、肠、气管、膀胱等器官。它们的壁均呈分层结构。以消化管为例,管壁由内向外可分为黏膜、黏膜下层、肌层和外膜 4 层(内脏图 –1)。

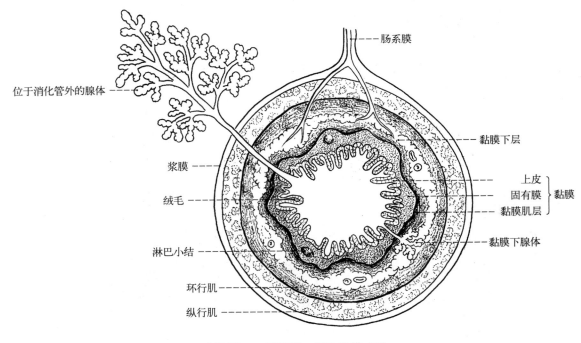

内脏图 –1　肠壁的一般构造模式图

图中标注:
- 肠系膜
- 位于消化管外的腺体
- 浆膜
- 绒毛
- 淋巴小结
- 环行肌
- 纵行肌
- 黏膜下层
- 上皮
- 固有膜 } 黏膜
- 黏膜肌层
- 黏膜下腺体

(二) 实质性器官

实质性器官没有特有的空腔,而是由表面包有结缔组织被膜的柔软组织团块组成。被膜的结缔组织向器官内延伸,将器官组织分隔成若干小叶,如肝、胰、肺、肾等器官。许多实质性器官属于腺体,并以导管开口于中空性器官。实质性器官均有血管、神经、淋巴管等的出入门户,此处凹陷,通常称为门,如肝门、肺门、肾门等。

二、胸、腹部的标志线和腹部的分区

内脏各器官在胸腹腔内的位置是相对固定的,除因性别、年龄、体型、体位和功能状态等因素使器官在一定范围变化外,各种病理因素也可使器官的位置发生改变。因此,了解和掌握各器官的正常位置,对于临床诊断具有重要的实际意义。为了便于确定和描述内脏各器官的位置和体表投影,通常在胸、腹部体表确定若干的标志线和分区(内脏图 –2)。

(一) 胸部的标志线

1. **前正中线** anterior median line　为沿胸骨正中所作的垂线。

2. **胸骨线** sternal line　为沿胸骨外侧缘最宽处所作的垂线。

3. **胸骨旁线** parasternal line　为通过胸骨线与锁骨中线之间的中点所作的垂线。

4. **锁骨中线** midclavicular line　为通过锁骨中点所作的垂线。此线在男性一般通过乳头,故又可称为乳头线(男性)。

5. **腋前线** anterior axillary line　为经过腋前襞所作的垂线。

6. **腋后线** posterior axillary line　为经过腋后襞所作的垂线。

7. **腋中线** midaxillary line　为经过腋前、后线之间中点所作的垂线。

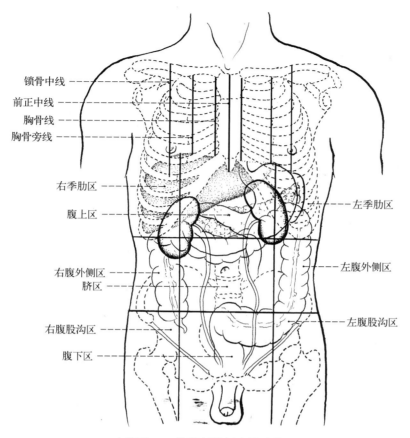

锁骨中线
前正中线
胸骨线
胸骨旁线

右季肋区
腹上区

右腹外侧区
脐区

右腹股沟区

腹下区

左季肋区

左腹外侧区

左腹股沟区

内脏图 –2　胸腹部的标志线及分区

8. **肩胛线** scapular line　为通过肩胛骨下角所作的垂线。

9. **后正中线** posterior median line　为通过椎骨棘突所作的垂线。

（二）腹部的标志线和分区

通常用两条横线和两条垂线，将固有腹腔划分为 9 个区（内脏图 –2）。两条横线是分别通过两侧肋弓最低点和两侧髂结节的连线，由此而将腹部分为腹上、中、下 3 部。两条垂线是分别通过左、右两侧腹股沟韧带中点向上所作的垂线，并与两条横线相交。以此将腹上部再分为中间的**腹上区** epigastric region 和两侧的左、右**季肋区** hypochondriac region，将腹中部又分为中间的**脐区** umbilical region 和两侧的左、右**腹外侧区** lateral region of abdomen（**腰区** lumbar region），将腹下部再分为中间的**腹下区** hypogastric region（**耻区** pubic region）和两侧的左、右**腹股沟区** inguinal region（**髂区** iliac region）。

在临床实践中，有时还采用"四分法"，即通过脐的横线和垂线，而将腹部分为左上腹、右上腹、左下腹和右下腹 4 个区。

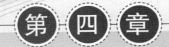

消化系统

消化系统 digestive system 由消化管和消化腺组成。消化管是一条从口腔到肛门的蜿蜒管道。包括口腔、咽、食管、胃、小肠(十二指肠、空肠、回肠)及大肠(盲肠、阑尾、结肠、直肠、肛管)。在临床上,常把从口腔至十二指肠的一段称上消化道,而空肠及以下的部分则称下消化道(图4-1)。

消化腺包括大消化腺和小消化腺两种。大消化腺位于消化管壁以外,构成器官,如大唾液腺、肝、胰。小消化腺则分布于消化管壁内,如胃腺、肠腺等。它们的分泌液借导管排入消化管腔内。消化液中含各种消化酶,能对食物进行化学性消化。

消化系统的基本功能是将摄取的食物进行物理、化学性的消化,吸收其营养物质,排出食物残渣。此外,口腔、咽等器官还参与语言、呼吸等活动。

第一节 口 腔

口腔 oral cavity 是消化管的起始部。口腔的前壁为唇,侧壁为颊,上壁为腭,下壁为封闭口腔底的软组织。口腔向前经口裂通向外界,向后经咽峡与咽相通。口腔以上、下牙列和牙龈为界分为前外侧的**口腔前庭** oral vestibule 和后内侧的**固有口腔** oral cavity proper 两部分(图4-2)。口腔前庭是唇、颊与上、下牙弓和牙龈之间狭窄的间隙。固有口腔为上、下颌牙及牙龈后内侧部的空间,其顶为腭,底由黏膜、肌和皮肤等构成。当上、下颌牙列咬合时,口腔前庭可借最后一个磨牙后方的间隙与固有口腔相通。因此,当牙关紧闭不能进食时,可经此间隙插入胃管,注入营养物质等。

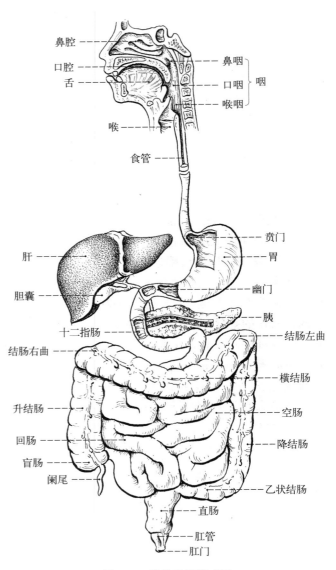

图 4-1 消化系统模式图

一、口唇

口唇 oral lip 分为上唇和下唇,内面为黏膜,外面为皮肤和皮下组织,中间有口轮匝肌。唇的游离面是皮肤和口腔黏膜的移行部分,含有丰富的毛细血管,呈鲜红色。当机体缺氧时则可变为暗红色或绛紫色,临床上称为发绀。在上唇上面的中线处有一纵行的浅沟,称**人中** philtrum,为人类特有的结构。昏迷病人急救时常在此处进行指压或针刺。上唇两侧与颊的交界处为**鼻唇沟** nasolabial sulcus。口裂两侧的结合处为口角,口角约平对第1前磨牙。在上、下唇内面正中线处,黏膜与牙龈基部间各有一小皱襞相连,分别称为上、**下唇系带** frenulum of upper and lower lip。

二、颊

颊 cheek 为口腔的两侧壁,内含颊肌和脂肪组织团(颊脂体),内衬黏膜,外覆以皮肤。在平对上颌第2磨牙牙冠的颊黏膜处有轻微隆起的腮腺管乳头,为腮腺管的开口。

三、腭

腭 palate 形成口腔的顶,分隔鼻腔与口腔。其前2/3为硬腭,后1/3为软腭(图4-2)。

硬腭 hard palate 主要由骨腭及其覆盖的黏膜构成。黏膜厚密,并与骨膜紧密相连。在两中切牙之间后方黏膜突起的深面有切牙孔;正对上颌第3磨牙内侧黏膜的深面有腭大孔,两孔中有穿经的神经、血管,分布于腭及牙龈,是局部阻滞麻醉的常用之处。

软腭 soft palate 主要由肌肉和黏膜构成。软腭的后部向后下倾斜的部分称**腭帆** palatine velum。腭帆后缘游离,其中央有一向下垂吊的突起,称**腭垂**(悬雍垂)uvula。自腭帆向两侧各有两条弯向下的弓状黏膜皱襞,前皱襞向下连于舌根,称**腭舌弓** palatoglossal arch;后皱襞向下连于咽侧壁,称**腭咽弓** palatopharyngeal arch。由腭垂、腭帆游离缘、两侧的腭舌弓及舌根共同围成的狭窄的道口,称为**咽峡** isthmus of fauces,是口腔和咽的分界标志。

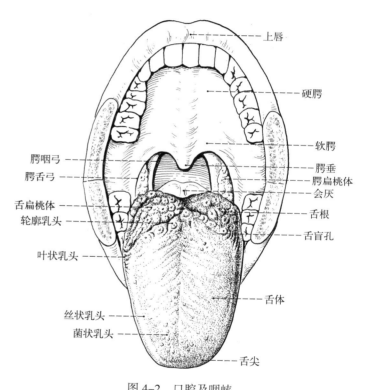

图4-2 口腔及咽峡

四、牙

牙 tooth 是人体最坚硬的器官,嵌于上、下颌骨的牙槽内,排列成弓状,分别称上、**下牙弓** upper and lower dental arches。牙具有咬切、撕裂、磨碎食物的作用,并对语言和发音有重要的辅助作用。

牙在外形上,可分为牙冠、牙颈和牙根3个部分(图4-3)。**牙冠** crown of tooth 是露出牙龈以外的部分;**牙根** root of tooth 为嵌入牙槽骨的部分;牙根与牙槽骨之间有致密结缔组织构成的牙周膜;**牙颈** neck of tooth 是牙冠与牙根之间缩窄的部分,被牙龈所覆盖。

牙主要由**牙(本)质** dentine of tooth 构成,包绕着牙腔(图4-3)。其化学成分与骨质相似,但无机成分约占80%,故较骨质坚硬。牙本质的外表面,在牙冠处,覆盖有一层坚硬而光滑的**釉质** enamel,釉质由釉柱和少量的间质构成。釉柱呈棱柱状,主要成分为羟基磷灰石结晶,其中无机物约占96%,有机物很少,因此是体内最坚硬的结构。在牙颈和牙根处,牙本质的外表面覆盖有一层**牙骨质** cement,其组成结构在牙根处与骨组织相似;但在牙颈处的牙骨质较薄,且无骨细胞。

　　牙周组织包括**牙龈** gingiva、**牙周膜** peridental membrane 和**牙槽骨** alveolar bone 3 部分,对牙具有支持、保护、固定作用。牙龈是口腔黏膜的一部分,富含血管,色泽红润,包绕着牙颈并与牙槽骨的骨膜紧密相连。老年人常因牙龈萎缩,致使牙颈外露。牙周膜是介于牙根和牙槽骨之间的致密结缔组织,将两者牢固地相连,具有缓冲咀嚼的压力和保护、固定、支持的作用。老年人牙周膜萎缩后,常可引起牙齿松动或脱落。

　　牙内的空腔为**牙腔** dental cavity,牙的血管、神经经牙根尖端的**根尖孔** apical foramen 进出牙腔,在腔内与其间的结缔组织共同构成**牙髓** dental pulp。当牙髓发炎时,常引起剧烈的疼痛。

　　根据牙的形态和功能,可将牙的种类分为切牙、尖牙、前磨牙和磨牙(图 4-4)。**切牙** incisors 牙冠扁平,只有 1 个牙根。**尖牙** canine teeth 又称犬牙,牙冠呈锥形,也只有 1 个牙根。**前磨牙** premolars 的牙冠呈方圆形,一般只有 1 个牙根,但上颌第 1 前磨牙有时为 2 个牙根。**磨牙** molars 的牙冠最大,呈方圆形,上颌磨牙有 3 个牙根,下颌磨牙有 2 个牙根。

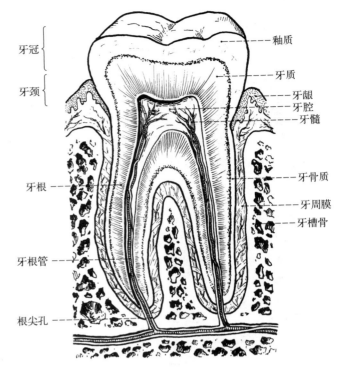

图 4-3　下颌磨牙的构造模式图

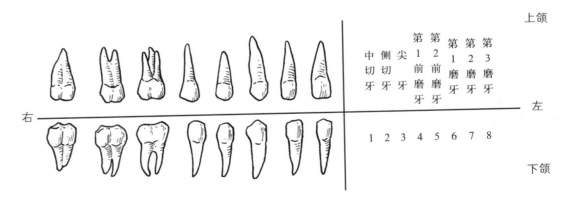

图 4-4　恒牙的分类、名称及符号

　　人的一生先后有两套牙。第 1 套牙为**乳牙** deciduous teeth(图 4-5)。从出生 4~6 个月开始陆续长出,到 2 岁左右出齐,共 20 颗。第 2 套牙为**恒牙** permanent teeth(图 4-4)。乳牙在 6 岁左右开始逐渐脱落,换上永久性的恒牙,约在 14 岁出齐。但第 3 磨牙往往在 18 岁以后才长出,因此又称**迟牙**(**智牙** wisdom tooth),有时甚至终身不出(表 4-1)。恒牙出齐后共有 32 颗。在上、下颌的左半和右半,乳牙各有 5 颗,而恒牙各有 8 颗。

　　标记牙位置的方式称**牙式** dental formula。常以被检查者的方位为准,用"十"字的 4 个象限来代表上、下颌左、右半的 4 个区域,以罗马数字 I ~ V 表示乳牙,以阿拉伯数字 1 ~ 8 表示恒牙,序号顺序由内向外计数。

　　如"V"表示左上颌第 5 颗乳牙即第 2 乳磨牙,"3"表示右上颌第 3 颗恒牙即尖牙。

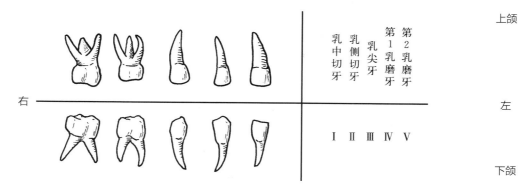

图 4-5 乳牙的分类、名称及符号

表 4-1 牙的萌出和脱落时间

乳牙			恒牙	
名称	萌出时间	脱落时间	名称	萌出时间
乳中切牙	6~8 个月	6 岁	中切牙	6~8 岁
乳侧切牙	6~10 个月	8 岁	侧切牙	7~9 岁
乳尖牙	16~20 个月	12 岁	尖牙	9~12 岁
第 1 乳磨牙	12~16 个月	10 岁	第 1 前磨牙	10~12 岁
第 2 乳磨牙	20~30 个月	11~12 岁	第 2 前磨牙	10~12 岁
			第 1 磨牙	6~7 岁
			第 2 磨牙	11~13 岁
			第 3 磨牙	18~28 岁

五、舌

舌 tongue 是位于口腔底部,以横纹肌为基础,被覆黏膜而形成的肌性器官。其运动灵活,具有搅拌、协助咀嚼、吞咽食物的作用,还有感受味觉和辅助发音的功能。

舌分为上、下两面。舌的上面又称舌背,借 "V" 形的**界沟** terminal sulcus 将舌分为前 2/3 的舌尖、舌体和后 1/3 的舌根。界沟的尖端有一小凹,称**舌盲孔** foramen coecum,为胚胎时期甲状舌管的遗迹。舌体的前端为舌尖(图 4-6)。舌的下面正中线上有一条纵行的黏膜皱襞,从舌的下面连于口腔底的前部,称**舌系带** frenulum of tongue。若舌系带过短,会影响舌的运动,妨碍发音。舌系带根部的两侧各有一个小的圆形隆起,称**舌下阜** sublingual caruncle,其上有小孔,为下颌下腺及舌下腺大管的开口。在舌下阜的两侧有向外侧延续的**舌下襞** sublingual fold,舌下腺小管散在地开口于此(图 4-7)。

在舌根部黏膜内有许多由淋巴组织组成的小结,称为**舌扁桃体** lingual tonsil。舌体和舌尖的黏膜形成许多乳头状隆起,称**舌乳头** papillae of tongue。舌乳头有 4 种(图 4-6):

1. **丝状乳头** filiform papilla 遍布于舌背各处,数量最多,体积最小,乳头呈圆锥状,其浅层上皮细胞角化脱落,形成舌苔,呈白色。

2. **菌状乳头** fungiform papilla 数量较少,散在于丝状乳头之间,在舌的侧缘与舌尖部较多。呈红色钝圆蘑菇状的突起,上皮不角化,含有味蕾。因固有层中有丰富的毛细血管,故乳头呈红色。

3. **轮廓乳头** vallate papilla 排列在界沟的前方,有 7~11 个,呈车轮状,是乳头中最大的一种,乳头中央隆起,顶端平坦,乳头周围的黏膜凹陷形成环沟,沟两侧的上皮内有多个味蕾。

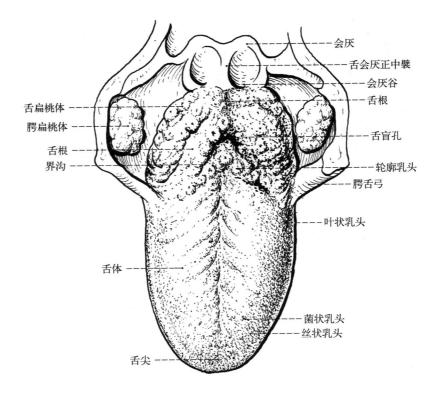

会厌
舌会厌正中襞
会厌谷
舌根
舌盲孔
轮廓乳头
腭舌弓
叶状乳头

舌扁桃体
腭扁桃体
舌根
界沟

舌体

菌状乳头
丝状乳头

舌尖

图 4-6　舌（背面）

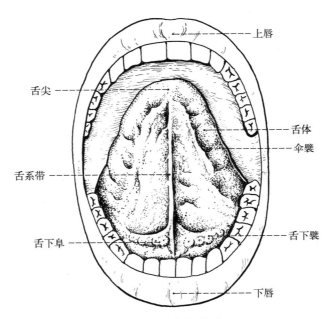

上唇

舌尖

舌体
伞襞

舌系带

舌下阜

舌下襞

下唇

图 4-7　口腔底和舌下面

　　4. **叶状乳头** foliate papilla　位于舌侧缘的后部,呈皱襞状,每侧有 4~8 条,形如叶片。两侧上皮中富有味蕾。儿童较成人更清楚。

　　味蕾 taste bud 是味觉感受器。主要分布于菌状乳头、轮廓乳头和叶状乳头,少数散在软腭、会厌及咽等部位的上皮内。味蕾顶端有很小的味孔。在舌的不同部位,味蕾的感受不同,如在舌尖主要感受甜、咸味,在舌的侧面主要感受酸味;而轮廓乳头主要感受苦味。

舌肌属横纹肌(图4-8,图4-9)。舌肌被纤维结缔组织所形成的中隔分为左、右对称的两半。每侧舌肌又可分为舌内肌和舌外肌。舌内肌的起止均在舌内,其纤维的走向可分为纵行肌、横行肌和垂直肌3种。收缩时,可分别使舌缩短、变窄或变薄。舌外肌起自舌外,止于舌内,包括**颏舌肌**、**舌骨舌肌**和**茎突舌肌**3对。其中以颏舌肌在临床上较为重要,该肌起自下颌体后面的颏棘,肌纤维呈扇形向后上方分散,止于舌中线的两侧。两侧颏舌肌同时收缩,将舌拉向前下方,即伸舌;一侧收缩使舌尖伸向对侧。一侧颏舌肌瘫痪,伸舌时舌尖偏向患侧。

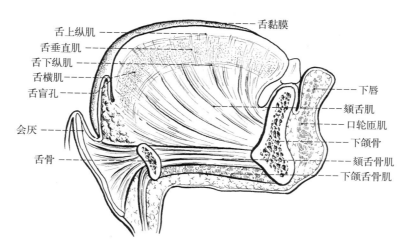

图4-8 舌(矢状切面)

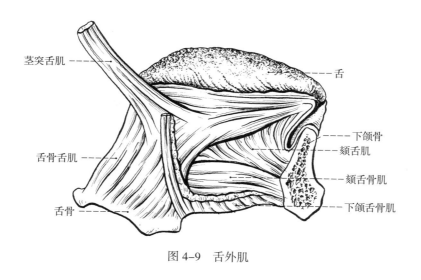

图4-9 舌外肌

六、唾液腺

唾液腺 salivary gland 属外分泌腺,能分泌唾液,有湿润口腔黏膜、掺和食物形成食团和初步消化食物的功能。唾液腺可分为**大唾液腺**和**小唾液腺**两类。小唾液腺数目众多,位于口腔各部的黏膜内,属于黏液腺,如唇腺、腭腺、颊腺和舌腺等。大唾液腺有3对,即腮腺、下颌下腺、舌下腺(图4-10)。

(一)腮腺

腮腺 parotid gland 形状不规则,腺体分为浅部、深部和峡部。浅部略呈三角形,上达颧弓,下至下颌角,覆盖于咬肌后部的浅面;深部伸入到下颌支与胸锁乳突肌之间的下颌后窝内。**腮腺管**由腮腺浅部前缘发出,在颧弓下方一横指处,横过咬肌浅面,至咬肌前缘转向内侧,穿颊肌,开口于与上颌第2磨牙牙冠相对的颊黏膜处,此处黏膜稍微向内隆起称腮腺管乳头。

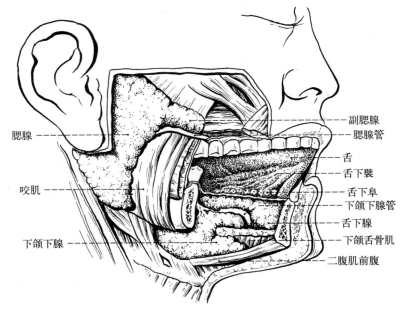

图 4-10　大唾液腺

（二）下颌下腺

下颌下腺 submandibular gland 位于下颌骨下缘与二腹肌前、后腹所围成的下颌下三角内,其导管自腺的内侧面发出,沿口腔底黏膜的深面前行,开口于舌下阜。

（三）舌下腺

舌下腺 sublingual gland 位于口腔底部舌下襞的深面,呈长扁圆形,较小,导管有大、小两种。大导管有一条,与下颌下腺管共同开口于舌下阜;小导管有十多条,皆开口于舌下襞。

第二节　咽

一、咽的位置和形态

咽 pharynx 为消化系统及呼吸系统所共有的通道,为一漏斗形的肌性管道,前后扁窄,位于第 1~6 颈椎的前方。咽的上端宽阔,附着于颅底;下端狭窄,于第 6 颈椎下缘处移行为食管;咽的后壁及侧壁完整,但前壁不完整,分别以鼻后孔、咽峡和喉口与其前方的鼻腔、口腔和喉腔相通。故可以借软腭和会厌的上缘为界,将咽腔分为鼻咽、口咽和喉咽 3 部分(图 4-11,图 4-12)。

二、咽的分部

（一）鼻咽

鼻咽 nasopharynx 为咽腔的上部,介于颅底与软腭后缘水平之间,向前经鼻后孔与鼻腔相通。鼻咽的顶壁与后壁相互移行,呈斜向后下的圆拱形,此处黏膜下有丰富的淋巴组织,称**咽扁桃体** pharyngeal tonsil。在小儿时期,该淋巴组织较发达,从 6 岁左右开始萎缩,至 10 岁以后则完全退化。有些儿童的咽扁桃体可出现异常的增大,称增殖腺,可使咽腔变窄,影响呼吸,熟睡时可出现张口呼吸。

在鼻咽的侧壁上,约平下鼻甲后方的 1 cm 处,有**咽鼓管咽口** pharyngeal opening of auditory tube,此口呈镰状,鼻咽腔由此口经咽鼓管通达中耳的鼓室。当咽部感染时,细菌可经咽鼓管蔓延至中耳,引起中耳炎。在咽鼓管咽口的前、上、后方有明显的弧形隆嵴,称**咽鼓管圆枕** tubal torus,是寻认咽鼓管咽口的标志。咽鼓管咽口附近

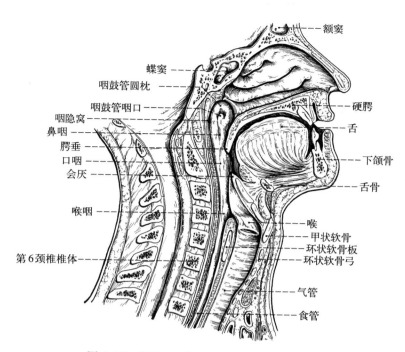

图 4-11　鼻腔、口腔、咽和喉的正中矢状切面

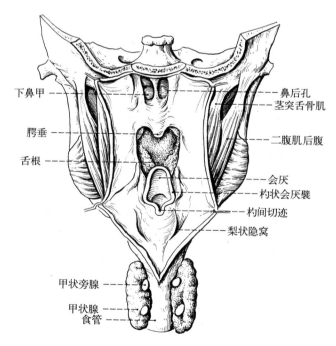

图 4-12　咽后面观（切开咽后壁）

黏膜内的淋巴组织,称为**咽鼓管扁桃体** tubal tonsil。咽鼓管圆枕的后方有一纵行的凹陷,称**咽隐窝** pharyngeal recess,是鼻咽癌的好发部位。

（二）口咽

口咽 oropharynx 为咽腔的中部,介于软腭后缘与会厌上缘平面之间,向前经咽峡与口腔相通。其前壁主要为舌根后部,舌根后部的正中有一条矢状位的黏膜皱襞连于会厌,称**舌会厌正中襞**,该襞两侧的浅凹称**会厌**

谷 epiglottic vallecula,异物可停留于此。在口咽外侧壁的腭舌弓与腭咽弓之间有一凹窝,称**扁桃体窝** tonsillar fossa,窝内容纳腭扁桃体。扁桃体窝的上部未被扁桃体充满的间隙称扁桃体上窝,也易滞留异物。

腭扁桃体 palatine tonsil 是一对扁卵圆形的器官(图 4-2,图 4-6),内侧面由黏膜覆盖,并有 10~20 个深陷的小凹,称**扁桃体小窝**,细菌可在小窝内滞留繁殖,导致扁桃体发炎。发炎时,脓液常滞留于此。扁桃体的外侧面贴附于口咽侧壁,其外侧面及前后两侧面均被结缔组织构成的扁桃体囊包绕,该囊与咽壁肌之间仅以疏松结缔组织相连,故手术时易于剥离,但当扁桃体发炎化脓时,脓液也较容易聚积于此。

咽淋巴环或称 Waldeyer 环,是由咽后上方的咽扁桃体、两侧的咽鼓管扁桃体、腭扁桃体及前下方的舌扁桃体共同围成的淋巴组织环,是呼吸道和消化道上端的防御组织。

(三)喉咽

喉咽 laryngopharynx 为咽下部最狭窄的部分,位于会厌上缘与第 6 颈椎下缘平面之间,向前借喉口与喉腔相通。此部在喉口的两侧各有一个深凹,称**梨状隐窝** piriform recess,是异物易于滞留的部位。

咽肌是构成咽壁的主要结构,为骨骼肌,由咽缩肌和咽提肌组成。**咽缩肌**主要由斜行的**咽上缩肌**、**咽中缩肌**和**咽下缩肌** 3 对构成,各咽缩肌自上而下依次呈叠瓦状,肌纤维环包绕咽侧壁和后壁,止于后壁中线处的咽缝;**咽提肌**插入咽上、中缩肌之间。

当吞咽时,各咽缩肌由上而下依次收缩,将食团推入食管。咽提肌收缩,上提咽、喉,迫使舌根后压,会厌下盖,封闭喉口,保护性地防止食物颗粒等误入喉和气管,食团越过会厌后方,经喉咽进入食管。

第三节 食 管

一、食管的位置和分部

食管 esophagus 为一横扁纵长的管状肌性器官,上在第 6 颈椎下缘处接咽,下在第 11 胸椎平面连贲门,全长约 25 cm。食管沿脊柱的前方、气管的后方下行,经颈部入胸腔,再穿膈的食管裂孔至腹腔。故食管可分为颈部、胸部和腹部 3 段(图 4-13)。

颈部 cervical part 较短,由食管起始至颈静脉切迹水平,长约 5 cm。

胸部 thoracic part 较长,起自颈静脉切迹至膈的食管裂孔,长 18~20 cm。

腹部 abdominal part 最短,由食管裂孔起始至胃的贲门,长 1~2 cm。

二、食管的狭窄部

食管全长有 3 处生理性狭窄(图 4-13):第 1 狭窄在食管的起始处,距中切牙约 15 cm;第 2 狭窄位于左主支气管跨过其前方处,相当于胸骨角或第 4 胸椎下缘平面,距中切牙约 25 cm;第 3 狭窄在食管穿经膈的食管裂孔处,约平第 10 胸椎高度,距中切牙约 40 cm。食管这 3 处狭窄是异物易滞留部位,也是食管损伤、炎症和肿瘤的好发部位,进行食管插管时应注意这些狭窄。根据食管镜插入的距离可推知器械顶端所到达的部位。

三、食管壁的结构

食管壁的肌层主要分为内环和外纵两层。上 1/3 段为骨骼肌,下 1/3 段为平滑肌,中 1/3 段则两者兼有。食管上下两端的环行肌增厚,形成上、下括约肌。

第四节 胃

胃 stomach 是消化管中最膨大的部分,呈囊袋状。胃在中等充盈状态下,大部分位于左季肋区,小部分位于腹上区。胃上连食管,下接十二指肠,具有收纳、消化食物的作用。胃的形态、大小和位置可因其充盈程度、体位、

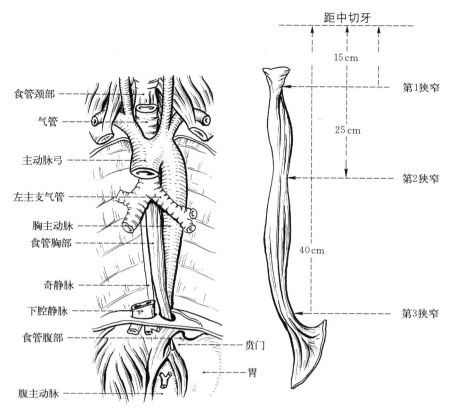

图 4-13　食管的位置及 3 处狭窄

体型和年龄等状况不同而有所变化。成人胃中等程度充盈时,平均长度为 25 ~ 30 cm,容量为 1 000 ~ 3 000 mL。

一、胃的形态和分部

胃有入、出口,大、小弯,前、后壁(图 4-14)。胃的入口称**贲门** cardia,上连食管。出口为**幽门** pylorus,下接十二指肠。**胃小弯** lesser curvature of stomach 是胃的右上缘,凹向左后上方,其最低点近幽门,称**角切迹** angular incisure。**胃大弯** greater curvature of stomach 先呈弧形凸向左上方,形成胃底的上界;继而凸向左前下方,构成胃的左下缘。空虚的胃有明显的前、后两壁,但当充盈时则不明显。在食管与胃底之间的夹角为**贲门切迹** cardiac incisure。

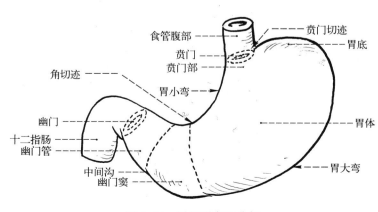

图 4-14　胃的形态和分部

胃可分为贲门部、胃底、胃体和幽门部4部分。**贲门部** cardiac part 为贲门周围的部分,与胃的其他部分无明显的界线,贲门位于第11胸椎椎体左侧。**胃底** fundus of stomach 指贲门切迹平面以上膨隆的部分,临床上称为**胃穹隆** fornix of stomach,其内含有空气,X线片上可见此气影,称胃泡。**胃体** body of stomach 为胃底与角切迹平面之间的部分。**幽门部** pyloric part 为角切迹平面与幽门之间的部分,幽门位于第1腰椎椎体右侧。幽门部又可再分为**幽门窦** pyloric antrum 和**幽门管** pyloric canal 两部分。幽门窦偏左连于胃体,为壁薄腔微大的部分,临床上常称为胃窦。该处近胃小弯侧是胃溃疡和胃癌的好发部位。幽门管靠近幽门,为壁厚腔窄的管状部分,长2~3 cm。

【拓展窗口】

在活体上,胃的形状与体型、张力及神经系统的功能状态有关,临床影像学根据X线片上胃的形态一般将胃分为3种类型。①钩型胃:常见于中间体型的人,位置和肌张力中等,形态多呈钩形,角切迹清晰可见,立位时胃大弯最低处大约位于髂嵴水平;②角型胃:常见于矮胖的人,位置和肌张力较高,呈横位,上宽下窄,胃角不明显,形如牛角;③长胃:常见于瘦长或瘦弱的人,位置与张力均较低,胃腔上窄下宽如水袋状,胃大弯最低处大约位于髂嵴水平以下(图4-15)。

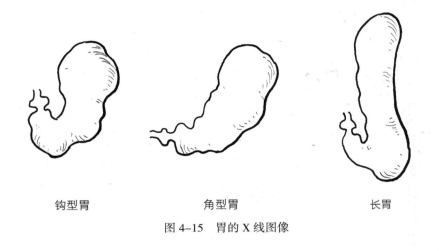

钩型胃　　　　　　角型胃　　　　　　长胃

图4-15　胃的X线图像

二、胃的位置与毗邻

胃的位置因体型、体位、胃的虚盈等情况的不同而有很大的变化。贲门与幽门的位置比较固定,贲门位于第11胸椎左侧,幽门在第1腰椎右侧附近。胃大弯的位置较低,其最低点一般在脐平面。胃在中等充盈时大部分位于左季肋区,小部分位于腹上区。胃的前壁在右侧与肝左叶贴近,在左侧与膈相邻,为左肋弓所掩盖。介于肝左叶与左肋弓之间的胃前壁,直接与腹壁相贴。胃后壁与胰、横结肠、左肾和左肾上腺相邻,胃底与膈和脾相邻。

三、胃壁的结构

胃壁由黏膜、黏膜下层、肌层和浆膜组成。胃的黏膜层柔软,血液供应丰富,色红润。黏膜上皮的表面黏液细胞分泌黏液覆盖在黏膜表面,起润滑保护的作用。黏膜表面遍布许多点状不规则的小孔,称**胃小凹** gastric pit。每个胃小凹底部都与3~5个**胃腺**相连。胃腺分泌胃液,胃液含盐酸和胃蛋白酶原等具有分解消化食物的功能。黏膜还形成许多高低不等的皱襞,在胃小弯处有4~5条较为恒定的纵行皱襞,皱襞间的浅沟称**胃道**,食糜可顺此道流向十二指肠(图4-16)。胃收缩时皱襞显著,充盈时除胃小弯侧的以外几乎皆消失。

幽门处的黏膜皱襞形成环状,突向腔内,称为**幽门瓣** pyloric valve。胃壁的肌层由3层平滑肌组成,由内向外为斜行肌、环行肌和纵行肌(图4-17)。其中环行肌层最发达,在幽门处增厚,形成**幽门括约肌** pyloric sphincter。该肌与幽门瓣共同作用,有延缓胃排空和防止小肠内容物反流的功能。

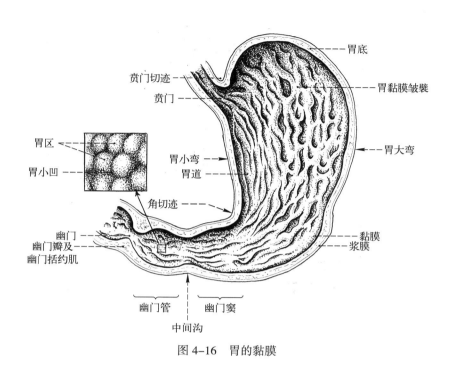

图 4-16 胃的黏膜

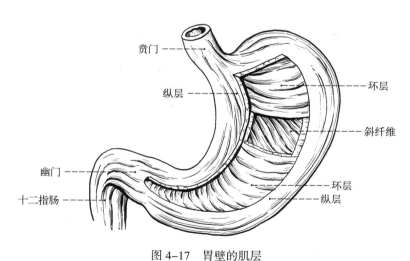

图 4-17 胃壁的肌层

第五节 小 肠

小肠 small intestine 盘曲在腹腔内,上连幽门,下接盲肠,是食物消化与吸收的主要场所。成人小肠长5～7 m,可分为十二指肠、空肠和回肠3部分(图4-1)。小肠腔面的环行皱襞自距幽门约5 cm处开始出现,在十二指肠末段和空肠近段极为发达,向远端逐渐变稀疏而矮小,至回肠中段以下几乎消失。

一、十二指肠

十二指肠 duodenum 是小肠的起始段,介于胃与空肠之间,成年人长约 25 cm,呈"C"形环抱胰头,可分为上部、降部、水平部和升部 4 个部分(图 4-18)。

(一)上部

上部 superior part 长约 5 cm,起自胃的幽门,行向右后方,至第 1 腰椎右侧急转向下延为降部,转折处称**十二指肠上曲**。十二指肠上部近幽门约 2.5 cm 的一段,管壁较薄,黏膜光滑,称**十二指肠球** duodenal bulb,是十二指肠溃疡的好发部位。

(二)降部

降部 descending part 长 7 ~ 8 cm,自十二指肠上曲起在第 1 ~ 3 腰椎的右侧下行,至第 3 腰椎下缘水平转折向左移行为水平部,转折处称为**十二指肠下曲**。在十二指肠降部后内侧壁的外面,有贴附下行的胆总管,致使该处黏膜朝内纵向轻微隆起,形成十二指肠纵襞。该襞的下端有一乳头状隆起,称**十二指肠大乳头** major duodenal papilla,是肝胰壶腹的开口处,为胆汁和胰液流入小肠参与化学性消化过程的重要管口。在大乳头的稍上方,有时还有一个**十二指肠小乳头** minor duodenal papilla,是副胰管的开口。

(三)水平部

水平部 horizontal part 又称为下部,长约 10 cm,自十二指肠下曲起始,向左横过第 3 腰椎的前方,至其左侧移行为升部。

(四)升部

升部 ascending part 长 2 ~ 3 cm,自第 3 腰椎左侧转向上行,至第 2 腰椎的左侧急转向前下方,形成**十二指肠空肠曲** duodenojejunal flexure,移行为空肠。十二指肠空肠曲由十二指肠悬肌连于右膈脚。十二指肠悬肌和其表面的腹膜皱襞共同构成**十二指肠悬韧带** suspensory ligament of duodenum,又称**屈氏韧带** ligament of Treitz,它是手术中确认空肠起始部的重要标志。

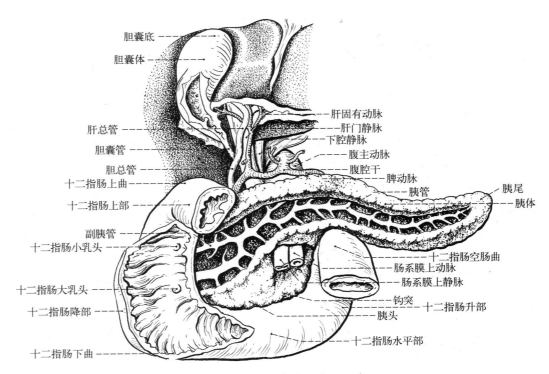

图 4-18 肝外胆道、十二指肠和胰

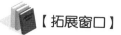

【拓展窗口】

　　胃镜是临床上最常用的内镜技术之一,它是一条包含光导纤维、前端装有内视镜头的管道。它经过患者的口腔进入食管、胃、十二指肠球部,对上述部位的黏膜改变进行肉眼观察,对可疑病变可以钳取黏膜组织并进行病理组织学检查。它是诊断很多病变的金标准,同时还可以对某些疾病进行内镜下治疗,如内镜下止血或某些肿瘤的切除等。

　　经内镜逆行胰胆管造影术(endoscopic retrograde cholangiopancreatography, ERCP)是将十二指肠镜经过口腔、食管和胃,插至位于十二指肠降部的十二指肠大乳头,通过导管向乳头内注入造影剂后进行 X 线检查,以显示胆管和胰管结构的技术。ERCP 主要用来诊断胆管和胰管的结构异常、肿瘤、结石和胆管炎等疾病,它是一种具有微创特点的检查技术。通过 ERCP 可以进一步进行胆管内置管引流、取石或乳头肌切开等操作。

二、空肠和回肠

　　空肠 jejunum 和**回肠** ileum 盘曲在腹腔中、下部,靠较长的肠系膜连于腹后壁,活动度较大。空肠的上端起自十二指肠空肠曲,回肠末端连于盲肠。空、回肠之间并无明显的分界,一般而言,上 2/5 为空肠,位于腹腔的左上部;下 3/5 为回肠,位于腹腔的右下部,部分位于盆腔(图 4-1)。

　　空、回肠的黏膜形成许多环状襞,环状襞上有大量的小肠绒毛,小肠绒毛上的吸收细胞表面又有更小更密的微绒毛,这些结构使小肠的吸收面积扩大了 20～30 倍。小肠绒毛的根部有小肠腺的开口,小肠绒毛除了吸收功能之外,其上的杯状细胞和小肠腺尚能分泌黏液,润滑和保护肠黏膜。

　　在小肠黏膜层内还有淋巴滤泡。淋巴滤泡可以分为**孤立淋巴滤泡** solitary lymphatic follicle 和**集合淋巴滤泡** aggregated lymphatic follicle 两类。前者散在于空、回肠的黏膜内;后者多见于回肠下部游离缘的黏膜内,呈梭形,其长轴与小肠长轴一致。肠伤寒病变常发生于此,可并发肠穿孔或肠出血。

　　空、回肠之间虽然无明显的分界,但在外观上,两者仍有区别(图 4-19,表 4-2)。空肠的管腔较大,管径较粗,管壁较厚,血管丰富,颜色较红,环状皱襞高而密集,黏膜内仅有散在的孤立淋巴滤泡;而回肠的管径较小,管壁较薄,血管较少,颜色较浅,环状襞低而稀疏,黏膜内除了有孤立淋巴滤泡外,还有集合淋巴滤泡。

　　约有 2% 的成人个体,在回肠末端距回盲瓣 0.3～1.0 m 范围内的回肠壁上,可见一囊袋状突出的**回肠憩室** ileal diverticulum,又称**梅克尔憩室** Meckel diverticulum,为胚胎时期卵黄蒂未消失而形成的。此憩室可发炎或合并溃疡穿孔,因其位置靠近阑尾,故症状与阑尾炎相似,易误诊为阑尾炎。

表 4-2 　空肠和回肠比较

	空肠	回肠
位置	左上腹部	右下腹部
长度	近侧 2/5	远侧 3/5
管腔	较粗	较细
管壁	较厚	较薄
颜色	较红	较淡
环状襞	密集	稀疏
淋巴滤泡	孤立淋巴滤泡	集合淋巴滤泡、孤立淋巴滤泡
血管弓	少,1～2 级弓	多,3～4 级弓

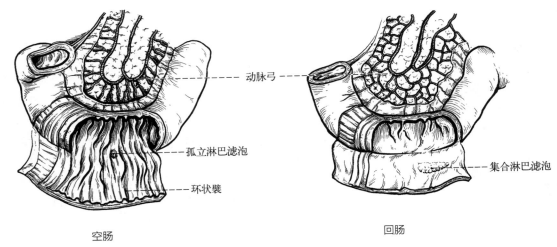

图 4-19　空肠和回肠

第六节　大　肠

大肠 large intestine 是消化管的下段,起自盲肠,终于肛门,全长 1.5 m,分为盲肠、阑尾、结肠、直肠和肛管(图 4-1)。

大肠管径较大,肠壁较薄,除直肠、肛管和阑尾外,在结肠和盲肠具有 3 种区别于小肠的特征性结构,即结肠带、结肠袋和肠脂垂(图 4-20)。**结肠带** colic band 是由肠壁的纵行肌增厚而成,有 3 条,沿肠管的纵轴平行排列。结肠带与阑尾的根部相连。**结肠袋** haustra of colon 是由于结肠带较肠管短,使肠管形成许多由横沟隔开的囊状膨出,称结肠袋。 当结肠袋被钡剂充盈时,其 X 线图像即呈现出边缘整齐的串珠状阴影。**肠脂垂** epiploic appendice 为结肠带两侧的指状小突起,由浆膜包裹脂肪组织而形成。在结肠的内面,于结肠袋之间,有增厚的环行肌,使肠黏膜凸向肠腔内形成**结肠半月襞** semilunar fold of colon。

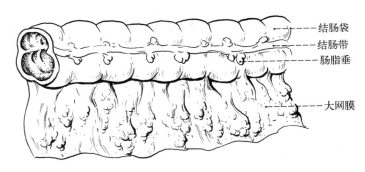

图 4-20　结肠的特征性结构(横结构)

一、盲肠

盲肠 cecum 多位于右髂窝内(图 4-1,图 4-21),长 6~8 cm。高位盲肠在髂窝上方,甚至上达肝下方。盲肠是大肠的起始部,呈囊袋状,下端为膨大的盲端,上端的左侧有回肠末端的开口,称**回盲口** ileocecal orifice。此口上、下缘的黏膜皱襞呈唇状凸入盲肠,称**回盲瓣** ileocecal valve,它具有控制和防止小肠内容物过快流入大肠的作用,有利于食物在小肠内充分消化吸收;还有防止大肠内容物反流入小肠的作用。由于回肠管径小于盲肠,衔接处又呈直角,因此,回盲部较易发生肠套叠。盲肠向上延续为升结肠,两者之间以回盲瓣为界。

二、阑尾

阑尾 vermiform appendix 又称蚓突,为一条细长蚓状的盲管,长 6~9 cm(图 4-21)。阑尾根部附着于盲肠的后内侧壁,开口在回盲口下方 2~3 cm 处。

阑尾的远端(阑尾尖)为游离的盲端。阑尾的位置因人而异,变化较大。临床上常以阑尾尖的指向来表述阑尾的位置。**盲肠后位**阑尾在盲肠后方,其尖指向右上;**盲肠下位**阑尾在盲肠下,其尖指向右下;**回肠前位**阑尾在回肠前方,其尖指向左上;**回肠后位**阑尾在回肠后方,其尖指向左上;**盆位**(回肠下位)阑尾其尖伸向盆腔,指向左下(图 4-21)。由于 3 条结肠带均汇集于阑尾根部,临床行阑尾手术时可沿结肠带向下追寻,这是寻找阑尾的可靠方法。

阑尾根部的体表投影:通常以脐与右髂前上棘连线的中、外 1/3 交点处为标志,此点在临床上称为**麦克伯尼点 McBurney point**,简称麦氏点,患阑尾炎时,此处常有明显压痛。有时也以左、右髂前上棘连线的中、右 1/3 交点即 Lanz 点来表示。

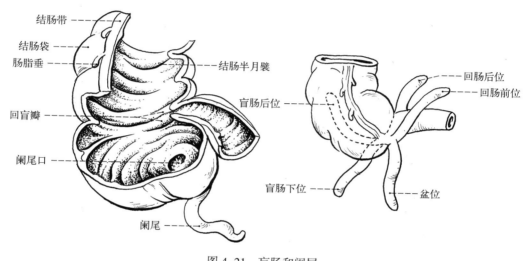

图 4-21 盲肠和阑尾

【拓展窗口】

　　阑尾位置的变化是阑尾炎临床表现不同的主要原因之一,不同位置的阑尾炎可以引起不同部位的体征。例如,回肠前位(或盲肠前位)的阑尾炎,右下腹压痛和反跳痛明显;而回肠后位(或盲肠后位)的阑尾炎,髂腰肌征明显;盆位的阑尾炎,腹部压痛和反跳痛比较弱,而其闭孔内肌征明显,需与右侧输尿管结石或右侧附件炎相鉴别。

三、结肠

结肠 colon 在右髂窝内续于盲肠,呈"门"字形围绕在空肠和回肠的周围,下端于第 3 骶椎平面延为直肠。按结肠的位置和形态,可分为升结肠、横结肠、降结肠和乙状结肠 4 部(图 4-1),其大部分固定于腹后壁。

(一)升结肠

升结肠 ascending colon 是盲肠向上的延续,紧贴于腹后壁右侧,向上抵达肝右叶下方,转折向左移行为横结肠,其转折处称**结肠右曲** right colic flexure,又称**结肠肝曲**。

(二)横结肠

横结肠 transverse colon 始于结肠右曲,向左横行,延伸到左季肋区脾脏面的下部,转折向下延为降结肠,转折处称为**结肠左曲** left colic flexure,又称结肠脾曲。横结肠由横结肠系膜连于腹后壁,其活动度较大。

(三)降结肠

降结肠 descending colon 从结肠左曲开始,沿腹后壁左侧向下达左髂嵴,移行为乙状结肠。

(四)乙状结肠

乙状结肠 sigmoid colon 自左髂嵴水平开始,沿左髂窝转入盆腔内,全长呈"S"形弯曲,至第 3 骶椎平面延续为直肠。乙状结肠借乙状结肠系膜连于盆腔侧壁,活动性较大,因其系膜过长,常发生肠扭转。

四、直肠

直肠 rectum 上端于第 3 骶椎处连乙状结肠,沿骶骨与尾骨的前面下行,穿过盆膈移行为肛管(图 4-22,图 4-23),全长约 12 cm。直肠并不直,在矢状面上有两个弯曲,一个在骶骨的前面,与骶骨弯曲一致,形成凸向后的弯曲,称**骶曲** sacral flexure,距肛门约 8 cm;另一个是直肠绕过尾骨尖,继而转向后下方形成凸向前的弯曲,称**会阴曲** perineal flexure,距肛门约 4 cm。

直肠腔上段较窄,下段膨大成**直肠壶腹** ampulla of rectum。直肠内面有上、中、下 3 条半月形的**直肠横襞** transverse fold of rectum,由黏膜和环行肌构成(图 4-23)。上横襞,位于直肠左侧壁,距肛门约 11 cm;中横襞最明显,恒定地位于直肠右侧壁,距肛门约 7 cm;下横襞多位于直肠左侧壁,有时缺如。直肠横襞常作为直肠镜检查的定位标志,进行直肠镜或乙状结肠镜检查时,必须注意这些弯曲和横襞,以免损伤肠壁。

男、女直肠的毗邻不同,男性直肠的前方有直肠膀胱陷凹、膀胱、前列腺、输精管壶腹、精囊和输尿管末端,女性直肠的前方有直肠子宫陷凹、子宫颈及阴道穹后部和阴道后壁。直肠指诊可触到这些器官。男女性直肠两侧和后面的毗邻是一致的,均为 3 个骶椎和尾骨、坐骨肛门窝、尾骨肌、肛提肌、梨状肌及盆腔的血管和神经等。

五、肛管

肛管 anal canal 是盆膈以下的消化管,长约 4 cm,上连直肠,下终止于**肛门** anus,为肛门括约肌所包绕,具有控制排便的功能。

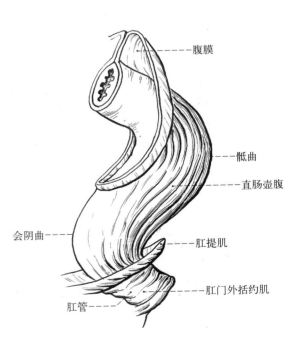

图 4-22　直肠与肛管(侧面)

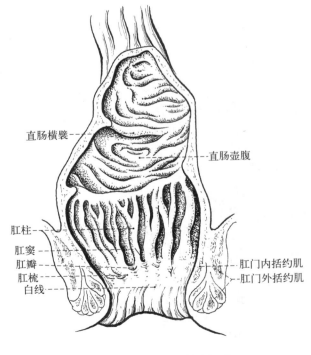

图 4-23　直肠与肛管(内面)

肛管的黏膜形成 6～10 条纵行的黏膜皱襞,称**肛柱** anal columns,柱内有动、静脉及纵行肌。肛柱的下端之间有半月形的黏膜皱襞相连,称**肛瓣** anal valves。肛瓣与肛柱下端共同围成开口朝上的小隐窝,称**肛窦** anal sinuses,肛门腺开口于此(图 4-23)。窦内易存粪屑,感染时称肛窦炎。

肛瓣与肛柱下端共同围成一锯齿状的环形线,称**齿状线** dentate line,或称肛皮线,此线以上为黏膜,其分布神经为内脏神经;线以下为皮肤,其分布神经为躯体神经。此外,该线也是不同静脉、淋巴回流的分界线。

在齿状线的下方,肛管内面由于肛门内括约肌的紧缩,形成一条宽约 1 cm 略微凸起的环行带,称**肛梳** anal pecten,又称痔环,其深部为静脉丛。在肛梳的下缘距肛门 1～1.5 cm 处有一淡蓝色的环形线,称**白线** white line,其位置相当于肛门内、外括约肌的交界处,在活体上作肛门指诊可触及此处有一环形浅沟。

肛门是肛管的下口,为一前后纵行的裂孔,前后径为 2～3 cm,肛门周围的皮肤呈暗褐色,成年男性肛门周围长有硬毛,并有汗腺和皮脂腺。

在肛门周围分别有肛门内、外括约肌。**肛门内括约肌** sphincter ani internus 是平滑肌,为肠壁的环行肌层增厚而成,有协助排便功能,但无括约肛门的功能。**肛门外括约肌** sphincter ani externus 为横纹肌,围绕在肛门内括约肌的外面,可分为皮下部、浅部和深部 3 部分,浅部和深部是括约肛门控制排便的重要肌束,若手术中不慎损伤,将会造成大便失禁。

第七节 肝

肝 liver 是人体最大的消化腺,参与糖、蛋白质、脂质和维生素等物质的代谢。肝内有着丰富的血窦,该血窦不但接受来自肝动脉的血,还接受来自肝门静脉的血。由胃肠道吸收来的各种物质除脂质外,都经肝门静脉入肝,在肝细胞内进行多种物质的合成、分解、转化、储存和解毒等工作。肝细胞还能生成胆汁沿胆道排入肠道参与消化活动;此外,还参与吞噬、防御、产生抗体、造血等功能。成年人肝的质量为 1 300～1 500 g,占体重的 1/50～1/40。胎儿和新生儿肝的质量相对较大,可达体重的 1/20。

一、肝的形态

肝呈不规则的楔形,表面大部分光滑,为浆膜性的脏腹膜紧密包裹而成,色红褐,质软脆,受暴力打击时易破裂出血。按形态可分膈面、脏面和前、后、左、右 4 缘。

肝上面隆凸,与膈相接触,故又称**膈面** diaphragmatic surface of liver(图 4-24)。该面与膈之间有相互移行的腹膜,该处腹膜皆为双层结构,略呈"Y"形,呈冠状位的称**冠状韧带** coronary ligament,该韧带的两侧向左、右延伸形成**左、右三角韧带** left and right triangular ligament;呈矢状位的称**镰状韧带** falciform ligament,此韧带将肝分成为左、右两叶,**肝左叶** left lobe 薄而小,**肝右叶** right lobe 厚而大。在左、右冠状韧带前、后层之间的肝区无光滑的腹膜被覆,仅有少量的疏松结缔组织与膈相连,较粗糙,故将此区称为**裸区** bare area。

肝下面朝向下后方,凹凸不平,与腹腔脏器相邻,故又称**脏面** visceral surface of liver(图 4-25)。此面可见"H"形的左、右两条纵沟和一条横沟。左纵沟窄而深,其前部是**肝圆韧带** ligamentum teres hepatis,为胎儿时期脐静脉闭锁后的遗迹;后部是**静脉韧带** ligamentum venosum,为胎儿时期静脉导管的遗迹。右纵沟宽而浅,其前部是**胆囊窝** fossa for gallbladder,容纳胆囊;后部是**腔静脉沟** sulcus for vena cava,该沟向后上伸至膈面,有下腔静脉通过。横沟位于中间部,长约 5 cm,有肝门静脉左、右支,肝固有动脉左、右支,肝左、右管,以及神经和淋巴管等在此出入,称为**肝门** porta hepatis 或第一肝门。这些结构被结缔组织包绕,构成**肝蒂** hepatic pedicle。肝的脏面借"H"形的沟分为 4 叶。右纵沟的右侧为右叶,左纵沟的左侧为左叶,横沟前方的部分为**方叶** quadrate lobe,横沟后方的部分为**尾状叶** caudate lobe。其中脏面的左叶与膈面的左叶一致,而脏面的右叶、方叶和尾状叶同膈面的右叶相当。肝下缘为肝的脏面和膈面的分界线,可分为前、后、左、右 4 缘。左缘和前缘较薄锐;前缘左部有**肝圆韧带切迹** notch for ligamentum teres hepatis,是肝圆韧带和镰状韧带移行相连的部位;前缘右部有**胆囊切迹** notch of gallbladder,胆囊底常于此露出肝前缘。右缘与后缘皆较钝圆和厚实;在后缘上有腔静脉沟,容纳上行的下腔静

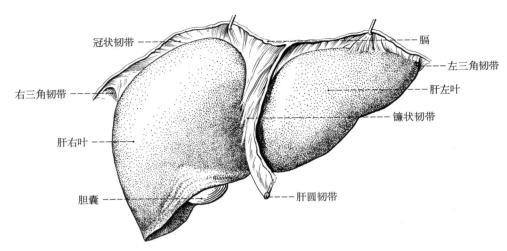

图 4-24　肝的前面观

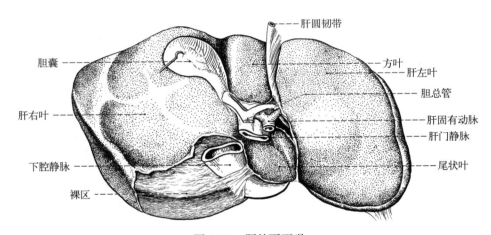

图 4-25　肝的下面观

脉,此沟的上端有**第二肝门**,为肝内 3 条较大的肝静脉(肝左、中、右静脉)出肝汇入下腔静脉的开口处;此沟的下端还有**第三肝门**,为右半肝或尾状叶的一些小静脉出肝汇入下腔静脉的部位。

二、肝的位置与毗邻

肝大部分位于右季肋区和腹上区,小部分位于左季肋区。肝大部分被胸廓所掩盖,仅一小部分位于左、右肋弓之间的腹上区,直接与腹前壁相接触。

肝的上界与膈穹隆一致,在右锁骨中线上平第 5 肋间或第 5 肋;向左,肝上界经胸骨体与剑突结合处,最后终于左侧第 5 肋间左锁骨中线附近。肝下界即肝前缘,在右侧,肝前缘与右肋弓大体一致,故体检时,在右肋弓下不能触到肝。在腹上区左、右肋弓间,肝前缘在剑突下约 3 cm。由于幼儿腹腔的容积较小,而肝体积相对较大,肝下缘常低于右肋弓下 1.5 ~ 2.0 cm;到 7 岁以后,在右肋弓下不能触到。肝的脏面在左叶与胃前壁相邻;在右叶,前部与结肠右曲相邻接,中部近肝门处邻接十二指肠上曲,后部邻接右肾和右肾上腺。

三、肝的分叶和分段

按外形肝可分为左叶、右叶、方叶和尾状叶。然而,这种分叶的方法不符合肝内管道系统的分布规律,因此不能适应肝部分切除的要求。

肝内有 4 套管道,形成两个系统,即**肝静脉系统**和**格利森(Glisson)系统**。肝门静脉、肝动脉及肝管的各级分支均结伴同行,并由结缔组织鞘包裹,共同组成 Glisson 系统。所谓肝段就是根据 Glisson 系统的分支与分布及肝静脉的走行划分的。Glisson 系统分布于肝段内,肝静脉走行于肝段间,两者在肝内呈相嵌配布。根据 Glisson 系统的分支与分布,肝可分为两半肝(左半肝、右半肝)、5 叶(右前叶、右后叶、左内叶、左外叶和尾状叶)、8 段(段 I:尾状叶;段 II:左外叶上段;段 III:左外叶下段;段 IV:左内叶;段 V:右前叶下段;段 VI:右后叶下段;段 VII:右后叶上段;段 VIII:右前叶上段)(图 4-26,图 4-27)。

肝内各管道的腐蚀铸型标本显示在肝叶和肝段间存在着一些缺少 Glisson 系统分布的自然裂隙,这些裂隙称肝裂 hepatic fissure。肝内有正中裂、左叶间裂和右叶间裂 3 个叶间裂,以及左段间裂、右段间裂和背裂 3 个段间裂(图 4-26,图 4-27)。

1. **正中裂** middle hepatic fissure　在肝膈面相当于胆囊切迹中点到下腔静脉左缘的连线。此裂将肝分为左半肝与右半肝。肝中静脉位于正中裂。

2. **右叶间裂** right interlobar fissure　位于正中裂右侧,在肝膈面为下腔静脉右缘至胆囊切迹中点右侧的肝下缘的外、中 1/3 交点的连线,转至脏面,连于肝门的右侧端。此裂将右半肝分为右前叶和右后叶,裂内有肝右静脉经过。

3. **左叶间裂** left interlobar fissure　起自肝前缘肝圆韧带切迹,向后上方至肝左静脉汇入下腔静脉处。左叶间裂将左半肝分为左内叶和左外叶。

4. **左段间裂** left intersegmental fissure　在膈面相当于下腔静脉左壁至肝左缘上、中 1/3 交点的连线,转至脏面止于左纵沟中点稍后上方处。此裂将左外叶分为上段和下段,裂内有肝左静脉通过。

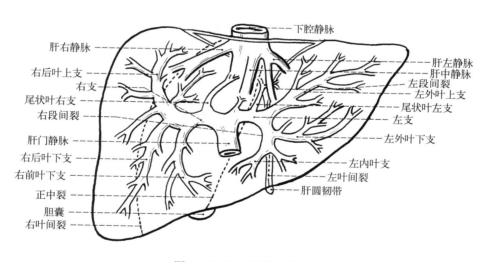

图 4-26　肝内管道与肝裂

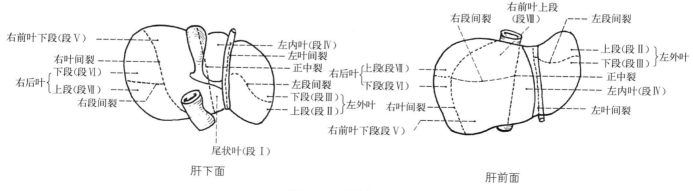

图 4-27　肝叶与肝段

5. 右段间裂 right intersegmental fissure   在脏面相当于横沟的右端与肝右缘中点的连线,再转至膈面,向左连于右叶间裂。此裂将右前叶和右后叶分为上段与下段。了解肝的分叶和分段在临床上具有十分重要的意义。临床上可根据肝叶、段的划分,对肝占位性病变进行较为准确的定位,在肝外科手术中,可根据病情施行半肝、肝叶或肝段切除。

6. 背裂 dorsal fissure   位于尾状叶前方,将尾状叶与左内叶和右前叶分开。它上起第二肝门,下至肝门,在肝上极形成一弧形线。

四、肝外胆道系统

肝外胆道系统是指将肝细胞分泌的胆汁输送到十二指肠的管道系统,包括胆囊、胆囊管、肝左管、肝右管、肝总管和胆总管(图 4-28,图 4-29)。

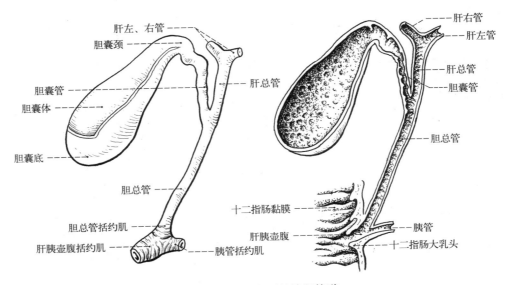

图 4-28　胆囊与肝外输胆管道

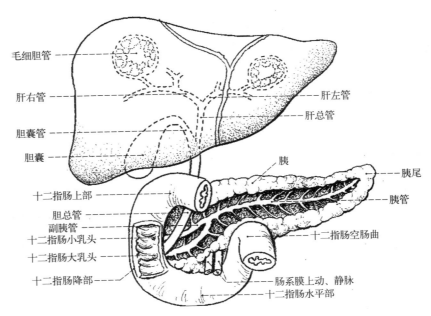

图 4-29　输胆管道和胰管模式图

（一）胆囊

胆囊 gallbladder 位于肝下面的胆囊窝内,呈梨形。长 8 ~ 12 cm,宽 3 ~ 5 cm,容量为 40 ~ 60 mL。胆囊有储存和浓缩胆汁的功能。

胆囊分底、体、颈、管 4 部。**胆囊底** fundus of gallbladder 是胆囊的盲端,膨大而钝圆。胆囊底指向前下方,多露于肝前缘的胆囊切迹处,并与腹前壁的内面相接触。胆囊底的体表投影位置相当于右腹直肌外缘(右锁骨中线)与右肋弓相交处。胆囊出现病变时,此处常出现明显压痛。**胆囊体** body of gallbladder 与底无明显的界线。**胆囊颈** neck of gallbladder 为胆囊体向后逐渐变细的部分,颈细而弯曲,然后急转向后下方与胆囊管相延续。**胆囊管** cystic duct 长 3 ~ 4 cm,管径约 0.3 cm,胆囊管在近胆囊颈的一段黏膜形成螺旋状的皱襞,称**螺旋襞** spiral fold,有调节胆汁进出胆囊的作用,较大的胆结石亦可因螺旋襞的阻碍而滞留于此处。

（二）肝管与肝总管

肝左、右管 left and right hepatic duct 由左、右半肝内的小胆管逐渐汇合而成,最后于肝门处出肝。在肝门处肝左、右管汇合成**肝总管** common hepatic duct,肝总管长 2 ~ 4 cm,下端与胆囊管汇合成胆总管。由胆囊管、肝总管和肝的脏面围成的三角形区域,称**胆囊三角**(Calot 三角),三角内常有胆囊动脉通过。胆囊三角是胆囊手术中寻找胆囊动脉的标志。

（三）胆总管

胆总管 common bile duct 长 4 ~ 8 cm,管径 0.6 ~ 0.8 cm,上端起自肝总管与胆囊管的汇合处,向下经十二指肠上部的后方,至胰头与十二指肠降部之间,斜穿十二指肠降部的后内侧壁,在壁内与胰管汇合,汇合处形成略膨大的**肝胰壶腹** hepatopancreatic ampulla,又称法特壶腹 Vater's ampulla,开口于十二指肠大乳头。在肝胰壶腹周围有**肝胰壶腹括约肌** sphincter of hepatopancreatic ampulla(又称奥迪括约肌 Oddi sphincter)包绕。在胆总管与胰管的末段也有少量的平滑肌包绕,分别称胆总管括约肌和胰管括约肌。

一般情况,肝胰壶腹括约肌平时保持收缩状态,可阻止胆汁流出,肝细胞分泌的胆汁经肝左管、肝右管、肝总管和胆囊管进入胆囊储存和浓缩;进食后,尤其在进食高脂肪性食物后,在神经体液的调节下,引起胆囊收缩和肝胰壶腹括约肌舒张,使胆囊内的胆汁经胆囊管、胆总管排入十二指肠,参与消化食物。

 【拓展窗口】

胆囊管的变异较多,有的胆囊管可与肝总管平行而下,在十二指肠上缘或后缘才汇合成胆总管;有的迂曲走行在肝总管的前方、后方或左方与之汇合;有的很短,在高位与肝总管或肝右管汇合。

第八节 胰

胰 pancreas 是人体仅次于肝的第二大消化腺,兼有内、外两分泌部。内分泌部即**胰岛** pancreatic islet,分泌胰岛素和胰高血糖素,参与调节糖代谢;外分泌部分泌胰液。胰液为碱性液体,含多种消化酶,如胰蛋白酶原、胰淀粉酶、胰脂肪酶、胆固醇酯酶等,它们分别对食物中的各种营养成分进行消化,在消化过程中起重要作用。

一、胰的位置与毗邻

胰是一个狭长、棱柱形的腺体,长 14 ~ 20 cm,质地柔软,呈灰红色,质量为 80 ~ 115 g。位于胃的后方,横贴于腹后壁上部,相当于第 1 ~ 2 腰椎的水平。

二、胰的分部

胰可分为头、颈、体、尾 4 部分(图 4-18,图 4-29),各部之间无明显界线。

胰头 head of pancreas 为胰右端呈梭形膨大的部分,其上、下方和右侧被十二指肠所包绕,胆总管在胰头后面与十二指肠降部之间经过,因此胰头癌可因肿块压迫胆总管而出现阻塞性黄疸。在胰头的下部有一突向左后上方的钩突。于钩突和胰头之间有肠系膜上动、静脉经过。胰头癌可因肿块压迫其后面的肝门静脉起始部,影响其血液回流,而出现腹水、脾大等症状。

胰颈 neck of pancreas 是位于胰头与胰体之间的狭窄扁薄部分,长 2~2.5 cm。胰颈的前上方邻接胃幽门,后面有肠系膜上静脉通过,肠系膜上静脉与脾静脉汇合成肝门静脉。

胰体 body of pancreas 位于胰颈与胰尾之间,占胰的大部分。胰体的前面隔着网膜囊与胃后壁相邻,故胃后壁的癌肿或溃疡穿孔常与胰发生粘连。

胰尾 tail of pancreas 较细,向左上方抵达脾门。

胰管 pancreatic duct 位于胰实质内,接近胰的后面,与胰的长轴一致,从胰尾经胰体走向胰头,沿途接受许多小叶间导管,最后于十二指肠降部的壁内与胆总管汇合成肝胰壶腹,开口于十二指肠大乳头。在胰头的上部常有一小管,称**副胰管** accessory pancreatic duct,位于胰管的上方,收纳胰头前上部的胰液,开口于十二指肠小乳头。

（董鸿铭编写　李虹绘图）

 习题

1. 填图题

请标出线段指示的相应解剖结构:

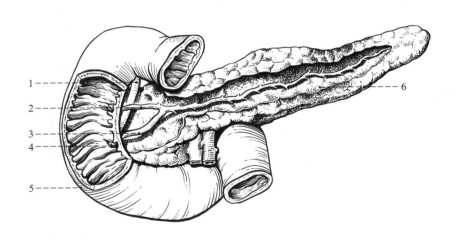

2. 填字题

请按提示内容填写行列中的空格:

纵向：
1. 手术中确认空肠起始部的重要标志
3. 三对唾液腺总称
6. 腮腺管的开口处
7. 连于咽侧壁的结构
8. 肝内管道系统之一
10. 口腔结构
12. 舌根部黏膜内淋巴组织组成的小结
14. 扁卵圆形的器官
15. 胃靠近幽门的管状部分
18. 肝冠状韧带的两侧延伸
19. 舌下腺小管开口处
20. 口腔底部腺体
21. 鼻咽癌的好发部位
24. 胃壁的环行肌层增厚形成
25. 收缩时伸舌

横向：
2. 肝胰壶腹的开口处
4. 恒牙之一
5. 十二指肠空肠移行处
6. 大唾液腺之一
8. 胎儿时期脐静脉闭锁后的遗迹
9. 鼻咽内一开口
11. 软腭形成的连于舌根的结构
13. 有下腔静脉通过的结构
16. 腭扁桃体表面深陷的小凹
17. 胆囊手术中寻找胆囊动脉的标志
21. 咽鼓管咽口附近黏膜内的淋巴组织
22. 下颌下三角内腺体
23. 容纳静脉韧带的沟
26. 肛门周围的横纹肌

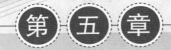

呼 吸 系 统

呼吸系统 respiratory system 由呼吸道和肺两部分组成（图5-1）。呼吸道包括鼻、咽、喉、气管和各级支气管，是传送气体的通道。根据位置又分为上呼吸道和下呼吸道，鼻、咽、喉为**上呼吸道**，气管和各级支气管为**下呼吸道**。肺由肺内的各级支气管、肺泡及血管、淋巴管和神经等构成，是气体交换的主要部位。呼吸系统的主要功能是执行人体与外界的气体交换，不断地吸入外界的氧，呼出体内的二氧化碳，从而使人体的新陈代谢得以顺利进行。同时肺还具有内分泌功能，是弥散性内分泌系统组成部分之一。

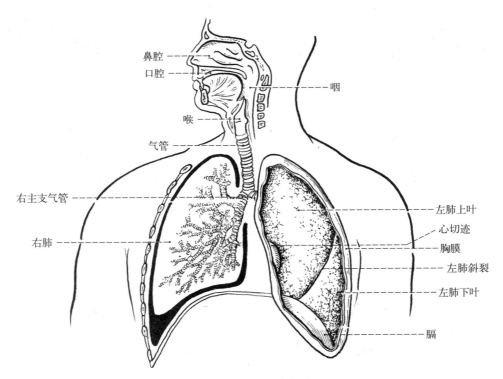

图 5-1　呼吸系统全貌

第一节　鼻

鼻 nose 包括外鼻、鼻腔和鼻旁窦 3 部分，是呼吸道的起始部分，也是嗅觉器官。

一、外鼻

外鼻 external nose 以骨和软骨作支架（图 5-2），外面覆盖皮肤。外鼻呈锥体形，位于面部中央，上端位于两眶之间的狭细部分称鼻根，向下延续的部分称**鼻背** back of nose，下端游离，突向前方称**鼻尖** apex of nose。鼻尖两侧比较膨大的部分称**鼻翼** wing of nose，该部只有软骨作支架，具有一定的弹性和活动性，呼吸困难时，可出现鼻翼扇动。从鼻翼向外下方到口角的浅沟称**鼻唇沟** nasolabial sulcus，两侧对称。在面神经受损时，患侧鼻唇沟变浅或消失。外鼻的下方有一对开口称鼻孔，是气体出入的门户。软骨部分的皮肤富含皮脂腺和汗腺，是痤疮、酒渣鼻和疖肿的易发部位。

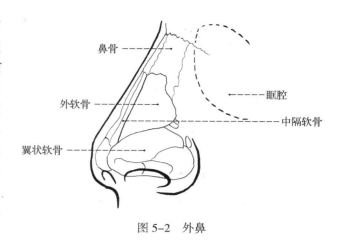

图 5-2　外鼻

二、鼻腔

鼻腔位于颅前窝下方，腭的上方，以骨和软骨为基础，表面覆以黏膜和皮肤。鼻腔被鼻中隔分成左、右两腔。鼻中隔主要由软骨（位于前部）和骨（位于后部）构成，且常偏向一侧，所以左、右两侧鼻腔多不对称。鼻腔向前借鼻孔与外界相通，向后经鼻后孔通鼻咽，每侧鼻腔以鼻阈为界分为鼻前庭和固有鼻腔两部分，鼻阈是皮肤和黏膜的分界处。

1. **鼻前庭** nasal vestibule　是由鼻翼围成的空间，其上方以弧形鼻阈与固有鼻腔分界。鼻前庭内面衬有皮肤，生有粗硬的鼻毛，它有阻挡灰尘吸入的作用。该部缺乏皮下组织，故发生疖肿时，疼痛较为剧烈。

2. **固有鼻腔** nasal cavity proper　是鼻腔的主要部分，可分为顶、底、内侧壁及外侧壁。顶的上方为颅前窝，当颅前窝骨折时，脑脊液或血液可由鼻腔流出。底即口腔的顶，由硬腭和软腭构成。内侧壁为鼻中隔，它由筛骨垂直板、犁骨和鼻中隔软骨表面覆盖黏膜构成，其前下部的黏膜较薄，内有丰富的毛细血管网，如遇损伤，极易出血，是鼻出血的好发部位，临床上称为**易出血区**（Little 区或 Kiesselbach 区）。在外侧壁有上、中、下 3 个鼻甲，上鼻甲的后上方多数人有**最上鼻甲** supreme nasal concha。最上鼻甲或上鼻甲后上方的窝为**蝶筛隐窝** sphenoethmoidal recess，有蝶窦的开口。切除中鼻甲，在中鼻道中部可见凹向上方的弧形裂隙，称**半月裂孔** semilunar hiatus，该裂隙的前上方有**筛漏斗** ethmoidal infundibulum，为额窦和前筛窦的开口。下鼻道的前部有鼻泪管的开口（图 5-3）。

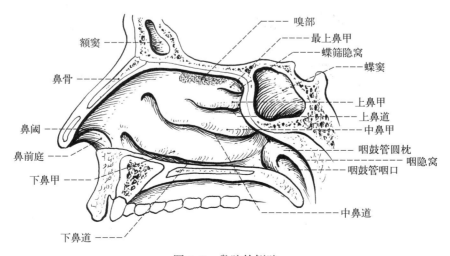

图 5-3　鼻腔外侧壁

固有鼻腔的黏膜因结构和功能不同,分为嗅部和呼吸部,嗅部为位于上鼻甲平面以上和鼻中隔上部的黏膜,在活体上呈苍白色或淡黄色,其内含有嗅细胞,具有嗅觉功能;呼吸部占鼻腔黏膜的大部分,黏膜富有血管和腺体,呈粉红色,具有温暖和湿润吸入空气的作用,腺体分泌黏液,有黏着灰尘和异物作用。黏膜上皮为假复层柱状纤毛上皮,纤毛向咽部方向摆动,将分泌物送至咽部,以利排出。

【拓展窗口】

鼻中隔偏曲是指鼻中隔偏向一侧或两侧,或局部有突起。偏曲一般呈"C"形或"S"形,若如尖锥样突起称为骨棘或矩状突;若呈由前向后的条形山嵴样突起,则称为骨嵴。鼻中隔偏曲有先天性畸形和由某些病变引起的继发性偏曲两种。

三、鼻旁窦

鼻旁窦 paranasal sinus 又称副鼻窦,为鼻腔周围含气骨腔的总称,共 4 对,包括上颌窦、额窦、筛窦和蝶窦(图 5-4,图 5-5)。鼻旁窦对发声起共鸣作用,并能调节吸入空气的温度和湿度。

(一)额窦

额窦 frontal sinus 位于眉弓深面额骨内、外板之间,左右各一,多不对称,大小及形状不一致,但基本上为三

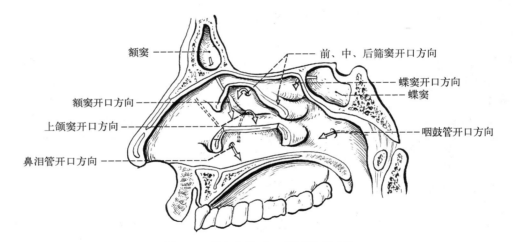

图 5-4 鼻旁窦的开口(鼻甲切除后)

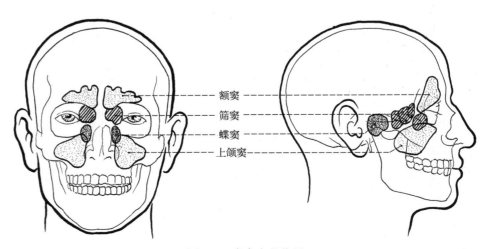

图 5-5 鼻旁窦的位置

棱锥体形,窦口向下后开口于中鼻道前部的筛漏斗。额窦底部为眶的内上壁,骨质最薄,患急性额窦炎时,此处压痛明显。

(二)筛窦

筛窦 ethmoidal sinus 又称筛小房,位于鼻腔外侧壁上份与眶内侧壁上份之间的筛骨迷路内,每侧有 3 ~ 18 个。依据部位可分为前筛窦、中筛窦和后筛窦。前筛窦、中筛窦开口于中鼻道,后筛窦开口于上鼻道。

(三)蝶窦

蝶窦 sphenoid sinus 位于蝶骨体内,被蝶窦中隔分为左、右两腔,向前借蝶窦口开口于蝶筛隐窝。蝶窦上壁与视交叉和垂体等相邻近,外侧壁与颈内动脉和海绵窦相邻,前壁与筛窦相邻。

(四)上颌窦

上颌窦 maxillary sinus 是鼻旁窦中最大的一个,位于上颌骨骨体内,容积平均为 14.69 mL,分为 5 个壁。上壁为眶的下壁;底壁即上颌骨的牙槽突,与上颌前磨牙和磨牙根紧密相邻,有时牙根与窦腔仅隔一层菲薄的骨板或黏膜,故牙根感染也容易侵入窦内,引起牙源性上颌窦炎;前壁为上颌体前面的尖牙窝,此处骨质较薄,上颌窦手术经常由此处进入;后壁较厚,邻翼腭窝;内侧壁为鼻腔之外侧壁,邻中下鼻道,有上颌窦窦口,开口于中鼻道。上颌窦因开口高于窦底,引流不畅,分泌物不易排出,往往形成慢性上颌窦炎,在下鼻甲附着处下方骨质最薄,是上颌窦穿刺的进针部位。

第二节 喉

喉 larynx 既是呼吸道,又是发音器官,由软骨、软骨连结、喉肌和黏膜构成。位于颈前部中间,成年人喉的上界约相当于第 3 颈椎椎体的水平,下界平对第 6 颈椎椎体下缘。喉位置的高低常因性别和年龄不同而有差别,女性的喉比男性稍高,小儿比成年人高,老年人则较低。喉上方借韧带连于舌骨,下方续接气管,前方被舌骨下肌群覆盖,后方与咽腔的喉部为邻,两侧有颈部大血管、神经和甲状腺侧叶。

一、喉软骨

喉软骨 laryngeal cartilage 是喉的支架,包括不成对的甲状软骨、环状软骨、会厌软骨和成对的杓状软骨。

1. **甲状软骨** thyroid cartilage(图 5-6) 是喉软骨中最大的一块,位于舌骨的下方,环状软骨的上方,构成喉的前壁和两侧壁。甲状软骨由左右对称的方形软骨板构成,两板前缘在中线相互融合构成前角,前角上端向前方突出处称**喉结** laryngeal prominence,喉结上方呈“V”形的切迹,称**上切迹** superior thyroid notch。两板的后缘游离,彼此分开,向上、下各伸出一对突起,上方的一对称**上角** superior cornu,细而长,借韧带与舌骨大角相连;下方的一对称**下角** inferior cornu,较粗短,与环状软骨构成关节。

2. **环状软骨** cricoid cartilage(图 5-7) 位于甲状软骨的下方,平对第 6 颈椎椎体高度,为颈前部重要的体表标志之一。环状软骨形如指环,前部低窄呈弓形,称**环状软骨弓**;后部高而宽呈方形板状,称**环状软骨板**。板

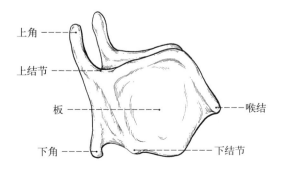

图 5-6 甲状软骨(侧面)

上角

上结节

板

喉结

下角

下结节

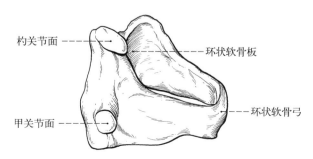

图 5-7 环状软骨

杓关节面

环状软骨板

甲关节面

环状软骨弓

的上缘,在中线两侧有与杓状软骨相接的关节面。在弓与板交界处的两外侧面有同甲状软骨下角相关节的关节面。环状软骨是喉软骨中唯一完整的环形软骨,对支撑呼吸道有重要作用,如损伤易造成喉狭窄。环状软骨下缘借韧带与气管软骨环相连。

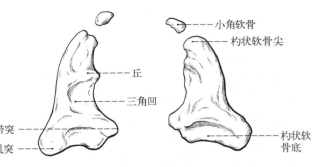

图 5-8　杓状软骨(前面)

3. **会厌软骨** epiglottic cartilage　形似树叶,位于甲状软骨的后上方。会厌软骨上端宽阔,游离于喉口上方,下端缩细借韧带附着于甲状软骨前角的后面。会厌软骨表面覆以黏膜,构成会厌。当吞咽时,喉上提,喉口被会厌关闭,以防止食物和唾液误入喉腔。

4. **杓状软骨** arytenoid cartilage(图 5-8)　位于环状软骨板上方,左右各一。杓状软骨呈三棱锥体形。杓状软骨尖向上、底向下,与环状软骨板上缘关节面形成关节,底向前方的突起,称**声带突** vocal process,有声韧带附着;向外方的突起,称**肌突** muscular process,有喉肌附着。

二、喉的连结

喉的连结包括喉软骨之间及喉与舌骨、气管间的连结(图 5-9 ~ 图 5-11)。

(一)环甲关节

环甲关节 cricothyroid joint 由甲状软骨下角与环状软骨两侧的关节面构成。甲状软骨在冠状轴上可做前倾和复位的运动,使声带紧张或松弛。

(二)环杓关节

环杓关节 cricoarytenoid joint 由杓状软骨底与环状软骨板上缘的关节面构成。杓状软骨在垂直轴上可做旋转运动,使两侧声带接近或分离,即声门裂缩小或开大。

(三)弹性圆锥

弹性圆锥 conus elasticus 又称**环甲膜**,为圆锥形的弹力纤维膜,自甲状软骨前角的后面,向下向后附着于环状软骨上缘和杓状软骨声带突。下缘附着于环状软骨上缘,上缘游离,紧张于甲状软骨前角后面和杓状软骨声

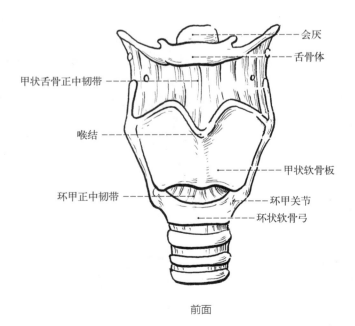

图 5-9　喉软骨连结

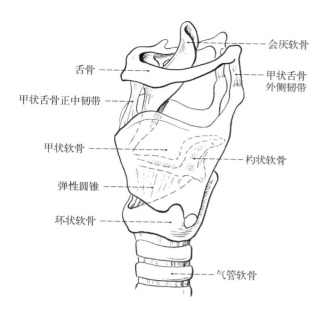

图 5-10 喉软骨连结(侧面)

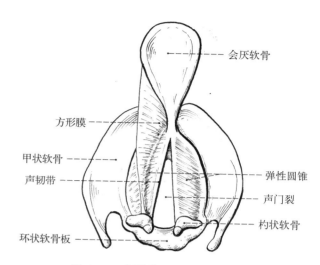

图 5-11 方形膜和弹性圆锥(上面)

带突之间者,称**声韧带** vocal ligament,是构成声带的基础。弹性圆锥的前部较厚,呈垂直方向,由甲状软骨下缘中部起始,向下止于环状软骨弓上缘中部,称**环甲正中韧带** median cricothyroid ligament,位置表浅,在临床遇喉部发生急性阻塞的患者,可在此处直接插入粗针头进行急救。

(四)方形膜

方形膜 quadrangular membrane 起于会厌软骨两侧缘和甲状软骨前角后面,向后附着于杓状软骨前内侧缘,呈斜方形。方形膜的下缘游离,称**前庭韧带** vestibular ligament。

(五)甲状舌骨膜

甲状舌骨膜 thyrohyoid membrane 是连于甲状软骨上缘与舌骨之间的一层宽阔薄膜。

(六)环状软骨气管韧带

环状软骨气管韧带 cricotracheal ligament 为连接环状软骨下缘和第 1 气管软骨环之间的结缔组织膜。

三、喉肌

喉肌 laryngeal muscle 均为细小的骨骼肌,附着于喉软骨的内面和外面。按其功能可分为两群。一群作用于环杓关节,使声门裂开大与缩小;另一群作用于环甲关节,使声带紧张或松弛(图 5-12 ~ 图 5-14)。因此,喉肌的运动可控制发声强弱并调节声调高低(表 5-1)。

表 5-1 喉肌的名称、起止及作用

名称	起止	作用
环杓后肌	起于环状软骨板的后面,止于杓状软骨的肌突	开大声门裂并紧张声带
环杓侧肌	起于环状软骨弓的侧面,止于杓状软骨的肌突	缩小声门裂
杓横肌	肌束横行连于两侧杓状软骨的后面	缩小声门裂
杓斜肌	由一侧的杓状软骨肌突斜至另一侧的杓状软骨尖	缩小声门裂
环甲肌	起于环状软骨弓的侧面,止于甲状软骨下缘	紧张声带
甲杓肌	起于甲状软骨前角的后面,止于杓状软骨外侧面及声带突	松弛声带并缩小声门裂

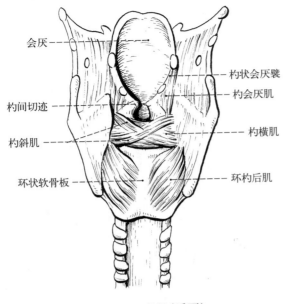

图 5-12 喉肌(后面)

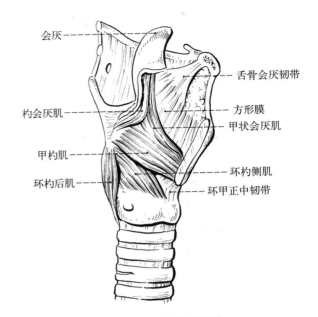

图 5-13 喉肌(侧面)

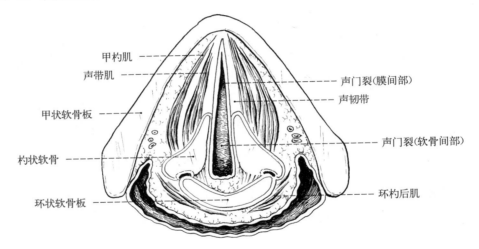

图 5-14 喉内肌(通过声带水平切面)

四、喉腔

喉腔 laryngeal cavity 上通咽腔的喉部,下通气管。喉腔的上口称**喉口** aperture of larynx。喉口朝向后上方,前界是会厌软骨上缘,两侧界为连于会厌软骨和构状软骨尖的黏膜皱襞称**构状会厌襞** aryepiglottic fold,后界为两构状软骨之间的**构间切迹**。

喉腔内面覆以黏膜,与咽、舌根及气管的黏膜相延续。在喉腔中部的两侧壁有两对前后方向的黏膜皱襞,上一对称**前庭襞** vestibular fold,与发声无直接关系,左右前庭襞间的裂隙称**前庭裂** vestibular fissure;下一对称**声襞** vocal fold,两侧声襞及构状软骨基底部之间的裂隙称**声门裂** fissure of glottis,是喉腔最狭窄的部位。**声带** vocal cord 是由声襞覆盖声韧带和声带肌(为甲构肌终止于声带突的部分肌束)而成,当气流通过时,声带振动而发出声音。喉腔可借前庭裂和声门裂分为上、中、下 3 部分。前庭裂以上的部分称**喉前庭**,前庭裂和声门裂之间的部分称**喉中间腔**。喉中间腔向两侧突出的囊状间隙,称**喉室**。声门裂以下的部分称**声门下腔**(图 5-15)。喉中间腔最窄,向上下逐渐扩大。声襞以下的黏膜下组织比较疏松,当发生急性炎症时,易引起水肿,不但影响发声,还可造成呼吸困难。尤其是小儿喉腔较小,常因水肿而引起喉阻塞,出现呼吸困难。

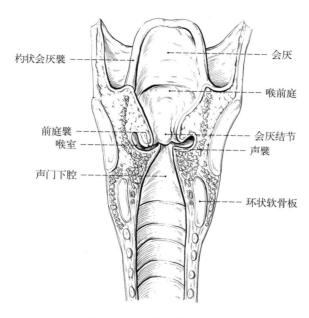

图 5-15 喉腔（冠状切面）

第三节 气管与支气管

一、气管

气管 trachea 为后壁略扁平的圆筒状管道，具有弹性。成年人长 11 ~ 13 cm，上端平第 6 颈椎椎体下缘借韧带与喉相连，向下进入胸腔，至胸骨角平面（相当于第 4、5 胸椎椎体交界处）分为左、右主支气管（图 5-16）。分叉处称**气管杈** bifurcation of trachea，在气管杈内面，有一向上凸出的半月状嵴，称**气管隆嵴** carina of trachea，略偏向左侧，是支气管镜检查时判断气管分杈的重要标志（图 5-17）。

气管由 14 ~ 16 个半环状的气管软骨和连于其间的环韧带所构成。气管软骨的缺口对向后方，由结缔组织和平滑肌构成的膜壁所封闭。气管软骨构成气管的支架，以保持呼吸道的畅通。膜壁平滑肌的舒缩可改变气管口径，以调节空气的出入量，并且有利于后方食管的扩张。此外，临床上抢救急性喉阻塞患者，通常选在第 3 ~ 5 气管软骨环处沿正中线做气管切开。

 【拓展窗口】

> 颈段气管位于颈部正中，上接环状软骨下缘，下至胸骨上窝，有 7 ~ 8 个气管环，前方有皮肤和筋膜、胸骨上间隙及颈静脉弓、舌骨下肌群和气管前筋膜等。两侧的舌骨下肌群在相当于气管正中的位置借深筋膜相连，形成一宽 2 ~ 3 mm 的白色筋膜线，常称为颈白线，在深吸气时颈白线显示更清晰。气管切开术中沿此白线分离两侧肌肉即可暴露气管，且出血较少，故颈白线为寻找气管的手术标志之一。

二、支气管

支气管 bronchi 为气管杈至肺门之间的管道。气管在第 4、5 胸椎椎体交界处，分为左、右主支气管。左主支气管细长，长 4 ~ 5 cm，它与气管间夹角较小，走行近于水平，约在第 6 胸椎椎体高处，经左肺门入左肺。右主支气管短粗，长 2 ~ 3 cm，它与气管间夹角较大，走行较为垂直，约在第 5 胸椎椎体高处，经右肺门入右肺。鉴于气管与主支气管的这种关系，临床上气管异物多坠入右主支气管内。主支气管的构造基本与气管相似。

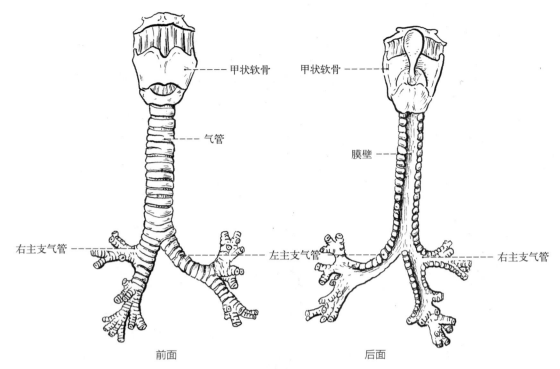

图 5-16　气管与支气管

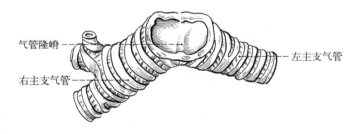

图 5-17　气管隆嵴

 【拓展窗口】

　　支气管内超声又称经支气管镜腔内超声(endobronchial ultrasonography,EBUS),是将微型超声探头通过支气管镜进入气管、支气管管腔,通过实时超声扫描,获得气管、支气管管壁各层次及周围相邻脏器的超声图像,用于对肺部活性和肺癌分期的诊断。这项技术弥补了支气管镜只能检查气道表面和管腔结构的限制,可通过超声波信号清楚了解支气管管壁内、管腔外及纵隔内病灶,并在超声引导下行病变部位的穿刺,从而进一步提高诊断水平。支气管内超声适用于观察:①气管、支气管黏膜下病灶;②气管、支气管狭窄;③表面黏膜正常而疑有管壁或管外浸润性的病变;④周围支气管小结节病灶;⑤纵隔内病变,包括肿大淋巴结等的鉴别;⑥纵隔、气管、支气管病变需穿刺定位者;⑦气管、支气管病变治疗后诊断与疗效评估。

第四节　肺

　　肺 lung 左、右各一,位于胸腔,膈肌的上方和纵隔两侧。肺质软而轻,呈海绵状,富有弹性。幼儿新鲜肺呈淡红色;成年人由于长期吸入的灰尘不断沉积于肺内,颜色逐渐变为灰暗甚至蓝黑色;老年人肺的颜色最深。

一、肺的形态

左肺狭长,右肺略粗短。每侧肺的形态都近似半个圆锥体,有一尖、一底、两面和三缘(图5-18)。肺上端钝圆称肺尖,向上经胸廓上口高出到颈根部,高出锁骨内侧1/3部2~3 cm。下面略向上凹陷,称**肺底** base of lung,因与膈邻接,故又称**膈面**。外侧面圆凸邻接肋及肋间肌,称**肋面**。内侧面与纵隔相邻,又称**纵隔面**,该面近中央处有一长椭圆形的凹陷,称**肺门** hilum of lung。肺门是主支气管、肺的血管、淋巴管及神经等结构进出肺的部位。这些出入肺门的结构被结缔组织包绕在一起,总称**肺根** root of lung。肺根内各结构的排列关系自前向后依次为:肺静脉、肺动脉、主支气管。自上而下,左肺根内各结构的排列关系为:肺动脉、主支气管、肺静脉;右肺根为:主支气管、肺动脉、肺静脉(图5-19)。此外,在肺门附近还有数个淋巴结。

肺的后缘钝圆,前缘和下缘都较锐利。左肺前缘的下部有一明显的弧形凹陷,称心切迹。

【拓展窗口】

肺癌是近50年来发病率和死亡率增长最快,对人群健康和生命威胁最大的恶性肿瘤之一。在我国,男性、女性的肺癌发病率和死亡率均占所有恶性肿瘤的第一位。肺癌发生的危险因素有吸烟、大气污染、职业因素等,亦与遗传因素相关。肺癌是来源于支气管黏膜上皮、支气管腺体的恶性肿瘤。近年来,计算机体层成像(CT)及肿瘤标志物检测等新型检测技术的临床应用,使患者能够尽早被发现并确诊肺癌,早期治疗提高了患者的生存时间与生活质量。肺癌的症状包括咳嗽、痰中带血、胸痛、胸闷气短及声音嘶哑等局部症状,也包括发热、消瘦等全身症状。根据临床症状、体征、影像学检查和组织病理学检查做出诊断,并尽早进行手术、化学治疗、放射治疗及免疫治疗等具有重要意义。

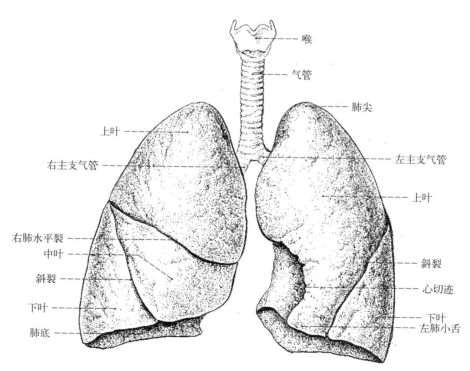

图5-18 肺的形态

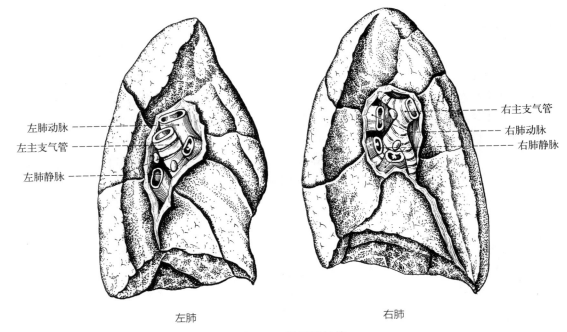

左肺动脉
左主支气管
左肺静脉

右主支气管
右肺动脉
右肺静脉

左肺　　　　　　　　右肺

图 5-19　肺根的结构

　　两肺的分叶为左肺 2 叶,右肺 3 叶。左肺被自后上斜向前下走行的斜裂分为上、下 2 叶。右肺除有与左肺相应的斜裂外,还有一条走行方向近水平并与斜裂相交会的水平裂,因而右肺被分成上、中、下 3 叶。临床上所说的大叶性肺炎,就是指某个或某几个肺叶的病变。

二、肺内支气管与肺段

　　在肺门内,右主支气管分上、中、下 3 支,左主支气管分上、下 2 支,分别伸入相应的肺叶,构成**肺叶支气管** lobar bronchi。肺叶支气管再分支即称为**肺段支气管** segmental bronchi(图 5-20)。每个肺段支气管及其所连属的肺组织,构成一个**肺段** lung segment。肺段一般呈圆锥形,尖向肺门,底则达于肺表面。各肺段都占有一定部位,肺段间有少量结缔组织分隔,临床上常以肺段为单位进行肺段切除。按肺段支气管的分支和分布,一般将左、右肺各分为 10 段(表 5-2),右肺上叶分 3 段,中叶分 2 段,下叶分 5 段;左肺上、下叶各分 5 段(图 5-21)。

表 5-2　各肺段的名称

右肺		左肺	
上叶 {	尖段 S Ⅰ 后段 S Ⅱ 前段 S Ⅲ	上叶 {	尖段 1 } 尖后段 S Ⅰ +S Ⅱ 后段 2 前段 S Ⅲ 上舌段 S Ⅳ 下舌段 S Ⅴ
中叶 {	外侧段 S Ⅳ 内侧段 S Ⅴ		
下叶 {	上段 S Ⅵ 内侧底段 S Ⅶ 前底段 S Ⅷ 外侧底段 S Ⅸ 后底段 S Ⅹ	下叶 {	上段 S Ⅵ 内侧底段 S Ⅶ } 内前 前底段 S Ⅷ 底段 S Ⅶ+S Ⅷ 外侧底段 S Ⅸ 后底段 S Ⅹ

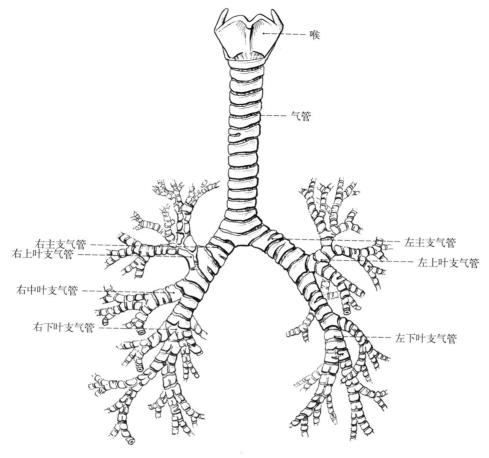

图 5-20 支气管树

三、支气管及肺段的血液供应

肺动脉 pulmonary artery 是运送血液以进行气体交换的功能性血管,其分支在肺门先位于支气管前方,再转向后方。在肺内的分支多与支气管的分支伴行,直至分支进入肺泡隔,包绕肺泡壁形成肺泡毛细血管网。

左、右**支气管动脉** bronchial artery 为营养性血管,通常有 1~4 支,左支气管动脉起自胸主动脉和主动脉弓,右支气管动脉主要来自第 3~5 肋间后动脉。在肺门处支气管动脉互相吻合交通成网状。支气管动脉进入肺内紧密伴随支气管走行,经支气管肺段门进入支气管肺段内,形成 1~3 支肺段支气管动脉。支气管动脉的分支最终在支气管壁的外膜和黏膜下层分别形成供应支气管的毛细血管网。

【拓展窗口】

尘肺是由于在职业活动中长期吸入生产性粉尘(灰尘),并在肺内潜留而引起的以肺组织弥漫性纤维化(瘢痕)为主的全身性疾病。尘肺按其吸入粉尘的种类不同,可分为无机尘肺和有机尘肺。在生产劳动中吸入无机粉尘所致的尘肺,称为无机尘肺。尘肺大部分为无机尘肺。吸入有机粉尘所致的尘肺称为有机尘肺,如棉尘肺、农民肺等。

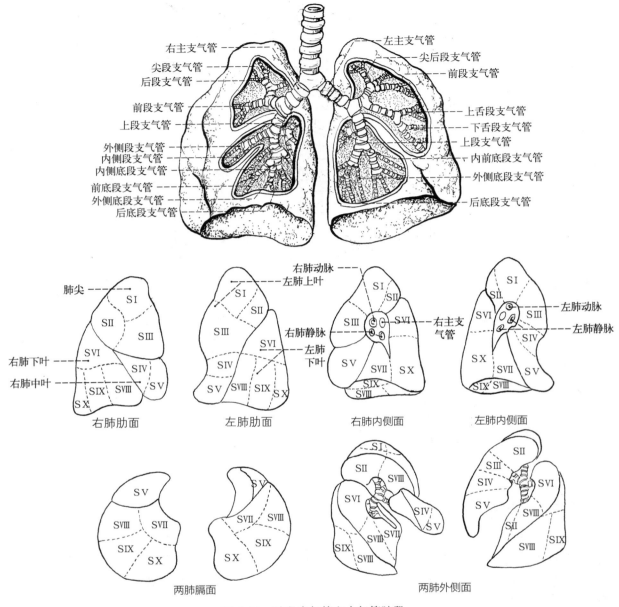

图 5-21 肺段支气管和支气管肺段

第五节 胸 膜

一、胸膜与胸膜腔

  胸膜 pleura 是衬于胸壁内面、膈上面、纵隔两侧面和覆盖于肺表面等处的一层浆膜。覆在肺表面的称**脏胸膜** visceral pleura,脏胸膜与肺实质紧密结合,并折入肺裂,又称**肺胸膜** pulmonary pleura。被覆于胸腔各壁内面的称**壁胸膜** parietal pleura。脏、壁胸膜在肺根处互相移行,移行部的胸膜,在肺根的下方,前后重叠形成一条胸膜皱襞,称**肺韧带** pulmonary ligament,连于肺与纵隔之间,对肺有固定作用。脏、壁两层胸膜共同围成密闭的潜在性腔隙称**胸膜腔** pleural cavity。胸膜腔左、右各一,互不相通,胸膜腔内呈负压状态,是吸气时肺扩张的重要因素。腔内含有少量浆液,呼吸运动时,可减少两层胸膜间的摩擦。

二、壁胸膜分部及胸膜隐窝

壁胸膜依其所在部位可分为4部分:①**胸膜顶** cupula of pleura,覆盖在肺尖的上方,突出胸廓上口达颈根部,最高点高出锁骨内侧 1/3 上方 2.5 cm。在针刺或锁骨上路径臂丛麻醉时应注意胸膜顶的位置,避免损伤后引起气胸。②**肋胸膜** costal pleura,紧贴胸壁内面,前缘位于胸骨,后缘至脊柱两侧,上缘与胸膜顶相移行,下缘以锐角移行为膈胸膜。③**膈胸膜** diaphragmatic pleura,覆盖在膈的上面,与膈紧密相贴。④**纵隔胸膜** mediastinal pleura,衬附在纵隔的两侧,并包被肺根移行于脏胸膜(图 5-22)。

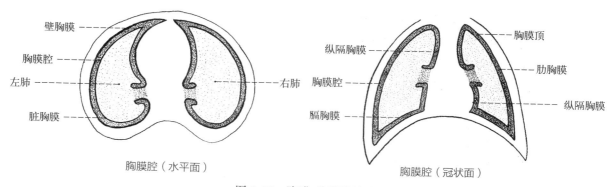

图 5-22　胸膜、胸膜腔及肺

在壁胸膜各部相互移行反折处形成的潜在间隙,当深吸气时肺缘也达不到其内,称为**胸膜隐窝** pleural recess。其中较大的是肋胸膜和膈胸膜反折处的**肋膈隐窝** costodiaphragmatic recess,左右各一。此隐窝为半环形的间隙,是胸膜腔的最低部位,深度可达两个肋间隙,胸膜腔积液时首先积聚于此处,为临床胸膜腔穿刺抽液的部位。**肋纵隔隐窝** costomediastinal recess 位于心包处的纵隔胸膜与肋胸膜相互移行处,因左肺前缘有心切迹,所以左侧肋纵隔隐窝较大。**膈纵隔隐窝** phrenicomediastinal recess 位于膈胸膜与纵隔胸膜之间,因心尖向左侧突出而形成,故该隐窝仅存在于左侧胸膜腔。

三、胸膜与肺的体表投影

1. 胸膜的体表投影　胸膜的前界,左、右侧均起自胸膜顶,经胸锁关节后面,斜向下内,至第 2 胸肋关节高度,两侧靠拢,垂直向下,至第 4 胸肋关节处,两侧又分开。右侧下行至剑突与胸骨体结合处的后侧,然后跨过右剑肋角(剑突与肋弓之间的夹角),转向外侧移行于下界;左侧稍向外侧弯曲,斜跨过第 4 肋间隙、第 5 肋软骨、第 5 肋间隙,至第 6 肋软骨处移行于下界。

胸膜下界为肋胸膜与膈胸膜的返折线。右侧起自右剑肋角,左侧起自第 6 肋软骨,两侧均斜向外下方,在锁骨中线上与第 8 肋相交,在腋中线上与第 10 肋相交,肩胛线上越过第 11 肋,在接近后正中线处平第 12 胸椎棘突的高度。右侧由于膈的位置较高,胸膜界投影的位置也较左侧略高(图 5-23,表 5-3)。

表 5-3　胸膜和肺下界的体表投影

名称		起点	锁骨中线	腋中线	肩胛线	后正中线
胸膜	右	右剑肋角	第 8 肋	第 10 肋	第 11 肋	第 12 胸椎棘突
	左	第 6 肋软骨	第 8 肋	第 10 肋	第 11 肋	第 12 胸椎棘突
肺	右	第 6 胸肋关节	第 6 肋	第 8 肋	第 10 肋	第 11 胸椎棘突
	左	第 6 肋软骨中点	第 6 肋	第 8 肋	第 10 肋	第 11 胸椎棘突

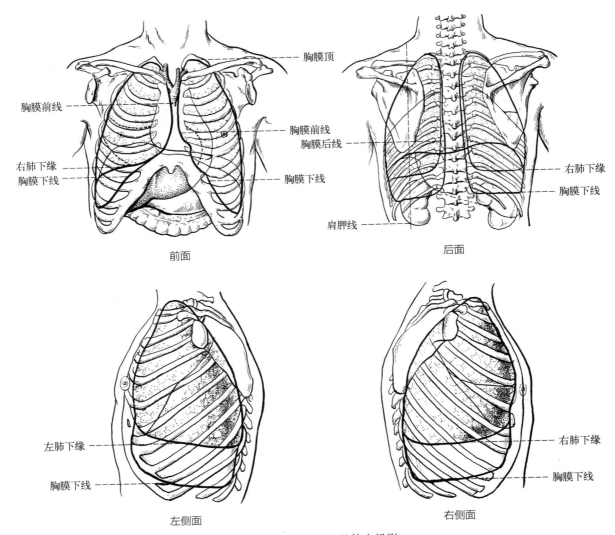

图 5-23　胸膜与肺的体表投影

2. 肺的体表投影　肺的前界与胸膜前界略为一致,仅左侧至第 4 胸肋关节处,急转向外,沿第 4 肋软骨呈弧形弯向下方,最远可离中线 5 cm,然后折向内至第 6 肋软骨中点处,与心切迹相一致。肺和胸膜之间的空隙,就是上面所提到的肋纵隔隐窝。

肺的下界两侧大致相同,达不到胸膜的反折线。右侧起自第 6 胸肋关节,左侧起自第 6 肋软骨中点,在平静呼吸时,于锁骨中线上越过第 6 肋,在腋中线上越过第 8 肋,在肩胛线上越过第 10 肋,在接近后正中线处则平第 11 胸椎棘突的高度。当深呼吸时,肺下界可向上、下各移动 3 cm。

📖 【拓展窗口】

哮喘(bronchial asthma)是支气管哮喘的简称,近年来患病率在全球范围内有逐年增加的趋势。哮喘是由嗜酸性粒细胞、肥大细胞和淋巴细胞等多种炎症细胞介导的变应性气道炎症,这种炎症导致气道高反应性,通常出现广泛而多变的可逆性气流阻塞,导致反复发作的喘息、气促、胸闷和(或)咳嗽及呼吸困难等症状,强度随时间变化。多在夜间和(或)清晨发作、加剧,多数患者可自行缓解或经治疗缓解。支气管哮喘如诊治不及时,随病程的延长可产生气道不可逆性缩窄和气道重塑。

第六节 纵 隔

纵隔 mediastinum 是两侧纵隔胸膜间全部器官、结构和结缔组织的总称。纵隔稍偏左,上窄下宽、前短后长。其前界为胸骨,后界为脊柱胸段,两侧为纵隔胸膜,上界是胸廓上口,下界是膈。纵隔分类方法较多,解剖学常用四分法。该方法以胸骨角水平面将纵隔分为上纵隔和下纵隔。下纵隔以心包为界,又分为前、中、后纵隔(图 5-24)。

一、上纵隔

上纵隔 superior mediastinum 上界为胸廓上口,下界为胸骨角至第 4 胸椎椎体下缘的平面,前方为胸骨柄,后方为第 1~4 胸椎椎体。其内自前向后有胸腺、左和右头臂静脉、上腔静脉、膈神经、迷走神经、喉返神经、主动脉弓及其分支、气管、食管、胸导管等。

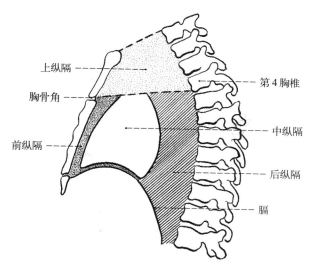

图 5-24 纵隔分区

二、下纵隔

下纵隔 inferior mediastinum 上界为上纵隔的下界,下界是膈,两侧为纵隔胸膜。下纵隔分三部,心包前方与胸骨体之间为前纵隔,心包连同其包裹的心脏所在的部位是中纵隔,心包后方与脊柱胸段之间称后纵隔。

1. **前纵隔** anterior mediastinum 位于胸骨体与心包之间,内有胸腺或胸腺遗迹、部分纵隔前淋巴结和疏松结缔组织及胸骨心包韧带等。

2. **中纵隔** middle mediastinum 位于前、后纵隔之间,内有心包、心及出入心的大血管根部、奇静脉末端、心包膈动脉、膈神经和淋巴结等。

3. **后纵隔** posterior mediastinum 位于心包与脊柱胸部之间,内有气管杈、左右主支气管、食管、胸主动脉及奇静脉、半奇静脉、胸导管、交感干胸段和淋巴结等。后纵隔是神经瘤、主动脉瘤及膈疝的好发部位。

【拓展窗口】

气管炎(tracheitis)是由于病毒、细菌等感染因素或吸烟、寒冷、潮湿、粉尘花粉和空气污染等理化刺激非感染因素引起的气管、支气管黏膜炎性变化,黏液分泌增多,进而影响肺泡的分泌功能及肺的通气和换气功能。气管炎分急性和慢性两种。急性气管支气管炎是由生物性或非生物性因素引起的气管 - 支气管黏膜的急性炎症。病毒感染是常见病因,临床主要表现为咳嗽和咳痰。慢性支气管炎是指气管、支气管黏膜及其周围组织的慢性非特异性炎症,临床上以长期咳嗽、咳痰或伴有喘息为主要特征。气管炎早期症状较轻,多在冬季发作,春暖后缓解,且病程缓慢;晚期病变进展,并发阻塞性肺气肿时,肺功能遭受损害,对健康及劳动能力影响极大。在我国,患病率北方高于南方,农村较城市稍高。

(李岩编写 李红绘图)

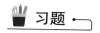 习题

1. 填图题

请标出线段指示的相应解剖结构:

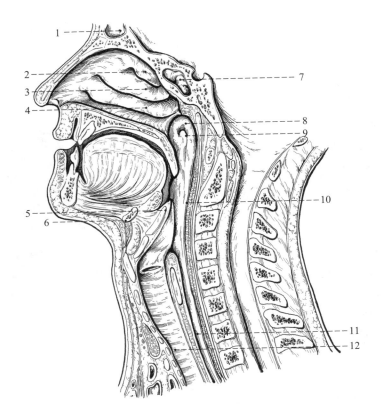

2. 填字题

请按提示内容填写行列中的空格：

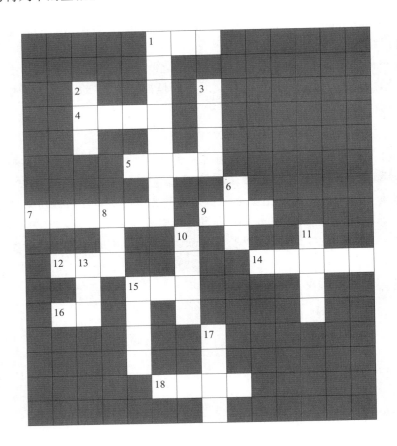

纵向：

1. 连接环状软骨和第 1 气管软骨环间的结缔组织膜
2. 能松弛声带并缩小声门裂的喉肌
3. 喉软骨中最大的一块
6. 中鼻甲下方通道
8. 鼻甲之一
10. 中鼻道内凹向上方的弧形裂隙
11. 气管的分支
13. 鼻腔周围含气骨腔
15. 声门裂以下的喉腔
17. 喉软骨中唯一完整的环形软骨

横向：

1. 紧张声带的喉肌
4. 三棱锥体形软骨
5. 气管的支架
7. 弹性圆锥的前部
9. 后筛窦开口处
12. 薄而卷曲的面颅小骨片
14. 肺叶支气管再分支
15. 声襞与杓状软骨之间的裂隙
16. 眉弓深面的鼻旁窦
18. 树叶状的喉软骨

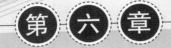

泌尿系统

泌尿系统 urinary system 由肾、输尿管、膀胱和尿道组成(图 6-1)。肾生成尿液,经输尿管输送至膀胱储存,通过尿道排出体外。其主要功能是排出机体内溶于水的代谢产物(如尿素、尿酸等)和多余的水分,同时对机体内的水盐代谢和离子平衡起调节作用,以维持内环境理化性质的相对平衡和稳定。

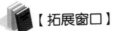

【拓展窗口】

肾能分泌多种生物活性物质,如促红细胞生成素、肾素、激肽释放酶、激肽、前列腺素、活化维生素 D_3 等,对促进红细胞的发育成熟、血压调节等机体生理活动发挥重要作用。当慢性肾衰竭时,由于肾实质损害,$1,25-(OH)_2VD_3$ 生成减少,可发生维生素 D 治疗无效的低钙血症,并诱发肾性骨营养不良。

第一节　肾

一、肾的形态

肾 kidney 是实质性器官,形似蚕豆,左、右各一,位于腹后壁脊柱的两侧,新鲜肾呈红褐色。正常成年男性的肾平均长约 11 cm,宽 6 cm,厚 3 cm,平均质量为 134 ~ 148 g。一般女性肾略小于男性,左肾略重于右肾。肾分为上、下端,内、外侧缘和前、后面。肾上端宽而薄,下端窄而厚。前面较凸,朝向前外侧;后面较平,紧贴腹后壁。外侧缘隆凸;内侧缘中部凹陷,是肾的血管、淋巴管、神经和肾盂出入的部位,称肾门 renal hilum。出入肾门的结构被结缔组织包裹在一起,称肾蒂 renal pedicle。由于下腔静脉位于中线右侧

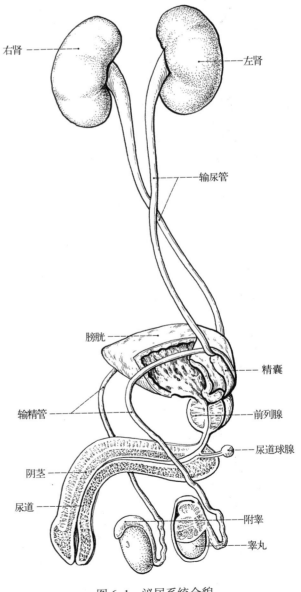

图 6-1　泌尿系统全貌

靠近右肾,因此右肾蒂较左肾蒂短,临床上右肾手术较困难。肾蒂内主要结构的排列关系:由前向后依次为肾静脉、肾动脉和肾盂,从上向下依次为肾动脉、肾静脉和肾盂(图 6-2)。肾门向肾内延伸为一个较大的腔隙,称**肾窦** renal sinus,由周围的肾实质围成,内含肾小盏、肾大盏、肾盂、肾动脉及其分支、肾静脉及其属支和脂肪组织等。

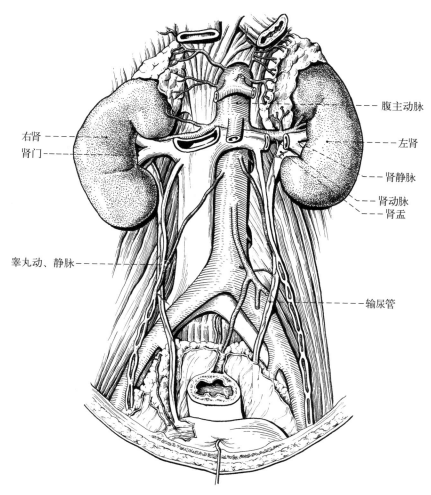

右肾

肾门

睾丸动、静脉

腹主动脉

左肾

肾静脉

肾动脉

肾盂

输尿管

图 6-2　肾与输尿管(前面)

二、肾的位置与毗邻

肾的位置:肾属于腹膜外位器官,位于脊柱的两侧,贴靠腹后壁的上部。正常肾的位置可随呼吸和体位的改变而上、下移动。因受肝的影响,右肾较左肾低 1~2 cm。左肾位于第 11 胸椎椎体下缘至第 2~3 腰椎间盘之间;右肾则在第 12 胸椎椎体上缘至第 3 腰椎椎体上缘之间。左右两侧的第 12 肋分别斜过左肾后面的中部和右肾后面的上部。肾门约平第 1 腰椎平面,距正中线约 5 cm。临床上常将竖脊肌外侧缘与第 12 肋的夹角处称**肾区** renal region(脊肋角),肾病患者,在此区可有压痛或叩击痛。

肾的毗邻:两肾上端均紧邻**肾上腺** suprarenal gland,内下方以肾盂接输尿管,内后方有腰交感干。肾前面的毗邻左、右不同:右肾邻肝右叶、十二指肠降部和结肠右曲,左肾邻胃后壁、脾、胰、空肠和结肠左曲。肾后面第 12 肋以上部分,借膈与肋膈隐窝相邻,肾手术需切除第 12 肋时应注意保护胸膜,以免损伤导致气胸。第 12 肋以下部分与腰大肌、腰方肌和腹横肌相邻(图 6-3,图 6-4)。

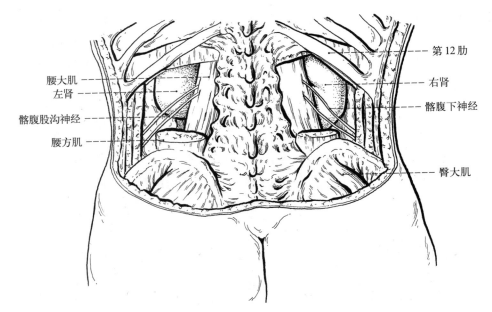

图 6-3 肾的位置（后面）

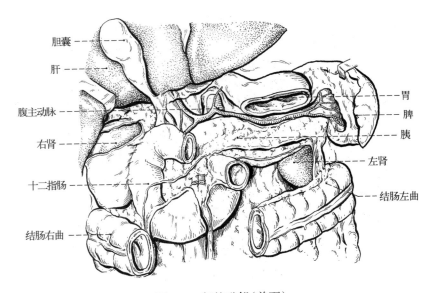

图 6-4 肾的毗邻（前面）

三、肾的被膜

通常肾的被膜有 3 层,由内向外依次为纤维囊、脂肪囊和肾筋膜(图 6-5,图 6-6)。

(一)纤维囊

纤维囊 fibrous capsule 为肾的固有膜,内含少量弹性纤维,薄而坚韧,被覆于肾的表面。正常情况下,纤维囊易与肾实质分离;在病理情况下,则与肾实质发生粘连,不易剥离。肾破裂修补术或肾部分切除时,需缝合此膜。

(二)脂肪囊

脂肪囊 fatty renal capsule 又称为肾床,为纤维囊外周的脂肪组织,包绕肾和肾上腺,在肾的后面和周缘处脂肪较多,并通过肾门与肾窦内的脂肪组织相连续。脂肪囊对肾起弹性垫的保护作用。肾囊封闭就是将药物经腹后壁注入肾脂肪囊内。

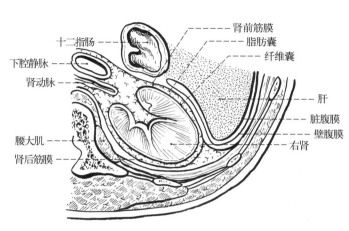

图 6-5 肾的被膜(平第 1 腰椎水平切面)

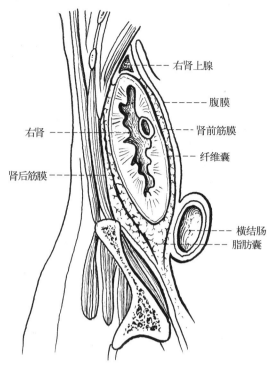

图 6-6 肾的被膜(经右肾、右肾上腺矢状切面)

(三)肾筋膜

肾筋膜 renal fascia 位于脂肪囊的外面,包被肾上腺和肾的周围,由它发出的一些结缔组织小梁穿脂肪囊与纤维囊相连,结缔组织小梁越接近下端越坚韧,是固定肾的主要结构。肾筋膜分为前、后两层,分别称为肾前筋膜和肾后筋膜。在肾的上方和外侧,两层互相融合;在肾的下方两层分离,其间有输尿管通过。在肾的内侧,前层延续至腹主动脉与下腔静脉的前面,与对侧肾筋膜前层相连续,后层与腰大肌筋膜融合。由于肾筋膜下方完全开放,当腹壁肌的力量减弱、肾周脂肪含量少、肾的固定结构薄弱时,可产生**肾下垂** nephroptosis 或**游走肾** floating kidney。肾积脓或肾周围炎症时,脓液可沿肾筋膜向下蔓延,达髂窝或大腿根部。

四、肾的结构

在肾的冠状切面上,肾实质分为肾皮质和肾髓质两部分。**肾皮质** renal cortex 主要位于肾实质表层,富含血管,新鲜标本为红褐色,肉眼可见密布的红色点状颗粒。肾皮质伸入髓质肾锥体之间的部分称**肾柱** renal column。**肾髓质** renal medulla 位于肾实质的深层,色淡,由许多小的管道平行排列而成,它们形成 15～20 个圆锥形的**肾锥体** renal pyramid。肾锥体的基底朝向皮质;尖端圆钝,朝向肾窦,称**肾乳头** renal papilla。有时 2～3 个肾锥体尖端合成一个肾乳头。肾乳头的顶端有许多小孔,称**乳头孔** papillary foramen。肾形成的尿液由乳头孔流入肾小盏内。**肾小盏** minor renal calice 呈漏斗状,边缘附着于肾乳头基部,包绕肾乳头,每肾有 7～8 个。2～3 个相邻的肾小盏合成一个**肾大盏** major renal calice,肾大盏 2～3 个,再集合成一个前后扁平、约呈漏斗状的**肾盂** renal pelvis。肾盂离开肾门向下弯行,逐渐变细,平肾的下端与输尿管相移行(图 6-7)。

五、肾段血管与肾段

肾动脉 renal artery 第一级分支在肾门处通常有两支,即前支和后支。前支较粗,供血区较大;后支较细,供血区较小。肾动脉的二级分支在肾内呈节段性分布,称**肾段动脉** renal segmental artery。一支肾段动脉分布于一定区域的肾组织。一支肾段动脉所分布的这部分肾组织称一个**肾段** renal segment。每个肾可分为 5 个肾段即上段、上前段、下前段、下段和后段。各肾段动脉分支之间在肾内无吻合,肾段动脉出现血流障碍时,其所供应的肾段即可出现坏死(图 6-8)。

六、肾的畸形与异常

肾在发育过程中,可出现畸形或位置与数量的异常,常见的有马蹄肾、多囊肾、双肾盂及双输尿管、单肾和低位肾(图 6-9)。

1. **马蹄肾** horseshoe kidney 两肾下端互相连接形成马蹄铁形,出现率为 0.8% ~ 2.5%。易引起肾盂积水、感染或结石。

2. **多囊肾** polycystic kidney 胚胎时肾小管与集合小管不相通连,致使肾小管分泌物排出困难,液体潴留于肾小管内,致使其膨大成囊状。

3. **双肾盂及双输尿管** 若输尿管芽末端分两支,则形成双肾盂。

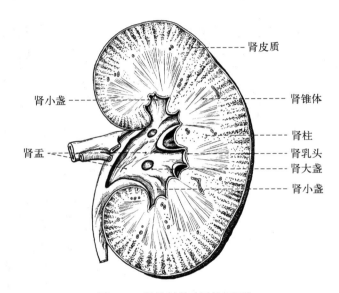

图 6-7 肾的结构(冠状切面)

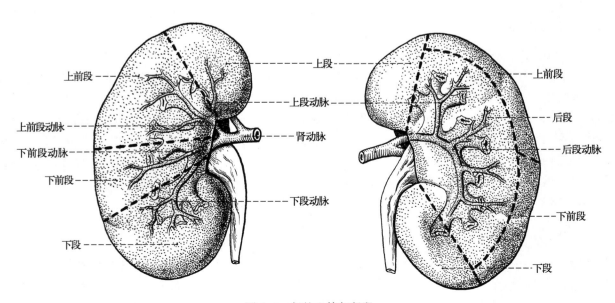

图 6-8 肾的血管与肾段

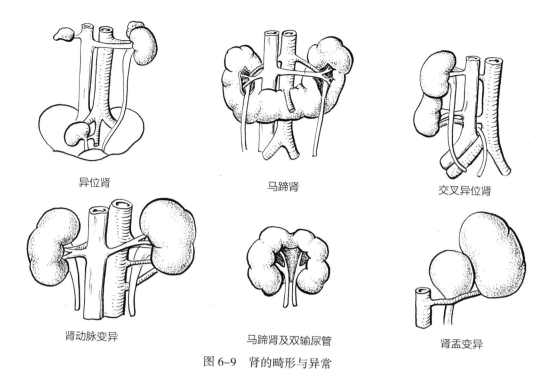

异位肾　　　　　　　马蹄肾　　　　　　　交叉异位肾

肾动脉变异　　　　　马蹄肾及双输尿管　　　肾盂变异

图 6-9　肾的畸形与异常

4. 单肾　一侧肾缺如或发育不全称单肾,中国人以右侧为多。先天性单肾发生率约为 0.4‰。

5. 低位肾　多因胚胎期的肾上升受影响所致,一侧者多见,两侧者少见。常因输尿管短而变形,引起肾盂积水、感染或结石。

【拓展窗口】

　　肾结石是由一些晶体物质和有机基质在肾的异常聚积所致,为泌尿系统的常见病,它与诸多因素相关,包括年龄、性别、种族、遗传、环境因素、饮食习惯和职业等。肾结石的形成经过尿液过饱和,晶体成核、生长、聚集、滞留等一系列复杂的病理生理过程,根据成分可将其分为草酸钙结石、磷酸钙结石、尿酸结石、磷酸镁铵结石和胱氨酸结石等。其中草酸钙结石最多,约占肾结石种类的 80%,高钙尿和高草酸尿是草酸钙肾结石形成的主要原因。肾结石的临床表现除了疼痛,还会导致尿路梗阻、肾积水、肾功能减退、尿毒症甚至死亡等。肾结石的诊断评估主要依靠影像学、相关代谢检查及结石成分分析。临床多以碎石术和激光手术等物理手段暂时缓解结石患者的症状,但不能在结石发病机制上有效地抑制结石形成。目前外科手术方式主要包括体外冲击波碎石术(extracorporeal shock wave lithotripsy,ESWL)、经皮肾镜取石术(percutaneous nephrolithotomy,PCNL)、逆行肾内手术(retrograde intrarenal surgery,RIRS)切除。根据结石本身的大小、位置和组成成分的不同,以及患者的自身特征选择适当的手术方式,可达到较高的结石清除率。

第二节　输　尿　管

　　输尿管 ureter 是肌性管道,可进行节律性蠕动将尿液从肾输送至膀胱,约平第 2 腰椎上缘起自肾盂末端,终于膀胱。长 25 ~ 30 cm,管径平均为 0.5 ~ 1.0 cm,全长分为 3 部,即输尿管腹部、输尿管盆部和输尿管壁内部(图 6-10)。

一、输尿管腹部

输尿管腹部 abdominal part of ureter 起自肾盂下端,经腰大肌前面下降至其中点附近,与睾丸血管(男性)或卵巢血管(女性)交叉,通常血管在其前方走行。在小骨盆入口处左输尿管越过左髂总动脉末端前面,右输尿管越过右髂外动脉起始部的前面移行为输尿管盆部(图 6-11)。

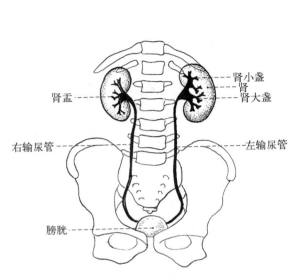

图 6-10 肾与输尿管造影

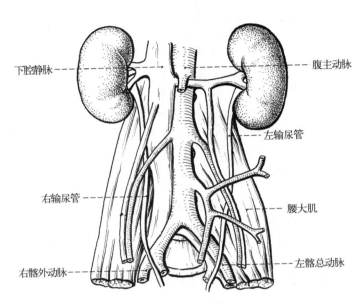

图 6-11 输尿管腹部走行

二、输尿管盆部

输尿管盆部 pelvic part of ureter 位于腹膜外脂肪组织内,先行于小骨盆的外侧壁上,沿坐骨大切迹的前缘向后外下行,约在坐骨棘水平转向前内侧,穿入膀胱底的外上部入膀胱。在女性,子宫动脉在输尿管的前上方2.5 cm 越过输尿管到其内侧,然后在子宫的侧面上升(图 6-12);在男性,有输精管越过输尿管下端的前方。

三、输尿管壁内部

输尿管壁内部 intramural part of ureter 位于膀胱壁内,长 1.5 cm,自膀胱底的外上角向内下斜穿膀胱壁,经**输尿管口** ureteric orifice 开口于膀胱。当膀胱充盈时,膀胱内压增高使输尿管壁内段管腔闭合,可防止膀胱中的尿液反流入输尿管。

输尿管最狭窄处管径只有 0.2 ~ 0.3 cm,全程有 3 处生理性狭窄:①肾盂输尿管移行处。②骨盆上口输尿管跨过髂血管处。③在输尿管壁内部。输尿管的狭窄是结石等异物易滞留的部位。

📖 【拓展窗口】

重复肾盂输尿管:自中肾管发生输尿管芽的上方,另生出一副输尿管芽,其上端也进入生肾组织,即形成重复肾盂输尿管。两条输尿管位于一个输尿管鞘内,且可能在输尿管全长的任何地方发生融合,或一直保持分离,直到其通过不同的输尿管口进入膀胱。在手术操作或植入双输尿管的一条时,必须注意不要影响第二条输尿管的血供。

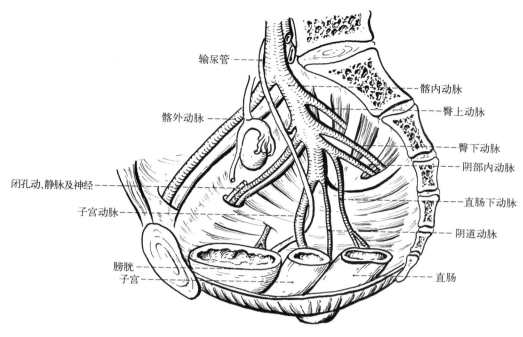

图 6-12 女性输尿管盆部走行

第三节 膀 胱

膀胱 urinary bladder 是储存尿液的肌性囊状器官,根据尿液的充盈程度和邻近器官的状态,膀胱的形状、大小、位置和壁的厚度都可改变。成年人的膀胱容量为 350 ~ 500 mL,最大容量可达 800 mL,新生儿的膀胱容量约为成年人的 1/10。老年人由于膀胱肌的张力降低,容量增大。女性膀胱容量较男性小。

一、膀胱的形态

空虚的膀胱呈三棱锥体形,分为尖、体、底和颈 4 部分,各部间无明显界线。顶端朝向前上方,称**膀胱尖** apex of bladder。男性和女性的膀胱尖都朝向耻骨联合的上部,**脐正中韧带** median umbilical ligament 连膀胱尖向上延伸到脐,腹膜覆盖该韧带形成脐正中襞,为胚胎早期脐尿管的遗迹。膀胱尖与底之间的大部分称**膀胱体** body of bladder。底部呈三角形,朝向后下,称**膀胱底** fundus of bladder。膀胱的最下部称**膀胱颈** neck of bladder,男性的膀胱颈与前列腺底相接触,女性的膀胱颈与围绕尿道上部的尿生殖膈筋膜相隔(图 6-13)。

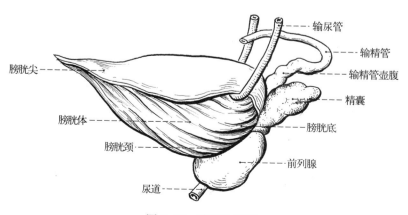

图 6-13 膀胱的侧面

二、膀胱的内面结构

切开膀胱前壁观察膀胱内面时,可见黏膜由于膀胱肌层的收缩而形成许多皱襞,当膀胱膨胀时,皱襞可全部消失。但在膀胱底的内面有一个三角形区域,由于缺少黏膜下层,黏膜与肌层紧密相连,无论在膀胱膨胀或收缩时,都保持平滑状态,此区称为**膀胱三角** trigone of bladder。膀胱三角位于两输尿管口与**尿道内口** internal urethral orifice 之间。两输尿管口之间的横行皱襞称**输尿管间襞** interureteric fold,膀胱镜检时,可见这一皱襞呈苍白色,是寻找输尿管口的标志。膀胱三角的前下部,尿道内口的后方,成年男性有因前列腺中叶向前推挤而形成微凸的纵行隆起,称**膀胱垂** vesical uvula(图 6-14)。前列腺中叶肥大时,此处明显凸起,可压迫尿道造成排尿困难、尿液分叉等临床症状。膀胱三角为肿瘤和结核的好发部位,是膀胱镜检的重点区域,有重要的临床意义。

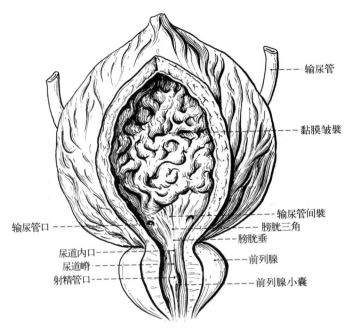

图 6-14　膀胱的冠状切面(内面)

输尿管
黏膜皱襞
输尿管间襞
膀胱三角
膀胱垂
前列腺
前列腺小囊
输尿管口
尿道内口
尿道嵴
射精管口

三、膀胱的位置与毗邻

男性膀胱底的上部有腹膜覆盖,形成直肠膀胱陷凹;膀胱前方与耻骨联合相邻,膀胱上面与小肠袢相邻,女性还与子宫相邻。膀胱的位置随年龄和充盈程度不同而不同,在成年人空虚的膀胱全部位于骨盆腔内,男性膀胱的上面完全被腹膜覆盖;女性膀胱上面的前部被腹膜覆盖,后部没有腹膜覆盖。膀胱的下外侧面不被腹膜覆盖。膀胱的下外侧面与肛提肌、闭孔内肌及其筋膜相邻,其间充满疏松结缔组织等,称为膀胱旁组织,内有输尿管盆部穿行。男性膀胱底上部借直肠膀胱陷凹与直肠相邻,在腹膜反折线以下的膀胱底与输精管壶腹和精囊相邻;在女性与子宫及阴道前壁相邻。膀胱的下部即膀胱颈,下接尿道,男性邻贴前列腺,女性与尿生殖膈相邻(图 6-15)。膀胱空虚时,完全位于小骨盆腔内,耻骨联合后方;充盈时可高出耻骨联合上缘水平以上,此时在耻骨联合上方进行膀胱穿刺或膀胱手术,可不经腹膜腔,避免损伤到腹膜。

新生儿膀胱的位置比成年人高,大部分位于腹腔内,随着年龄的增长和盆腔的发育,膀胱的位置逐渐下降,约在青春期达成年人位置。老年人因盆底肌松弛,膀胱位置比较低。

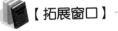【拓展窗口】

膀胱过度活动症:即在症状学方面是膀胱储尿过程中出现逼尿肌无抑制性收缩,以尿频、尿急和紧迫性尿失禁为主的一组症状。近年来,国际尿控协会将这组症状总称为"膀胱过度活动症"。正常膀胱包括储尿和排尿两大主要功能。成年人的正常储尿和排尿是由膀胱的局部反射和高级中枢控制的协调过程。膀胱的排空和充盈涉及交感、副交感和体神经的协调动作,在某些病理状态下,膀胱逼尿肌的过度活动即可导致膀胱过度活动症。

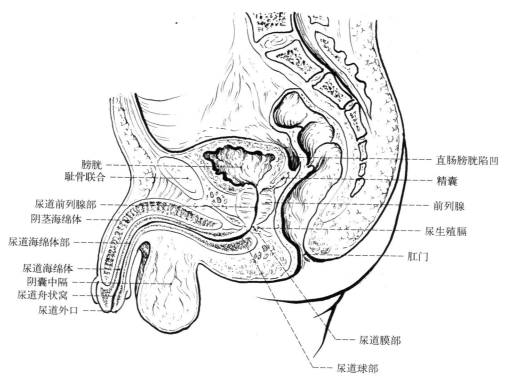

膀胱
耻骨联合
尿道前列腺部
阴茎海绵体
尿道海绵体部
尿道海绵体
阴囊中隔
尿道舟状窝
尿道外口

直肠膀胱陷凹
精囊
前列腺
尿生殖膈
肛门
尿道膜部
尿道球部

图 6-15　膀胱的位置与毗邻（男性盆腔正中矢状面）

第四节　尿　　道

男性与女性尿道的功能和构造不完全相同。男性尿道除具有排尿功能，兼有排精作用，故在男性生殖系统中叙述。

女性尿道 female urethra 起自尿道内口，开口于阴道前庭的尿道外口，长约 5 cm，直径约 0.6 cm，较男性尿道短、宽、直，只有排尿功能。**尿道内口** internal urethral orifice 约平耻骨联合后面中央或上部，经阴道前方行向前下，与阴道前壁紧密相邻。**尿道外口** external urethral orifice 位于阴道口的前方、阴蒂的后方 2 ~ 2.5 cm 处。尿道穿尿生殖膈处周围有尿道阴道括约肌环绕，该肌为横纹肌，受意识支配（图 6-16）。尿道下端周围有尿道旁腺，当腺体感染时可形成囊肿并可压迫尿道，引起尿路不畅。

【拓展窗口】

尿路感染（urinary tract infection，UTI）是指由各种病原微生物在尿路黏膜或组织中异常繁殖生长而引起的尿路炎症性疾病，是临床常见的感染性疾病之一，其发病率与年龄、性别密切相关。由于解剖结构的特点，女性尿路感染的发病率高于男性，占总发病率的 59%；而且伴随年龄的增长，尿路感染发病率也会显著增加。根据病变的部位可分为上尿路感染（如肾盂肾炎、肾脓肿、肾周围炎）和下尿路感染（如尿道炎、前列腺炎、膀胱炎）。上尿路感染主要表现为发热、寒战、全身不适，下尿路感染则主要表现为尿频、尿急、尿痛等。在治疗上，主要是在尿细菌培养及药物敏感试验指导下以应用抗生素为主要治疗手段，敏感抗生素对治疗单纯性和初发性尿路感染疗效显著。但是，由于尿路感染具有高发病率、高复发率、多药耐药细菌增多及长期使用抗生素所导致的菌群失调等问题，其治疗已成为全球面临的难题。目前，以致病菌为靶标的免疫或小分子药物的研发成为国内外学术界的研究热点。研究证实，以细菌附着为靶标的疫苗对病原体与机体间的相互作用有一定的阻断作用，可明显降低尿路感染的发生率。

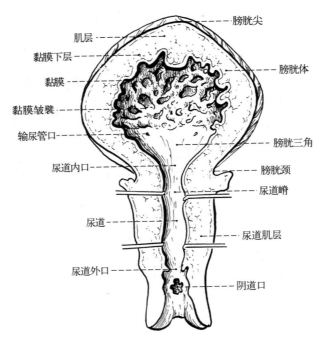

图 6-16 女性尿道

（房艳编写　李虹绘图）

习题

1. 填图题
请标出线段指示的相应解剖结构：

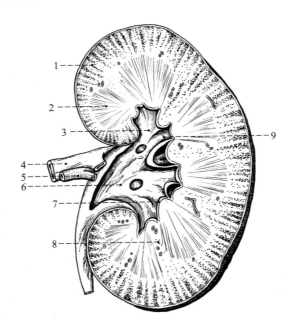

2. 填字题
请按提示内容填写行列中的空格：

纵向：

1. 包绕肾乳头结构
2. 储存尿液的肌性囊状器官
3. 肾动脉的二级分支
5. 肾的被膜，位于脂肪囊外面
7. 尿道起始处
8. 位于肾的上方，与肾共同由肾筋膜包被的内分泌器官
9. 两输尿管口之间的横行皱襞
10. 锥形结构的肾髓质
11. 肌性泌尿管道

横向：

1. 肾锥体尖端
3. 由肾小盏合成
4. 膀胱镜检的重点区域
5. 由肾大盏集合成的漏斗状结构
6. 主要功能是排出机体内溶于水的代谢产物的系统
8. 进入肾的动脉
9. 输尿管在膀胱内面的开口
10. 肾皮质伸入髓质肾锥体之间的部分
11. 位于膀胱壁内的输尿管部分

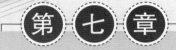

男性生殖系统

　　生殖系统 reproductive system 包括男性生殖系统和女性生殖系统。两者均由内生殖器和外生殖器两部分组成。内生殖器由生殖腺、输送管道和附属腺组成。外生殖器以两性交接器官为主。生殖系统的主要功能是繁衍后代和产生性激素以形成并保持第二性征。

　　男性内生殖器由生殖腺（睾丸）、输精管道（附睾、输精管、射精管、男性尿道）和附属腺（精囊、前列腺、尿道球腺）组成。男性外生殖器包括阴囊和阴茎（图7-1）。

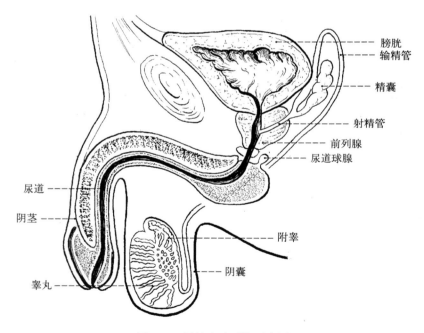

图 7-1　男性生殖系统示意图

第一节　男性内生殖器

一、睾丸

　　睾丸 testis 位于阴囊内，左、右各一。

1. **睾丸的形态** 睾丸呈微扁的椭圆形,表面光滑,分前、后缘,上、下端和内、外侧面。前缘游离,后缘有血管、神经和淋巴管出入,并与附睾和输精管睾丸部相邻。上端被附睾头覆盖,下端游离。外侧面隆凸,贴于阴囊壁;内侧面较平坦,邻接阴囊中隔(图 7-2)。新生儿睾丸相对较大,性成熟期以前发育较慢,随着性成熟迅速生长;成年人单侧睾丸质量为 10 ~ 14 g,老年人的睾丸则萎缩变小。

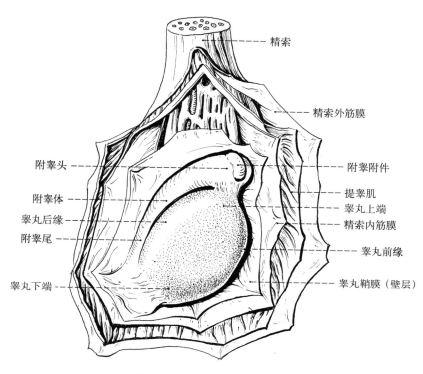

图 7-2 睾丸及附睾(右侧)

2. **睾丸的结构** 睾丸表面有一层坚韧的纤维膜,称为**白膜** tunica albuginea。白膜在睾丸后缘增厚,并突入睾丸内形成**睾丸纵隔** mediastinum testis。从睾丸纵隔发出许多呈扇形的**睾丸小隔** septulum testis 伸入睾丸实质并与白膜相连,睾丸小隔将睾丸实质分为 100 ~ 200 个呈锥体形的**睾丸小叶** lobule of testis。每个小叶内含有 2~4 条盘曲的**精曲小管** contorted seminiferous tubule。精曲小管壁的生精细胞可产生精子。精曲小管之间的结缔组织内有分泌男性激素的间质细胞。精曲小管向睾丸纵隔方向集中并汇合成**精直小管** straight seminiferous tubule,进入睾丸纵隔后交织成**睾丸网** rete testis。从睾丸网发出 12 ~ 15 条**睾丸输出小管** efferent ductule of testis,出睾丸后缘的上部进入附睾,最终汇合成附睾管(图 7-3)。

二、附睾

附睾 epididymis 呈新月形,紧贴睾丸的后上部且略偏外侧。附睾自上而下分为**附睾头**、**附睾体**、**附睾尾** 3 部分(图 7-2)。上端睾丸输出小管盘曲形成膨大的附睾头,末端汇合成一条附睾管。附睾管迂曲盘回形成附睾体和尾,附睾尾转向后上方弯曲移行为输精管(图 7-3)。

附睾是暂时储存精子的器官。附睾分泌的附睾液对精子有营养作用,促进精子进一步成熟。附睾也为结核的好发部位。

三、输精管

输精管 ductus deferens 是附睾管延续形成的肌性管道,全长约 50 cm,管壁较厚,管腔狭窄,壁内肌层较发

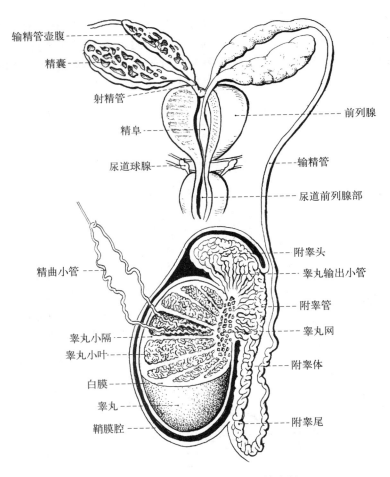

输精管壶腹
精囊
射精管
精阜
尿道球腺
前列腺
输精管
尿道前列腺部
精曲小管
附睾头
睾丸输出小管
附睾管
睾丸网
睾丸小隔
睾丸小叶
附睾体
白膜
睾丸
附睾尾
鞘膜腔

图 7-3 睾丸、附睾的结构及排精途径

达。在活体触摸时,呈细的条索状。根据输精管走行的位置,可将其分为 4 部分。

1. **睾丸部** 较短,是输精管起自附睾尾至睾丸上端水平的部分,沿睾丸后缘和内侧面弯曲上行。

2. **精索部** 输精管位于睾丸上端水平与腹股沟管浅环之间的部分。此段位置较浅,走行在精索的后内侧部,在活体容易触摸,是临床上输精管结扎术常选择的部位。

3. **腹股沟管部** 是输精管位于腹股沟管内的部分。

4. **盆部** 为输精管最长的一段,起自腹股沟管深环,沿骨盆腔侧壁弯向后下,跨过输尿管末端的前方转到内侧,直至膀胱底的后面,输精管走行在膀胱底后面的部分增粗膨大形成**输精管壶腹** ampulla of deferent duct (图 7-4)。输精管壶腹末端变细,与精囊的排泄管汇合成射精管(图 7-3)。

精索 spermatic cord 是一对柔软的圆索状结构,从腹股沟管深环进入腹股沟管,向下斜行经腹股沟管浅环出腹股沟管至睾丸上端,长 11 ~ 15 cm。精索内结构包括输精管、睾丸和输精管血管、神经、淋巴管及腹膜鞘突的残余等。这些结构被 3 层被膜包被,从外向内依次为精索外筋膜、提睾肌和精索内筋膜。

四、射精管

射精管 ejaculatory duct 较短,长约 2 cm,在前列腺底处,由输精管的末端与精囊的排泄管汇合形成(图 7-3),向前下斜穿前列腺实质,开口于尿道前列腺部的精阜(图 7-5)。

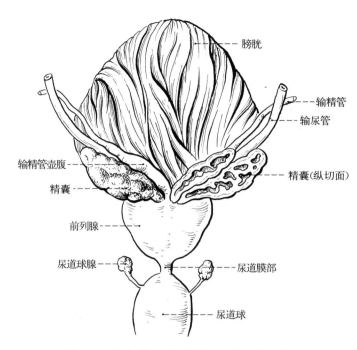

图 7-4 膀胱、前列腺、精囊和尿道球腺（后面）

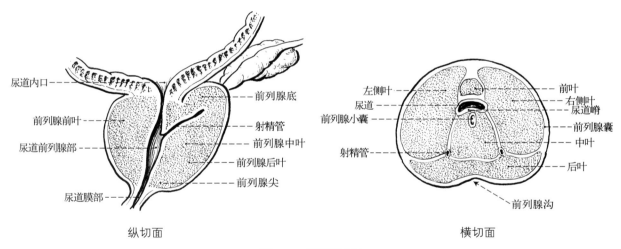

纵切面 　　　　　　　　　　　　横切面

图 7-5 前列腺分叶

五、精囊

精囊 seminal vesicle 又称精囊腺，为一对长椭圆形表面凹凸不平的囊状器官，腔面有许多皱襞，位于膀胱底的后方、输精管壶腹的外侧（图 7-4）。精囊的排泄管与输精管壶腹的末端汇合成射精管。精囊分泌的液体参与组成精液，对精子活动及营养有重要作用。

六、前列腺

前列腺 prostate 为一实质性器官，位于膀胱颈与尿生殖膈之间，与精囊和输精管壶腹相邻（图 7-4），其实质由腺组织和肌性纤维组织构成。其表面包有坚韧的前列腺囊，囊与前列腺之间有前列腺静脉丛，此丛在手术时易出血，应注意。前列腺的分泌物是精液的主要成分，可经排泄管排泄到尿道前列腺部。

前列腺呈前后稍扁的栗子形,垂直径约 3 cm,前后径约 2 cm。质地较硬,颜色灰红,成人为 8 ~ 20 g。上端宽大,横径约 4 cm,称前列腺底,与膀胱颈相邻;下端尖细,称前列腺尖,下方与尿生殖膈相邻。男性尿道在前列腺底穿入前列腺,经前列腺实质下行至前列腺尖穿出,称尿道前列腺部(图 7-5)。底与尖之间的部分为前列腺体,体的后面平坦,正中央有一纵行浅沟,称前列腺沟,前列腺的前方为耻骨联合,后方为直肠壶腹(图 6-15),直肠指诊时可经直肠前壁摸到前列腺沟,前列腺肥大时,此沟消失,再向上还可触及输精管壶腹和精囊。近前列腺底的后缘处,有一对射精管斜向前下穿入前列腺,开口于尿道前列腺部后壁的精阜上。

前列腺可分为 5 叶:前叶、中叶、后叶和两侧叶(图 7-5)。前叶很小,位于尿道前列腺部的前方,左、右侧叶之间。中叶呈楔形,位于尿道前列腺部后方,两侧叶之间。后叶位于中叶和两侧叶的后面,是前列腺肿瘤的好发部位。两侧叶紧邻尿道侧壁分别位于尿道前列腺部、中叶和前叶的两侧。老年人因腺内结缔组织增生而引起的前列腺肥大,常出现在中叶和侧叶,压迫尿道,引起排尿困难。

【拓展窗口】

老年人因激素水平的改变或某些生长因子的作用,男性激素分泌减少,前列腺腺组织逐渐退化,结缔组织增生,引起前列腺增生(前列腺良性肥大)。由于男性尿道穿行于前列腺前叶、中叶和侧叶之间,故肥大腺体压迫尿道,引起排尿困难,严重时可引起尿潴留。

七、尿道球腺

尿道球腺 bulbourethral gland 是一对豌豆大小的球形腺体,位于会阴深横肌内。腺的排泄管细长,开口于尿道球部。尿道球腺的分泌物参与组成精液,于射精前排出,以润滑尿道,有利于精子的活动。

【拓展窗口】

精液 semen 主要由精子和附属腺的分泌物混合形成。精液呈乳白色,弱碱性,适于精子的生存和活动。正常成年男性一次射精 2 ~ 5 mL,含精子 3 亿 ~ 5 亿个,每毫升精液中的精子数一般为 6 000 万 ~ 2 亿个。有活动能力的精子占总数的 60% 以上,畸形精子占总数的 10% 以下。如果精子总数少于 6 000 万,或精子活动能力很差,或畸形精子超过 30%,均可导致不育。

第二节 男性外生殖器

一、阴囊

阴囊 scrotum 呈囊袋状,位于阴茎后下方。阴囊壁由皮肤和肉膜组成(图 7-6)。阴囊皮肤呈黑褐色,薄而柔软,含有大量汗腺和皮脂腺,有少量阴毛,表面沿中线有纵行的阴囊缝。肉膜即浅筋膜,缺少脂肪,与腹前外侧壁 Scarpa 筋膜和会阴部 Colles 筋膜相延续,内有平滑肌纤维,可随外界温度的改变而反射性舒缩,以调节阴囊内的温度,有利于精子的发育。肉膜向深部发出阴囊中隔,与阴囊缝相对应,将阴囊内部分为左、右两腔,分别容纳两侧的睾丸、附睾及精索等结构。

阴囊深面有包被睾丸、附睾和精索的被膜,由外向内依次为:①**精索外筋膜** external spermatic fascia,由腹外斜肌腱膜延续形成。②**提睾肌** cremaster muscle,呈襻状排列的一薄层肌束,由腹内斜肌和腹横肌的肌束共同形成,当受刺激时,可上提睾丸。③**精索内筋膜** internal spermatic fascia,由腹横筋膜延续形成,含少量肌纤维。④**睾丸鞘膜** tunica vaginalis of testis,来源于腹膜,分壁层和脏层,壁层贴附于精索内筋膜内面,脏层包被于睾丸

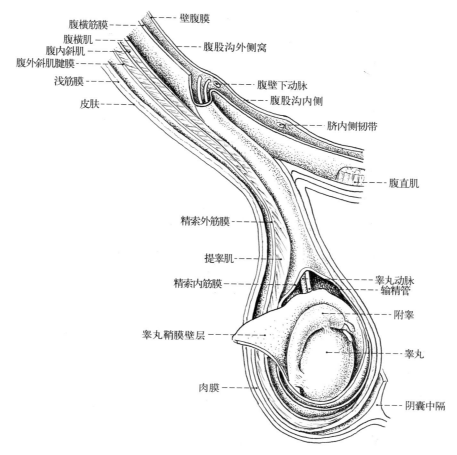

图 7-6　阴囊结构及其内容模式图（后面）

和附睾表面（图 7-6）。脏、壁两层在睾丸后缘处相接续，两者之间形成的腔为鞘膜腔，内有少量浆液。炎症时液体增多，可形成鞘膜积液。

 【拓展窗口】

　　睾丸下降：睾丸和附睾在胚胎初期位于腹后壁肾的下方，出生前后不久，经腹股沟管降入阴囊。在睾丸下降之前，腹膜向外突出形成一个囊袋，称腹膜鞘突。同时睾丸下端与阴囊之间形成一条索状的结缔组织，即睾丸引带。随着引带不断缩短，睾丸下降，腹膜鞘突顶着腹前外侧壁各层下降至阴囊，遂形成睾丸和精索的被膜和腹股沟管。至胚胎第 3 个月末，睾丸降至髂窝，第 7 个月达腹股沟管腹环，第 7~9 个月，降至皮下环，出生前后降入阴囊。此后，腹膜鞘突上部闭锁，形成鞘韧带；下部不闭锁而围绕睾丸和附睾形成睾丸鞘膜，其中的腔隙形成鞘膜腔。如腹膜鞘突不闭锁，可形成先天性腹股沟斜疝和交通性鞘膜积液。由于右侧睾丸下降迟于左侧，鞘突闭合的时间也晚，故右侧腹股沟斜疝多发。睾丸有时在出生后仍未降入阴囊而停滞于腹腔或腹股沟管等处，称隐睾，在这种情况下睾丸温度较高，不利于精子的发生。

二、阴茎

　　阴茎 penis 可分为根、体和头 3 部分。后端为阴茎根，连于耻骨弓和尿生殖膈下方，为固定部；中部为阴茎体，呈圆柱形，以韧带连于耻骨联合的前下方，为可动部；前端为阴茎头，膨大，在尖端有较狭窄的呈矢状位的尿道外口。阴茎头近侧稍细的部分为阴茎颈。

阴茎由 2 个阴茎海绵体和 1 个尿道海绵体组成,外面有皮肤和筋膜包被(图 7-7)。**阴茎海绵体** cavernous body of penis 为两端细的圆柱形,左右各一位于阴茎的背侧。2 个阴茎海绵体紧密并列构成阴茎的主要部分,前端变细,嵌入阴茎头后面的陷窝内。阴茎海绵体的后端为阴茎脚,向两侧分开,附于耻骨弓。**尿道海绵体** cavernous body of urethra 位于阴茎海绵体的腹侧,前端膨大为阴茎头,中部呈圆柱形,后端膨大为尿道球。尿道球位于两侧的阴茎脚之间,固定在尿生殖膈的下面。尿道穿过尿生殖膈,在尿道球上方进入尿道海绵体,贯穿于尿道海绵体全长,开口于阴茎头(图 7-7)。海绵体表面都包有一层厚而致密的纤维膜,分别为阴茎海绵体白膜和尿道海绵体白膜(图 7-8)。海绵体由许多海绵体小梁和海绵体腔构成。海绵体腔与血管相通,是阴茎勃起结构。

3 个海绵体的外面共同包有皮肤、浅筋膜和深筋膜(图 7-8)。阴茎的皮肤薄而柔软,皮下组织疏松,活动度较大,富有伸展性。皮肤在阴茎颈的前方折叠形成双层的环形皱襞,包绕阴茎头,称为**阴茎包皮** prepuce of penis,阴茎包皮与阴茎头之间为包皮腔。包皮前端游离缘围成包皮口。在阴茎头的腹侧中线处,阴茎包皮与尿道外口相连形成的皮肤皱襞,称**包皮系带** frenulum of prepuce(图 7-7)。阴茎的浅筋膜不明显,无脂肪组织。阴茎的深筋膜在阴茎前端变薄并消失,在阴茎根处形成阴茎悬韧带,将阴茎悬吊于耻骨联合前面和白线。

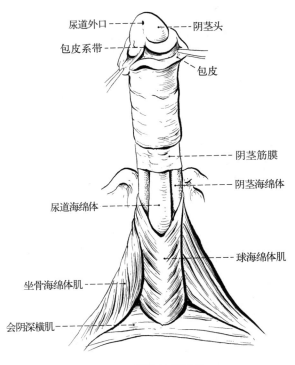

图 7-7　阴茎的海绵体

📖 【拓展窗口】

　　成年以后,包皮口狭窄或包皮与阴茎头粘连,使包皮不能上翻外露阴茎头为包茎。包皮覆盖于全部阴茎头和尿道口,但仍可上翻为包皮过长。在这两种情况下,包皮腔内易存留污物,引起阴茎头包皮炎,同时也是引起阴茎癌的重要因素。因此,应早期行包皮环切术。手术时需注意勿伤及包皮系带,以免影响阴茎正常勃起。

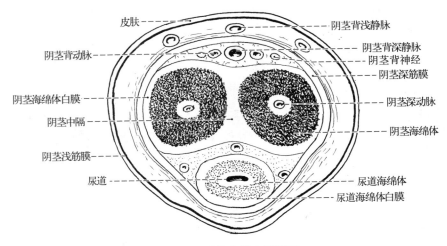

图 7-8　阴茎中部水平断面

第三节　男性尿道

　　男性尿道 male urethra 成人长 16～22 cm，管径平均 0.5～0.7 cm。起于膀胱的尿道内口，终于阴茎头的尿道外口，男性尿道分为前列腺部、膜部和海绵体部 3 部分（图 7-9），临床上将尿道的前列腺部和膜部称后尿道，海绵体部称前尿道。

　　1. **前列腺部**　是尿道穿经前列腺的部分，最宽，长约 3 cm。前列腺部后壁正中线上有一纵行隆起，称尿道嵴，嵴中部为隆起的精阜。在精阜中央有小的凹陷，称前列腺小囊，两侧各有一个细小的射精管口。在精阜旁的尿道黏膜上，有许多前列腺排泄管的细小开口。

　　2. **膜部**　是尿道穿经尿生殖膈的部分，管径较细，最短，长约 1.5 cm。其周围有尿道膜部括约肌环绕，是随意肌，可控制排尿。膜部位置较为固定，当挤压伤引起骨盆骨折时，尿生殖膈移位，产生剪切力，使膜部尿道撕裂。

　　3. **海绵体部**　是尿道穿经尿道海绵体的部分，最长，为 12～17 cm。海绵体部在尿道球内的部分最宽，称尿道球部，有尿道球腺导管的开口，前尿道损伤多发生于此。在接近尿道外口，阴茎头内的尿道扩大成尿道舟状窝。尿道黏膜下组织有许多尿道腺，其排泄管开口于尿道黏膜。

　　男性尿道全长粗细不一，走形迂曲，形成 3 处狭窄、3 处膨大和 2 处弯曲。3 处狭窄分别位于尿道内口、尿道膜部和尿道外口，其中尿道外口最狭窄，尿路结石易嵌顿在这些狭窄部位，同时狭窄处也是尿道插管易损伤的部位。3 处膨大位于尿道前列腺部、尿道球部和尿道舟状窝。2 处弯曲为耻骨下弯和耻骨前弯。耻骨下弯位于耻骨联合下方 2 cm 处，凹向前上，较恒定，由尿道前列腺部、膜部和海绵体部的起始段组成。耻骨前弯位于耻骨联合前下方，凹向后下，由阴茎海绵体构成。当阴茎上举时，耻骨前弯可消失，有利于临床膀胱镜或导尿管向尿道内插入。在临床上应注意这些弯曲和狭窄。

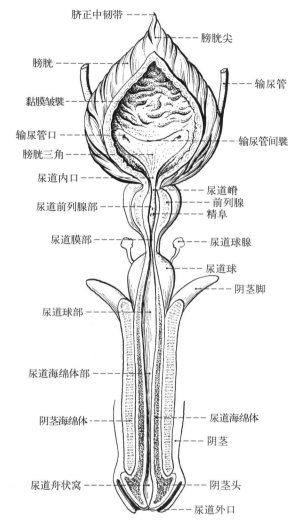

图 7-9　膀胱和男性尿道（前面）

（何红云编写　王维东绘图）

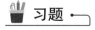 **习题**

　　1. 填图题

　　请标出线段指示的相应解剖结构：

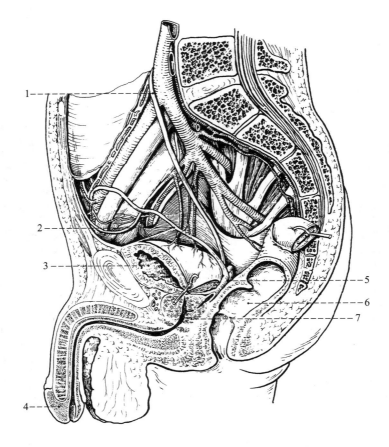

2. 填字题

请按提示内容填写行列中的空格：

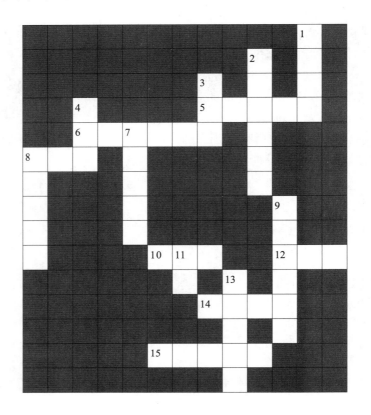

纵向：

1. 阴囊深面的被膜，来源于腹膜

2. 男性生殖系统组成部分

3. 输精管末端与精囊的排泄管汇合而成

4. 附睾结构之一，由睾丸输出小管盘曲形成

7. 由输精管膨大而成

8. 阴茎的深筋膜在阴茎根处形成的韧带

9. 尿道穿经前列腺的部分

11. 附属腺之一

13. 位于阴茎海绵体的腹侧

横向：

5. 阴囊内被膜，为腹外斜肌腱膜延续

6. 发自睾丸网，进入附睾

8. 阴茎前端膨大部分

10. 输精管道之一

12. 附属腺之一

14. 位于会阴深横肌内的附属腺

15. 位于阴茎背侧的圆柱形结构

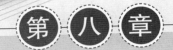

女性生殖系统

女性生殖系统由内生殖器和外生殖器两部分组成。内生殖器包括生殖腺(卵巢)、输送管道(输卵管、子宫和阴道)。卵巢是产生卵子和分泌女性激素的器官。成熟的卵子突破卵巢表面排至腹膜腔,经输卵管腹腔口进入输卵管(图8-1)。如受精,则受精卵进入子宫,植入子宫内膜,发育成胎儿。分娩时,胎儿由子宫口经阴道娩出。外生殖器即女阴。

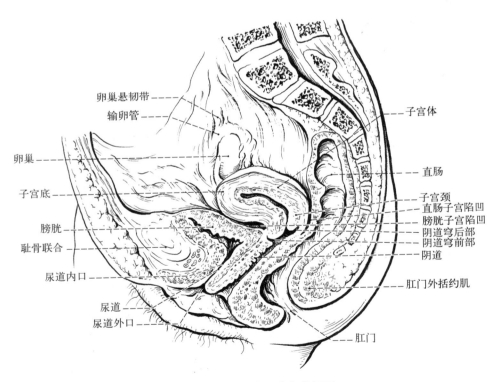

图 8-1　女性盆腔正中矢状切面

第一节 女性内生殖器

一、卵巢

卵巢 ovary 位于盆腔内髂总动脉分叉处的卵巢窝内,为成对的实质性器官。卵巢可产生卵子、分泌雌激素和孕激素。胚胎早期,卵巢沿着腹后壁向下迁移,最后移至盆腔。异常时,卵巢可降至腹股沟管或大阴唇内。

1. **卵巢的形态** 卵巢呈扁卵圆形,略呈灰红色,可分为内、外侧面,前、后缘和上、下端。外侧面紧贴盆腔侧壁的卵巢窝;内侧面朝向盆腔,与小肠相邻。前缘借卵巢系膜连于子宫阔韧带后方,称卵巢系膜缘,中央有血管、神经出入,称卵巢门;后缘游离,称独立缘。上端钝圆,与输卵管伞相接,称输卵管端;下端较细,借卵巢固有韧带连于子宫底,称子宫端。

成年人的卵巢大小约为 4 cm×3 cm×1 cm,质量为 5～6 g。卵巢的大小和形状随年龄而有差异。幼年时,卵巢表面光滑。成年人卵巢因多次排卵,表面出现较多瘢痕,显得凹凸不平。35～40 岁卵巢开始缩小,绝经期以后逐渐萎缩。

卵巢表面有上皮包被,上皮深面有一薄层致密结缔组织称白膜。白膜深面的实质分为浅层的皮质和深层的髓质。皮质内含有卵泡,髓质内无卵泡,由血管、淋巴管、神经和结缔组织构成。

2. **卵巢的固定装置** 卵巢在盆腔内的位置主要靠韧带维持。**卵巢悬韧带** suspensory ligament of ovary 为腹膜形成的皱襞,起自骨盆上口侧缘,向内下止于卵巢上端。韧带内含有卵巢血管、淋巴管、神经丛、结缔组织和少量平滑肌纤维,临床上又称骨盆漏斗韧带,是寻找卵巢血管的标志。**卵巢固有韧带** proper ligament of ovary 又称卵巢子宫索,由结缔组织和平滑肌纤维构成,起自卵巢下端,止于输卵管与子宫结合处的后下方,表面覆以腹膜,形成腹膜皱襞。除此之外,子宫阔韧带对卵巢也起到一定的固定作用。

【拓展窗口】

卵巢是女性的"抗衰老中心",分泌雌激素、孕激素、表皮生长因子等。卵巢有明显的年龄性变化,幼年时,两侧卵巢有 30 万～40 万个原始卵泡。从青春期至绝经期,受垂体分泌的促性腺激素的调节,每隔 28 天左右有 1 个卵泡发育成熟并排卵,左、右卵巢交替完成。45 岁左右,卵巢内只剩下几百个不排卵的卵泡。科学研究表明,女性 24～29 岁是生育的最佳年龄,在此阶段卵子质量高,畸形率低,妊娠并发症少,分娩危险小。

二、输卵管

输卵管 uterine tube 是输送卵子的弯曲肌性管道,长 10～12 cm,位于子宫阔韧带的上缘,连于子宫底的两侧。内侧端开口于子宫腔,外侧端达卵巢上方,开口于腹膜腔。输卵管由内侧向外侧分为 4 部分(图 8-2)。

1. **输卵管子宫部** uterine part of uterine tube 输卵管穿过子宫壁的一段,也称壁内部。直径最细,约 1 mm,以输卵管子宫口通子宫腔。

2. **输卵管峡** isthmus of uterine tube 短而直,壁较厚,腔较窄,血管分布较少,向外侧水平移行接续于输卵管壶腹。输卵管峡是输卵管结扎术常选择的部位。

3. **输卵管壶腹** ampulla of uterine tube 向外接续于输卵管漏斗,粗而长,且较为弯曲,约占输卵管全长的 2/3,管壁较薄,管腔较大,血供丰富。卵子常在输卵管壶腹受精,此部也是未受精的卵子变性吸收的部位。若受精卵未能进入子宫,而在输卵管或腹膜腔内发育,则导致异位妊娠,其中输卵管妊娠最为常见。

4. **输卵管漏斗** infundibulum of uterine tube 为输卵管外侧端的膨大部分,呈漏斗状,向后下弯曲覆盖在卵巢后缘和内侧面。漏斗的末端有输卵管腹腔口,开口于腹膜腔,卵巢排出的卵子由此进入输卵管。输卵管腹腔口周围,输卵管漏斗的周缘有许多细长的不规则指状突起,称**输卵管伞** fimbriae of uterine tube,覆盖于卵巢表面,是临

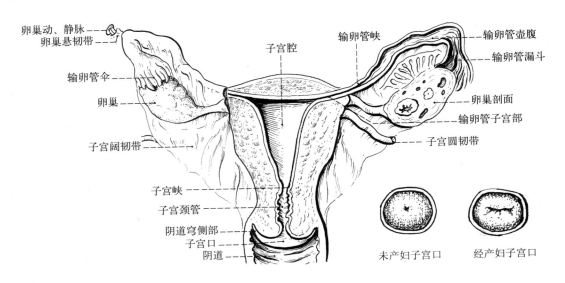

图 8-2　女性内生殖器（冠状面）

床上判断输卵管的标志。其中一条较长的突起连于卵巢,称**卵巢伞** ovarian fimbria,有引导卵子进入输卵管的作用。

临床上将卵巢和输卵管称为子宫附件。

【拓展窗口】

若受精卵在子宫腔以外的任何部位着床发育,称为异位妊娠,亦称宫外孕。但一般异位妊娠仅指子宫以外的妊娠,如输卵管妊娠、卵巢妊娠及腹腔妊娠。输卵管妊娠是最常见的一种异位妊娠,约占 95%。受精卵在输卵管内着床发育,是最常见的妇产科急腹症之一。其原因是卵子在输卵管受精后,因通道受阻或输送滞缓,受精卵尚未到达子宫腔,却已具备着床能力,因而着床于输卵管而发育。慢性输卵管炎、输卵管发育不良或畸形等是输卵管妊娠的原因。

三、子宫

子宫 uterus 为肌性的中空器官,腔小壁厚,胎儿在此发育成长。

(一) 子宫的形态

成人的子宫呈倒置的梨形,前后略扁,长 7~8 cm,最宽径约 4 cm,厚 2~3 cm。可分为底、体、颈 3 部分(图 8-3)。**子宫底** fundus of uterus 为输卵管子宫口以上宽而圆凸的部分。**子宫颈** neck of uterus 为下端长而狭细的部分。子宫底与子宫颈之间为**子宫体** body of uterus。成人子宫颈长约 2.5 cm,为肿瘤的好发部位。子宫颈下段 1/3 突入阴道称**子宫颈阴道部** vaginal part of cervix,子宫颈上段 2/3 位于阴道以上称**子宫颈阴道上部** supravaginal part of cervix。子宫颈上部与子宫体相接处较狭细的部分称为**子宫峡** isthmus of uterus。在非妊娠期,子宫峡不明显,长约 1 cm。在妊娠期,子宫峡逐渐伸展变薄,扩展为宫腔的一部分;妊娠末期,此部可延长至 7~11 cm,成为产道的一部分,剖宫产术常在此处进行剖宫取胎,可避免损伤腹膜腔,减少感染的机会。子宫底两侧与输卵管相通处,称**子宫角** horn of uterus。

子宫内的腔隙较为狭窄,可分为上、下两部。上部在子宫体内,称为**子宫腔** cavity of uterus;下部在子宫颈内,称为**子宫颈管** canal of cervix of uterus。子宫腔呈前后稍扁、上宽下窄的三角形,上两端通输卵管子宫口,尖端向下接续子宫颈管。子宫颈管呈梭形,下口称**子宫口** orifice of uterus,与阴道相通。临产时,子宫颈管变短并出现轻度扩张。未产妇的子宫口呈圆形,边缘光滑整齐;经产妇的子宫口呈横裂状,前、后缘分别称为前唇和后唇,后唇较长。

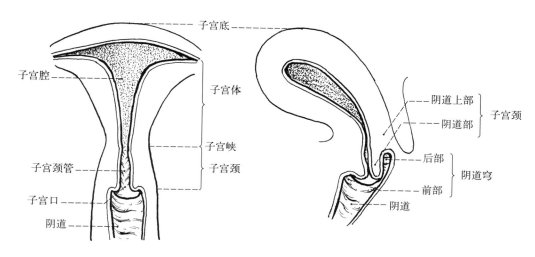

图 8-3 子宫的分部

（二）子宫壁的结构

子宫壁的结构由外向内可分为浆膜、肌层和黏膜 3 层。浆膜为腹膜的脏层，大部分为浆膜，小部分为结缔组织膜；肌层较厚，约 1 cm，由平滑肌束与束间结缔组织组成；黏膜即子宫内膜，随月经周期发生周期性脱落、增生。

（三）子宫的位置

子宫位于小骨盆中央，在膀胱与直肠之间，两侧有输卵管、卵巢和子宫阔韧带等，下端通阴道。成年未孕女性，子宫底在小骨盆上口平面以下，子宫颈的下端在坐骨棘平面稍上方。膀胱空虚时，成年人子宫呈轻度的前倾、前屈位。前倾是指子宫的长轴与阴道的长轴之间形成的向前开放的钝角，略大于 90°。前屈是指子宫体与子宫颈之间形成的向前开放的钝角，约 170°。子宫具有较大的活动性，当膀胱充盈时，迫使子宫向上伸直，当直肠充盈时，可推子宫底向前移位。在妊娠不同时期，子宫的位置也不相同，妊娠 12 周时，子宫底可达耻骨联合上方；妊娠 8 个月时，子宫底可达腹上区。

（四）子宫的固定装置

子宫借韧带、尿生殖膈、盆底肌和阴道等维持其正常位置（图 8-4）。

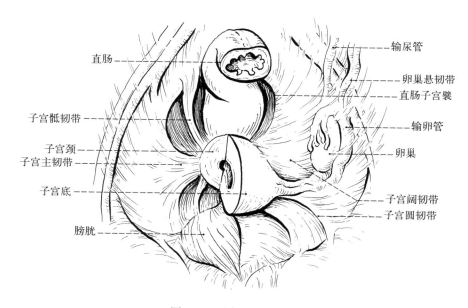

图 8-4 子宫的固定装置

子宫的主要韧带有：

1. **子宫阔韧带** broad ligament of uterus　略呈冠状位，是由覆盖在子宫前、后面的腹膜自子宫侧缘向两侧延伸达到骨盆壁和盆底，形成的双层腹膜皱襞。子宫阔韧带的上缘游离，内侧2/3包裹输卵管，外侧1/3移行为卵巢悬韧带，下缘和侧缘与骨盆腔内的壁腹膜相延续。子宫阔韧带分为前、后两叶，前叶覆盖子宫圆韧带，后叶覆盖卵巢和卵巢固有韧带。前、后叶之间的疏松结缔组织内有丰富的血管、神经及淋巴管等（图8-5）。此韧带可限制子宫向两侧移动。

2. **子宫圆韧带** round ligament of uterus　由结缔组织和平滑肌构成，呈圆索状，起于子宫角的前面，输卵管近端的下方，在子宫阔韧带内，向前下方延伸到达两侧骨盆壁，再穿经腹股沟管后止于阴阜和大阴唇皮下。此韧带的主要功能是维持子宫前倾。

3. **子宫主韧带** cardinal ligament of uterus　位于子宫阔韧带下部，连于子宫颈两侧和骨盆侧壁之间，由纤维结缔组织和平滑肌纤维构成，较强韧。此韧带是维持子宫正常位置，防止子宫脱垂的主要结构。

4. **子宫骶韧带** uterosacral ligament　由平滑肌纤维和结缔组织构成，从子宫颈后面的上外侧，向后弯行绕过直肠两侧，止于第2、3骶椎前面的筋膜。表面有腹膜覆盖。此韧带向后上牵引子宫颈，协同子宫圆韧带，维持子宫的前倾前屈位。

若子宫的固定装置薄弱或受损伤，可导致子宫位置和姿势异常。如子宫位置下降，宫颈外口达坐骨棘水平以下，甚至脱出阴道形成脱垂。

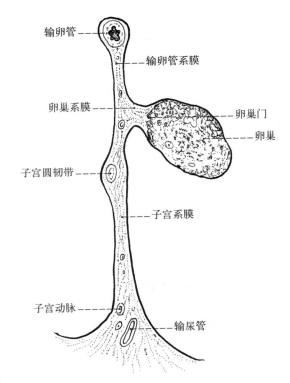

图 8-5　子宫阔韧带（纵切面）

输卵管
输卵管系膜
卵巢系膜
卵巢门
卵巢
子宫圆韧带
子宫系膜
子宫动脉
输尿管

四、阴道

阴道 vagina 为前后略扁上宽下窄的肌性管道，长 8～10 cm，是女性的交接器官，也是月经排出和胎儿娩出的管道。阴道壁由内向外由黏膜、肌层和外膜组成。黏膜向阴道腔内形成许多横行皱襞，因而有较大的伸展性。阴道前壁短、后壁长，前、后壁通常处于相贴状态。阴道的上端，呈穹隆状包绕子宫颈阴道部，其与子宫颈下端之间的环形间隙称**阴道穹** fornix of vagina，可分为前、后和左、右侧部。阴道穹的后部最深，与直肠子宫陷凹之间仅以阴道后壁和一层腹膜相隔。临床上常在此穿刺以引流直肠子宫陷凹内的积液或积血。阴道的下部，以**阴道口** vaginal orifice 开口于阴道前庭后部。处女阴道口周围有处女膜附着，处女膜破裂后，阴道口周围留有处女膜痕。

阴道位于小骨盆下部中央，前面与膀胱和尿道相邻，后面与直肠相邻。阴道下部穿过尿生殖膈，膈内的尿道阴道括约肌及肛提肌均对阴道下部有括约作用。

📖 【拓展窗口】

阴道栓剂插入法是将消炎、抗菌的栓剂插入阴道，药物由黏膜吸收，以起到局部治疗作用。患者将膀胱排空，取屈膝仰卧位，将栓剂沿阴道下后方（与水平约成 45° 角）缓慢送入，深度为 5～6 cm，达阴道穹后部。用药后，患者取仰卧位至少 15 min，以利药物溶解扩散至阴道各壁并吸收。阴道穹后部最深，将栓剂置于此处，药物既不容易脱出体外，又可充分地发挥药效。

第二节　女性外生殖器

女性外生殖器统称**女阴** vulva,包括阴阜、大阴唇、小阴唇、阴道前庭、阴蒂、前庭球和前庭大腺等(图 8-6,图 8-7)。

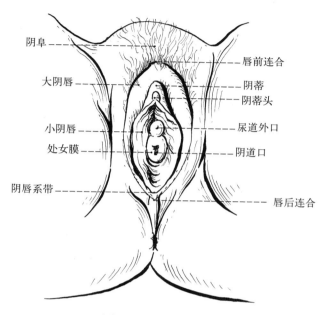

图 8-6　女性外生殖器

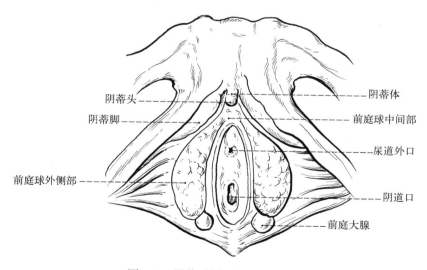

图 8-7　阴蒂、前庭球和前庭大腺

一、阴阜

阴阜 mons pubis 为耻骨联合前方的皮肤隆起,皮下富有脂肪。性成熟期后,生有阴毛。

二、大阴唇

大阴唇 greater lip of pudendum 为一对纵长隆起的皮肤皱襞,起于阴阜止于会阴。大阴唇的前端和后端互相连结,分别称唇前连合和唇后连合。

三、小阴唇

小阴唇 lesser lip of pudendum 为一对较薄的皮肤皱襞,位于大阴唇的内侧。无毛,富含神经末梢,较敏感。两侧小阴唇前端融合,形成阴蒂包皮和阴蒂系带;后端汇合,形成阴唇系带。

四、阴道前庭

阴道前庭 vaginal vestibule 为两侧小阴唇之间的裂隙,阴道前庭的后部有阴道口,其周围的黏膜皱襞,称**处女膜** hymen。处女膜呈环形、半月形或筛状等。有少数处女膜较厚,将阴道口封闭或无孔,可造成经血潴留,引起痛经,需手术治疗。阴道口两侧各有一个前庭大腺导管的开口。阴道前庭的前部有较小的尿道外口。

五、阴蒂

阴蒂 clitoris 由两个**阴蒂海绵体** cavernous body of clitoris(相当于男性的阴茎海绵体)组成。阴蒂分为3部分,前端为**阴蒂头**,露于表面,含有丰富的神经末梢,可勃起;中间为**阴蒂体**,表面覆有阴蒂包皮;后部为**阴蒂脚**,附于耻骨下支和坐骨支。

六、前庭球

前庭球 bulb of vestibule 呈马蹄铁形,相当于男性的尿道海绵体。分为中间部和两个外侧部。外侧部位于阴道两侧的大阴唇皮下;两侧前段相连形成中间部,位于阴蒂体与尿道外口之间的皮下。

七、前庭大腺

前庭大腺 greater vestibular gland 也称巴氏腺 Bartholin's gland,黄豆大小,位于前庭球后方,阴道口两侧,其导管向内侧开口于阴道前庭(图 8-7),如导管阻塞,可形成囊肿。该腺与男性的尿道球腺相当,分泌物有润滑阴道口的作用。

(贾桦编写　王维东绘图)

附 1:乳 房

乳房 breast 为人类和哺乳动物特有的结构。男性乳房不发达,女性乳房于青春期开始发育生长,妊娠和哺乳期有分泌活动。

1. **位置**　乳房位于胸前部,胸大肌和胸筋膜的表面,向上起自第 2~3 肋,下至第 6~7 肋,内侧至胸骨旁线,外侧可达腋中线。乳头位于第 4 肋间隙或第 5 肋与锁骨中线相交处。

2. **形态**　成年未孕女性的乳房呈半球形,紧张而有弹性。乳房中央有**乳头** nipple,其顶端有输乳管的开口。乳头周围有皮肤色素较深的环形区,称**乳晕** areola of breast,表面有许多小的隆起,为乳晕腺,可分泌脂性物质滑润乳头(图 8-8)。在妊娠期和哺乳期,乳腺组织增生,乳房增大。停止哺乳后,乳腺萎缩,乳房变小。绝经期后,乳腺明显萎缩、脂肪减少,乳房显著缩小并下垂。

3. **结构**　乳房由皮肤、皮下脂肪、纤维组织和乳腺构成。纤维组织主要包绕乳腺,形成不完整的囊,并嵌入乳腺内,将腺体分割成 15~20 个**乳腺叶** lobe of mammary gland,叶又分为若干**乳腺小叶** lobule of mammary gland。一个乳腺叶有一个排泄管,称为**输乳管** lactiferous duct,行向乳头,在近乳头处膨大为**输乳管窦** lactiferous sinus,其末端变细,开口于乳头(图 8-9)。乳腺叶和输乳管均以乳头为中心呈放射状排列,故乳腺手术时宜做放射状切口,以减少对乳腺叶和输乳管的损伤。乳腺周围的纤维组织还发出许多小的纤维束,向深面连于胸筋膜,向浅面连于皮肤和乳头。这些纤维束称为**乳房悬韧带** suspensory ligament of breast,或 Cooper 韧带,对乳房起支持和固定作用。

【拓展窗口】

乳腺叶和输乳管均以乳头为中心呈放射状排列,因此乳腺手术时应尽量做放散状切口,以减少对乳腺叶和输乳管的损伤。

当乳腺癌癌组织侵及 Cooper 韧带时,该韧带缩短,牵引皮肤向内凹陷,使皮肤表面呈"酒窝征";另一方面,当癌细胞蔓延累及浅淋巴管时,淋巴回流受阻,引起皮肤水肿,致使乳房局部皮肤出现点状小凹,类似橘皮,临床上称"橘皮"样变。这些特征有助于乳腺癌的诊断。

胸大肌前面的深筋膜与乳房后面的包膜之间为乳腺后间隙,内有疏松结缔组织,无大血管,隆乳术时假体植入于此。

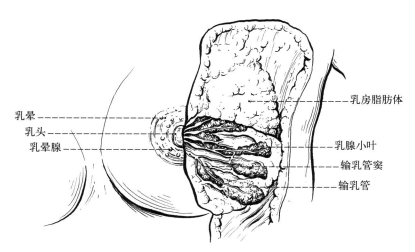

乳晕
乳头
乳晕腺

乳房脂肪体
乳腺小叶
输乳管窦
输乳管

图 8-8　成年女性乳房

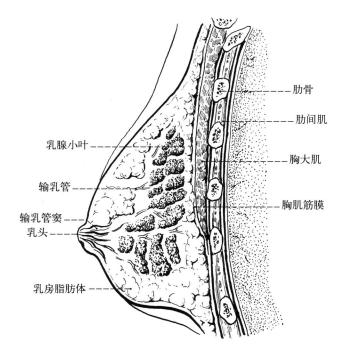

乳腺小叶

输乳管

输乳管窦
乳头

乳房脂肪体

肋骨

肋间肌

胸大肌

胸肌筋膜

图 8-9　女性乳房矢状切面

附2:会 阴

会阴 perineum 有广义和狭义之分。广义会阴是指封闭小骨盆下口的所有软组织。其境界与小骨盆下口一致,呈菱形,前为耻骨联合下缘,后为尾骨尖,两侧为耻骨下支、坐骨支、坐骨结节和骶结节韧带。通常以两侧坐骨结节之间的连线将会阴分为前、后两部。前部为**尿生殖区** urogenital region,又称尿生殖三角,男性有尿道通过,女性有尿道和阴道通过;后部为**肛区** anal region,又称肛三角,有直肠通过(图 8-10)。

临床上,常将肛门和外生殖器之间的软组织称为会阴,即狭义会阴。女性分娩时,要保护此区,以免造成会阴撕裂。

除男、女性生殖器外,会阴的结构主要是肌和筋膜。在尿生殖区后界中点有一腱性结构,称**会阴中心腱** perineal central tendon 或**会阴体** perineal body,长约 1.3 cm,是会阴诸肌的附着点,有加固盆底的作用。在女性,此腱较大且有韧性和弹性,在分娩时要注意保护。

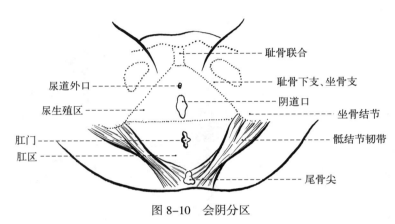

图 8-10 会阴分区

一、肛区的肌

肛区肌群包括肛提肌、尾骨肌和肛门外括约肌(图 8-11)。

1. **肛提肌** levator ani 为一对宽的扁肌,起自耻骨后面、坐骨棘和张于两者之间的肛提肌腱弓,两侧肌纤维向后、下、内侧方向汇合,止于会阴中心腱、尾骨和肛尾韧带等,呈漏斗状封闭小骨盆下口。肛提肌依其纤维起止和走向,分为髂骨尾骨肌、耻骨阴

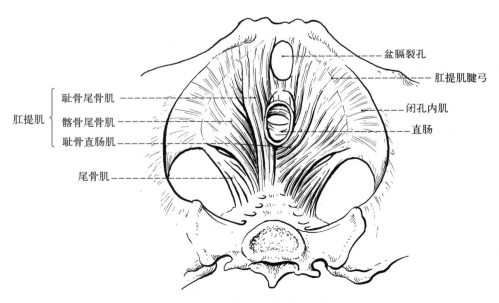

图 8-11 肛提肌和尾骨肌(上面)

道肌、耻骨尾骨肌和耻骨直肠肌。两侧肛提肌靠内侧的肌束,左、右结合形成"U"形襻,从后方套绕直肠和阴道。两侧肛提肌的前内侧之间形成三角形的裂隙,称为盆膈裂孔,位于直肠和耻骨联合之间,男性有尿道通过,女性有尿道和阴道通过。

肛提肌的作用是加强和托起盆底,承托盆腔器官,并对肛管和阴道有括约作用。

2. **尾骨肌** coccygeus 位于肛提肌后方,骶棘韧带上面。起于坐骨棘,止于骶、尾骨的侧缘。具有协助封闭小骨盆下口,承托盆腔脏器及固定骶、尾骨的作用。

3. **肛门外括约肌** sphincter ani externus 为环绕肛门的骨骼肌,分为皮下部、浅部和深部。

二、尿生殖区的肌

尿生殖区的肌位于肛提肌前部的下方,封闭盆膈裂孔,可分为浅、深两层(图 8-12,图 8-13)。

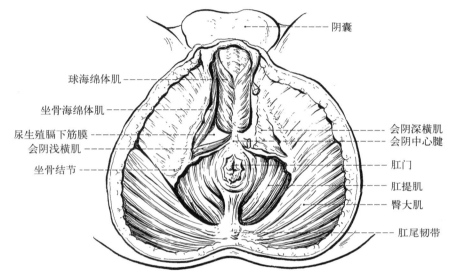

图 8-12 男性会阴肌

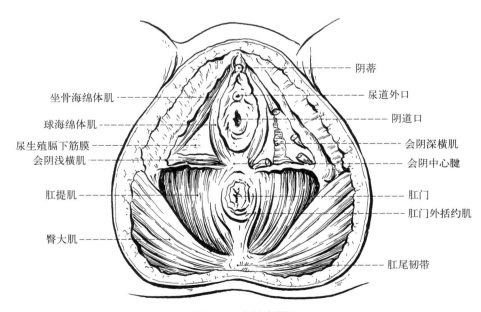

图 8-13 女性会阴肌

1. 浅层肌

（1）**会阴浅横肌** superficial transverse muscle of perineum：起自坐骨结节，止于会阴中心腱，有固定会阴中心腱的作用。

（2）**球海绵体肌** bulbocavernosus：起自会阴中心腱和尿道球下面的中缝，包绕尿道球和尿道海绵体后部，止于阴茎背面的筋膜。收缩时可使尿道缩短变细，协助排尿和射精，并参与阴茎勃起。在女性，此肌覆盖于前庭球表面，称阴道括约肌，可缩小阴道口。

（3）**坐骨海绵体肌** ischiocavernosus：覆盖于阴茎脚的表面，起于坐骨结节，止于阴茎脚下面，收缩时压迫阴茎海绵体根部，阻止静脉血回流，参与阴茎勃起，又称阴茎勃起肌。此肌在女性较薄弱，覆盖于阴蒂脚的表面，收缩时使阴蒂勃起，称阴蒂勃起肌。

2. 深层肌

（1）**会阴深横肌** deep transverse muscle of perineum：位于尿生殖膈上、下筋膜之间，肌束横行于两侧坐骨支之间，肌纤维在中线上互相交织，部分肌纤维止于会阴中心腱，收缩时可加强会阴中心腱的稳定性。此肌内埋有尿道球腺。

（2）**尿道括约肌** sphincter of urethra：位于尿生殖膈上、下筋膜之间，会阴深横肌前方，肌束呈环形围绕尿道膜部，为尿道的随意括约肌。在女性，此肌还围绕阴道，称**尿道阴道括约肌** urethrovaginal sphincter，可缩紧尿道和阴道。尿道括约肌和会阴深横肌不能截然分开，有人将两者合称尿生殖三角肌。

三、会阴的筋膜

会阴的筋膜分为浅筋膜和深筋膜。

1. **浅筋膜**　肛区的浅筋膜是富含脂肪的结缔组织，充填在坐骨肛门窝内。**坐骨肛门窝** ischioanal fossa 位于坐骨结节、肛提肌与臀大肌后缘之间，为底向下，尖向上的楔形间隙（图 8-14）。窝的外侧壁为闭孔内肌及闭孔筋膜，内侧壁为肛提肌和盆膈下筋膜，前界为尿生殖膈后缘，后界为臀大肌下缘。两侧坐骨肛门窝在肛管后方相通。窝内有会阴部的血管、神经、淋巴管和大量的脂肪组织，是肛门周围脓肿的好发部位。

 【拓展窗口】

　　当坐骨肛门窝内有大量积脓时，脓液可扩散到对侧，形成马蹄形脓肿，亦可穿过盆膈形成盆腔脓肿；若肛窦的炎症穿过肠壁经过坐骨肛门窝并穿通皮肤时，可形成肛瘘。

尿生殖区的浅筋膜分为两层：浅层富含脂肪，与腹下部和股部的浅筋膜相延续。深层呈膜状，称为**会阴浅筋膜** superficial fascia of perineum，或 Colles 筋膜，向后附于尿生殖膈后缘，向两侧附于耻骨下支和坐骨支，向前上与腹前外侧壁浅筋膜的深层相续，向下与阴囊肉膜和阴茎浅筋膜相延续（图 8-15）。

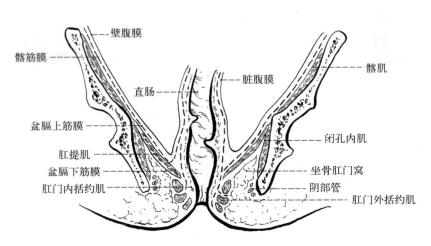

图 8-14　盆腔冠状切面模式图（经直肠）

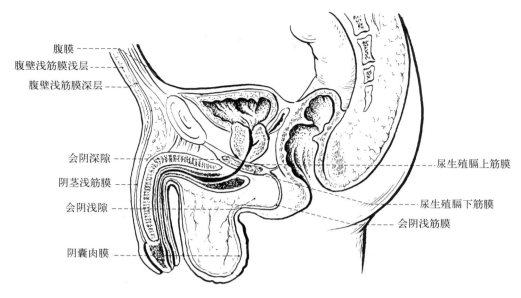

图 8-15　会阴筋膜模式图（矢状切面）

2. 深筋膜　肛区的深筋膜覆盖于坐骨肛门窝的各壁。衬于肛提肌和尾骨肌下面的深筋膜称**盆膈下筋膜** inferior fascia of pelvic diaphragm，肛提肌和尾骨肌下面的深筋膜称**盆膈上筋膜** superior fascia of pelvic diaphragm。盆膈上、下筋膜及其间的肛提肌和尾骨肌共同组成**盆膈** pelvic diaphragm，封闭小骨盆下口的大部分，对承托盆腔脏器有重要作用。盆膈中央有直肠穿过。

尿生殖区的深筋膜亦分两层，分别覆盖在会阴深横肌和尿道括约肌的下面和上面，称为**尿生殖膈下筋膜** inferior fascia of urogenital diaphragm 和**尿生殖膈上筋膜** superior fascia of urogenital diaphragm；两侧附于耻骨下支和坐骨支，前缘和后缘两层互相愈合。尿生殖膈上、下筋膜及其间的会阴深横肌和尿道括约肌共同组成**尿生殖膈** urogenital diaphragm，封闭盆膈裂孔。男性尿道、女性尿道和阴道穿过尿生殖膈。尿生殖膈有加强盆底，协助承托盆腔脏器的作用。

会阴浅筋膜与尿生殖膈下筋膜之间围成**会阴浅隙** superficial perineal space，内有尿生殖区的浅层肌、男性阴茎根、女性阴蒂脚、前庭球和前庭大腺等结构。尿生殖膈上、下筋膜之间的间隙称**会阴深隙** deep perineal space，内有会阴深横肌、尿道膜部和尿道球腺等结构（图 8-16，图 8-17）。

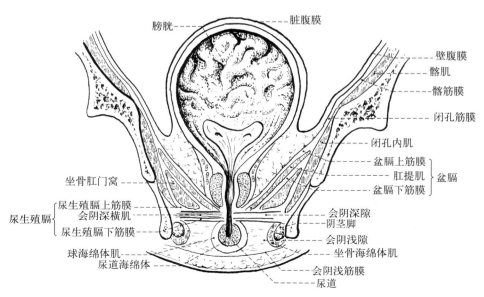

图 8-16　男性盆腔冠状切面模式图

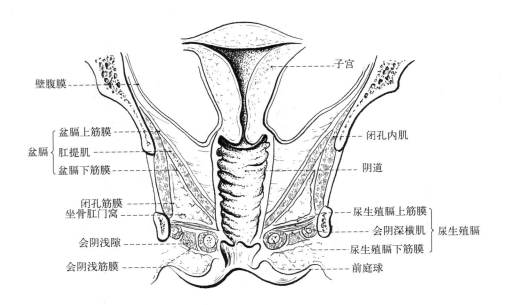

图 8-17 女性盆腔冠状切面模式图

（贾桦编写　徐国成绘图）

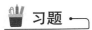 习题

1. 填图题
请标出线段指示的相应解剖结构：

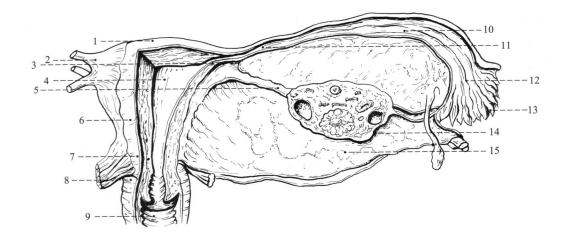

2. 填字题
请按提示内容填写行列中的空格：

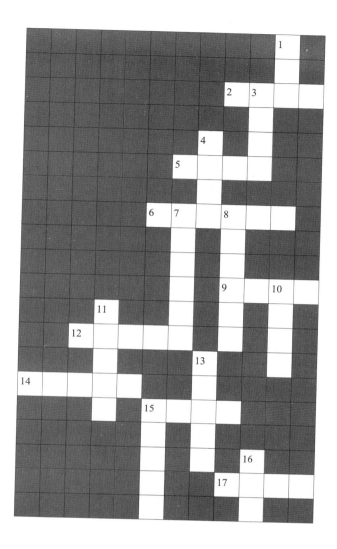

纵向：

1. 输送卵子的弯曲肌性管道
3. 子宫阔韧带连于卵巢部分
4. 子宫内腔隙的下部
7. 卵巢与子宫底间的韧带
8. 子宫颈下段 1/3
10. 前庭球后方,阴道口两侧的腺体
11. 由覆盖在子宫前后面的腹膜向两侧延伸而成
13. 会阴前部
15. 环形围绕尿道膜部的尿生殖区深层肌
16. 子宫颈与子宫体相接处较狭细的部分

横向：

2. 输卵管结扎术常选择的部位
5. 子宫壁的黏膜层
6. 输卵管穿透子宫壁的一段
9. 两侧小阴唇之间的裂隙
12. 维持子宫前倾的圆索形韧带
14. 胸筋膜与乳房皮肤和乳头之间的纤维束
15. 封闭尿生殖区的结构
17. 卵巢和输卵管

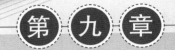

腹　膜

一、概述

腹膜 peritoneum 为覆盖于腹、盆腔壁内面和腹、盆腔脏器表面的一层浆膜,由间皮和少量结缔组织构成,薄而光滑,呈半透明状(图 9-1)。

衬于腹、盆腔壁内面的腹膜称为**壁腹膜** parietal peritoneum,由壁腹膜反折并覆盖于腹、盆腔脏器表面的腹膜称为**脏腹膜** visceral peritoneum。壁腹膜和脏腹膜互相延续、移行,共同围成不规则的潜在性腔隙,称为**腹膜腔** peritoneal cavity。男性腹膜腔为一封闭的腔隙;女性腹膜腔则借输卵管腹腔口,经输卵管、子宫、阴道与外界相通。这种解剖的特点,增加了腹膜腔感染的机会。壁腹膜较厚,与腹、盆腔壁之间有一层疏松结缔组织,称为**腹膜外组织** extraperitoneal tissue。腹后壁和腹前壁下部的腹膜外组织中含有较多脂肪,临床上亦称为腹膜外脂肪。脏腹膜很薄且紧附于脏器表面,因此无论从形态、功能或疾病状态下都可视为脏器的一部分,如胃和肠壁等器官外膜即脏腹膜。

腹膜具有分泌、吸收、保护、支持、修复等功能:①生理状态下,腹膜可分泌少量浆液(100~200 mL),起润滑和保护作用,减少脏器摩擦。同时浆液中含有大量巨噬细胞,可吞噬病原微生物和有害物质,起到防御作用。②腹膜也有较强的吸收功能,能吸收腹腔内的液体和空气等。一般认为,上腹部,特别是膈下区的腹膜吸收能力较强,这是因为该部的腹膜面积较大,腹膜外组织较少,微血管较丰富,腹膜孔(为淋巴孔的一种)较多,以及呼吸运动的影响较明显。所以腹膜炎症或手术后的患者多采取半卧位,使有害液体流至下腹部,以减缓腹膜对有害物质的吸收。③腹膜还有较强的修复和再生能力,所分泌的浆液中含有纤维素,其粘连作用可促进伤口的愈合和炎症的局限化。但若手术创伤过大,可导致脏器粘连。④腹膜所形成的韧带、网膜、系膜等结构对脏器有固定和支持的作用。

二、腹膜与腹盆腔脏器的关系

依据脏器被腹膜覆盖的范围大小,可将腹、盆腔脏器分为 3 种类型,即腹膜内位、间位和外位器官(图 9-2)。

(一)腹膜内位器官

脏器表面几乎均被腹膜包裹,并常形成系膜,因此腹膜内位器官活动度较大,如胃、十二指肠上部、空肠、回肠、盲肠、阑尾、横结肠、乙状结肠、脾、卵巢和输卵管。

(二)腹膜间位器官

脏器三面或大部分被腹膜包裹,如肝、胆囊、升结肠、降结肠、子宫、充盈的膀胱和直肠上段。

(三)腹膜外位器官

脏器仅一面被腹膜覆盖,如肾,肾上腺,输尿管,空虚的膀胱,十二指肠降部、下部和升部,直肠中、下段及

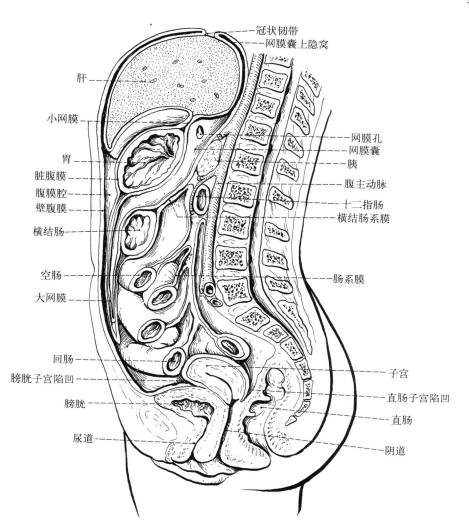

图 9-1　腹膜腔矢状切面（女性）

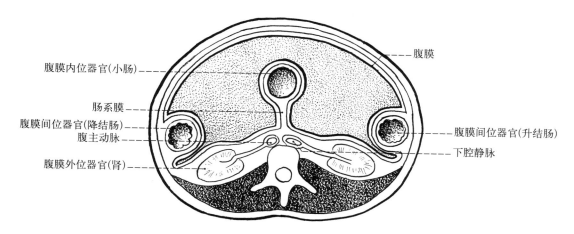

图 9-2　腹膜与脏器的关系示意图（水平断面）

胰。这些器官大多位于腹膜后隙,临床上又称腹膜后位器官。

📖 【拓展窗口】

　　腹、盆腔脏器与腹膜的关系有重要的临床意义。例如,腹膜内位器官的手术必须通过腹膜腔;而腹膜外位器官,如肾、输尿管等则不必打开腹膜腔便可进行手术,从而避免腹膜腔的感染和术后粘连。当空肠、回肠或十二指肠球部穿孔时,肠腔内容物直接流到腹膜腔;而升结肠、降结肠,或十二指肠降部、水平部和升部等部位的穿孔,肠腔内容物常聚集在腹膜后隙中。

三、腹膜形成的结构

　　腹膜从腹、盆移行于脏器,或从一个器官移行于另一个器官,移行部的腹膜形成不同的结构,分别称网膜、系膜、韧带、皱襞、隐窝和陷凹。这些结构不仅对器官起着连接和固定的作用,也是血管、神经等进入脏器的途径。

(一)网膜

　　网膜 omentum 是由脏器与脏器之间的数层腹膜移行所形成,有小网膜和大网膜,其间有血管、神经、淋巴管和结缔组织等(图9-3)。

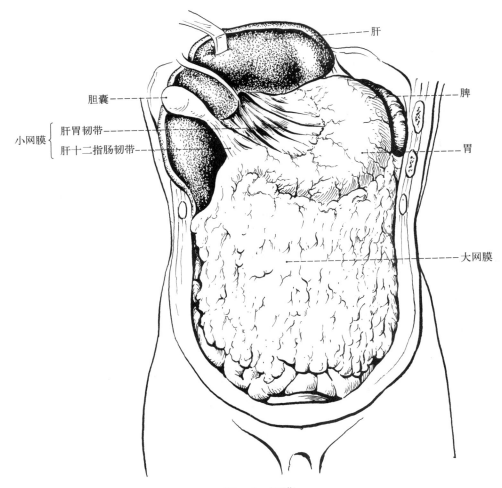

图 9-3　网膜

1. **小网膜** lesser omentum　是由肝门向下移行于胃小弯和十二指肠上部的双层腹膜。可分为两部分：从肝门连于胃小弯的部分称**肝胃韧带** hepatogastric ligament，其内含有胃左、右血管，胃上淋巴结及至胃的神经等。从肝门连于十二指肠上部的部分称**肝十二指肠韧带** hepatoduodenal ligament，该韧带内有位于右前方的胆总管，位于左前方的肝固有动脉和两者后方的肝门静脉。上述结构周围有淋巴管、淋巴结和神经丛伴行。小网膜的右缘游离，其后方为网膜孔，经此孔可进入网膜囊。

2. **大网膜** greater omentum　是连于胃大弯和横结肠之间的腹膜结构，形似围裙浮于横结肠与空、回肠的前方。大网膜由 4 层腹膜构成。构成小网膜的两层腹膜分别包被胃和十二指肠上部的前、后两面向下延伸，至胃大弯处互相愈合，形成大网膜的前两层，并降至脐平面稍下方，然后向后上反折，形成大网膜的后两层，向上包绕横结肠并与横结肠系膜相续，贴于腹后壁。大网膜前两层与后两层之间的潜在性腔隙是网膜囊的下部，随着年龄的增长，大网膜的 4 层腹膜逐渐粘连愈合，致使其间的网膜囊下部消失，而连于胃大弯和横结肠之间的大网膜前两层则形成**胃结肠韧带** gastrocolic ligament。

大网膜血液供应丰富，大网膜的前两层有胃网膜左、右动静脉吻合及其发出的分支。大网膜中含有丰富的脂肪、毛细血管和巨噬细胞，具有重要的吸收和防御功能。当腹腔脏器有炎症时，大网膜可包裹病灶以防止炎症扩散蔓延，故有腹腔卫士之称。小儿的大网膜较短，一般在脐平面以上，因此当阑尾炎或下腹部器官病变尤其发生穿孔时，病灶区不易被大网膜包裹局限，而常导致弥漫性腹膜炎。

3. 网膜囊和网膜孔

（1）**网膜囊** omental bursa：位于小网膜、胃后壁和腹后壁的腹膜之间，是一个扁窄的潜在性间隙（图 9-4），又称为小腹膜腔，为腹膜腔的一部分。网膜囊的前壁为小网膜、胃后壁的腹膜和胃结肠韧带，后壁为横结肠及其系膜以及覆盖在胰、左肾、左肾上腺等处的腹膜，上壁为肝尾状叶和膈下方的腹膜，下壁为大网膜前、后层的愈合处。网膜囊的左侧为脾、胃脾韧带和脾肾韧带，右侧借网膜孔通腹膜腔的其余部分。

（2）**网膜孔** omental foramen（又称为温斯洛孔 Winslow foramen）：高度在第 12 胸椎至第 2 腰椎椎体的前方，成年人可容 1～2 指通过。其上界为肝尾状叶，下界为十二指肠上部，前界为肝十二指肠韧带，后界为覆盖在下腔静脉表面的腹膜。手术时，遇有外伤性肝破裂或肝门附近动脉出血，可将示指伸入孔内，拇指在小网膜游离缘前方加压，进行暂时止血。

网膜囊是腹膜腔的一个盲囊，位置较深，毗邻关系复杂，器官的病变相互影响。当胃后壁穿孔或某些炎症导致网膜囊内积液时，早期常局限于囊内，而后可因积液量增加或体位变化等，积液可经网膜孔流到腹膜腔，引起炎症扩散，如弥漫性腹膜炎等。

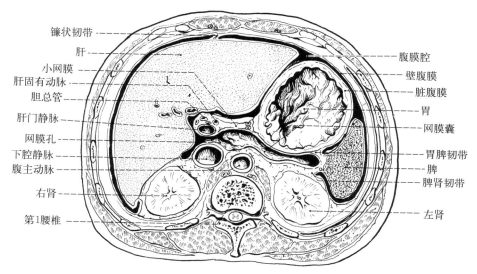

图 9-4　网膜孔和网膜囊（经第 1 腰椎水平切面）

(二) 系膜

由壁、脏腹膜相互延续移行而形成的将器官系连固定于腹、盆壁的双层腹膜结构称为系膜,其内含有出入该器官的血管、神经及淋巴管和淋巴结等。主要的系膜有肠系膜、阑尾系膜、横结肠系膜和乙状结肠系膜(图 9-5)。

1. **肠系膜 mesentery**   是将空肠和回肠系连固定于腹后壁的双层腹膜结构,面积较大,整体呈扇形,其附着于腹后壁的部分称为**肠系膜根** radix of mesentery,长约 15 cm,起自第 2 腰椎左侧斜向右下依次越过十二指肠水平部(在此肠系膜上血管进入系膜)、腹主动脉、下腔静脉、右输尿管和右腰大肌的前面,止于右骶髂关节前方。肠系膜的肠缘长达 5~7 m,由于肠系膜根和肠缘的长度相差悬殊,故有利于空、回肠的活动,对消化和吸收有促进作用,但活动异常时也易发生肠扭转、肠套叠等急腹症。肠系膜的两层腹膜间含有肠系膜上血管及其分支、淋巴管、淋巴结、神经丛和脂肪等。

2. **阑尾系膜 mesoappendix**   呈三角形,将阑尾连于肠系膜下方。阑尾的血管、淋巴管、神经走行于系膜的游离缘内,故阑尾切除时,应从系膜游离缘进行血管结扎。

3. **横结肠系膜 transverse mesocolon**   是将横结肠连于腹后壁的横位双层腹膜结构,其根部起自结肠右曲,向左跨过右肾中部、十二指肠降部、胰头等器官的前方,沿胰前缘达到左肾前方,直至结肠左曲。横结肠系膜内含有中结肠血管及其分支、淋巴管、淋巴结和神经丛等。通常以横结肠系膜将腹膜腔划分为结肠上区和结肠下区。

4. **乙状结肠系膜 sigmoid mesocolon**   是将乙状结肠固定于左髂窝和骨盆左后壁的双层腹膜结构。该系膜较长,故乙状结肠活动度较大,易发生肠扭转。系膜内含有乙状结肠血管、直肠上血管、淋巴管、淋巴结和

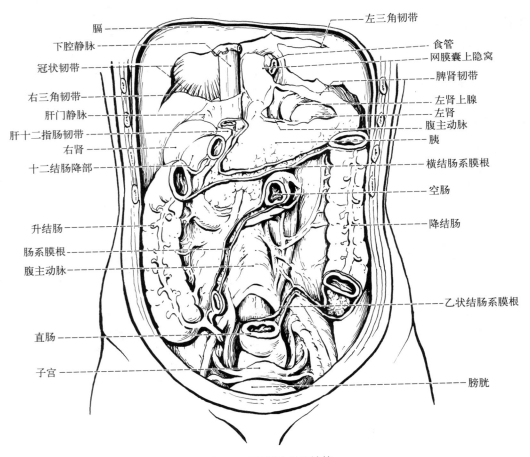

图 9-5   腹膜形成的结构

神经丛等。

（三）韧带

腹膜形成的韧带指连接腹、盆壁与脏器之间或连接相邻脏器之间的腹膜结构,多数为双层,少数为单层腹膜构成,对脏器有固定作用。有的韧带内含有血管和神经等（图9-5）。

1. 肝的韧带　肝脏面有肝胃韧带、肝十二指肠韧带（见小网膜）和肝圆韧带裂内的肝圆韧带,肝膈面有镰状韧带、冠状韧带和左、右三角韧带。

镰状韧带 falciform ligament of liver 呈矢状位,是上腹前壁和膈下面连于肝上面的双层腹膜结构,位于前正中线右侧,侧面观形似镰刀。镰状韧带下缘游离并增厚,由脐连于肝下面的肝圆韧带裂,内含**肝圆韧带** ligamentum teres hepatis,后者乃胚胎时脐静脉闭锁后的遗迹。由于镰状韧带偏中线右侧,脐以上腹壁正中切口需向下延长时,应偏向中线左侧,以避免损伤肝圆韧带及伴其走行的附脐静脉。

冠状韧带 coronary ligament 呈冠状位,由膈下面的壁腹膜反折至肝膈面所形成的双层腹膜组成。前层向前与镰状韧带相延续,前、后两层之间无腹膜被覆的肝表面称为**肝裸区** bare area of liver。冠状韧带左、右两端的前、后两层彼此黏合增厚形成**左、右三角韧带** left and right triangular ligaments。

2. 脾的韧带　包括胃脾韧带、脾肾韧带、膈脾韧带。**胃脾韧带** gastrosplenic ligament 是连于胃底和胃大弯上份与脾门之间的双层腹膜结构,向下与大网膜左侧部相延续。内含胃短血管和胃网膜左血管及淋巴管、淋巴结等。**脾肾韧带** splenorenal ligament 为脾门至左肾前面的双层腹膜结构,内含胰尾、脾血管,以及淋巴结、神经等。**膈脾韧带** phrenicosplenic ligament 为脾肾韧带的上部,由脾上极连至膈下。偶尔在脾下极与结肠左曲之间有**脾结肠韧带** splenocolic ligament。

3. 胃的韧带　包括肝胃韧带、胃脾韧带、胃结肠韧带和胃膈韧带,前三者已如前述。**胃膈韧带** gastrophrenic ligament 是胃贲门左侧和食管腹段连于膈下面的腹膜结构。

此外,在膈与结肠左曲之间还有**膈结肠韧带** phrenicocolic ligament,固定结肠左曲、承托脾。

（四）皱襞、隐窝和陷凹

由于腹、盆腔的脏器不同程度地从腹后壁凸向腹膜腔,因此腹膜腔实际上是由凸凹不平的不规则的小间隙组成。特别是在腹后壁上形成许多陷凹、隐窝和皱襞等（图9-6）。

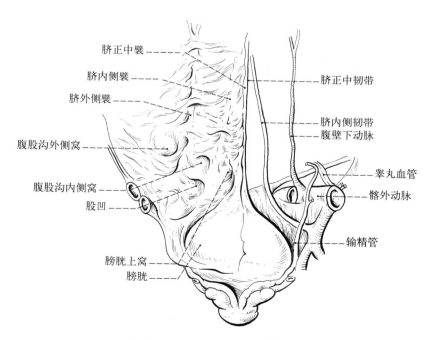

图9-6　腹前壁内面的皱襞和隐窝

1. 腹后壁的皱襞和隐窝　在胃后方、十二指肠、盲肠和乙状结肠周围有较多的皱襞和隐窝。隐窝的大小、深浅和形态,个体间差异甚大。隐窝很深时,小肠可突入其中形成内疝。常见的皱襞和隐窝有:**十二指肠上襞** superior duodenal fold 位于十二指肠升部左侧,相当于第 2 腰椎平面,呈半月形,下缘游离。此襞深面为口朝下方的**十二指肠上隐窝** superior duodenal recess(中国人出现率 50%),其左侧有肠系膜下静脉通行于壁腹膜后方。此隐窝下方为三角形的**十二指肠下襞** inferior duodenal fold,该襞构成为**十二指肠下隐窝** inferior duodenal recess(中国人出现率 75%)的前壁,其上缘游离。**盲肠后隐窝** retrocecal recess 位于盲肠后方,盲肠后位的阑尾常在其内。**乙状结肠间隐窝** intersigmoid recess 位于乙状结肠左后方,乙状结肠系膜与腹后壁之间,其后壁内有左侧的输尿管经过。**肝肾隐窝** hepatorenal recess 位于肝右叶与右肾之间,其左界为网膜孔和十二指肠降部,右界为右结肠旁沟。在仰卧时,肝肾隐窝是腹膜腔的最低部位,腹膜腔内的液体易积存于此。

2. 腹前壁的皱襞和隐窝　腹前壁内面有 5 条皱襞,均位于脐下。脐与膀胱尖之间的为**脐正中襞** median umbilical fold,内含脐尿管闭锁后形成的脐正中韧带(脐尿管索)。一对**脐内侧襞** medial umbilical fold 位于脐正中襞的两侧,内含脐动脉闭锁后形成的脐内侧韧带(脐动脉索)。一对**脐外侧襞** lateral umbilical fold 分别位于左、右侧脐内侧襞的外侧,内含腹壁下动、静脉,故又称腹壁下动脉襞。在腹股沟韧带上方,上述 5 条皱襞之间形成 3 对浅凹,由中线向外侧依次为**膀胱上窝** supravesical fossa、**腹股沟内侧窝** medial inguinal fossa 和**腹股沟外侧窝** lateral inguinal fossa。腹股沟外侧窝与腹股沟管深环的位置相对。与腹股沟内侧窝相对应的腹股沟韧带的下方,有一浅凹,称为**股凹** femoral fossa,是股疝的好发部位。

3. 腹膜陷凹　为腹膜在盆腔脏器之间移行反折所形成,多位于盆腔内(图 9-1)。男性在膀胱与直肠之间有**直肠膀胱陷凹** rectovesical pouch,凹底距肛门约 7.5 cm。女性在膀胱与子宫之间有**膀胱子宫陷凹** vesicouterine pouch,在子宫与直肠之间有**直肠子宫陷凹** rectouterine pouch,后者又称 Douglas 腔,较深,凹底距肛门约 3.5 cm,与阴道后穹之间仅隔以阴道后壁和腹膜。站立或坐位时,男性的直肠膀胱陷凹和女性的直肠子宫陷凹是腹膜腔的最低部位,故腹膜腔内的积液多聚积于此,临床上可行直肠穿刺和阴道后穹穿刺以进行诊断和治疗。

四、腹膜腔的分区和间隙

腹膜腔借横结肠及其系膜分为结肠上区和结肠下区。

(一) 结肠上区

结肠上区为膈与横结肠及其系膜之间的区域,又称**膈下间隙** subphrenic space,内有肝、胆囊、脾、胃和十二指肠上部等器官。结肠上区以肝为界分为肝上间隙和肝下间隙(图 9-7)。

1. **肝上间隙**　位于膈与肝上面之间。此间隙借镰状韧带分为左肝上间隙和右肝上间隙。左肝上间隙以冠状韧带分为其前方的左肝上前间隙和后方的左肝上后间隙。

2. **肝下间隙**　位于肝下面与横结肠及其系膜之间,借肝圆韧带分为左肝下间隙和右肝下间隙,后者又称为

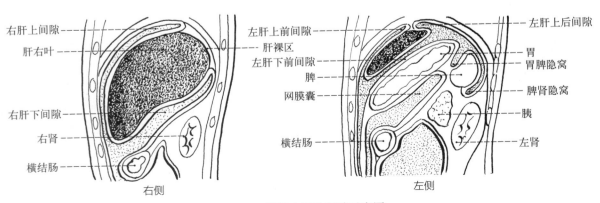

图 9-7　结肠上区的间隙示意图

肝肾隐窝。左肝下间隙以小网膜和胃分为前方的左肝下前间隙和后方的左肝下后间隙,后者即网膜囊。

此外,还有介于冠状韧带前、后层之间无腹膜覆盖的肝裸区(膈下腹膜外间隙)。

(二)结肠下区

结肠下区为横结肠及其系膜与盆底上面之间的区域,内有空肠、回肠、盲肠、阑尾、结肠及盆腔诸器官。结肠下区常以肠系膜根和升、降结肠为标志分为 4 个间隙(图 9-8)。

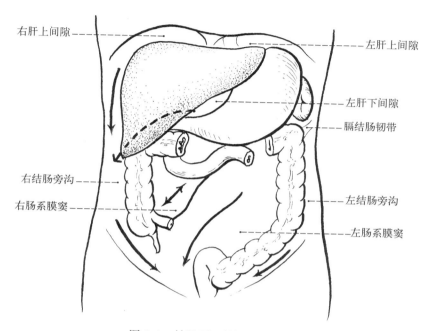

图 9-8　结肠下区的间隙及交通

1. **结肠旁沟** paracolic sulcus　位于升、降结肠的外侧。**右结肠旁沟**为升结肠与右腹侧壁之间的裂隙,向上直通肝肾隐窝,向下经右髂窝通盆腔。因此,胃后壁穿孔时,胃内容物可经网膜囊、网膜孔、肝肾隐窝、右结肠旁沟到达右髂窝,甚至盆腔;反之,阑尾的穿孔和脓肿,脓液可经右结肠旁沟到达肝肾隐窝,甚至形成膈下脓肿。**左结肠旁沟**为降结肠与左腹侧壁之间的裂隙,由于膈结肠韧带的限制,不与结肠上区相通,但向下可通盆腔。

2. **肠系膜窦** mesenteric sinus　位于肠系膜根与升、降结肠之间。**右肠系膜窦**为肠系膜根与升结肠之间的三角形间隙,下方有回肠末端相隔,故间隙内的炎性渗出物常积存于局部。**左肠系膜窦**为肠系膜根与降结肠之间的斜方形间隙,向下可通盆腔,因此如有积液可沿乙状结肠向下流入盆腔。

(刘海岩编写　徐国成绘图)

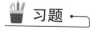 **习题**

1. 填图题
请标出线段指示的相应解剖结构:

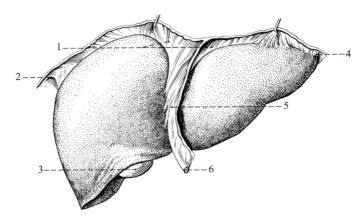

2. 填字题

请按提示内容填写行列中的空格:

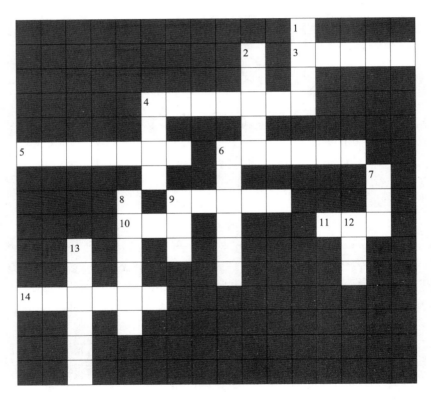

纵向:

1. 肝门连于胃小弯的小网膜

2. 将横结肠连于腹后壁的腹膜结构

4. 肝右叶与右肾之间的凹陷

6. 脏器仅一面被腹膜覆盖

7. 连于胃大弯和横结肠之间的腹膜

8. 男性在膀胱与直肠之间的腹膜陷凹

9. 壁腹膜和脏腹膜围成的潜在腔隙

12. 网膜囊的开口

13. 膀胱与子宫之间的腹膜陷凹

横向:

3. 连于胃大弯和横结肠之间的大网膜

4. 从肝门连于十二指肠的小网膜

5. 十二指肠上襞深面的隐窝

6. 脏器表面几乎均被腹膜包裹

9. 壁腹膜与腹盆腔壁之间的疏松结缔组织

10. 将空肠和回肠系连于腹后壁的腹膜结构

11. 肝门与胃小弯和十二指肠上部之间的腹膜

14. 子宫与直肠之间的陷凹

脉 管 学

脉管学 angiology 包含心血管系统和淋巴系统两部分内容。心血管系统和淋巴系统统称为脉管系统，是分布于人体内的封闭的管道系统。心血管系统内有循环流动的血液，淋巴系统内有经淋巴管道向心流动的淋巴液，淋巴液最后经静脉回流入血液。因此，淋巴管道常被认为是静脉的辅助管道。

人体各部依赖于脉管系统的运输作用，即将消化系统消化吸收的营养物质和肺吸收的氧，以及内分泌器官和内分泌组织分泌的激素运送到全身器官的组织、细胞和靶器官，同时将组织和细胞产生的代谢产物及二氧化碳等运送到肾、肺及皮肤，排出体外，保证机体完成正常的新陈代谢，维持内、外环境的相对稳定。此外，心肌细胞、内皮细胞还具有内分泌的作用，可产生和分泌心房尿钠肽、内皮素等生物活性物质，参与机体的功能调节。

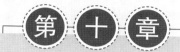

心血管系统

第一节　总　　论

一、心血管系统的组成

心血管系统由心、动脉、毛细血管和静脉组成。

1. **心 heart**　是中空性的肌性器官，主要由心肌构成。心内部被心房间隔和心室间隔分为互不相通的左、右两半，每半又各分为心房和心室，故心有 4 个腔：左心房、左心室、右心房和右心室。同侧的心房和心室借房室口相通，房室口处有瓣膜附着，防止血液逆流。心与动脉、静脉相连，动脉连于心室，静脉连于心房。心在心血管系统中是动力器官，起着"动力泵"的作用。

2. **动脉 artery**　是运送血液离开心室至全身各器官的管道。动脉管壁较厚，由内膜、中膜、外膜 3 层构成。动脉壁的结构与其功能密切相关。内膜薄，腔面为一层内皮细胞，可减少血流阻力。中膜较厚，大动脉主要含弹性纤维，当心室收缩时，大动脉中膜内弹性纤维拉长，管壁扩张；当心室舒张时，弹性纤维弹性回位，管壁回缩，推动血液继续向前流动。中、小动脉主要含平滑肌，尤其是小动脉中膜内的平滑肌在神经体液调节下通过收缩或舒张来改变管腔的大小，影响局部血流量和血流阻力。外膜含胶原纤维和弹性纤维，可防止血管过度扩张。动脉自左、右心室发出，走行中不断分支，越分越细，最后移行为毛细血管。

3. **毛细血管 capillary**　是连接微动脉与微静脉之间的管道，管壁主要由一层内皮细胞和基膜构成。分布于除软骨、角膜、晶状体、毛发、牙釉质和被覆上皮以外的全身各处。毛细血管数量多，彼此吻合成网，管壁薄、通透性大，管内血流缓慢，是血液与血管外组织液进行物质交换的场所。

4. **静脉 vein**　是运送血液返回心房的血管。小静脉由毛细血管汇合而成，在向心走行过程中逐渐汇合成中静脉、大静脉，最后注入心房。静脉管壁较薄、弹性小，管腔大、属支多、容血量大。静脉可分为浅静脉和深静脉，浅静脉位于皮下，最终注入深静脉；深静脉与同名动脉伴行。

二、血液循环及其途径

心有节律地收缩和舒张，血液由心室搏出进入动脉，经各级动脉到达毛细血管，在此与组织、细胞进行气体和物质交换后，再经各级静脉返回心房，这种周而复始的循环流动称血液循环。根据循环途径的不同可分为体循环和肺循环（图 10-1）。

当心室收缩时，左心室搏出动脉血，经主动脉及其各级分支到达全身各部的毛细血管，血液与周围组织、细胞进行物质和气体交换后，由动脉血转变成静脉血，再经各级静脉，最后经上、下腔静脉及冠状窦返回右心房，这一循环途径称**体循环** systemic circulation，又称**大循环** greater circulation。体循环的血液流经路径长、范围广，

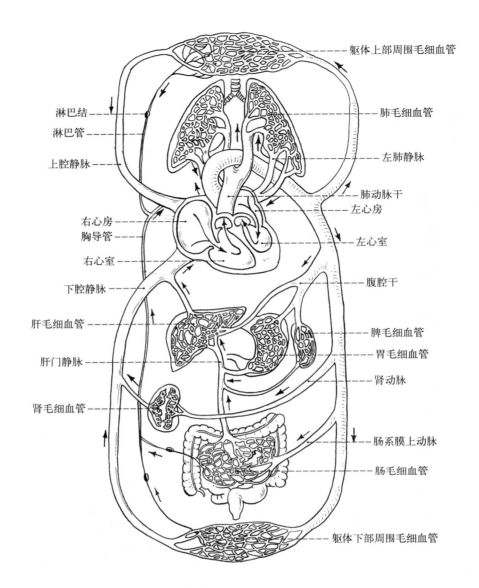

躯体上部周围毛细血管

淋巴结

淋巴管

上腔静脉

肺毛细血管

左肺静脉

肺动脉干

左心房

右心房

胸导管

左心室

右心室

腹腔干

下腔静脉

肝毛细血管

脾毛细血管

胃毛细血管

肝门静脉

肾动脉

肾毛细血管

肠系膜上动脉

肠毛细血管

躯体下部周围毛细血管

图 10-1　血液循环示意图

以动脉血滋养全身各部,并带走组织、细胞的代谢产物和二氧化碳。当心室收缩时,右心室搏出静脉血,经肺动脉干及其各级分支到达肺泡壁的毛细血管,在此进行气体交换后,血液由静脉血转变成动脉血,再经肺静脉,回流入左心房,这一循环途径称**肺循环** pulmonary circulation,又称**小循环** lesser circulation。肺循环路径短、范围小,主要使静脉血转变成动脉血。

三、血管吻合及其功能意义

　　人体的血管除经动脉—毛细血管—静脉相通外,动脉与动脉、静脉与静脉之间甚至动脉与静脉之间,可借吻合支或交通支彼此连接,形成**血管吻合** vascular anastomosis。常见的吻合类型如下(图 10-2)。

　　1. 动脉间吻合　　人体内许多部位或器官由于功能的需要,其动脉之间互相吻合形成动脉弓、动脉网或动脉环。在易改变形态的器官,两条动脉末端直接吻合形成动脉弓,如胃小弯动脉弓;在经常活动或易受压的部位,如在关节周围,邻近的多条动脉分支间常互相吻合成动脉网;在脑底部,两条不同来源的动脉干及其分支之间借交通支相连,形成脑底动脉环。这些动脉吻合具有保证局部血液供应或缩短循环途径和调节局部血流量的作用。

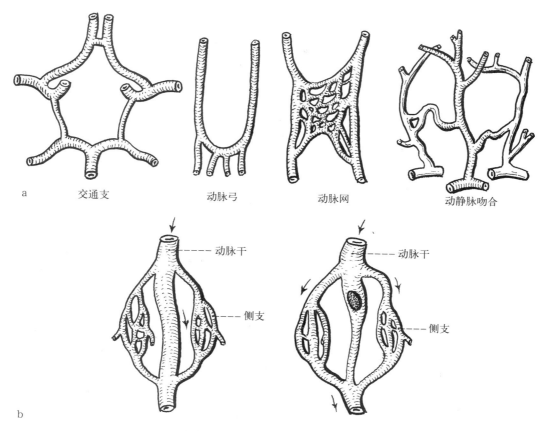

a　　　　　　交通支　　　　　　动脉弓　　　　动脉网　　　　　动静脉吻合

动脉干

侧支

动脉干

侧支

b

图 10-2　血管吻合和侧支循环

a. 血管吻合　b. 侧支循环

　　2. 静脉间吻合　静脉吻合远比动脉丰富,除具有和动脉相似的吻合形式外,常在脏器周围或脏器壁内形成丰富的静脉丛,以保证在脏器局部受压时血流通畅。

　　3. 动静脉吻合　在体内的许多部位,如指尖、趾端、唇、鼻、外耳皮肤和生殖器勃起组织等处,小动脉和小静脉之间借吻合支直接相连,形成小动静脉间吻合。这种吻合有缩短循环途径,调节局部血流量和温度的生理作用。

　　4. 侧支吻合　较大的血管主干在行程中发出与其平行的侧副管。发自主干不同高度的侧副管彼此吻合,称**侧支吻合** collateral anastomosis。正常状态下侧副管比较细小,但当主干阻塞时,侧副管的血流量则逐渐增加,口径亦缓慢增粗,血液可经扩大的侧支吻合到达阻塞以下的血管主干,使血管受阻区的血液循环得到不同程度的代偿。这种通过侧支建立的循环途径称**侧支循环** collateral circulation 或侧副循环。侧支循环的建立,对于保证器官在病理状态下的血液供应具有十分重要的意义。

四、血管的变异

　　人体内的血管是在胚胎时期由毛细血管网逐渐发展而来的。在发育过程中,由于器官功能变化的需要及血流动力学因素的影响,有些血管扩大形成主干或主要分支,有些则退化、消失,有的则以吻合管的形式存留下来。在人体内,由于某种因素的影响而使血管的起始、分支、汇合及管径大小、数目等出现一定程度的变化,称血管变异。因此,血管的形态、数量、分支类型常因人而异,不尽相同。

第二节 心

一、心的位置与毗邻

心为中空的肌性器官,是连接动、静脉的枢纽和驱动血液流动的"动力泵"。

心位于胸腔中纵隔内,外裹心包,约 2/3 位于人体正中线的左侧,1/3 位于正中线的右侧。前方对向胸骨体和第 2~6 肋软骨,后方平对第 5~8 胸椎,上方连于出入心的大血管,下方邻接膈。心及心包的前面大部分被双侧胸膜和肺覆盖,仅一小部分与胸骨体下部左半及左侧第 4、5 肋软骨相邻,此处心包称为心包裸区,临床上在第 4 肋间隙胸骨左侧缘旁处进行心内注射,一般不会伤及胸膜和肺。两侧隔着心包与纵隔胸膜、胸膜腔、肺、膈神经及心包膈血管相邻。后方邻近食管、迷走神经和胸主动脉等。心底部被出入心的大血管根部及心包反折缘所固定,心室靠近心尖的部分活动度较大(图 10-3)。

二、心的外形

心形似倒置的、前后稍扁的圆锥体,心尖朝向左前下方,心底朝向右后上方,其长轴与人体正中线约成 45°

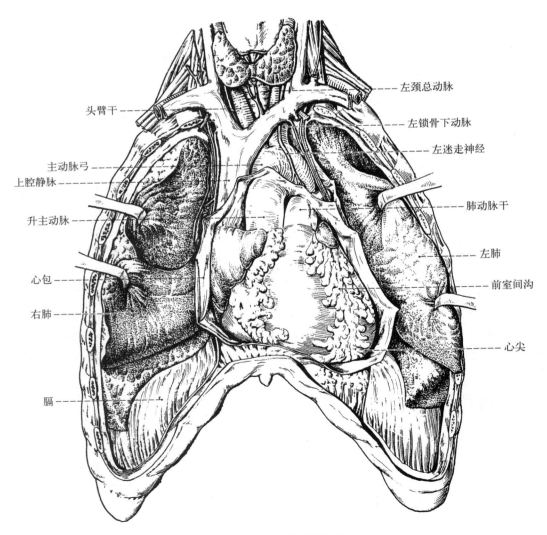

图 10-3 心的位置和毗邻

角。心的大小约与本人握紧的拳头相似,国人成年男性正常心质量为(284±50)g,女性(258±49)g。心的质量、大小可因年龄、身高、体重和体力活动多少等因素的影响有差异。

心在外形上有一尖、一底、两个面、三个缘和四条沟(图10-4,图10-5)。

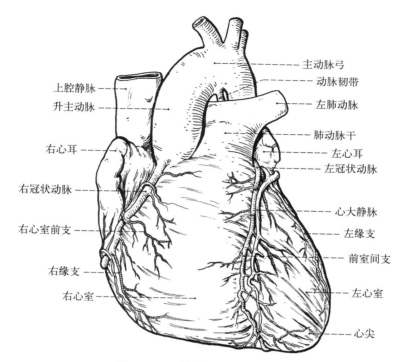

图 10-4　心的外形和血管(前面)

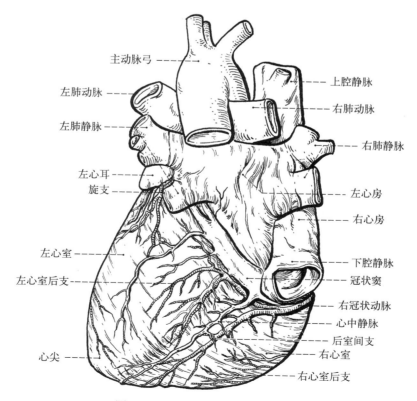

图 10-5　心的外形和血管(后下面)

心尖 cardiac apex 圆钝、游离,由左心室构成,朝向左前下方,贴近左胸前壁,位于左侧第 5 肋间隙、左锁骨中线内侧 1 ~ 2 cm 处,在活体于此处可扪及心尖冲动。

心底 cardiac base 大部分由左心房、小部分由右心房构成,朝向右后上方。右心房的上、下方分别有上、下腔静脉注入,左心房两侧分别有左和右上、下肺静脉注入。

胸肋面(前面)朝向前上方,大部分由右心房和右心室构成,小部分由左心耳和左心室构成。胸肋面上部有起于右心室、行向左后上方的肺动脉干及起于左心室、在肺动脉干后方行向右上方的升主动脉。膈面(下面)略朝向后下,膈心包贴于膈,大部分由左心室,小部分由右心室构成。

下缘(锐缘)介于膈面与胸肋面之间,接近水平位,由右心室和心尖构成。左缘(钝缘)圆钝,斜向左下,绝大部分由左心室构成,仅上方一小部分由左心耳参与构成。右缘垂直圆钝,由右心房构成,向上延续为上腔静脉右缘。

心表面有四条沟,是四个心腔的表面分界标志。**冠状沟** coronary sulcus 又称为房室沟,是心房与心室的分界标志,位于心底部,近似环形,前方被肺动脉干隔断。**前室间沟** anterior interventricular groove 位于心室的胸肋面,自冠状沟向下达心尖的右侧。**后室间沟** posterior interventricular groove 位于心室的膈面,也自冠状沟向下达心尖的右侧。两沟在心尖的右侧汇合,并稍凹陷,称**心尖切迹** cardiac apical incisure。前、后室间沟是左、右心室在心表面的分界标志。在心底部,右心房与右上、下肺静脉交界处的浅沟称**后房间沟** posterior interatrial groove,是左、右心房在心表面的分界标志。在心的后面,后房间沟、后室间沟与冠状沟的交会处,称**房室交点** atrioventricular crux,是左、右心房与左、右心室在心后面的邻接处,此处深面有重要的血管和神经等结构。

三、心腔

心腔分为心房与心室。心房以房间隔分为右心房与左心房,心室以室间隔分为右心室与左心室。

(一)右心房

右心房 right atrium 位于心的右上部,壁薄而腔大,可分为前、后两部。前部由原始心房衍变而来,称固有心房;后部由原始静脉窦右角发育而来,称腔静脉窦。两部之间借上、下腔静脉口前缘间,纵行于右心房表面的**界沟** sulcus terminalis 分界。与界沟相对应的心内面有一纵行的肌隆起,称**界嵴** crista terminalis,界嵴向下与下腔静脉瓣相续(图 10-6)。

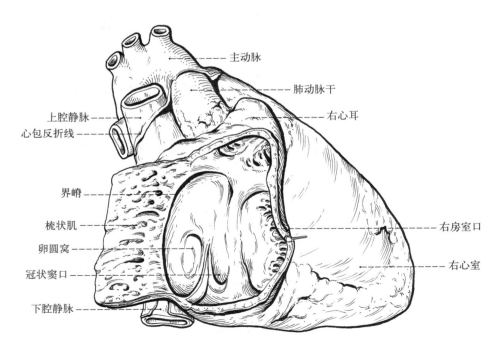

图 10-6　右心房内部结构

1. **固有心房** 构成右心房的前部,其向前上方呈锥体形突出的部分,称**右心耳** right auricle,遮盖于升主动脉根部的前方。固有心房内面有许多大致平行排列的肌束,称**梳状肌** pectinate muscle。梳状肌起始于界嵴,向前外方走行,止于右房室口。在心耳内梳状肌交织成形似海绵状的网。当心功能发生障碍时,此处血流缓慢,易形成血栓。

2. **腔静脉窦** 位于右心房的后部,上、下腔静脉口之间。其内腔壁光滑,无肌性隆起。上、下方分别有**上腔静脉口** orifice of superior vena cava 和**下腔静脉口** orifice of inferior vena cava。下腔静脉口的前缘为**下腔静脉瓣** valve of inferior vena cava(Eustachian 瓣)。在胎儿时期,此瓣有引导下腔静脉血经卵圆孔流入左心房的作用。出生后下腔静脉瓣逐渐退化,只留有一瓣膜残痕。在下腔静脉口与右房室口之间有**冠状窦口** orifice of coronary sinus,口的边缘有冠状窦瓣(Thebesian 瓣),出现率为 70.00%±6.48%(来自中国人解剖学数值)。此外,还有一些心最小静脉直接开口于右心房。

右心房内侧壁的后部主要由房间隔形成。房间隔右侧面中下部有一卵圆形凹陷,称**卵圆窝** fossa ovalis,为胚胎时期卵圆孔闭合后的遗迹,相对薄弱,是房间隔缺损的好发部位。房间隔前上部的右心房内侧壁,主动脉窦向右心房凸起形成主动脉隆凸,是心导管术的标志。在下腔静脉口前方心内膜下可触摸到的一个腱性结构,即**托达罗腱** Todaro tendon,它向前经房间隔附着于右纤维三角,向后与下腔静脉瓣相延续。右心房的冠状窦口前内缘、三尖瓣隔侧尖附着缘和托达罗腱之间的三角区,称**科赫三角** Koch triangle。科赫三角的前部心内膜深面为房室结,其尖对着室间隔膜部。

右心房的前下部为右房室口,右心房的血液由此流入右心室。

(二) 右心室

右心室 right ventricle 位于右心房的前下方,其前壁部分位于胸骨左缘第 4、5 肋软骨的后方,在胸骨旁左侧第 4 肋间隙作心内注射多注入右心室。右心室壁厚 0.3～0.4 cm,供应血管相对较少。右心室以**室上嵴** supraventricular crest 为界分为流入道(窦部)和流出道(漏斗部)两部分。室上嵴是位于右房室口与肺动脉口之间的弓形肌性隆起(图 10-7)。

1. **右心室流入道** 流入道的入口为**右房室口** right atrioventricular orifice,呈卵圆形,口的周缘有由致密结缔组织构成的右房室口纤维环,即三尖瓣环,纤维环上有三尖瓣的基底部附着。**三尖瓣** tricuspid valve 是 3 个略呈三角形的瓣膜,游离缘伸入心室腔。三尖瓣按位置分为前尖、后尖和隔侧尖。两个相邻瓣膜之间相融合的部分称为连合。在心室壁上,基底附着于室壁,尖端游离并突入心室腔的锥状肌隆起,称**乳头肌** papillary muscles。三尖瓣的游离缘和心室面借由结缔组织形成的细索状的**腱索** tendinous cord 与乳头肌相连,形成一个连接在一起的整体结构。右心室乳头肌分前、后、隔侧 3 群:前乳头肌 1～5 个,位于右心室前壁中下部,其尖端通过 5～10 条腱索,呈放射状连于三尖瓣前、后尖;后乳头肌较小,2～3 个,位于下壁,通过腱索主要连于三尖瓣后尖;隔侧乳头肌更小,数目较多,通过腱索多连于隔侧尖。右心室三尖瓣环、三尖瓣、腱索和乳头肌在结构和功能上是一个整体,称**三尖瓣复合体** tricuspid valve complex(图 10-8),其作用是保证血液定向流动,防止血液逆流。

流入道的心室壁有许多纵横交错的肌性隆起,称**肉柱** trabeculae carneae,致腔面凸凹不平。一条特殊的肌束,自室间隔连于前乳头肌基底部,称**隔缘肉柱** septomarginal trabecula,又称**节制索** moderator band,其内有心传导系纤维(右束支)通过,并有防止右心室过度扩张的作用。

2. **右心室流出道** 又称**动脉圆锥** conus arteriosus,位于右心室前上部,壁光滑,呈锥体状,上端为**肺动脉口** orifice of pulmonary trunk,通入肺动脉干。肺动脉口周缘为肺动脉瓣环,是由 3 个半环形彼此相连的纤维结缔组织构成的环,环上附有 3 个袋状的**肺动脉瓣** pulmonary valve。肺动脉瓣游离缘中央有一小结,称半月瓣小结。当心室收缩时,血液冲开肺动脉瓣,流入肺动脉干;心室舒张时,3 个肺动脉瓣彼此相互靠拢,使肺动脉口封闭,阻止血液逆流回右心室。

(三) 左心房

左心房 left atrium 位于右心房的左后方,构成心底的大部,是 4 个心腔中最靠后方的一个(图 10-9)。前方有升主动脉和肺动脉干,后方直接与食管相贴邻。左心房可分为前部的左心耳和后部的左心房窦。

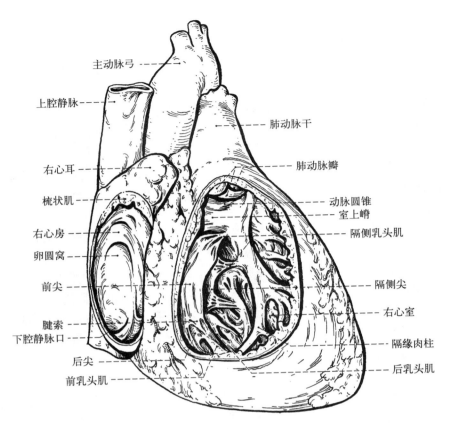

图 10-7　右心室内部结构

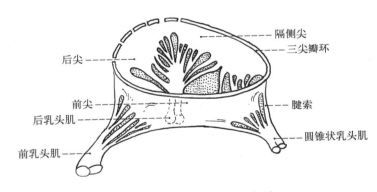

图 10-8　三尖瓣复合体示意图

　　1. **左心耳** left auricle　较右心耳狭长,边缘有几个深陷的切迹。左心耳突向左前方,覆盖于肺动脉干根部左侧及左冠状沟前部。左心耳壁内面的梳状肌分布不均,并使心耳内壁凸凹不平,当心功能障碍时,心内血流缓慢,此处易形成血栓。

　　2. **左心房窦**　又称固有心房。腔面光滑,其后壁两侧上、下各有一对肺静脉开口,开口处无静脉瓣。心房肌围绕肺静脉延伸 10~20 mm,具有括约肌样的作用。左心房窦前下部借**左房室口** left atrioventricular orifice 通左心室。

　　(四) 左心室

　　左心室 left ventricle 位于右心室的左后方,呈圆锥形,锥底处有左房室口和主动脉口。左心室壁厚9~12 mm,为右心室壁的 3 倍。左心室腔以二尖瓣前尖为界,分为流入道和流出道两部分(图 10-9)。

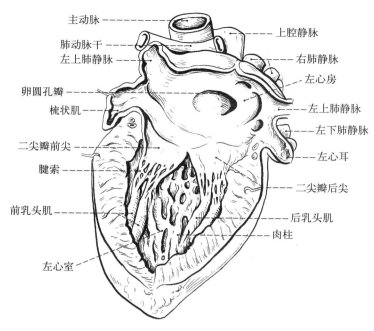

图 10-9　左心房和左心室内部结构

1. **左心室流入道**　又称左心室窦部,位于二尖瓣前尖的左后方。入口为左房室口,口周缘有左房室口纤维环,即二尖瓣环。纤维环上有二尖瓣的基底部附着。**二尖瓣** mitral valve 是两片略呈三角形的瓣膜,尖部游离,垂入室腔。依据二尖瓣的位置,可分为前尖和后尖。前尖介于左房室口与主动脉口之间,后尖位于后外侧。前尖和后尖的内、外侧端互相融合,分别称后内侧连合和前外侧连合。二尖瓣前、后尖借助腱索连于乳头肌上。左心室腔壁亦有呈锥体形隆起的乳头肌,较右心室者粗大,分为前、后两组,**前乳头肌** anterior papillary muscle 1~5 个,位于左心室前外侧壁的中部,发出 7~12 条腱索,连于二尖瓣前、后尖的外侧半和前外侧连合;**后乳头肌** posterior papillary muscle 1~5 个,位于左心室后壁的内侧部,以 6~13 条腱索连于两瓣尖的内侧半和后内侧连合。乳头肌的正常位置排列几乎与左心室壁平行,这一位置关系对保证二尖瓣前、后尖有效闭合十分重要。二尖瓣环、二尖瓣、腱索和乳头肌构成**二尖瓣复合体** mitral valve complex,当左心室收缩时,乳头肌牵拉腱索使二尖瓣有效地靠拢、闭合,同时又限制瓣尖翻向心房,保证血液定向流动,防止逆流。

左心室流入道室壁同右心室一样也有束状隆起的肉柱,但较右心室内的肉柱细小。

2. **左心室流出道**　又称**主动脉前庭** aortic vestibule,位于左心室的前内侧部,壁光滑,无肉柱,缺乏伸展性和收缩性。由室间隔构成其前内侧壁,二尖瓣前尖构成后外侧壁。流出道的出口为**主动脉口** aortic orifice,位于左房室口的右前方,口周围有纤维结缔组织形成的主动脉瓣环。环上亦附有半月形的瓣膜,称**主动脉瓣** aortic valve,分别排列在主动脉口的左、右、后方。每个瓣膜相对应的主动脉壁向外膨出,瓣膜与主动脉壁之间形成的袋状间隙称**主动脉窦** aortic sinus,分为左、右、后 3 个,通常根据有无冠状动脉的开口将主动脉窦命名为右冠状动脉窦、左冠状动脉窦和无冠状动脉窦。冠状动脉口一般位于主动脉窦内主动脉瓣游离缘以上,当心室收缩主动脉瓣开放时,瓣膜未贴附窦壁,进入窦内的血液形成小涡流,这样不仅有利于心室射血后主动脉瓣立即关闭,还可保证无论在心室收缩或舒张时都有足够的血液流入冠状动脉,从而保证心肌有充分的血液供应。

【拓展窗口】

慢性心瓣膜病:是指心瓣膜因先天性发育异常或后天疾病造成的器质性病变,表现为瓣膜口狭窄或关闭不全。瓣膜狭窄是指瓣膜开放时不能充分张开,使瓣膜口缩小,血流通过障碍;瓣膜关闭不全是指心瓣膜关闭时瓣膜口不能完全闭合,使部分血液反流。瓣膜的大体变化为瓣膜增厚、变硬、卷曲、短缩、破损、穿孔,相邻的瓣叶粘连,腱索融合缩短等。如以瓣叶粘连为主,引起瓣膜狭窄;如以瓣膜卷曲、短缩、破损、穿孔为主时,则引起关闭不全。主要危害是引起血流动力学的紊乱,导致相应的心房和(或)心室代偿性肥厚。

四、心的构造

(一)心壁

心壁主要由心内膜、心肌层和心外膜构成(图 10-10)。心肌内还有由致密结缔组织形成的心纤维骨骼及心的血管和神经等,其中心的纤维骨骼又称心纤维性支架,质地坚韧而富有弹性,起支撑作用,是心肌纤维和心瓣膜的附着处。

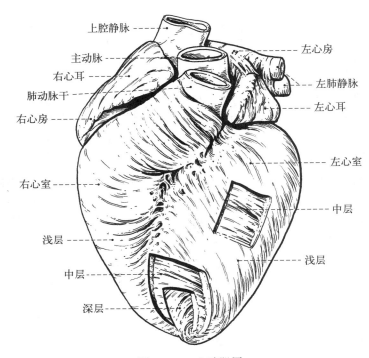

图 10-10　心壁肌层

心壁 3 层结构分别与血管的 3 层结构相对应。心肌是构成心壁的主要部分。

1. **心内膜** endocardium　是被覆于心腔内面的一层光滑的膜,由内皮、内皮下层构成。内皮与大血管内皮相延续;内皮下层位于基膜外,由结缔组织构成,分内外两层:内层薄,外层靠近心肌,也称内膜下层,为较疏松的结缔组织,内含有小血管、神经及心传导系的分支。心瓣膜由心内膜向心腔折叠而形成。

2. **心肌层** myocardium　为心壁的主体,主要由心肌纤维构成。心肌纤维呈束状,其间分布有胶原纤维、弹性纤维、血管、淋巴管、神经纤维等一些非心肌纤维成分。

心肌分为心房肌和心室肌两部分。心房肌较薄,附着于纤维环的上面,由浅、深两层组成。浅层横行,环绕左、右心房;深层为左、右心房所固有,呈襻状或环状。部分心肌纤维环绕于心耳、腔静脉口和肺静脉口以及卵圆窝周围。当心房收缩时,这些肌纤维具有括约作用,可阻止血液反流。部分心房肌束呈网格状,构成许多相互连接的嵴,称梳状肌。心室肌较厚,附着于纤维环的下面,分浅、中、深3层。浅层肌起自纤维环,向左下方斜行,在心尖处捻转成心涡后转入深层,移行为纵行的深层肌,续于肉柱和乳头肌;中层肌纤维呈环行,亦起自纤维环,位于浅、深层肌之间,分别环绕左、右心室。

心房肌和心室肌分别附着于心纤维性支架,彼此间不直接相连,故心房和心室不同时收缩。

3. **心外膜** epicardium 即浆膜性心包的脏层,包裹在心肌的外面。心外膜的表面被覆一层间皮,间皮下面为薄层结缔组织。心外膜的深层含较多的弹性纤维、血管、神经纤维与不定量的脂肪。

(二)心纤维性支架

心纤维性支架 cardiac fibrous skeleton 是由致密结缔组织组成的坚韧而富有弹性的支架结构,也称**心骨骼** cardiac skeleton,位于心房肌与心室肌之间,房室口、肺动脉口和主动脉口的周围,包括2个纤维三角,4个瓣环(肺动脉瓣环、主动脉瓣环、二尖瓣环和三尖瓣环)及室间隔膜部等(图 10-11)。心纤维性支架随着年龄增长可发生不同程度的钙化,甚至骨化。

1. **右纤维三角** right fibrous trigone 位于二尖瓣环、三尖瓣环和主动脉后瓣环之间,略呈三角形或前宽后窄的楔形。右纤维三角向下附着于室间隔肌部,向前逐渐移行为室间隔膜部。因右纤维三角位于心的中央部位,又称**中心纤维体** central fibrous body。右纤维三角向后发出一圆形纤维束即托达罗腱,位于右心房心内膜深面,终止于下腔静脉瓣的前端。

2. **左纤维三角** left fibrous trigone 位于主动脉左瓣环与二尖瓣环之间,呈三角形,体积较小,其前方与主动脉左瓣相连,向后方发出纤维带,与右纤维三角发出的纤维带共同形成二尖瓣环。左纤维三角位于二尖瓣前外连合之前,外侧与左冠状动脉旋支相邻近,是二尖瓣手术时的重要标志,也是冠状动脉易损伤的部位。

(三)心间隔

心的间隔分为房间隔和室间隔,两个间隔把心分隔为互不相通的左半心和右半心。左半心包括左心房和左心室,容纳动脉血;右半心包括右心房和右心室,容纳静脉血(图 10-12)。

1. **房间隔** interatrial septum 位于左、右心房之间,向左前方倾斜,由两层心内膜夹心房肌纤维和结缔组织共同构成。房间隔右侧面中下部的卵圆窝,是房间隔最薄弱处,也是房间隔缺损的好发部位。

2. **室间隔** interventricular septum 位于左、右心室之间,分为膜部和肌部。

(1)膜部:占据室间隔的后上部,为一不规则的膜性部分,因其右侧面有三尖瓣隔侧瓣附着,故可将膜部分为后上部(房室部)和前下部(室间部),前者分隔右心房和左心室,后者则分隔左、右心室。膜部是室间隔缺损的好发部位。

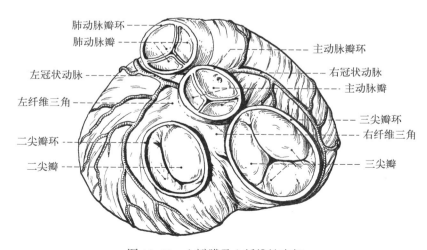

图 10-11 心瓣膜及心纤维性支架

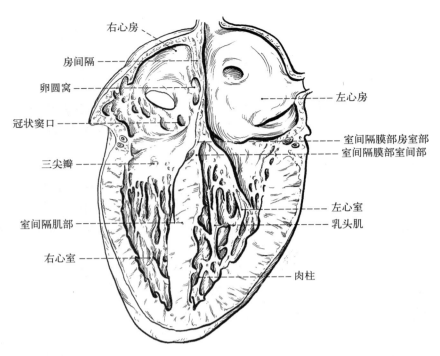

图 10-12　心间隔（房、室间隔）

（2）肌部：占据室间隔的前下大部分，由心内膜覆盖心肌而成。厚 1～2 cm，其左侧面心内膜深部有左束支及其分支通过，右侧面有右束支通过，右束支表面有薄层心肌覆盖。

五、心传导系

心肌细胞按形态和功能分为普通心肌细胞和特殊分化的心肌细胞。普通心肌细胞是构成心壁的主要细胞，含有丰富的肌原纤维，具有收缩性和兴奋性，执行收缩功能；特殊分化的心肌细胞组成心的特殊传导系统，具有兴奋性、传导性和自律性，主要功能是产生和传导兴奋，引起普通心肌细胞的收缩、舒张，控制心的节律性活动。心传导系包括窦房结、结间束、房室交界区、房室束、左束支、右束支和浦肯野纤维（图 10-13）。

（一）窦房结

窦房结 sinuatrial node 是心的正常起搏点，多呈长梭形或半月形，位于上腔静脉与右心房交界处、界沟上 1/3 的心外膜深面，肉眼不易辨认。结的长轴与界沟基本平行。窦房结动脉从窦房结的中央部穿过。

（二）结间束

目前尚无充分的形态学证据证明有结间束的存在，因此也无法说明窦房结产生的冲动经何种途径传至左、右心房和房室结。有学者认为有以下 3 条途径：

1. 前结间束　由窦房结的头侧发出，向左走行至房间隔上缘分为两束：一束为上房间支（Bachmann 束）横行走向左侧，分布于左心房前壁；另一束经卵圆窝前方的房间隔下行，至房室结的上缘。

2. 中结间束　由窦房结的右上缘发出，向后绕经上腔静脉进入房间隔，在卵圆窝前缘下行至房室结的上缘。

3. 后结间束　由窦房结的尾侧发出，在界嵴内下行并转向下内，经下腔静脉瓣及冠状窦口的上方至房室结的后缘。

（三）房室交界区

房室交界区又称房室结区，由房室结、房室结的心房扩展部和房室束的近侧部组成。

房室结 atrioventricular node 位于房间隔右心房侧下部科赫三角的尖端，心内膜深面，呈扁椭圆形。房室结

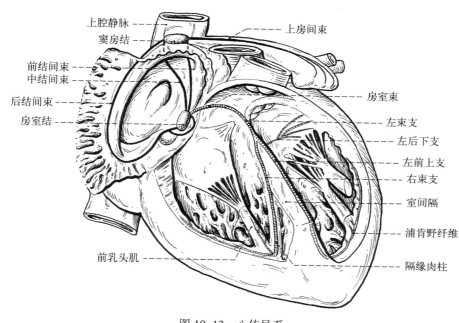

图 10-13 心传导系

的前端变细移行为房室束。房室结的心房扩展部即是结间束的终末部。房室交界区是将窦房结来的冲动传向心室的必经之路,并且经过短暂的延搁后再传向心室,从而使心房肌和心室肌不同时收缩,有利于血液定向流动。

(四)房室束

房室束 atrioventricular bundle 又称为希氏束 His bundle,起自房室结前端,穿中心纤维体,向前下行于室间隔膜部的后下缘,分为右束支和左束支。

1. **左束支** left bundle branch 发自房室束的分叉部,呈瀑布状,走行于室间隔左侧心内膜下。左束支可分为左前上支和左后下支 2 支,在游离壁互相吻合成浦肯野纤维网。

2. **右束支** right bundle branch 呈细长圆索状,自室间隔膜部下缘向前下弯行,表面有室间隔右侧面的薄层心肌覆盖,向下经隔缘肉柱、前乳头肌根部到达右心室前壁,并于此散开,分支分布于右心室壁。右束支分出较晚,主干呈圆索状且较长,故易受局部病灶影响而发生传导阻滞。

(五)浦肯野纤维

左、右束支的分支在心内膜下互相交织,形成心内膜下浦肯野纤维 Purkinje fiber,主要分布在室间隔中下部、心尖、乳头肌的基底部,而室间隔上部、动脉口和房室口附近分布较少。浦肯野纤维再发出分支,进入心室壁内,构成心肌内浦肯野纤维网,与心肌纤维相连,支配心肌纤维的收缩。

【拓展窗口】

心肌细胞的再生与修复:由于成熟的心肌细胞缺乏再生能力,心肌梗死后,坏死造成不同类型心肌细胞丢失,残存心肌的代偿性肥大及梗死心肌的纤维化最终发展为心力衰竭。再灌注治疗不能根本上解决微循环堵塞和再灌注损伤所导致的心肌细胞的死亡。增加病变区具有完整功能的心肌细胞数目是改善心脏功能的有效途径,心肌干细胞通过直接活化和迁移至受损部位,能更迅速在功能和结构上重建正常的心肌组织。

六、心的血管

心本身的血液循环称冠状循环。虽然心的质量仅占体重的 0.5%,但其总的冠状动脉血流量占心排血量的 4%～5%,因此,冠状循环占有十分重要的地位。心由左、右冠状动脉供血,而静脉血经心的静脉回流,大部分静脉血经冠状窦回流右心房,小部分静脉血经心前静脉回流入右心房,还有极少部分静脉血经心最小静脉直接流入心房或心室。

(一)心的动脉

1. 左冠状动脉 left coronary artery 　起于主动脉的左冠状动脉窦(图 10-4),主干粗短,向左走行于肺动脉干和左心耳之间,在肺动脉干左侧分为前室间支和旋支。

(1)前室间支 anterior interventricular branch:亦称前降支,为左冠状动脉主干的延续,下行于前室间沟内,绕过心尖切迹至膈面,与后室间支吻合。前室间支向左侧、右侧和深部发出 3 组分支,分布于左心室前壁、右心室前壁的一部分、室间隔前上 2/3 部和心传导系左、右束支的前部。

(2)旋支 circumflex branch:亦称左旋支,自左冠状动脉主干发出后,走行于左侧冠状沟内,绕心左缘至左心室膈面,多数在心左缘与后室间沟之间的中点附近分支。旋支主要分布于左心房、左心室侧壁和后壁的部分。

(3)对角支:常发自左冠状动脉主干的分叉处,向左下斜行,分布于左心室前壁,粗大者可到达前乳头肌。

2. 右冠状动脉 right coronary artery 　起于主动脉的右冠状动脉窦,于右心耳与肺动脉干之间沿冠状沟右行,绕心右缘进入膈面的冠状沟内(图 10-5),约在房室交点处分为后室间支和右旋支。右冠状动脉一般分布于右心房、右心室前壁大部分、右心室侧壁和后壁的全部、左心室后壁的一部分和室间隔后下 1/3、左束支的后半以及房室结和窦房结。

右冠状动脉的主要分支有:

(1)后室间支 posterior interventricular branch:亦称后降支,为主干在房室交点处的延续,沿后室间沟下行至其下 1/3,在此与前室间支末梢吻合。后室间支向左、右侧和深面发出分支,分布于后室间沟两侧的心室壁和室间隔的后下 1/3。

(2)右旋支(左室后支):为右冠状动脉的另一终支,起始后向左走行,止于房室交点与心左缘之间,有细支与旋支(左旋支)吻合,供应部分左心室后壁。

(3)窦房结支:约有 60% 起于右冠状动脉的近侧段,沿右心耳内侧面向上腔静脉口方向走行,分布于窦房结。

(4)房室结支:常起自右冠状动脉分支的“U”形弯曲部的顶端,向深部进入科赫三角的深面,其末端穿入房室结,分布于房室结和房室束的近侧段。

(5)右缘支:沿心下缘左行,分布至附近心室壁。

(6)右房支:分布于右心房,并形成心房动脉网。

由于窦房结和房室结的营养动脉多发自右冠状动脉,故临床上右冠状动脉阻塞常导致严重的心律失常。

3. 冠状动脉的分布类型 　左、右冠状动脉在心胸肋面的分布较恒定,但在心膈面的分布范围则有较大的变异。按 Schlesinger 分型原则,以后室间沟为标准,可将中国人冠状动脉的分布分为 3 型(图 10-14)。①右优势型:右冠状动脉在心室膈面的分布范围,除右心室膈面外,还越过房室交点和后室间沟,分布于左心室膈面的部分或全部,后室间支发自右冠状动脉。此型占 71.35%。②均衡型:左、右心室的膈面各由本侧的冠状动脉供应,互不越过房室交点。后室间支为左或右冠状动脉的末梢支,或同时来自左、右冠状动脉。此型出现率为 22.92%。③左优势型:左冠状动脉较粗大,除发分支分布于左心室膈面外,还越过房室交点和后室间沟分布于右心室膈面的一部分,后室间支和房室结动脉均发自左冠状动脉。此型出现率约占 5.73%。

4. 壁冠状动脉 　冠状动脉主干及主要分支大部分行走于心外膜下的脂肪中和浅层心肌的浅面。有时动脉的主干或分支中的一段,被部分浅层心肌所掩盖,这部分浅层心肌称心肌桥,该段动脉称为壁冠状动脉(图 10-15)。壁冠状动脉常好发于前、后室间支,可一处或多处。壁冠状动脉受心肌桥的保护,局部承受的应力

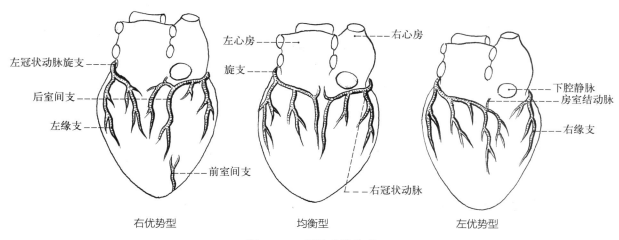

图 10-14　冠状动脉分型

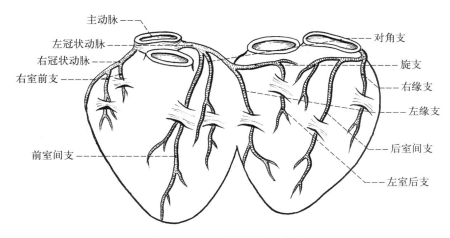

图 10-15　心肌桥分布示意图

较小,心舒张时使之不过度扩张,较少发生动脉的硬化。

 【拓展窗口】

　　冠状动脉性心脏病(coronary heart disease,CHD):简称冠心病,是由于冠状动脉狭窄所致心肌缺血引起的心脏病,也称缺血性心脏病(ischemic heart disease,IHD)。冠心病有冠状动脉粥样硬化症、冠状动脉的炎性疾病(如风湿性动脉炎、梅毒性动脉炎)及畸形等。冠状动脉粥样硬化症占冠状动脉病的绝大多数(95%～99%),因此,习惯上把冠心病视为冠状动脉粥样硬化性心脏病的同义词。冠状动脉粥样硬化主要累及在心肌表面走行的一段供血动脉,以前室间支为最高,其余依次为右主干、左主干或(左)旋支、后室间支。

(二)心的静脉

心的静脉可经 3 条途径回流入右心房。

1. **冠状窦** coronary sinus　位于心膈面,左心房与左心室之间的冠状沟内(图 10-5),以冠状窦口开口于右心房。在开口处常有一个半月形瓣膜。

冠状窦的主要属支有：① **心大静脉** great cardiac vein，起始于前室间沟，伴左冠状动脉前室间支上行，斜向左上进入冠状沟，绕心左缘至心膈面，注入冠状窦左端。② **心中静脉** middle cardiac vein，起于心尖部，伴右冠状动脉的后室间支上行，注入冠状窦的右端。③ **心小静脉** small cardiac vein，在冠状沟内与右冠状动脉伴行，向左注入冠状窦右端（图 10-16）。心静脉之间的吻合非常丰富。

2. **心前静脉** anterior cardiac vein　起于右室前壁，可有 1～4 支，向上越过冠状沟直接注入右心房。

3. **心最小静脉** smallest cardiac vein　是位于心壁内的小静脉，自心壁肌层的毛细血管网开始，直接开口于心房或心室腔，直径约 0.1 cm。心最小静脉没有瓣膜，故冠状动脉阻塞时，心最小静脉可成为心肌从心腔获得血液供应的一个途径。

七、心包

心包 pericardium 为包裹在心表面和大血管根部的纤维浆膜囊，分内、外两层，外层是纤维心包，内层为浆膜心包（图 10-17）。

（一）纤维心包

纤维心包 fibrous pericardium 为坚韧的纤维性结缔组织囊，上方与出入心的大血管的外膜相延续，下方与膈的中心腱愈着。

（二）浆膜心包

浆膜心包 serous pericardium 为贴附于心肌、大血管根部表面及纤维心包内面的浆膜，分脏、壁两层。脏层紧贴于心肌表面和大血管根部，又称心外膜；壁层贴附于纤维心包的内面。脏、壁两层于大血管根部相互转折移行，两层之间形成潜在性的腔隙，称**心包腔** pericardial cavity，内含少量浆液，起润滑作用，以减少心搏动时的摩擦。

（三）心包窦

心包窦 pericardial sinus 为在心包腔内，浆膜心包脏、壁两层反折处的间隙。主要包括：

1. **心包横窦** transverse sinus of pericardium 是位于升主动脉、肺动脉干后方与上腔静脉、左心房前壁之间的间隙。

2. **心包斜窦** oblique sinus of pericardium　是位于左心房后壁，左肺上、下静脉，右肺上、下静脉，下腔静脉与心包后壁之间的间隙。

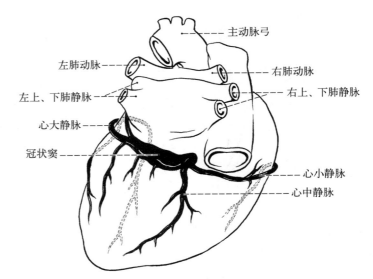

左肺动脉　主动脉弓　右肺动脉
左上、下肺静脉　右上、下肺静脉
心大静脉
冠状窦　心小静脉
心中静脉

图 10-16　心的静脉（后面）

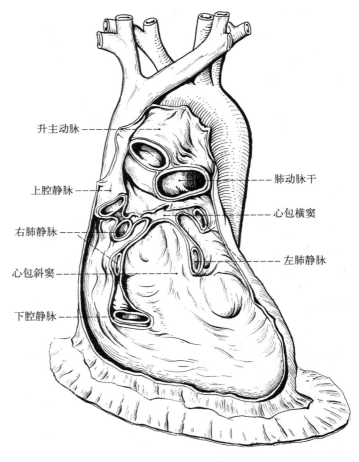

升主动脉
上腔静脉　肺动脉干
右肺静脉　心包横窦
心包斜窦　左肺静脉
下腔静脉

图 10-17　心包

3. **心包前下窦** anterior inferior sinus of pericardium　位于心包腔前下部,为心包前壁与下壁相移行处形成的间隙,在人体直立时,其位置最低,心包积液常积存于此窦。临床上,经剑突与左侧第7肋软骨交角处行心包穿刺,可较安全地进入此窦。

心包对心具有保护、固定、屏障和润滑作用。心包可将心固定于正常位置,防止其过度扩张;作为屏障防止胸腔内器官及膈下感染蔓延到心;为心搏动提供一个光滑的活动面,减少心搏动时的摩擦。

八、心的体表投影

心的体表投影可分为心外形和瓣膜位置的体表投影(图10-18)。

(一)心外形体表投影

心外形体表投影个体差异很大,也可因体位而有变化,通常采用4个点间的连线法来确定。①左上点:位于左侧第2肋软骨下缘,距胸骨左侧缘约1.2 cm处。②右上点:位于右侧第3肋软骨上缘,距胸骨右侧缘约1 cm处。③右下点:位于右侧第7胸肋关节处。④左下点:位于左侧第5肋间隙,距前正中线7~9 cm。左、右上点连线为心的上界。左、右下点连线为心的下界。右上点与右下点之间微向右凸的弧线为心的右界,左上点与左下点之间微向左凸的弧形连线为心的左界。

(二)心各瓣膜的体表位置投影

1. **肺动脉瓣(肺动脉口)**　在左侧第3胸肋关节的稍上方,部分位于胸骨之后。
2. **主动脉瓣(主动脉口)**　在胸骨左缘第3肋间隙,部分位于胸骨之后。
3. **二尖瓣(左房室口)**　在左侧第4胸肋关节处及胸骨左半的后方。
4. **三尖瓣(右房室口)**　在第4肋间隙胸骨正中线的后方。

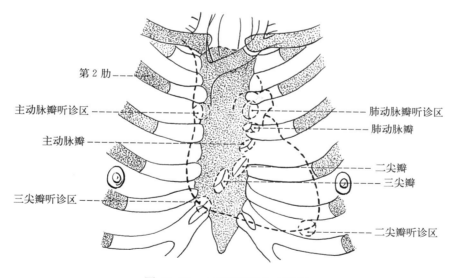

图 10-18　心及瓣膜的体表投影

(刘宝全编写　韩秋生绘图)

第三节　动　脉

动脉是从心运送血液到全身各器官的血管。由左心室发出的主动脉及各级分支运送动脉血至全身各处毛细血管进行物质交换,而由右心室发出的肺动脉干及其分支则输送静脉血至肺进行气体交换。动脉干的分支,离开主干进入器官前的一段称为器官外动脉,入器官后称为器官内动脉。

　　器官外动脉的分布规律:①动脉的配布与人体的左右对称相适应。人体左、右对称,动脉的分支亦对称。②人体每一局部(头颈、躯干和上、下肢)均有 1~2 条动脉主干,如头颈部的颈总动脉及颈内、颈外动脉,上、下肢的锁骨下动脉和髂外动脉等。③躯干部动脉的分布与机体的构造一致,分为壁支和脏支,其中壁支如肋间后动脉、腰动脉仍保留原始的分节状态(图 10-19)。④动脉常有静脉、神经伴行,构成血管神经束,且四肢的血管神经束一般都与相应部位的长骨平行走行。⑤动脉干在行程中多居于身体的深部、屈侧或安全隐蔽的部位,不易遭受损伤。⑥动脉常以最短距离到达它所分布的器官,个别器官例外,如睾丸动脉和卵巢动脉在胚胎时期由于胚体的迅速延长和器官的转位,导致以上动脉相应的延长。⑦动脉分布的形式与器官的形态有关。中空性器官如胃、肠等,其动脉多先在器官外形成弓状的血管吻合,再分支进入器官内部;位置较恒定的实质性器官如肝、肾等,动脉常从其内侧(或凹侧)进入。

　　器官内动脉的分布规律:动脉的配布与器官的结构形式有关,结构相似的器官其动脉分布状况也大致相同。在实质性器官内,动脉的分布状况可分为放射型(肾)、纵走型(胰)和集中型(脑)。分叶性器官(肝、肺)的动脉多自门进入器官,分支呈放射状分布。肌内动脉常与肌束走行一致,并发出横支互相吻合。分布于中空性或管状器官的血管可分为纵行(输尿管)、横行(肠管)或放射状分布(图 10-20)。

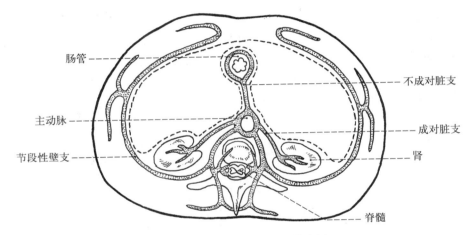

图 10-19　躯干部动脉分布模式图

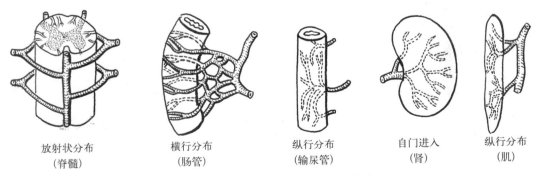

| 放射状分布
(脊髓) | 横行分布
(肠管) | 纵行分布
(输尿管) | 自门进入
(肾) | 纵行分布
(肌) |

图 10-20　器官内部的动脉分布模式图

一、肺循环的动脉

　　肺动脉干 pulmonary trunk 是肺循环的动脉主干,短粗,位于心包内,于升主动脉根部的前方起始于右心室,向左后上方斜行,至主动脉弓的下方分为左、右肺动脉。**左肺动脉** left pulmonary artery 较短,在左主支气管的前方向左横行,经左肺门入肺,分支进入左肺上、下叶。**右肺动脉** right pulmonary artery 较长,在升主动脉和上腔静脉的后方向右横行,经右肺门入肺,分支进入右肺上、中、下叶。在肺动脉干分为左、右肺动脉的分叉处稍左侧,有一纤维性的结缔组织索,连于主动脉弓下缘,称**动脉韧带** arterial ligament,为动脉导管闭锁后形成的遗迹(图 10-4)。动脉导管若在出生后 6 个月仍未闭锁,称动脉导管未闭,是一种常见的先天性心脏病。

二、体循环的动脉

主动脉 aorta 是体循环的动脉主干。依据其走行部位和形态分为**升主动脉** ascending aorta、**主动脉弓** aortic arch 和**降主动脉** descending aorta 3 部分(图 10-4)。降主动脉又以膈的主动脉裂孔为界,分为**胸主动脉** thoracic aorta 和**腹主动脉** abdominal aorta。

升主动脉起自左心室,在上腔静脉的左侧,向右前上方斜行,至右侧第 2 胸肋关节高度移行为主动脉弓。升主动脉的分支是左、右冠状动脉。

主动脉弓起自升主动脉,位于胸骨柄的后方,自右侧第 2 胸肋关节高度,呈弓形向左后下方走行,至第 4 胸椎椎体下缘移行为降主动脉。主动脉弓的凸侧自右向左依次发出三大分支,即**头臂干** brachiocephalic trunk、**左颈总动脉** left common carotid artery 和**左锁骨下动脉** left subclavian artery(图 10-21)。头臂干短而粗,发出后向右上方斜行,至右胸锁关节的后方,分为右颈总动脉和右锁骨下动脉。

主动脉弓壁内有丰富的游离神经末梢称压力感受器,可感受血压的变化,反射性地进行血压调节。主动脉弓下方,靠近动脉韧带处有 2~3 个粟粒状小体,称**主动脉小球** aortic glomera,为化学感受器,可感受血液中氧分压、二氧化碳分压和氢离子浓度的变化。

胸主动脉自第 4 胸椎椎体下缘高度起始,沿脊柱的左前方下行,于第 12 胸椎的水平,穿膈的主动脉裂孔进入腹腔移行为腹主动脉。腹主动脉沿脊柱的前方继续下行至第 4 腰椎下缘处,分为**左、右髂总动脉** left and right common iliac artery(图 10-21,图 10-22)。

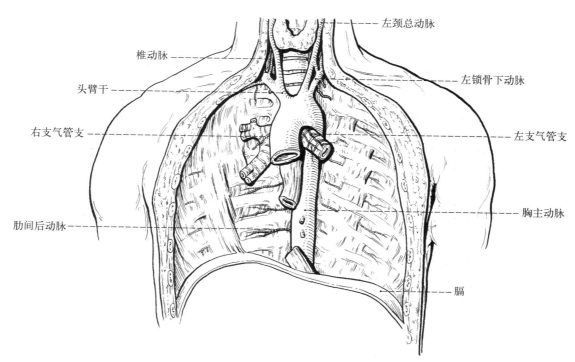

图 10-21　胸主动脉及其分支

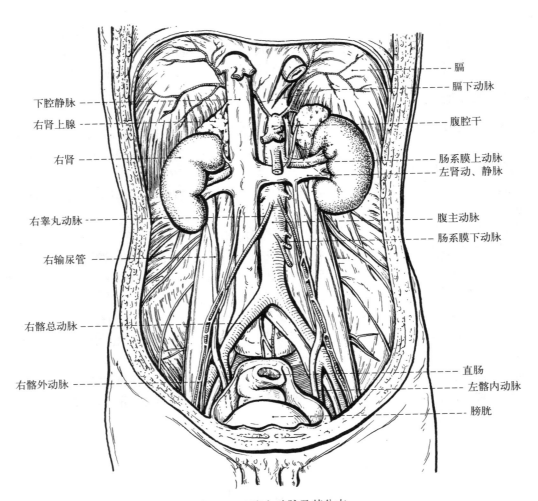

图 10-22 腹主动脉及其分支

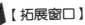【拓展窗口】

腹主动脉瘤：是一种常见的动脉扩张性疾病，以腹主动脉壁局限性、永久性扩张为特点，瘤体破裂常危及生命。临床上，将发生于肾动脉以上的主动脉瘤称为胸腹主动脉瘤，位于肾动脉以下者称为腹主动脉瘤。其形成的直接原因是动脉壁弹力纤维和胶原纤维的降解、损伤，动脉壁的机械强度显著下降，导致动脉壁局限性膨出。解剖学上，肾下腹主动脉壁自身结构的缺陷，即弹力蛋白层的相对匮乏、自身修复能力薄弱及局部存在的动脉压力波是促进动脉瘤形成的因素。吸烟、创伤、高血压、高龄和慢性阻塞性肺疾病等是腹主动脉瘤的易患因素。

（一）头颈部的动脉

头颈部的动脉主要来源于颈总动脉，部分来源于锁骨下动脉。

1. **颈总动脉** common carotid artery 是头颈部的动脉主干（图 10-23）。左、右颈总动脉的起点不同，右侧颈总动脉起自头臂干，左颈总动脉直接起自主动脉弓。两侧颈总动脉均经胸锁关节的后方，胸锁乳突肌的深面，沿食管、气管和喉的外侧上行，至甲状软骨上缘水平，分为颈内动脉和颈外动脉。颈总动脉上段位置表浅，在活体上可摸到其搏动。平环状软骨弓高度，颈总动脉越过第 6 颈椎的颈动脉结节，此处可进行急救止血。在颈总动脉分叉处有颈动脉窦和颈动脉小球两个重要结构。

　　颈动脉窦 carotid sinus 是颈总动脉末端和颈内动脉起始部的膨大部分,窦壁内有丰富的游离神经末梢,为压力感受器。当血压增高时,窦壁扩张,刺激压力感受器,可反射性地引起心搏减慢,末梢血管扩张,血压下降。**颈动脉小球** carotid glomus 是扁椭圆形小体,借结缔组织连于颈内、外动脉分叉处的后方,为化学感受器,可感受血液中氧分压、二氧化碳分压和氢离子浓度变化。当血中氧分压降低或二氧化碳分压增高时,反射性地引起呼吸加深加快。

　　(1) **颈外动脉** external carotid artery:自颈总动脉发出后,先在颈内动脉的前内侧,后经其前方转向外侧,上行穿腮腺至下颌颈处分为颞浅动脉和上颌动脉两条终支(图 10-23)。颈外动脉的主要分支包括:

　　1) **甲状腺上动脉** superior thyroid artery:起自颈外动脉的起始部,在颈总动脉与喉之间向前下走行,到达甲状腺侧叶上端,分支分布于甲状腺上部和喉。

　　2) **舌动脉** lingual artery:平对舌骨大角起自颈外动脉,经舌骨舌肌深面进入舌内,分支营养舌、舌下腺和腭扁桃体等。

　　3) **面动脉** facial artery:约平下颌角高度,在舌动脉稍上方起始,向前经二腹肌后腹和下颌下腺深面,在咬肌前缘绕过下颌骨下缘至面部,沿口角及鼻翼外侧迂曲上行到内眦,改名为内眦动脉。面动脉分支分布于面部、腭扁桃体和下颌下腺等处。面动脉在咬肌前缘绕下颌骨下缘处位置表浅,在活体可扪到该动脉搏动,也可进行压迫止血。

　　4) **颞浅动脉** superficial temporal artery:是颈外动脉的终支之一,经外耳门前方上行,越颧弓后端至颞部皮下,分支分布于腮腺和额、颞、顶部软组织。在活体,颞浅动脉于外耳门前上方位置较浅,可扪到搏动。

　　5) **上颌动脉** maxillary artery:是颈外动脉的另一终支,经下颌颈深面入颞下窝,在翼内、外肌之间向前

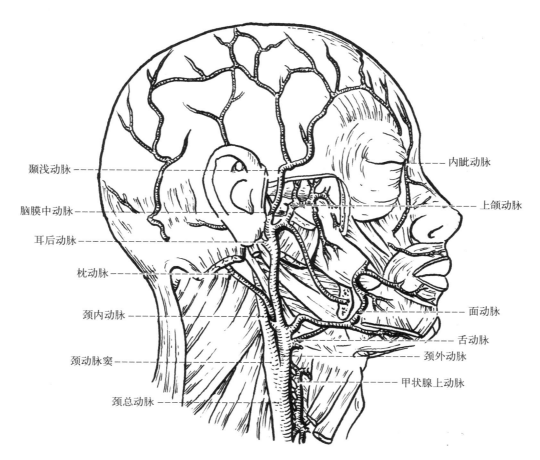

图 10-23　颈外动脉及其分支

内走行至翼腭窝。分支分布于牙及牙龈、鼻腔、腭、咀嚼肌、外耳道、鼓室及硬脑膜等处。**脑膜中动脉** middle meningeal artery 是上颌动脉的主要分支,发出后向上穿棘孔入颅腔,紧贴颅骨内面走行,并分为前、后两支,分布于颅骨和硬脑膜。前支行于颅骨翼点内面,该处骨折时易伤及此动脉,引起硬膜外血肿。

6)**枕动脉** occipital artery:与面动脉的起点相对,在乳突根部的内侧向后行至枕部,分布于枕部和项部。

7)**耳后动脉** posterior auricular artery:于二腹肌后腹上缘高度发出,在乳突前方上行至耳郭后方,分布于耳郭后部、乳突及腮腺等。

8)**咽升动脉** ascending pharyngeal artery:较细,发自颈外动脉起始部的内侧壁,沿咽侧壁上升至颅底,分布至咽和颅底等处。

(2)**颈内动脉** internal carotid artery:起自颈总动脉,在颈部无分支,垂直上升至颅底,经颈动脉管入颅腔,分支分布于视器和脑(详见第十四章中枢神经系统)。

2. **锁骨下动脉** subclavian artery 右侧起自头臂干,左侧起于主动脉弓,两者均于胸锁关节后方呈弓形向外走行,经胸膜顶前方,穿斜角肌间隙,至第1肋外缘延续为腋动脉(图10-24)。上肢出血时,可于锁骨中点上方的锁骨上窝处向后下将该动脉压向第1肋进行止血。锁骨下动脉的主要分支包括:

(1)**椎动脉** vertebral artery:在前斜角肌内侧起始,向上穿第6~1颈椎横突孔,经枕骨大孔入颅腔,分支分布于脑和脊髓(详见第十四章中枢神经系统)。

(2)**胸廓内动脉** internal thoracic artery:在椎动脉起点的相对侧发出,向下入胸腔,沿第1~6肋软骨后面下降,分支分布于胸前壁、心包、膈和乳房等处。其较大的终支称腹壁上动脉,穿膈进入腹直肌鞘,在腹直肌深面下行,分支营养该肌和腹膜。

(3)**甲状颈干** thyrocervical trunk:为一短干,在椎动脉的外侧,前斜角肌内侧缘附近起始,即刻发出甲状腺下动脉、肩胛上动脉等分支,分布于甲状腺、咽、食管、喉、气管及肩部肌等。

此外,锁骨下动脉还发出肋颈干至颈深肌和第1、2肋间隙后部。

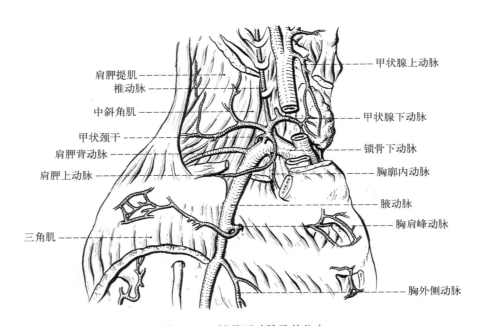

图 10-24 锁骨下动脉及其分支

(二)上肢的动脉

上肢的主要动脉干包括腋动脉、肱动脉、桡动脉和尺动脉。

1. **腋动脉** axillary artery 在第1肋外缘由锁骨下动脉延续而来,行于腋窝深部,至大圆肌下缘移行为肱动脉。其主要分支有：①胸肩峰动脉：穿锁胸筋膜，分支分布于三角肌、胸大肌、胸小肌和肩关节。②胸外侧动脉：在胸侧壁沿胸小肌下缘走行，分布至前锯肌、胸大肌、胸小肌和乳房。③肩胛下动脉：向后下方走行，分为胸背动脉和旋肩胛动脉。前者至背阔肌和前锯肌；后者穿三边孔至冈下窝，营养附近诸肌。④旋肱后动脉：伴腋神经穿四边孔，绕肱骨外科颈的后外侧至三角肌和肩关节等处。⑤胸上动脉：分布于第1、2肋间隙。⑥旋肱前动脉：分布于肩关节及邻近肌（图 10-25）。

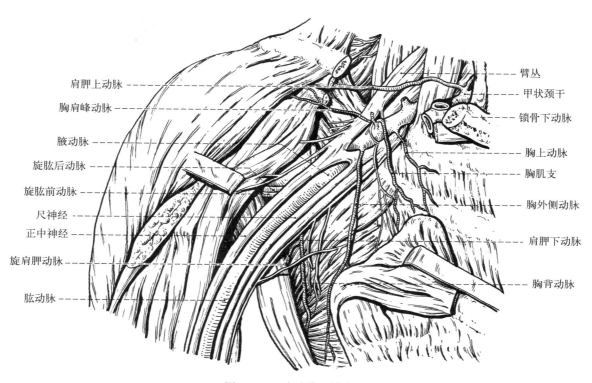

图 10-25 腋动脉及其分支

2. 肱动脉 brachial artery 延续于腋动脉，在肱二头肌内侧下行至肘窝，平桡骨颈高度分为桡动脉和尺动脉。肱动脉位置比较表浅，于肱二头肌内侧沟能触及其搏动，是临床上测血压的部位。肱动脉最主要分支是**肱深动脉** deep brachial artery。肱深动脉斜向后外方，伴桡神经沿桡神经沟下行，分支营养肱三头肌和肱骨。肱动脉还发出尺侧上副动脉、尺侧下副动脉、肱骨滋养动脉和肌支，营养臂肌和肱骨。肱动脉的分支还参与肘关节网的形成（图 10-26）。

3. 桡动脉 radial artery 自肱动脉分出后，与桡骨平行向下走行，先经肱桡肌与旋前圆肌之间，而后行于肱桡肌腱与桡侧腕屈肌腱之间，绕桡骨茎突至手背，穿第1掌骨间隙到达手掌的前面深部，其末端与尺动脉掌深支吻合构成掌深弓。桡动脉在行程中除发分支参与构成肘关节网和营养前臂肌外，主要分支是：①掌浅支：在桡腕关节处发出，穿鱼际肌或沿其表面至手掌，与尺动脉末端吻合成掌浅弓；②拇主要动脉：于拇收肌深面分为3支，分布于拇指掌面两侧缘和示指桡侧缘。桡动脉在前臂远侧、桡侧腕屈肌腱桡侧的一段位置表浅，是临床上触摸脉搏的部位（图 10-27）。

4. 尺动脉 ulnar artery 自肱动脉发出后，斜向内下，经过旋前圆肌深面、指浅屈肌和尺侧腕屈肌之间向下走行，至豌豆骨的桡侧，在屈肌支持带的浅面入手掌，其末端与桡动脉的掌浅支吻合成掌浅弓。尺动脉的主要分支如下：①骨间总动脉：于肘窝处发出，行至前臂骨间膜的近侧端，分为骨间前动脉和骨间后动脉。骨间前动脉沿前臂骨间膜的前面下行；骨间后动脉穿过前臂骨间膜，沿前臂骨间膜后面下行。两条动脉分布于前臂肌和桡、尺骨。②掌深支：在豌豆骨远侧由尺动脉发出后，穿小鱼际至掌深部，与桡动脉的末端吻合成掌深弓

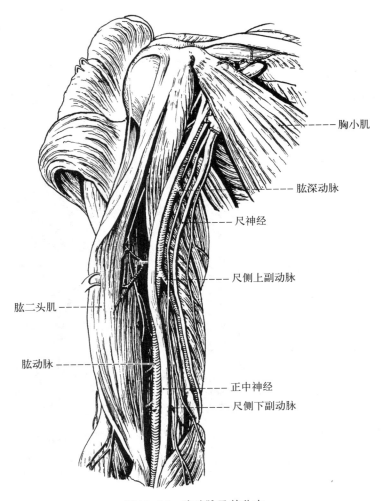

图 10-26　肱动脉及其分支

（图 10-27,图 10-28）。

5. 掌浅弓和掌深弓

（1）**掌浅弓** superficial palmar arch：由尺动脉末端与桡动脉掌浅支吻合而成。位于掌腱膜和指浅屈肌腱之间。掌浅弓的凸侧发出 3 条指掌侧总动脉和 1 条小指尺掌侧动脉。指掌侧总动脉在掌指关节附近,又各自分为 2 条指掌侧固有动脉,分别沿 2~5 指的相对缘走行;小指尺掌侧动脉走行于小指掌面尺侧缘（图 10-29）。

（2）**掌深弓** deep palmar arch：由桡动脉末端和尺动脉的掌深支吻合而成。位于指深屈肌腱深面,掌浅弓的近侧,约平腕掌关节处。由弓的凸侧发出 3 条掌心动脉,至掌指关节附近,分别注入相应的指掌侧总动脉（图 10-30）。

（三）胸部的动脉

胸主动脉是胸部的动脉主干,于第 4 胸椎下缘处自主动脉弓延续而来,至第 12 胸椎椎体前方的水平,穿膈的主动脉裂孔入腹腔,移行于腹主动脉。胸主动脉分支营养胸腔部分脏器和胸壁,其分支可分为壁支和脏支（图 10-21）。

1. 壁支　主要有肋间后动脉和膈上动脉。

（1）**肋间后动脉** posterior intercostal artery：共有 9 对,走行于第 3~11 肋间隙的肋沟内。第 12 肋下为肋下动脉,沿第 12 肋下缘走行。肋间后动脉及肋下动脉分支分布于第 3 肋间隙以下的胸壁和腹前外侧壁、脊髓及背部。

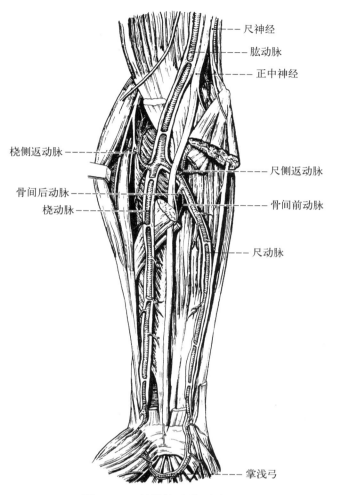

图 10-27　前臂的动脉（掌侧面）

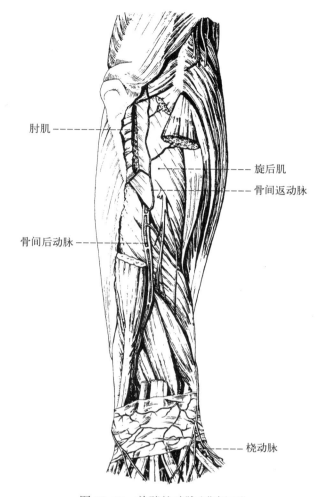

图 10-28　前臂的动脉（背侧面）

（2）**膈上动脉** superior phrenic artery：有 2～3 支，分布于膈上面的后部，并有分支与肌膈动脉和心包膈动脉吻合。

2. 脏支　主要有支气管支、心包支和食管支等数条小动脉，分布于同名器官。

（四）腹部的动脉

腹主动脉是腹部的动脉主干，于主动脉裂孔处由胸主动脉移行而来，沿腰部脊柱的左前方下降，至第 4 腰椎椎体下缘水平分为左、右髂总动脉。腹主动脉分为壁支和脏支，壁支细小，脏支相对粗大（图 10-22）。

1. 壁支　主要有膈下动脉、腰动脉、骶正中动脉等，分布于腹后壁、脊髓、膈下面、肾上腺和盆腔后壁等处。

（1）**膈下动脉** inferior phrenic artery：起自腹主动脉上端，分布于膈的下面。左、右膈下动脉还分别发出 2～3 支肾上腺上动脉，至肾上腺。

（2）**腰动脉** lumbar artery：共有 4 对，起自腹主动脉后壁，横行向外，进入腰大肌的深面，分支分布于腰部深层肌、脊髓及其被膜。

（3）**骶正中动脉** median sacral artery：起自腹主动脉分叉部的背面，沿第 5 腰椎椎体及骶骨盆面中线下降，分布于直肠后壁和骶骨盆面。

2. 脏支　分为成对脏支和不成对脏支。成对脏支有肾上腺中动脉、肾动脉、睾丸动脉（男性）或卵巢动脉（女性），不成对脏支有腹腔干、肠系膜上动脉和肠系膜下动脉。

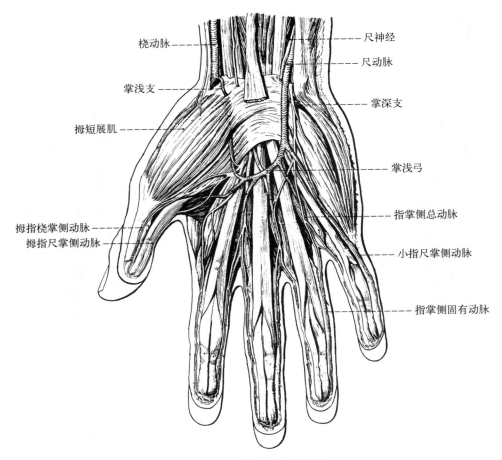

图 10-29　手掌侧动脉(浅层)

（1）**肾上腺中动脉** middle suprarenal artery：平第 1 腰椎高度,起自腹主动脉两侧壁,向外走行,分别至左、右肾上腺。

（2）**肾动脉** renal artery：平对第 1～2 腰椎高度,起自腹主动脉的侧壁,横行向外,肾动脉经肾静脉的后面到达肾门附近,分前、后两干,经肾门入肾。右肾动脉较左肾动脉长,且位置稍低。肾动脉在入肾门之前发出肾上腺下动脉至肾上腺,在腺内与肾上腺上、中动脉吻合。

（3）**睾丸动脉** testicular artery：细而长,在肾动脉起始处稍下方由腹主动脉前壁发出沿腰大肌前面斜向外下方,至第 4 腰椎下缘高度与输尿管交叉,然后穿入腹股沟管,参与精索的组成,分布于睾丸和附睾。在女性则为**卵巢动脉** ovarian artery,经卵巢悬韧带下行入盆腔,分布于卵巢和输卵管外侧部。

（4）**腹腔干** celiac trunk：为一粗短动脉干,于主动脉裂孔的稍下方自腹主动脉前壁发出,随即分为 3 支,即胃左动脉、肝总动脉和脾动脉(图 10-22,图 10-31,图 10-32)。

1）**胃左动脉** left gastric artery：发出后向左上方走行至胃贲门附近,再沿胃小弯向右行于小网膜两层之间,分支分布于食管腹段、贲门和胃小弯附近的胃壁。

2）**肝总动脉** common hepatic artery：向右走行至十二指肠上部的上缘进入肝十二指肠韧带,分为肝固有动脉和胃十二指肠动脉。①**肝固有动脉** proper hepatic artery：在肝门静脉前方、胆总管左侧上行于肝十二指肠韧带内,至肝门附近分为左、右支,分别进入肝左、右叶。右支在入肝门之前发出一支**胆囊动脉** cystic artery,分支分布于胆囊。肝固有动脉还发出**胃右动脉** right gastric artery,在小网膜内下行至幽门上缘,继而沿胃小弯向左走行,与胃左动脉吻合,沿途分支至十二指肠上部和胃小弯附近的胃壁。②**胃十二指肠动脉** gastroduodenal artery：经十二指肠上部后方下行至幽门下缘水平分为胃网膜右动脉和胰十二指肠上动脉。**胃网膜右动脉** right

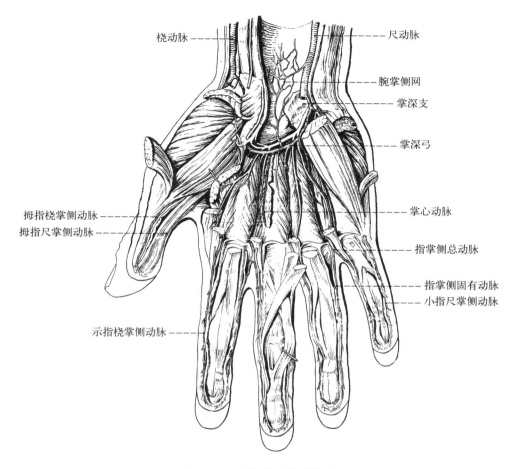

图 10-30 手掌侧动脉（深层）

桡动脉
尺动脉
腕掌侧网
掌深支
掌深弓
拇指桡掌侧动脉
拇指尺掌侧动脉
掌心动脉
指掌侧总动脉
指掌侧固有动脉
小指尺掌侧动脉
示指桡掌侧动脉

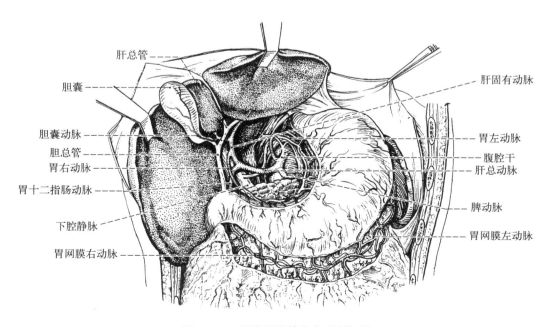

图 10-31 腹腔干及其分支（胃前面）

肝总管
胆囊
胆囊动脉
胆总管
胃右动脉
胃十二指肠动脉
下腔静脉
胃网膜右动脉
肝固有动脉
胃左动脉
腹腔干
肝总动脉
脾动脉
胃网膜左动脉

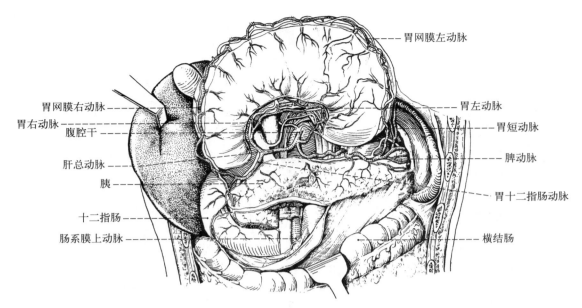

胃网膜左动脉

胃网膜右动脉
胃右动脉
腹腔干
肝总动脉
胰
十二指肠
肠系膜上动脉

胃左动脉
胃短动脉
脾动脉
胃十二指肠动脉
横结肠

图 10-32　腹腔干及其分支(胃后面)

gastroepiploic artery 沿胃大弯向左走行,沿途发出胃支和网膜支分布至胃和大网膜,其末端与胃网膜左动脉吻合;胰十二指肠上动脉分为前、后两支,分别走行于胰头和十二指肠降部之间的前、后面,分布于胰头和十二指肠。

3)脾动脉 splenic artery:较粗,沿胰上缘左行至脾门,分数条脾支入脾。脾动脉在走行过程中发出多条较细小的胰支至胰体和胰尾;在脾门附近,发出 3～5 条胃短动脉 short gastric artery,经胃脾韧带分布于胃底;发出胃网膜左动脉 left gastroepiploic artery 沿胃大弯向右走行,发出胃支和网膜支营养胃和大网膜,其末端与胃网膜右动脉吻合。

(5)肠系膜上动脉 superior mesenteric artery:在腹腔干根部的稍下方,平第 1 腰椎的高度起自腹主动脉前壁,于胰头和胰体交界处的后方下行,经十二指肠水平部的前方进入小肠系膜根内,朝向右髂窝方向走行,分支分布于胰头、十二指肠、空肠、回肠、盲肠、阑尾、升结肠和横结肠等(图 10-33)。

1)胰十二指肠下动脉:分前、后支与胰十二指肠上动脉前、后支吻合,分支营养胰和十二指肠。

2)空肠动脉 jejunal artery 和回肠动脉 ileal artery:13～18 支,发自肠系膜上动脉左侧壁,行于小肠系膜内,反复分支并吻合形成多级动脉弓,最多可达 5 级弓,由最后一级动脉弓发出直行小支进入肠壁,分布于空肠和回肠。

3)中结肠动脉 middle colic artery:在胰下缘附近起于肠系膜上动脉,向前进入横结肠系膜,分为左、右支,分别与左、右结肠动脉的分支吻合,营养横结肠。

4)右结肠动脉 right colic artery:发自肠系膜上动脉的右侧壁,向右行,分升、降支与中结肠动脉和回结肠动脉的分支吻合,发出分支营养升结肠。

5)回结肠动脉 ileocolic artery:发自肠系膜上动脉下部右侧壁,至盲肠附近分数支营养回肠末端、盲肠、阑尾和升结肠。发出至阑尾的分支称阑尾动脉 appendicular artery,经回肠末端的后方进入阑尾系膜,营养阑尾(图 10-34)。

(6)肠系膜下动脉 inferior mesenteric artery:约平第 3 腰椎高度起自腹主动脉前壁,行向左下方,分支分布于结肠左曲、降结肠、乙状结肠和直肠上部(图 10-35)。

1)左结肠动脉 left colic artery:横行向左,至降结肠附近分升、降支,分别与中结肠动脉和乙状结肠动脉的分支吻合,分支营养降结肠。

2)乙状结肠动脉 sigmoid artery:2～3 支,斜向左下方进入乙状结肠系膜内,各支间相互吻合成动脉弓,营养乙状结肠。

　　3）**直肠上动脉** superior rectal artery：为肠系膜下动脉的直接延续，在乙状结肠系膜内下行，至第3骶椎处分为两支，沿直肠两侧分布于直肠上部并在直肠表面和壁内与直肠下动脉的分支吻合。

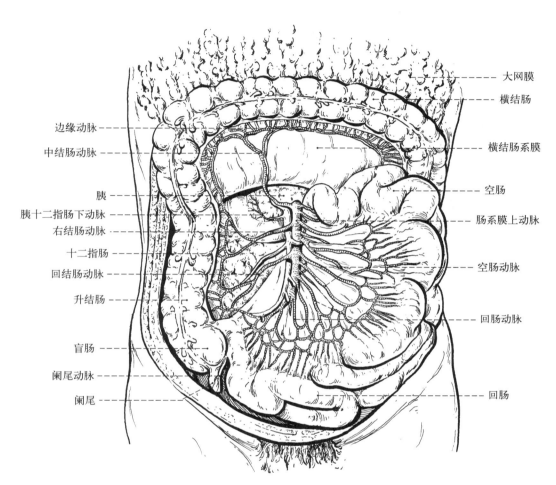

图 10-33　肠系膜上动脉及其分支

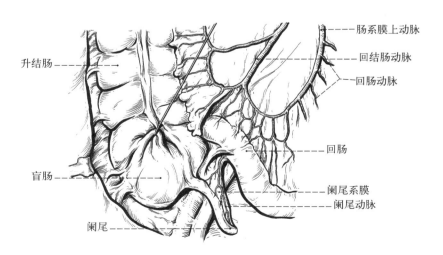

图 10-34　回结肠动脉及其分支

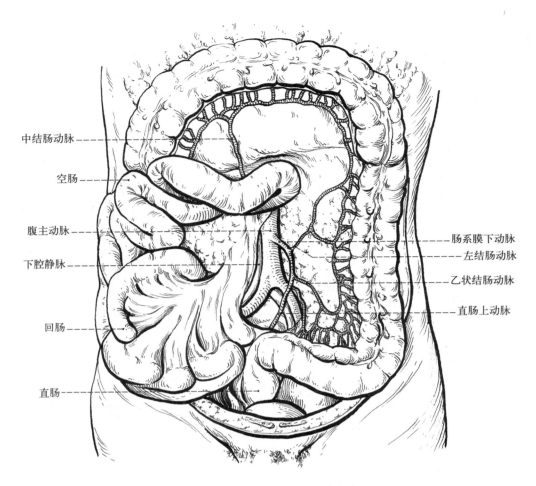

中结肠动脉

空肠

腹主动脉

下腔静脉

回肠

直肠

肠系膜下动脉

左结肠动脉

乙状结肠动脉

直肠上动脉

图 10-35　肠系膜下动脉及其分支

（五）盆部的动脉

髂总动脉在第 4 腰椎椎体的左前方自腹主动脉发出后,沿腰大肌内侧向外下方走行,至骶髂关节前面分为髂内、外动脉。

1. 髂内动脉 internal iliac artery　是盆部的主要动脉干,为一短干,发出后沿骨盆侧壁下行,发出壁支和脏支,分布于盆腔脏器、盆壁、盆内肌、盆外肌和大腿的部分肌(图 10-36 ~ 图 10-39)。

（1）壁支

1）髂腰动脉:由髂内动脉发出后,行向外上方,至腰大肌内侧缘分支分布于腰方肌、髂腰肌、髋骨和脊髓等。

2）骶外侧动脉:于髂腰动脉下方发出,沿骶骨盆面经骶前孔的内侧下降,分布于梨状肌、肛提肌及骶管内的结构等。

3）**臀上动脉 superior gluteal artery 和臀下动脉 inferior gluteal artery**:分别经梨状肌上、下孔出骨盆,至臀部、臀大肌深面,分支分布于臀肌和髋关节。

4）**闭孔动脉 obturator artery**:发出后与闭孔神经一起沿骨盆腔侧壁向前下行,穿闭膜管至大腿内收肌群之间,营养大腿内侧群肌和髋关节。

（2）脏支

1）**脐动脉 umbilical artery**:是胎儿时期的动脉干,出生后远侧段闭锁形成脐内侧韧带,近侧段管腔未闭,与髂内动脉起始段相连,发出 2 ~ 3 支**膀胱上动脉 superior vesical artery**,分布于膀胱中、上部。

2）**膀胱下动脉 inferior vesical artery**:发出后向前内侧行,分布于膀胱底、精囊、前列腺、输尿管下段等。在

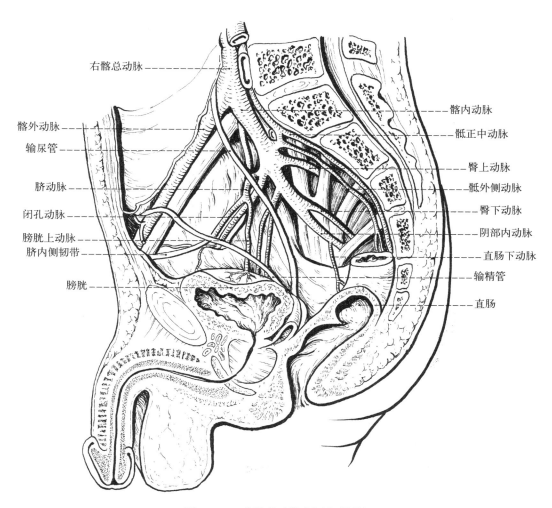

右髂总动脉

髂外动脉
输尿管
脐动脉
闭孔动脉
膀胱上动脉
脐内侧韧带
膀胱

髂内动脉
骶正中动脉
臀上动脉
骶外侧动脉
臀下动脉
阴部内动脉
直肠下动脉
输精管
直肠

图 10-36 盆腔的动脉(右侧,男性)

女性则以小支分布于阴道壁。

3)**子宫动脉** uterine artery:沿骨盆腔侧壁下行,进入子宫阔韧带,在其底部双层腹膜之间内行,并于距子宫颈外侧约 2 cm 处跨过输尿管的前上方,至子宫颈外侧迂曲上行,沿途分支分布于子宫颈、子宫体、输卵管和卵巢,并与卵巢动脉吻合;子宫动脉还发出细小分支下行至阴道。由于子宫动脉与输尿管之间的交叉关系,结扎子宫动脉时应予注意,以免损伤输尿管。

4)**直肠下动脉** inferior rectal artery:为细小分支,分布于直肠下部,并于直肠壁内与直肠上动脉和肛动脉吻合。

5)**阴部内动脉** internal pudendal artery:发出后穿梨状肌下孔出盆腔,经坐骨小孔至坐骨直肠窝,发出肛动脉、会阴动脉、阴茎(蒂)背动脉等支,分布于肛门、会阴和外生殖器。

2. **髂外动脉** external iliac artery 沿腰大肌内侧缘下降,经腹股沟韧带的深面进入股三角,移行为股动脉(图 10-40)。其分支主要有腹壁下动脉和旋髂深动脉。

(1)腹壁下动脉:是髂外动脉在穿越腹股沟韧带之前发出的一分支,贴腹壁前内面,向内上斜行,入腹直肌鞘内,并与腹壁上动脉吻合。

(2)旋髂深动脉:平腹壁下动脉起点自髂外动脉发出,沿腹股沟韧带深面外行,穿腹横筋膜,沿髂嵴内面转向后,分支分布于髂嵴及附近的腹壁肌。

（六）下肢的动脉

下肢的主要动脉干包括股动脉、腘动脉、胫后动脉和胫前动脉等。

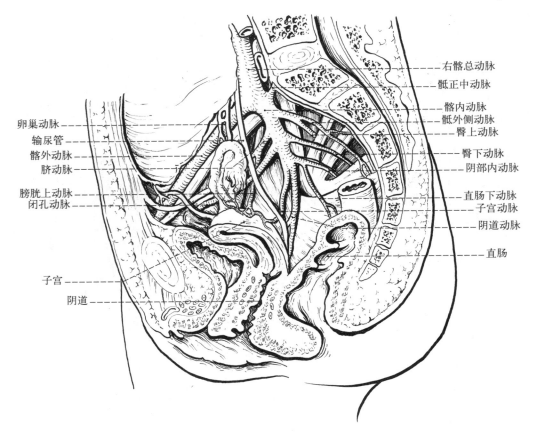

卵巢动脉
输尿管
髂外动脉
脐动脉
膀胱上动脉
闭孔动脉
子宫
阴道

右髂总动脉
骶正中动脉
髂内动脉
骶外侧动脉
臀上动脉
臀下动脉
阴部内动脉
直肠下动脉
子宫动脉
阴道动脉
直肠

图 10-37 盆腔的动脉（右侧，女性）

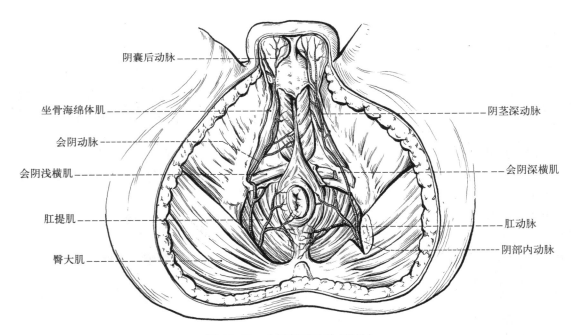

阴囊后动脉
坐骨海绵体肌
会阴动脉
会阴浅横肌
肛提肌
臀大肌

阴茎深动脉
会阴深横肌
肛动脉
阴部内动脉

图 10-38 会阴部的动脉（男性）

1. **股动脉** femoral artery　由髂外动脉延续而来,在股三角内下行,经收肌管,出收肌腱裂孔至腘窝,移行为腘动脉(图 10-40)。在腹股沟韧带中点稍下方,活体可扪到股动脉的搏动,当下肢大出血时,可在此部位临时压迫止血。股动脉的分支包括:

(1) **股深动脉** deep femoral artery:在腹股沟韧带下方 3~4 cm 处发自股动脉,向后内下方走行,并发出分支:①旋股内侧动脉:分支分布于附近诸肌和髋关节。②旋股外侧动脉:分支分布于股前群肌和膝关节。③穿动脉:一般为 3 条,分布于股后群肌及股骨。

(2) **腹壁浅动脉** superficial epigastric artery:于腹股沟韧带稍下方自股动脉发出,穿至皮下,分布于腹前壁下部的浅筋膜及皮肤。

(3) 旋髂浅动脉:为股动脉发出的细小分支,穿出阔筋膜向外上斜行,分支分布于髂前上棘附近的浅筋膜和皮肤。

2. **腘动脉** popliteal artery　位于腘窝深部,下行至腘肌下缘分为胫前动脉和胫后动脉。其分支分布于膝关节及其附近诸肌。

3. **胫后动脉** posterior tibial artery　沿小腿后面浅、深层屈肌之间下行,经内踝后方,屈肌支持带的深面至足底,分为足底内侧动脉和足底外侧动脉。胫后动脉的分支如下:①**腓动脉** peroneal artery:由胫后动脉上部发出,沿腓骨内侧下行,沿途分布于腓骨、腓骨附近的肌、外踝和跟骨外侧面,并参与外踝网的构成。②**足底内侧动脉** medial plantar artery:沿足底内侧下行,分布于足底内侧。③**足底外侧动脉** lateral plantar artery:在足底斜行至第5 跖骨底处,转向内侧至第 1 跖骨间隙,与足背动脉的足底深动脉吻合成足底深弓(图 10-41,图 10-42)。

4. **胫前动脉** anterior tibial artery　自腘动脉发出后,穿小腿骨间膜上部至小腿前面,沿小腿前群肌之间下行,至踝关节的前方,在小腿伸肌下支持带下缘移行为足背动脉,沿途发出许多肌支,分布于小腿前群肌。胫前动脉上端发出胫前返动脉,参与构成膝关节网;胫前动脉的下端发出分支,参与内、外踝网的形成(图 10-43)。

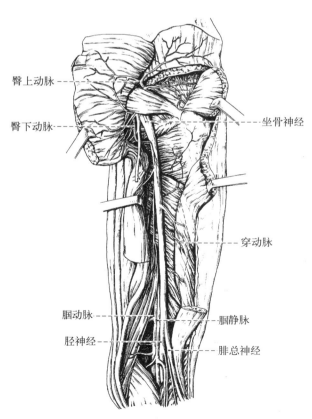

图 10-39　臀部和股后部的动脉

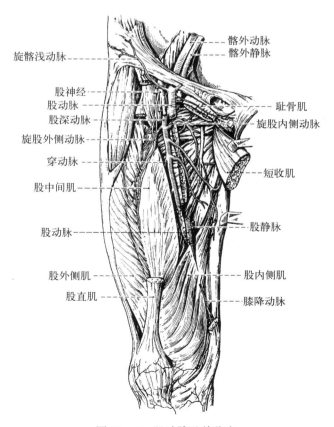

图 10-40　股动脉及其分支

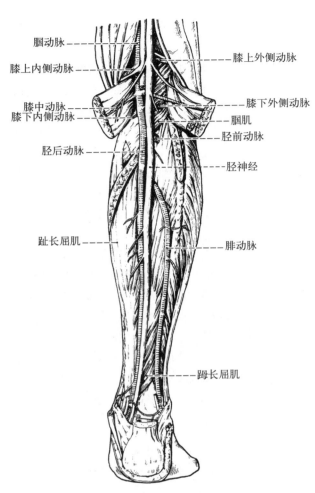

图 10-41　小腿的动脉(右侧,后面)

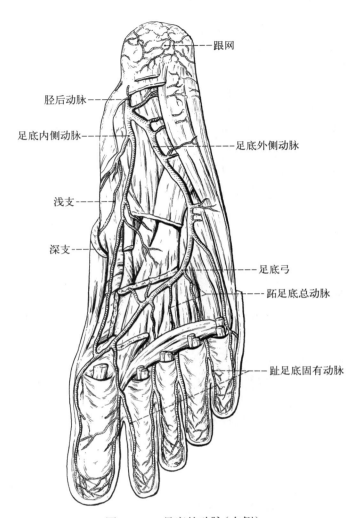

图 10-42　足底的动脉(右侧)

5. **足背动脉** dorsal artery of foot　为胫前动脉的直接延续,经跨长伸肌腱和趾长伸肌腱之间前行,至第 1 跖骨间隙近侧分为第 1 跖背动脉和足底深支两终支。足背动脉在踝关节前方,内、外踝连线中点,跨长伸肌腱的外侧位置浅表,可触及其搏动。足背动脉的分支有:①**弓状动脉** arcuate artery:沿跖骨底呈弓形向外走行,并自弓的凸侧发出 3 条跖背动脉。每条跖背动脉又分为 2 支细小的趾背动脉,分布于第 2~5 趾的相对缘。②**足底深支** deep plantar branch:穿第 1 跖骨间隙至足底,与足底外侧动脉吻合形成**足底深弓** deep plantar arch,该弓向前发出趾足底总动脉,向前至跖趾关节附近,又各分为 2 支趾足底固有动脉,分布于第 1~5 趾的相对缘。③第 1 跖背动脉:沿第 1 跖骨间隙前行,分支到跨指背面两侧缘和第 2 趾背内侧缘的皮肤(图 10-44)。

【拓展窗口】

　　雷诺综合征:指小动脉阵发性痉挛,受累部位程序性出现苍白及发冷、发绀及疼痛、潮红后复原的典型症状,常于寒冷刺激或情绪波动时发病。将单纯由血管痉挛引起,无潜在疾病的称为雷诺病;血管痉挛伴其他系统疾病的称为雷诺现象,两者统称为雷诺综合征。病理改变与病期有关:早期因动脉痉挛造成远端组织暂时性缺血;后期出现动脉内膜增厚,弹性纤维断裂以及管腔狭窄,血流量减少。如继发血栓形成致管腔闭塞时,可出现营养障碍性改变,指(趾)端溃疡甚至坏死。

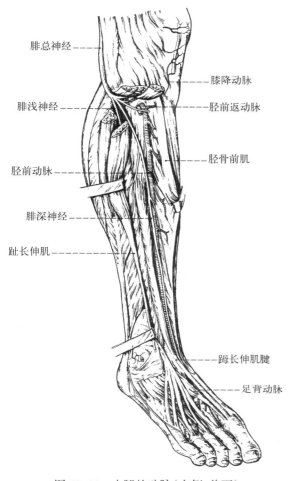

图 10-43 小腿的动脉（右侧，前面）

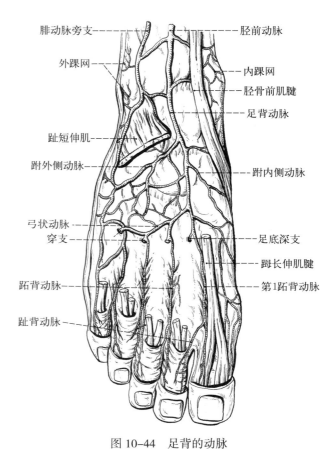

图 10-44 足背的动脉

（刘宝全编写 韩秋生绘图）

第四节 静 脉

静脉 vein 是运送血液向心流动的血管,起始于毛细血管,终止于心房。在向心回流的过程中,小静脉逐级汇合成更大的静脉。通常把小静脉称为较大静脉的属支。与动脉相比,静脉在结构与配布上有其本身的特点：①静脉数量多,管壁薄,管腔大,血流缓慢,静脉压低,容血量大,但从静脉返回心房的血量与从心室输出的血量是相等的。②静脉内有**静脉瓣** venous valve（图 10-45）。瓣膜由血管内膜的皱褶所形成,常成对存在,呈半月形小袋,游离缘朝向心,有防止血液逆流或改变血流方向的作用。静脉瓣多见于受重力影响较大、血液回流比较困难的部位,如四肢,特别是下肢。头、颈和胸部的静脉内瓣膜较少或无静脉瓣。③体循环静脉可分为浅、深两类。**浅静脉** superficial vein 位于浅筋膜内,又称皮下静脉,不与动脉伴行,最后注入深静脉。有些部位的浅静脉可在体表见到或扪到,是临床上进行注射、输液、采血或插入导管等的部位。**深静脉** deep vein 位于深筋膜深面或体腔内,常与同名动脉伴行,又称**伴行静脉**,其引流范围与伴行动脉的分布范围大体一致。在某些部位,一条动脉有两条静脉伴行。④静脉的吻合比较丰富。浅静脉常吻合成静脉网,深静脉则在器官周围形成静脉丛,浅、深静脉之间亦有丰富的吻合。⑤某些部位有结构特殊的静脉,包括**硬脑膜窦** sinuses of dura mater 和**板障静脉** diploic vein。硬脑膜窦是颅内硬脑膜所形成的特殊静脉;板障静脉位于颅骨板障内,借导血管连接头皮静脉和硬脑膜窦（图 10-46）。

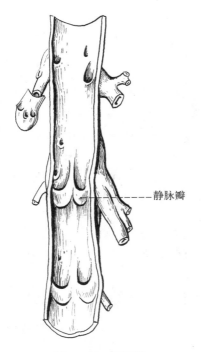

图 10-45　静脉瓣

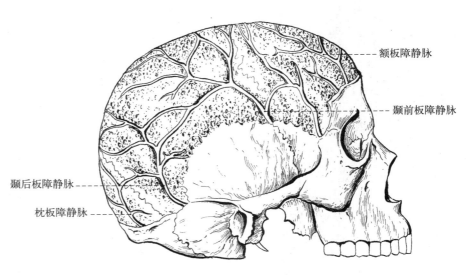

图 10-46　板障静脉

一、肺循环的静脉

肺静脉 pulmonary vein 将肺内含氧较多的动脉血输送入左心房,左右成对,分别称为**左上**、**左下肺静脉**和**右上**、**右下肺静脉**。起自肺门,向内穿过纤维心包,注入左心房后部的两侧。

二、体循环的静脉

体循环的静脉包括上腔静脉系、下腔静脉系和心静脉系(见第十章第二节中"心的静脉")。

(一)上腔静脉系

上腔静脉系由上腔静脉及其属支组成,收集头颈部、上肢、胸部(心除外)等的静脉血,最后通过上腔静脉注入右心房。

上腔静脉 superior vena cava 是一条粗短的静脉干,在右侧第 1 胸肋连结的后方,由左、右头臂静脉汇合而成(图 10-47)。而后垂直下降,至第 3 肋软骨高度,注入右心房的上部。在穿入纤维心包之前,有奇静脉注入。上腔静脉内无静脉瓣,主要属支有左、右头臂静脉和奇静脉等。

头臂静脉 brachiocephalic vein 又称无名静脉,左、右各一,由同侧颈内静脉和锁骨下静脉在胸锁关节后方汇合而成。汇合处的夹角称**静脉角** venous angle,是淋巴导管注入静脉的部位。左头臂静脉比右头臂静脉长,向右下斜越左锁骨下动脉、左颈总动脉和头臂干的前方,至右侧第 1 胸肋连结处后方与右头臂静脉汇合成上腔静脉。头臂静脉的属支除颈内静脉和锁骨下静脉外,还有椎静脉、胸廓内静脉和甲状腺下静脉等。

1. 头颈部静脉　分为浅、深两组。浅静脉包括面静脉、下颌后静脉和颈外静脉等。深静脉包括颈内静脉、锁骨下静脉和颅内静脉等(图 10-48)。

(1)**面静脉** facial vein:位置表浅,起于**内眦静脉** angular vein,在面动脉的后方下行,于下颌角前下缘处与下颌后静脉的前支汇合成面总静脉,跨过颈内、外动脉表面向下外行至舌骨大角水平注入颈内静脉。面静脉收集面前部软组织的静脉血。面静脉口角以上的部分缺乏静脉瓣,并且通过内眦静脉和眼上静脉与颅内的海绵窦相交通,还通过面深静脉连通翼静脉丛,继而与海绵窦交通。因此,当机体免疫力降低,面部发生感染时,若处理不当(如挤压等),可导致颅内感染。故通常将鼻根至两侧口角的三角区称为"危险三角"。

(2) **下颌后静脉** retromandibular vein:由**颞浅静脉**和**上颌静脉**在腮腺实质内汇合而成。颞浅静脉与颞浅动脉相伴行,主要收集颅顶软组织的静脉血。上颌静脉起自翼内肌和翼外肌之间的**翼静脉丛** pterygoid venous plexus,该丛除将面深部的静脉血引流入上颌静脉外,向内可借卵圆孔和破裂孔的导血管与颅内的海绵窦交通,向外借面深静脉与面静脉交通。下颌后静脉下行至腮腺下端处分为前、后两支,前支汇入面静脉,后支与枕静脉和耳后静脉汇合成颈外静脉。下颌后静脉主要收集面侧深区和颞区的静脉血。

(3) **颈外静脉** external jugular vein:为颈部浅静脉中最大的一支。由下颌后静脉的后支和枕静脉、耳后静脉在下颌角处汇合而成,沿胸锁乳突肌表面下行至该肌后缘,在锁骨中点上方穿深筋膜,注入锁骨下静脉或静脉角。颈外静脉位置表浅而恒定,临床上常在此作静脉穿刺或插管。正常人站位或坐位时,颈外静脉常不显露。当心脏疾病或上

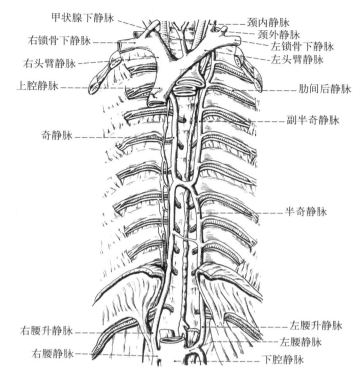

图 10-47　上腔静脉及其属支

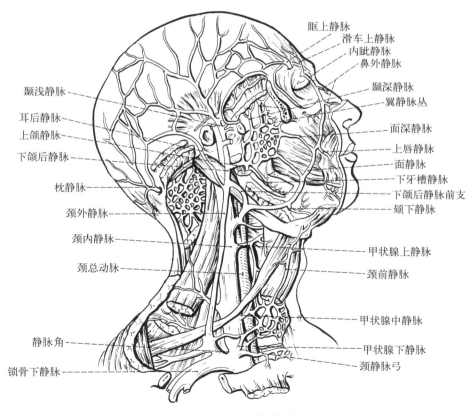

图 10-48　头颈部静脉

腔静脉阻塞引起颈外静脉回流不畅时,在体表可见颈外静脉充盈轮廓,称颈静脉怒张。

（4）**颈前静脉** anterior jugular vein:起自颏下部的浅静脉,沿颈前正中线两侧下行,穿过深筋膜,注入颈外静脉末端或锁骨下静脉。左、右颈前静脉在胸骨颈静脉切迹的上方,常吻合成**颈静脉弓** jugular venous arch。左、右颈前静脉也可合成一支颈正中静脉,沿正中线下降。

（5）**颈内静脉** internal jugular vein:是头颈部静脉血回流的主干。于颅底颈静脉孔处续于乙状窦（属于颅内的硬脑膜窦）,在颈动脉鞘内沿颈内动脉和颈总动脉的外侧下行,至胸锁关节后方与同侧锁骨下静脉汇合成头臂静脉。颈内静脉的颅内属支包括乙状窦和岩下窦,收集颅骨、脑膜、脑、泪器和前庭蜗器等处的静脉血;颅外属支包括面静脉、舌静脉、甲状腺上静脉和甲状腺中静脉等。颈内静脉管壁附着于颈动脉鞘,并通过颈动脉鞘与周围的颈深筋膜及其邻近的肌腱密切相连,致使管腔经常处于开放状态,有利于静脉回流。但是当颈内静脉外伤破裂时,由于管腔不能闭合和胸腔负压对静脉回流的吸引作用,常导致空气栓塞。

（6）**锁骨下静脉** subclavian vein:位于颈根部,腋动脉的前下方。自第 1 肋外侧缘续于腋静脉,向内行至胸锁关节后方与同侧颈内静脉汇合形成头臂静脉。锁骨下静脉主要属支是腋静脉和颈外静脉,与锁骨下动脉分支伴行的静脉多注入头臂静脉。临床上常经锁骨下静脉实施导管插入,用以补充营养、测定中心静脉压等。

2. 上肢静脉　分为浅、深静脉,最终注入锁骨下静脉。

（1）上肢浅静脉:手指浅静脉较丰富,在各指背侧形成两条相互吻合的指背静脉,上行至手背后,汇合成不同类型的手背静脉网（图 10-49）。手掌的浅静脉细小,形成手掌静脉丛,大部分流至手背侧。继续向心回流途中汇成以下主要静脉（图 10-50）。

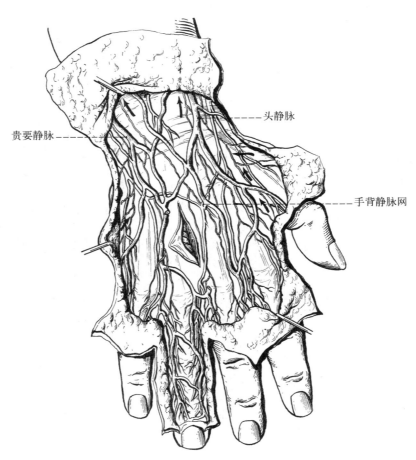

贵要静脉

头静脉

手背静脉网

图 10-49　手背浅静脉

1）**头静脉** cephalic vein：起自手背静脉网的桡侧，沿前臂桡侧上行至肘窝，继沿肱二头肌外侧上行，经三角肌与胸大肌间沟行至锁骨下窝，穿深筋膜注入腋静脉或锁骨下静脉。在肘窝的稍下方，头静脉通过肘正中静脉与贵要静脉相交通。头静脉主要收集手和前臂桡侧浅层结构的静脉血。

2）**贵要静脉** basilic vein：起自手背静脉网的尺侧，沿前臂尺侧上行，在肘窝接受肘正中静脉汇入后，继续沿肱二头肌内侧上行，至臂中点附近穿过深筋膜注入肱静脉，或伴肱静脉上行，注入腋静脉。贵要静脉收集手和前臂尺侧浅层结构的静脉血。

3）**肘正中静脉** median cubital vein：是肘窝处斜行于皮下的短静脉干，变异较多，一般起于头静脉，经肱二头肌腱表面，向上内注入贵要静脉。肘正中静脉常接受收纳前臂前面浅静脉的前臂正中静脉，后者有时分叉后，分别注入贵要静脉和头静脉。肘正中静脉是临床静脉采血、输液的常用部位。

（2）上肢深静脉：与同名动脉伴行，在腋窝以下多为两条静脉伴一条动脉，伴行静脉之间有广泛的吻合，并与浅静脉间也有丰富的吻合。腋静脉收集上肢浅、深静脉的全部血液，越过第1肋外缘后续为锁骨下静脉。

3. 胸部静脉　包括胸部浅静脉和深静脉。浅静脉多形成静脉丛。

（1）胸部浅静脉：胸外侧静脉及其属支、胸腹壁静脉，收集胸腹部外侧壁的静脉血，向上外方注入腋静脉。近中线的胸壁浅静脉，经胸廓内静脉及其属支注入头臂静脉。胸壁的浅静脉与腹壁的浅静脉之间有广泛的吻合支。

（2）胸部深静脉：包括上腔静脉、头臂静脉、奇静脉及其属支、脊柱静脉、胸廓内静脉等。

1）**奇静脉** azygos vein（图10-47）：在右膈脚处延续自右腰升静脉，沿食管后方和胸主动脉、胸导管的右侧上行，至第3~5胸椎椎体高度向前形成奇静脉弓，跨过右肺根上方，注入上腔静脉。奇静脉沿途收集右侧肋间后静脉、半奇静脉、食管静脉和支气管静脉的血液。奇静脉上连上腔静脉，下借右腰升静脉连于下腔静脉，是沟通上腔静脉系和下腔静脉系之间的重要通道之一。当上腔静脉或下腔静脉阻塞时，奇静脉则成为重要的侧支循环途径之一。

2）**半奇静脉** hemiazygos vein：在左膈脚处延续自左腰升静脉，沿胸椎体左侧上行，约达第8胸椎椎体高度经胸主动脉和食管后方向右跨越脊柱，注入奇静脉。半奇静脉收集左侧下部肋间后静脉、副半奇静脉和食管静脉的血液。

3）**副半奇静脉** accessory hemiazygos vein：沿胸椎椎体左侧下行，注入半奇静脉或向右跨过脊柱前面注入奇静脉。副半奇静脉收集左侧上部肋间后静脉和食管静脉的血液。

4）**脊柱静脉** vein of vertebral column（图10-51）：脊椎管内、外有丰富的静脉丛，按部位将其分为**椎内静脉丛** internal vertebral venous plexus 和**椎外静脉丛** external vertebral venous plexus。椎内静脉丛位于椎骨骨膜和硬脊膜之间，收集椎骨、脊膜和脊髓的静脉血。椎外静脉丛位于椎体的前方、椎弓及其突起的后方，在颈部比较发达，收集椎体及背深肌的静脉血。椎内、外静脉丛无瓣膜，互相吻合，注入附近的椎静脉、肋间后静脉、腰静脉和

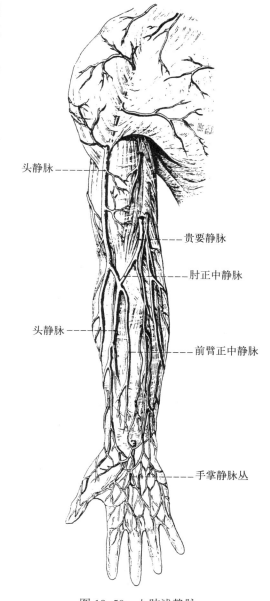

头静脉----

----贵要静脉

----肘正中静脉

头静脉----

----前臂正中静脉

----手掌静脉丛

图10-50　上肢浅静脉

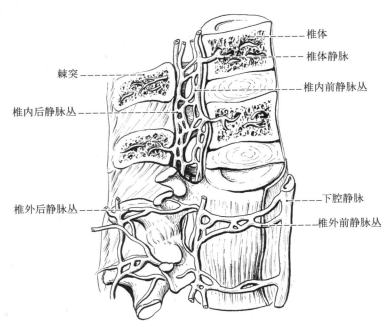

图 10-51 脊柱静脉

骶外侧静脉等。脊柱静脉向上经枕骨大孔与硬脑膜窦交通,向下与盆腔静脉丛相交通。因此,脊柱静脉是沟通上、下腔静脉系和颅内、外静脉的重要结构之一。当盆、腹、胸腔等部位发生感染、肿瘤或寄生虫时,可经椎静脉丛侵入颅内或其他器官。

(二)下腔静脉系

下腔静脉系由下腔静脉及其属支组成,收集腹部、盆部、会阴和下肢等下半身的静脉血,最后通过下腔静脉注入右心房。

下腔静脉 inferior vena cava 是体内最大的静脉干,由左、右髂总静脉在第 5 腰椎椎体的右前方汇合而成,在脊柱的右前方沿腹主动脉的右侧上行,经肝的腔静脉沟,向上穿膈的腔静脉孔进入胸腔,注入右心房的下后部。下腔静脉的属支分为壁支和脏支,多数与同名动脉伴行,收集下肢、盆部和腹部的静脉血。

髂总静脉 common iliac vein 由髂外静脉和髂内静脉在骶髂关节的前方汇合而成。左、右髂总静脉的长短、走行和属支都略有不同。左髂总静脉长而倾斜,先沿左髂总动脉内侧,后沿右髂总动脉后方上行。右髂总静脉短而垂直,先行于右髂总动脉后方,后行于动脉外侧。两侧髂总静脉伴髂总动脉上行至第 5 腰椎椎体右侧汇合成下腔静脉。左、右髂总静脉是收纳盆部和下肢静脉血的总干。

1. 下肢静脉　分为浅静脉和深静脉。浅静脉位于浅筋膜内,并有许多交通支穿过深筋膜与深静脉相交通。深静脉及其属支的名称均与其伴行动脉一致。下肢静脉的瓣膜比上肢静脉多,深静脉瓣膜多于浅静脉。

(1)下肢浅静脉:包括小隐静脉和大隐静脉及其属支等。

1)**小隐静脉** small saphenous vein(图 10-52):是足外侧缘静脉的延续。在足外侧缘起自**足背静脉弓** dorsal venous arch of foot 和足跟的皮下静脉,经外踝后方,沿小腿后面上行,至腘窝下方穿深筋膜,经腓肠肌两头间上行,于膝关节平面注入腘静脉。小隐静脉收集足外侧部和小腿后部浅层结构的静脉血。

2)**大隐静脉** great saphenous vein(图 10-53):全身最大的浅静脉,平均长度约为 76 cm。起自足内侧缘的足背静脉弓,并接受足底和足跟部的小静脉,经内踝前方,伴隐神经沿小腿内侧面、膝关节内后方、大腿内侧面上行,至耻骨结节外下方 3～4 cm 处穿阔筋膜的**隐静脉裂孔**,注入股静脉。大隐静脉在注入股静脉前接受**股内侧浅静脉**、**股外侧浅静脉**、**阴部外静脉**、**腹壁浅静脉**和**旋髂浅静脉** 5 条属支的静脉血。大隐静脉收集足、小腿和大腿的内侧部及前部、会阴、下腹部浅层结构的静脉血。大隐静脉在内踝前方的位置表浅而恒定,是输液和静

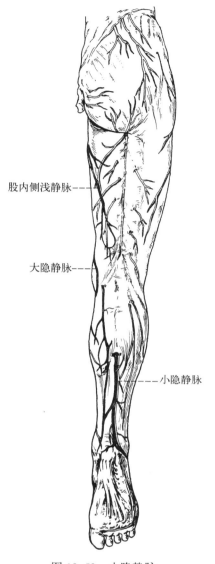

股内侧浅静脉----

大隐静脉----

----小隐静脉

图 10-52 小隐静脉

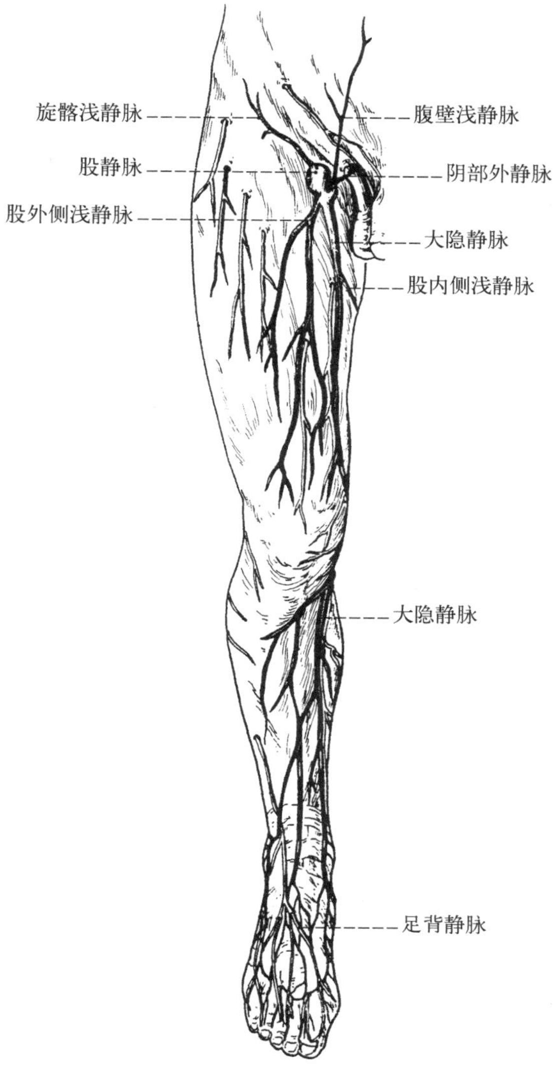

旋髂浅静脉----- -----腹壁浅静脉
股静脉----- -----阴部外静脉
股外侧浅静脉----- -----大隐静脉
-----股内侧浅静脉

-----大隐静脉

-----足背静脉

图 10-53 大隐静脉及其属支

脉注射的常用部位。

　　大隐静脉和小隐静脉借交通静脉与深静脉交通。交通静脉的瓣膜朝向深静脉,可将浅静脉的血液引流入深静脉,阻止血液向浅层回流。在长期站立工作、重体力劳动、妊娠、慢性咳嗽或习惯性便秘等情况下,可引起深静脉回流受阻及交通静脉瓣膜功能不全,深静脉血液会反流入浅静脉,导致下肢浅静脉扩张,并逐渐变性,最终形成静脉曲张和溃疡等疾病。

　　(2)下肢深静脉:多位于动脉的两侧,与同名动脉及其分支伴行,一般为两条。由足底的内、外侧静脉和足背静脉网分别汇合形成胫后静脉和胫前静脉,它们汇合成腘静脉,走行在腘动脉和胫神经之间,穿过收肌裂孔移行为**股静脉** femoral vein。股静脉伴股动脉上行,至腹股沟韧带下缘移行为髂外静脉。股静脉的主要属支有大隐静脉、股深静脉及旋股内侧静脉、旋股外侧静脉等。股静脉在腹股沟韧带的下方走行于股动脉的内侧,位置比较表浅,临床上常在此处作静脉穿刺插管等。

【拓展窗口】

　　下肢静脉曲张：是由于先天性静脉壁薄弱和静脉瓣发育不良，或因后天性原因，如长期站立、劳累过度、寒凉刺激、外伤、重大手术、妊娠等影响，瓣膜不能正常关闭，或静脉壁薄弱不能正常承受静脉内的压力而导致静脉迂曲、扩张。病变早期可无不适，随着病变的进展，可出现久站或行走后患肢酸胀、易疲劳。浅静脉迂曲、扩张、似蚯蚓或葡萄样膨出体表；晚期可于小腿中下前面出现慢性皮炎、色素沉着、皮肤变硬及淤积性溃疡等，也可继发曲张静脉的血栓性静脉炎。

　　2. 盆部静脉　　包括髂外静脉和髂内静脉及其属支等（图 10-54）。

　　（1）**髂外静脉** external iliac vein：是股静脉的直接延续。起自腹股沟韧带下缘的后方，沿小骨盆上口边缘与同名动脉伴行。左髂外静脉沿髂外动脉的内侧上行，右髂外静脉先沿髂外动脉的内侧，后沿髂外动脉的背侧上行，髂外静脉至骶髂关节前方与髂内静脉汇合组成髂总静脉。髂外静脉主要属支有腹壁下静脉、旋髂深静脉和耻骨静脉等。

　　（2）**髂内静脉** internal iliac vein：是组成髂总静脉最大的属支之一。起始于坐骨大孔的上部，沿髂内动脉后内侧上行，至骶髂关节的前方与髂外静脉汇合成髂总静脉。髂内静脉的属支与同名动脉伴行，收集盆壁和盆腔脏器及会阴区的静脉血。髂内静脉的属支包括脏支和壁支，其脏支大部分起自盆腔脏器的器官壁内或其周围形成的静脉丛，包括膀胱静脉丛、直肠静脉丛、前列腺静脉丛、子宫静脉丛和阴道静脉丛等。这些静脉丛在盆腔器官扩张或受压迫时有助于血液回流。壁支主要包括臀上、下静脉，闭孔静脉，阴部内静脉，骶外侧静脉等。

　　3. 腹部静脉　　包括下腔静脉及其属支和肝门静脉及其属支等。

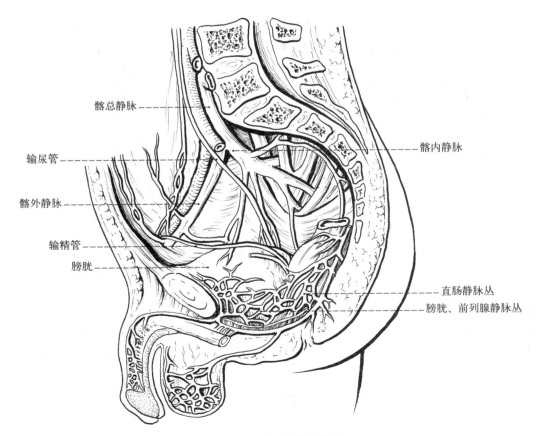

图 10-54　盆部静脉（男性）

（1）下腔静脉的属支：分为壁支和脏支，多数与同名动脉伴行（图 10-55）。

1）壁支：包括膈下静脉和腰静脉。膈下静脉为成对的静脉，位于膈的下面，一般与膈下动脉伴行。腰静脉与腰动脉伴行，每侧 4~5 支，收集腰部的骨骼肌肉及皮肤和腹壁的静脉血。在各腰静脉、髂总静脉和髂内、外静脉之间的纵行静脉称**腰升静脉** ascending lumbar vein。左、右腰升静脉向上分别延续为半奇静脉和奇静脉。

2）脏支：收集腹腔成对脏器和肝的静脉血。包括睾丸（卵巢）静脉、肾静脉、肾上腺静脉和肝静脉等。

睾丸静脉 testicular vein 起自由睾丸和附睾的小静脉吻合成的**蔓状静脉丛**，参与构成精索，向上逐级汇合，经腹股沟管进入盆腔，汇合成睾丸静脉，在腹膜后方的腰大肌和输尿管的腹侧上升。左侧以直角汇入左肾静脉，右侧以锐角直接注入下腔静脉。由于左睾丸静脉以直角注入左肾静脉，影响静脉血的回流，因此左侧常发生精索静脉曲张，严重者可导致不育。

卵巢静脉 ovarian vein 起自卵巢静脉丛，在卵巢悬韧带内上行，汇合成卵巢静脉，注入部位同男性睾丸静脉。

肾静脉 renal vein 输送肾的静脉血至下腔静脉，是一对短而粗的静脉。在第 1 腰椎高度跨越腹主动脉的前面，经肾动脉前面向内侧走行，注入下腔静脉。左肾静脉比右肾静脉长，还接受左睾丸静脉（或左卵巢静脉）和左肾上腺静脉。

肾上腺静脉 suprarenal vein 左、右各一，左侧注入左肾静脉，右侧注入下腔静脉。

肝静脉 hepatic vein 是脏支中最大的属支，2~3 支。在肝实质内由肝小叶下静脉逐级汇合而成，最终形成肝左静脉、肝中静脉和肝右静脉及细小的静脉，它们从肝后缘的腔静脉沟处斜行注入下腔静脉。

（2）**肝门静脉系**：由肝门静脉及其属支组成（图 10-56）。收集腹盆部消化道（包括食管腹段，但直肠下部和肛管除外）、脾、胰和胆囊的静脉血。肝门静脉系的起始端是位于消化道、脾、胰和胆囊等器官内的毛细血管，其末端是位于肝实质内的窦状隙，肝血窦内含有分别来自肝门静脉和肝固有动脉的混合血，在肝内经过肝细胞

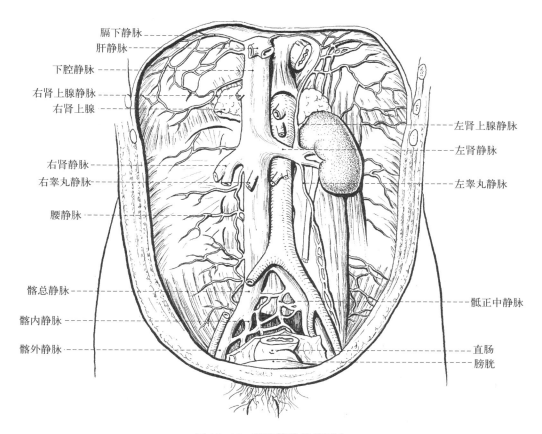

图 10-55 下腔静脉及其属支

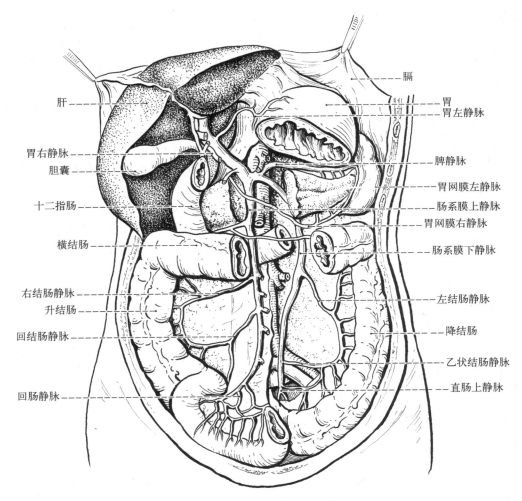

肝————
胃右静脉————
胆囊————
十二指肠————
横结肠————
右结肠静脉————
升结肠————
回结肠静脉————
回肠静脉————

————膈
————胃
————胃左静脉
————脾静脉
————胃网膜左静脉
————肠系膜上静脉
————胃网膜右静脉
————肠系膜下静脉
————左结肠静脉
————降结肠
————乙状结肠静脉
————直肠上静脉

图 10-56 肝门静脉及其属支

的整合处理后,最终经肝静脉注入下腔静脉。肝门静脉系两端均为毛细血管,而且没有瓣膜,血液可两个方向流动。

1) **肝门静脉** hepatic portal vein:为一粗短的静脉干,由肠系膜上静脉和脾静脉在第 2 腰椎右侧,胰颈背侧汇合而成。经胰颈后方,十二指肠上部的深面进入肝十二指肠韧带内,在肝固有动脉和胆总管的后方入第一肝门,分为左、右支,分别进入肝左叶和肝右叶。肝门静脉在肝内逐级分支,最终注入肝血窦。

2) 主要属支:多与同名动脉伴行。主要包括:①**脾静脉** splenic vein:起自脾门,经脾动脉下方和胰后方上部右行。经腹腔干和肠系膜上动脉之间,至腹主动脉前方与肠系膜上静脉汇合成肝门静脉。脾静脉还收纳胃短静脉、胃网膜左静脉、胃后静脉以及肠系膜下静脉等属支。②**肠系膜下静脉** inferior mesenteric vein:位于同名动脉的左侧,经左腰大肌的前方,壁腹膜的后方上行,可汇入脾静脉、肠系膜上静脉或肝门静脉角等,其属支包括左结肠静脉、乙状结肠静脉、直肠上静脉等。③**肠系膜上静脉** superior mesenteric vein:沿同名动脉右侧上行,接受同名动脉分支的伴行静脉,如回结肠静脉、右结肠静脉、中结肠静脉、空肠静脉和回肠静脉等属支。④**胃左静脉** left gastric vein:起始于胃前、后壁的小静脉支,与胃左动脉伴行,沿胃小弯至贲门,接受食管下 1/3 的静脉血,然后向右,越过主动脉前方,汇入肝门静脉。⑤**胃右静脉** right gastric vein:与同名动脉伴行,接受同名动脉分布区的静脉血,还接受幽门前静脉。幽门前静脉是起始于幽门前面的小静脉,此静脉经幽门与十二指肠交界处前面上行,汇入胃右静脉,是手术时区分幽门和十二指肠上部的标志。⑥**胆囊静脉** cystic vein:变异较大,可注入肝门静脉主干或肝门静脉右支。⑦**附脐静脉** paraumbilical vein:起自脐周静脉网,向后上走行,经肝圆韧带表面或实质内注入肝门静脉,是肝门静脉和腹前壁静脉间的重要吻合支。

　　3)肝门静脉系与上、下腔静脉系之间的吻合(图 10-57):肝门静脉系与上、下腔静脉系之间有丰富的吻合,主要在以下4个部位:①胃左静脉的食管属支借助于食管壁的食管静脉丛与奇静脉、半奇静脉的食管支相吻合。②直肠上静脉借助于直肠壁的直肠静脉丛与直肠下静脉、肛静脉相吻合。③附脐静脉借助于脐周静脉网与腹壁的静脉相吻合。④腹膜后脏器的静脉及腹后壁的静脉直接与肠系膜上、下静脉的小属支相吻合,这些吻合静脉统称 Retzius 静脉。

　　正常情况下,肝门静脉系与上、下腔静脉系之间的吻合支细小,血流量少。但是当出现肝硬化、肝肿瘤、肝门处淋巴结肿大等疾病时,会导致肝门静脉回流受阻,出现肝门静脉高压,此时肝门静脉系的血液可经上述吻合途径形成侧支循环。肝门静脉的侧支循环途径见图 10-58。

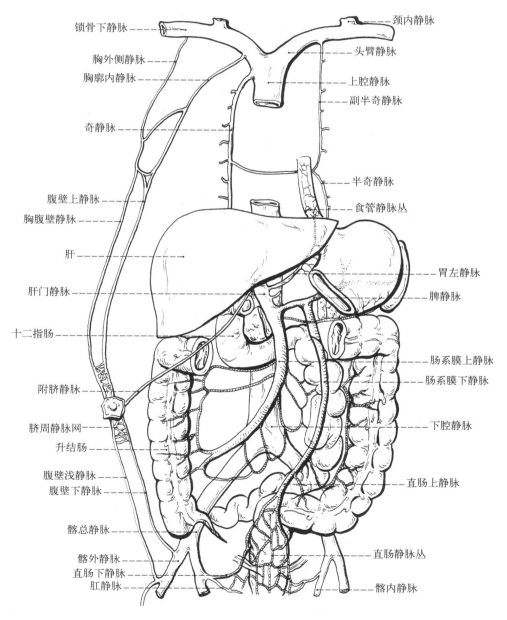

图 10-57　肝门静脉系与上、下腔静脉系之间的吻合模式图

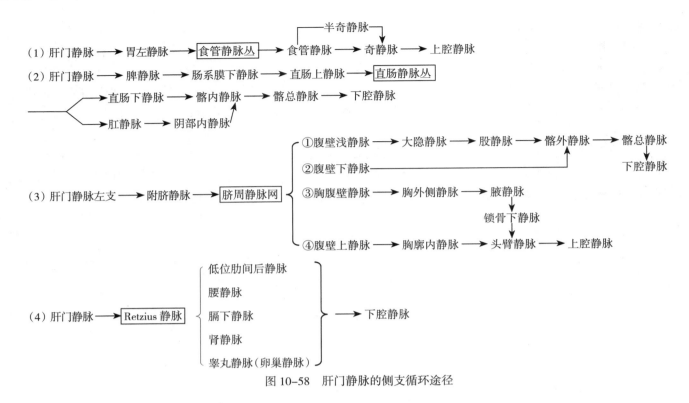

图 10-58　肝门静脉的侧支循环途径

附：体循环静脉回流概况（图 10-59）。

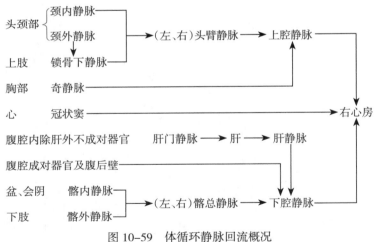

图 10-59　体循环静脉回流概况

📚 【拓展窗口】

　　肝门静脉高压症：指肝门静脉血流回流受阻，导致肝门静脉压力增高，从而出现的一系列症状和体征。此时肝门静脉系的血液经上述侧支循环，回流入上、下腔静脉系。吻合部位的小静脉，由于血流量增多而变得粗大和弯曲，出现静脉曲张。食管静脉丛曲张破裂则出现呕血；直肠静脉丛曲张破裂则出现便血；脐周静脉网曲张则在脐周围的腹壁出现曲张的静脉，临床上常称为"海蛇头"。同时肝门静脉高压可引起所收集静脉血范围的器官淤血，出现脾大和腹水等临床症状。

（刘宝全编写　徐国成绘图）

✏️ 习题

1. 填图题

请标出线段指示的相应解剖结构：

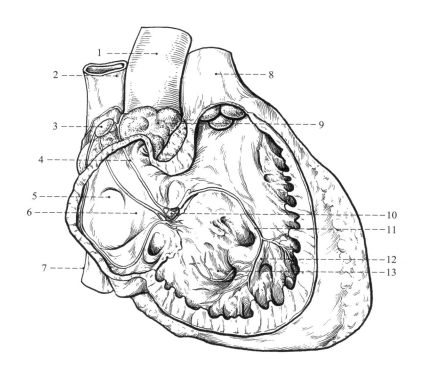

2. 填字题

请按提示内容填写行列中的空格：

纵向：

2. 颈内、外动脉分叉处的化学感受器

3. 起自升主动脉，位于胸骨柄的后方

4. 发自肝固有动脉，沿胃小弯向左走行

8. 又称伴行静脉

9. 在腹腔干下方平第 1 腰椎起自腹主动脉

10. 三尖瓣环、三尖瓣、腱索和乳头肌

12. 在脏器周围或壁内形成的静脉丛

15. 心脏内由致密结缔组织组成的支架结构

17. 发自足背动脉，沿跖骨底呈弓形走行

18. 胃十二指肠动脉分支，沿胃大弯向左走行

19. 起于主动脉的左冠状动脉窦

21. 心包内层

24. 翼内、外肌之间的静脉丛

25. 起自颈外动脉的起始部，到达甲状腺侧叶上端

26. 心的正常起搏点

30. 肠系膜上静脉和脾静脉汇合而成

横向：

1. 锁骨下动脉的主要分支，为一短干

5. 主动脉弓下方的化学感受器

6. 主动脉弓的分支，延续为腋动脉

7. 桡动脉末端与尺动脉掌深支吻合构成

11. 心血管系统和淋巴系统

13. 动脉之间互相吻合

14. 由掌深弓的凸侧发出，至掌指关节附近

16. 右纤维三角别名

19. 发自房室束，走行于室间隔左侧心内膜

20. 下腔静脉口与右房室口之间的开口

22. 肝门静脉的两大主要属支之一

23. 起于主动脉的右冠状动脉窦

27. 静脉内由血管内膜的皱褶形成的瓣膜

28. 由睾丸和附睾的小静脉吻合而成

29. 又称 His 束

30. 肝总动脉分支

32. 主动脉弓的第 2 分支
36. 颈内静脉和锁骨下静脉汇合处的夹角
37. 构成心底大部的心腔

31. 房间隔右心房侧心内膜深面
33. 动脉导管闭锁后形成的遗迹
34. 起自颈总动脉,入颅腔
35. 上肢主要浅静脉,起自手背静脉网桡侧
38. 冠状窦的主要属支,起始于前室间沟

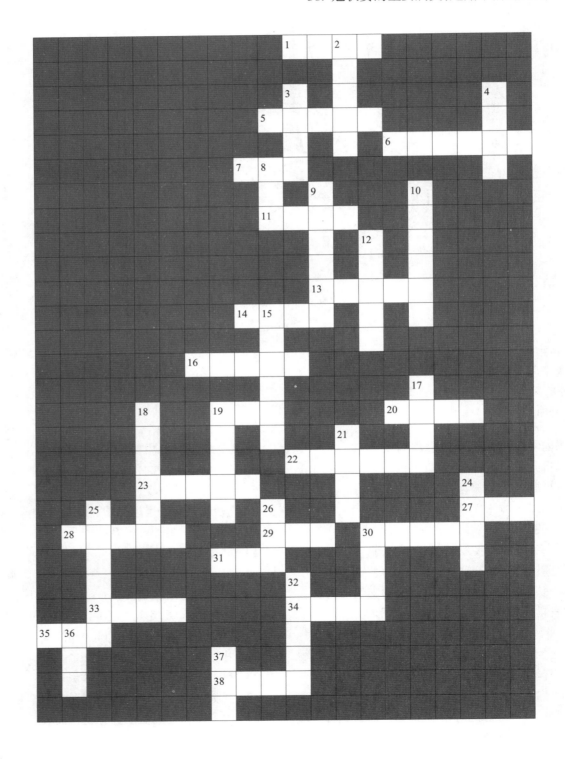

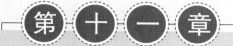

淋 巴 系 统

淋巴系统 lymphatic system 由淋巴管道、淋巴器官和淋巴组织构成,管道内流动的是无色透明的**淋巴** lymph。当动脉血经动脉各级分支输送到毛细血管时,血液中的液体成分和溶于血浆的某些物质,透过毛细血管壁进入组织间隙,成为组织液。细胞从组织液中直接吸收所需物质,同时将代谢产物及 CO_2 排入组织液中。进行物质交换后的组织液,大部分经毛细血管静脉端透过毛细血管壁回到血液,经静脉回流;小部分(主要为水、脂质和大分子物质)组织液进入毛细淋巴管,成为淋巴。淋巴通过各级淋巴管向心流动,最后汇入静脉。因而淋巴管道可视为静脉的辅助管道。

淋巴管在行程中与淋巴结连通,淋巴结不仅有滤过淋巴的作用,还与脾和胸腺等其他淋巴器官和淋巴组织一起产生淋巴细胞,参与机体的免疫功能,构成人体重要的防御屏障(图 11-1)。它们的相互关系如下:

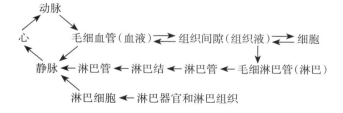

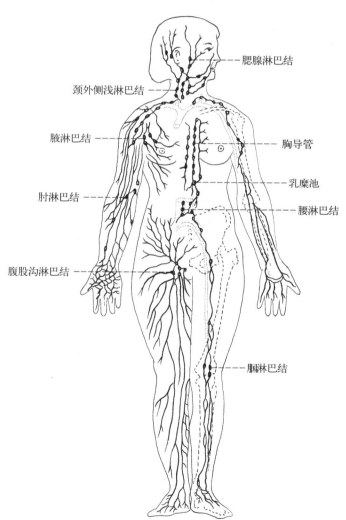

图 11-1　全身的淋巴结和淋巴管

第一节 总 论

一、淋巴系统的组成

(一)淋巴管道

1. **毛细淋巴管** lymphatic capillary 是淋巴管的起始部分,起始端为膨大的盲端,彼此吻合成网(图 11-2)。毛细淋巴管分布广泛,除脑、脊髓、脾髓、骨髓、上皮、角膜、晶状体、牙釉质、软骨等处缺乏形态明确的管道外,几乎遍布全身。

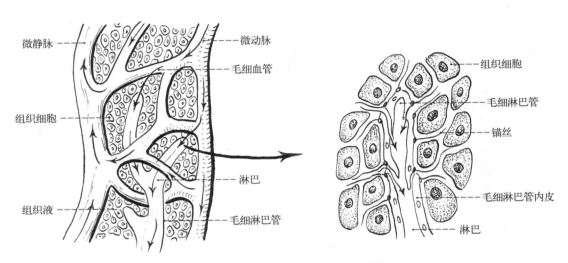

图 11-2 毛细淋巴管与毛细血管的结构

【拓展窗口】

　　毛细淋巴管和毛细血管都位于组织间隙内,但彼此互不相通。与毛细血管比较,毛细淋巴管的管径略大且粗细不匀,内皮细胞较薄,细胞间隙较大,基膜不完整,无周膜细胞。通透性比毛细血管大,一些不易透过毛细血管壁的大分子物质,如蛋白质、细菌和癌细胞等较易透过毛细淋巴管进入淋巴。毛细淋巴管内皮特异性表达血管内皮细胞生长因子受体 -3(vascular endothelial cell growth factor receptor-3,VEGFR-3)和淋巴管内皮透明质酸受体 -1(lymphatic vessel cell endothelial hyaluronan receptor-1,LYVE-1)等。毛细淋巴管是肿瘤淋巴转移的重要途径。

2. **淋巴管** lymphatic vessel 由毛细淋巴管网汇合而成,管壁结构与小静脉相似,但管径更细,管壁更薄,瓣膜更多。淋巴管有丰富的瓣膜,这是淋巴管区别于毛细淋巴管的特征性结构,而且瓣膜具有维持淋巴流向和防止淋巴逆流的作用。由于相邻两对瓣膜之间的淋巴管道扩张明显,淋巴管外观常呈串珠状。在向心行程中,常有一个或多个淋巴结与淋巴管连通。淋巴管根据位置可分为浅淋巴管和深淋巴管两类。浅淋巴管位于浅筋膜内,与浅静脉伴行;深淋巴管位于深筋膜深面,多与血管神经伴行。浅、深淋巴管之间存在丰富的交通。

3. **淋巴干** lymphatic trunk 全身各部的淋巴管经过一系列淋巴结后,逐级汇合,其最后一群淋巴结的输出淋巴管汇合形成较大的淋巴管称淋巴干。共有 9 条淋巴干,即引流头颈部淋巴的**左、右颈干**,引流胸部的**左、右支气管纵隔干**,引流上肢和部分胸壁的**左、右锁骨下干**,引流下肢和盆部的**左、右腰干**和引流腹腔不成对脏器的**肠干**(图 11-3)。

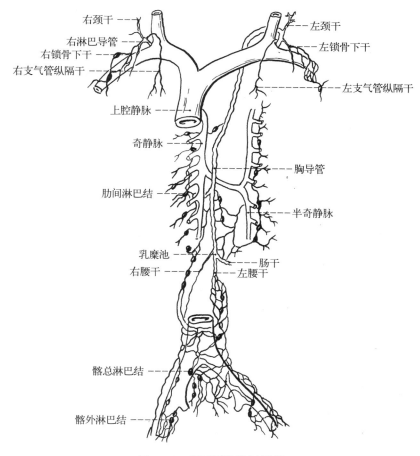

右颈干 ——
左颈干 ——
右淋巴导管 ——
—— 左锁骨下干
右锁骨下干 ——
右支气管纵隔干 ——
—— 左支气管纵隔干
上腔静脉 ——
奇静脉 ——
—— 胸导管
肋间淋巴结 ——
—— 半奇静脉
乳糜池 ——
—— 肠干
右腰干 ——
左腰干 ——
髂总淋巴结 ——
髂外淋巴结 ——

图 11-3　淋巴干和淋巴导管

4. **淋巴导管** lymphatic duct　全身 9 条淋巴干最终汇合成两条粗大的淋巴导管,即胸导管和右淋巴导管(图 11-3)。胸导管收集全身 3/4 的淋巴液,最终注入左静脉角;右淋巴导管收集全身 1/4 的淋巴液,最终注入右静脉角。此外,少数淋巴管可不通过淋巴导管回心,而是直接注入盆腔静脉、肾静脉、肾上腺静脉和下腔静脉等回心(图 11-4)。

(1)**胸导管** thoracic duct:全身最粗大的淋巴管,收集腹部、盆部、会阴、下肢、左上肢、左胸部和头颈部左侧半的淋巴管等。胸导管全长 30~40 cm,起于在第 1 腰椎前方由左、右腰干和肠干汇合而成的**乳糜池** cisterna chyli,向上经主动脉裂孔进入胸腔,沿脊柱右前方,胸主动脉与奇静脉之间,食管后方上行,至第 4、5 胸椎高度经食管与脊柱之间向左侧斜行,然后沿食管左缘上行,穿过锁骨下动脉后方,经胸廓上口至颈根部左侧,在左颈总动脉和左颈内静脉的后方转向前内下方,注入左静脉角。一般认为,在胸导管末端有一对瓣膜,其游离缘指向静脉,防止静脉血流入胸导管。胸导管通过乳糜池收集左、右腰干和肠干的淋巴液,而且在注入左静脉角处还接受来自左颈干、左锁骨下干和左支气管纵隔干的淋巴液。胸导管与肋间淋巴结、纵隔后淋巴结、气管支气管淋巴结和左锁骨上淋巴结之间存在广泛的淋巴侧支通路。胸导管内的肿瘤细胞可转移至这些淋巴结。胸导管常发出较细的侧支直接注入奇静脉和肋间后静脉等,故手术误伤结扎胸导管末段时,一般不会引起淋巴水肿。

(2)**右淋巴导管** right lymphatic duct:长 1~1.5 cm,由右颈干、右锁骨下干和右支气管纵隔干汇合而成,注入右静脉角,与胸导管之间有交通。右淋巴导管引流右上肢、右胸部和头颈部右侧半的淋巴。

(二)淋巴组织

淋巴组织是以淋巴细胞为主要成分所形成的一种组织,可分为中枢淋巴组织和周围淋巴组织两种类型。

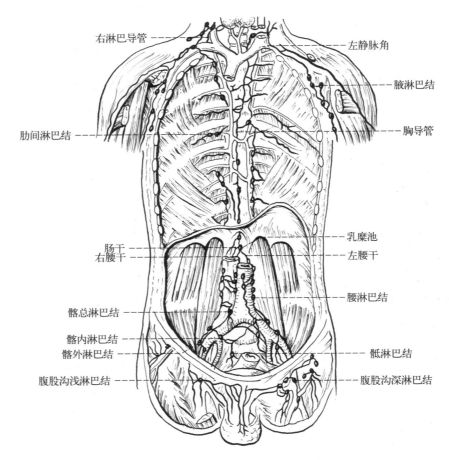

图 11-4　淋巴导管和腹盆部淋巴结

中枢淋巴组织分布在中枢淋巴器官,发生较早;周围淋巴组织分布在周围淋巴器官及消化道与呼吸道黏膜内,发生较晚。根据其中的淋巴细胞集聚的程度和方式,周围淋巴组织又分为弥散淋巴组织和淋巴小结两类。弥散淋巴组织主要分布在消化道和呼吸道的黏膜固有层,淋巴小结主要分布在小肠黏膜固有层内的孤立淋巴滤泡和集合淋巴滤泡等。除淋巴器官外,消化、呼吸、泌尿和生殖系统器官的各管道及皮肤等处均含有丰富的淋巴组织,起着防御屏障的作用。

(三)淋巴器官

淋巴器官是以淋巴组织为主所形成的实质性器官。淋巴器官根据所含淋巴组织的不同,可分为中枢淋巴器官和周围淋巴器官。中枢淋巴器官包括胸腺和骨髓,它们是培育各类淋巴细胞的场所;周围淋巴器官包括淋巴结、扁桃体和脾,是成熟淋巴细胞定居和直接参与免疫反应的部位。

1. **淋巴结** lymph node　是沿着淋巴管分布的淋巴器官,呈圆形或椭圆形,新鲜时呈灰红色或淡黄色,大小不一,直径为 1～25 mm,淋巴结的大小、结构及其内含成分与机体的免疫功能状态密切相关。淋巴结的一侧隆凸,与其相连的淋巴管称**输入淋巴管**,数目较多,将淋巴注入淋巴结。另一侧凹陷称**淋巴结门**,出此门的淋巴管称**输出淋巴管**,将经淋巴结过滤后的淋巴运出淋巴结,并有神经、血管出入(图 11-5)。一个淋巴结的输出淋巴管可成为另一个淋巴结的输入淋巴管。人体的淋巴结多成群分布,数目不恒定,青年人有淋巴结 400～450 个。淋巴结按位置不同分为浅淋巴结和深淋巴结。**浅淋巴结**位于浅筋膜内,有些可在体表扪到;**深淋巴结**位于深筋膜深面,多沿血管周围配布,常成群集聚于身体凹窝或较为隐蔽之处,如腋窝、腘窝、腹股沟部及胸、腹、盆腔内的器官周围等,并常以其所在部位或其附近血管的名称命名。淋巴结的主要功能是产生淋巴细胞、滤过淋巴液和进行免疫反应。

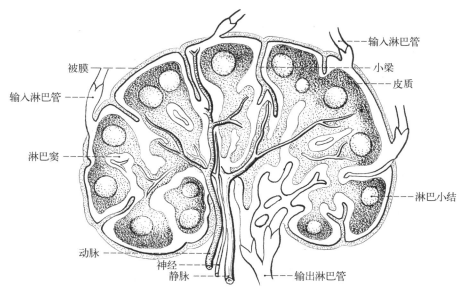

被膜

输入淋巴管

淋巴窦

动脉

神经

静脉

输入淋巴管

小梁

皮质

淋巴小结

输出淋巴管

图 11-5　淋巴结模式图

　　引流人体某个器官或区域淋巴的第一级淋巴结称**局部淋巴结** regional lymph node,临床通常称**哨位淋巴结**。器官或区域发生病变时,细菌、毒素、寄生虫或癌细胞等,可沿淋巴管侵入相应的局部淋巴结,该淋巴结可清除或阻截这些有害因子,阻止病变扩散蔓延,同时结内细胞增生,出现局部淋巴结肿大;若该淋巴结未能完全清除或阻截这些有害因子,则病变可沿淋巴引流的方向继续蔓延。因此,局部淋巴结肿大常反映其引流范围存在病变,这对于疾病的诊断和治疗具有重要意义。临床上对某些肿瘤疾病进行手术时,清除局部淋巴结是重要的治疗手段之一。

　　机体的某些器官如甲状腺、食管和肝的部分淋巴管可不经过淋巴结,直接注入胸导管进入血液,可引起致病因子迅速地向远处器官转移。

　　2. **胸腺** thymus　属中枢淋巴器官,位于胸骨柄后方,大部分在上纵隔前部,小部分在前纵隔,贴近心包上方,大血管的前方。胸腺呈锥体形,质软,分为不对称的左、右两叶,多互相重叠,两者借结缔组织相连。胸腺有明显的年龄变化,新生儿和幼儿的胸腺较大,质量为 10~15 g;性成熟后最大,质量达 25~40 g;老年人仅有 10~15 g,逐渐萎缩、退化,被结缔组织代替,多变为浅黄色。

　　胸腺的主要功能是培育各种 T 淋巴细胞,促进 T 淋巴细胞的进一步成熟,使其转化成具有免疫活性的 T 淋巴细胞,然后通过血液系统进入淋巴结和脾,在这些部位参与机体免疫反应。除此之外,胸腺还有内分泌功能,分泌激素样物质,如胸腺素和胸腺生成素等,它们能使淋巴干细胞分化成为成熟的 T 淋巴细胞。

　　3. **脾** spleen　是人体重要的淋巴器官,具有造血、滤血、清除衰老红细胞和参与免疫应答等功能。

　　脾位于左季肋部,胃底的左侧,左肾及左肾上腺的前面,结肠左曲的上方,第 9~11 肋深面,长轴与第 10 肋一致。正常状态下,在左肋弓下触不到脾。脾的位置可随呼吸和因体位不同而变化,站立比平卧时低 2.5 cm。而且,脾的形状也与其周围器官的功能状态有关。脾呈暗红色,质软易脆,左季肋区受暴力时,常导致脾破裂。

　　脾是一个实质性器官,可分为膈、脏两面,前、后两端和上、下两缘。膈面光滑隆凸,对向膈。脏面凹陷,中央处有**脾门** splenic hilum,是血管、神经和淋巴管出入之处。在脏面,脾与胃底、左肾、左肾上腺、胰尾和结肠左曲相毗邻。前端较宽,朝向前外方;后端钝圆,朝向后内方。上缘较锐,朝向前上方,前部有 2~3 个**脾切迹** splenic notch。脾大时,脾切迹是触诊脾的标志。下缘较钝,朝向后下方(图 11-6)。

　　脾属于腹膜内位器官,各面均被脏腹膜覆盖,并借腹膜形成的胃脾韧带、脾肾韧带、膈脾韧带和膈结肠韧带等支持固定。在脾的附近,特别是在胃脾韧带和大网膜中可存在**副脾**,出现率为 10% ~ 40%。副脾的位置、大小和数目不定。因脾功能亢进而行脾切除术时,应同时切除副脾。

二、淋巴回流的因素

淋巴流动缓慢,在安静状态下,每小时约有 120 mL 淋巴流入血液,每天回流的淋巴相当于全身血浆总量。影响淋巴回流的因素较多。远近相邻两对瓣膜之间的淋巴管段构成"淋巴管泵",通过平滑肌的收缩和瓣膜的 开闭,推动淋巴向心流动。淋巴管周围动脉的搏动、肌肉收缩和胸腔负压对于淋巴回流有促进作用。运动和按摩有助于改善淋巴回流。反之,如果淋巴回流受阻,大量含蛋白质的组织液不能及时吸收,可导致淋巴水肿。

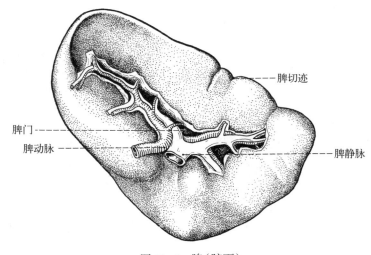

图 11-6 脾(脏面)

脾切迹
脾门
脾动脉
脾静脉

第二节 人体各部的淋巴结和淋巴管

一、头、颈部的淋巴结和淋巴管

头部的淋巴结在头、颈部交界处呈环状排列,颈部的淋巴结在颈部沿静脉纵向排列,少数淋巴结位于消化道和呼吸道周围。头、颈部淋巴结的输出淋巴管下行,直接或间接地注入颈外侧下深淋巴结。

(一)头部淋巴结

头部淋巴结多位于头、颈部交界处,主要引流头面部淋巴,其输出淋巴管直接或间接注入颈外侧上深淋巴结(图 11-7,图 11-8)。

1. **枕淋巴结** occipital lymph node 位于枕部皮下,分为浅、深两群,分别位于斜方肌起点外侧的表面和头夹肌的深侧,引流枕部皮肤及项部深层肌和骨膜的淋巴。

2. **乳突淋巴结** mastoid lymph node 又称**耳后淋巴结**,位于胸锁乳突肌止点的表面,耳后肌的深侧,引流颅顶、颞区、耳郭后面皮肤及外耳道后壁的淋巴。

3. **腮腺淋巴结** parotid lymph node 分为浅、深两群,其中浅群又分为耳前淋巴结和耳下淋巴结两组,位于腮腺表面;深群位于腮腺实质内。引流额、顶前、颞区、耳郭、外耳道、颊部和腮腺等处的淋巴。

4. **下颌下淋巴结** submandibular lymph node 位于下颌下三角内,下颌下腺与下颌体之间或下颌下腺的实质内,引流眼眶内侧部、面部及鼻腔和口腔器官的淋巴。

5. **颏下淋巴结** submental lymph node 位于下颌舌骨肌的表面,两侧二腹肌前腹与舌骨体所围成的颏下三角内,引流舌尖、下唇中部和颏部的淋巴。

(二)颈部淋巴结

颈部淋巴结主要包括颈前淋巴结和颈外侧淋巴结(图 11-7,图 11-8)。

1. **颈前淋巴结** anterior cervical lymph node

(1) **颈前浅淋巴结** superficial anterior cervical lymph node:沿颈前静脉或颈正中静脉排列,引流颈前部浅层结构的淋巴,输出淋巴管注入颈外侧下深淋巴结。

(2) **颈前深淋巴结** deep anterior cervical lymph node:位于颈部脏器的前面和两侧,可分为喉前、气管前、气管旁及甲状腺淋巴结 4 组。

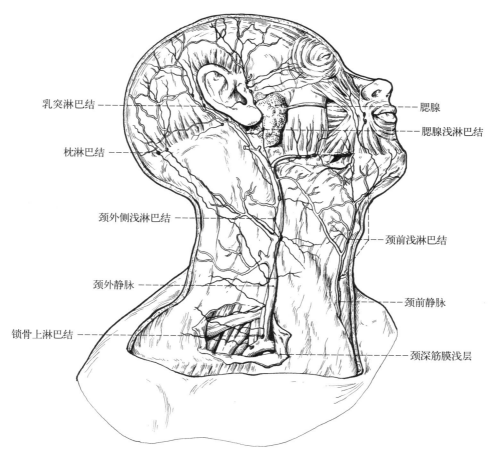

乳突淋巴结

枕淋巴结

颈外侧浅淋巴结

颈外静脉

锁骨上淋巴结

腮腺

腮腺浅淋巴结

颈前浅淋巴结

颈前静脉

颈深筋膜浅层

图 11-7　头颈部浅层淋巴结和淋巴管

1）**喉前淋巴结** prelaryngeal lymph node：位于喉的前面，分为上、下两群，上群位于舌骨下方，下群位于环甲韧带的前面。引流喉和甲状腺的淋巴，输出淋巴管注入气管前淋巴结、气管旁淋巴结和颈外侧下深淋巴结。喉癌和甲状腺癌常累及此组淋巴结。

2）**气管前淋巴结** pretracheal lymph node：位于气管颈部的前外侧面，甲状腺峡部下缘至胸骨颈静脉切迹之间，引流喉、甲状腺和气管颈部的淋巴，输出淋巴管注入气管旁淋巴结和颈外侧下深淋巴结或向下汇入上纵隔淋巴结。

3）**气管旁淋巴结** paratracheal lymph node：位于气管和食管颈段的两侧，沿喉返神经排列，引流喉下部、甲状腺、气管和食管颈段的淋巴，输出淋巴管注入颈外侧下深淋巴结。气管和食管等器官的感染或肿瘤可引起气管旁淋巴结肿大，压迫喉返神经，导致喉肌瘫痪，出现声音嘶哑。

4）**甲状腺淋巴结** thyroid lymph node：位于甲状腺峡部的前面，引流甲状腺峡部的淋巴，输出淋巴管注入气管前淋巴结、气管旁淋巴结和颈外侧深淋巴结。

2. **颈外侧淋巴结** lateral cervical lymph node

（1）**颈外侧浅淋巴结** superficial lateral cervical lymph node：位于胸锁乳突肌的表面，沿颈外静脉排列，收纳枕淋巴结、乳突淋巴结和腮腺淋巴结的输出淋巴管，其输出淋巴管注入颈外侧深淋巴结。

（2）**颈外侧深淋巴结** deep lateral cervical lymph node：也称颈深淋巴结，主要沿颈内动、静脉和颈总动脉排列，部分淋巴结沿副神经和颈横血管排列。以肩胛舌骨肌与颈内静脉相交处为界，分为颈外侧上深淋巴结和颈外侧下深淋巴结。

1）**颈外侧上深淋巴结** superior deep lateral cervical lymph node：沿颈内静脉上段排列。其中位于面静脉、颈

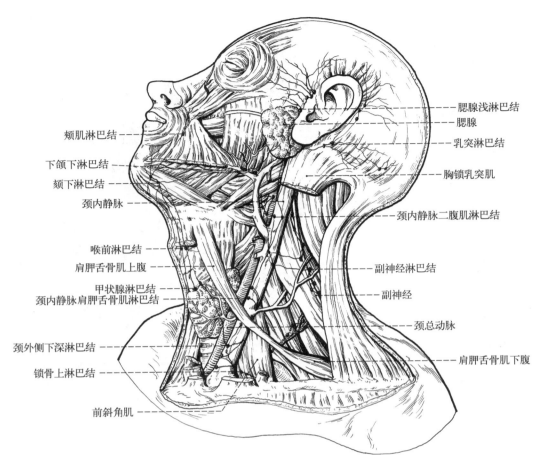

图 11-8 头颈部深层淋巴结和淋巴管

内静脉和二腹肌后腹之间的淋巴结称**颈内静脉二腹肌淋巴结**,引流鼻咽部、腭扁桃体和舌根的淋巴。鼻咽癌和舌根癌常首先转移至此淋巴结。位于颈内静脉与肩胛舌骨肌中间腱交叉处的淋巴结称**颈内静脉肩胛舌骨肌淋巴结**,引流舌尖的淋巴。沿副神经排列的淋巴结称**副神经淋巴结**。颈外侧上深淋巴结引流鼻、舌、咽、喉、甲状腺、气管、食管、枕部、项部和肩部等处的淋巴,并收纳枕、耳后、腮腺、下颌下、颏下和颈外侧浅淋巴结等输出淋巴管,然后注入颈外侧下深淋巴结或颈干。

2) 颈外侧下深淋巴结 inferior deep lateral cervical lymph node:沿颈内静脉下段排列,其中沿颈横血管分布的淋巴结称**锁骨上淋巴结**,位于前斜角肌前方的淋巴结称**斜角肌淋巴结**,其中左侧斜角肌淋巴结又称**菲尔绍淋巴结** Virchow lymph node。患食管腹段癌和胃癌时,癌细胞可经胸导管转移至该淋巴结,而且在胸锁乳突肌后缘与锁骨上缘形成的夹角处可触及该肿大的淋巴结。颈外侧下深淋巴结引流颈根部、胸壁上部和乳房上部的淋巴,并收纳颈前淋巴结、颈外侧浅淋巴结和颈外侧上深淋巴结的输出淋巴管,其输出淋巴管合成**颈干**。

3. 咽后淋巴结 retropharyngeal lymph node 位于咽后间隙,咽后壁和椎前筋膜之间,沿咽后壁正中线排列,分为内、外侧两组。引流鼻腔后部、鼻旁窦、鼻咽部和喉咽部的淋巴,其输出淋巴管汇入颈外侧上深淋巴结。

 【拓展窗口】

近些年研究人员用淋巴管内皮细胞特异性荧光标记对脑组织进行了免疫荧光染色。在硬脑膜上发现了沿着血管周围呈管状分布的脑膜淋巴管(meningeal lymphatic vessel)。在旧有的认识中,淋巴管道并不存在于脑部,这项新发现颠覆了几十年来人们对中枢神经系统与免疫系统关系的认识。

二、上肢的淋巴结和淋巴管

上肢淋巴管和淋巴结分为浅、深两组，浅、深淋巴管分别沿浅静脉和血管神经束上行，直接或间接注入腋淋巴结。

（一）上肢浅淋巴结

1. **肘浅淋巴结** superficial cubital lymph node　又称**滑车上淋巴结**，位于肱骨内上髁上方，深筋膜的表面，贵要静脉的尺侧。引流前臂和手的尺侧半淋巴，其输出淋巴管注入腋淋巴结。

2. **三角胸肌淋巴结** deltopectoral lymph node　又称**锁骨下淋巴结**，位于三角肌胸大肌间沟内，沿头静脉末段排列，收纳手桡侧半、上肢背外侧淋巴管，其输出淋巴管大部分注入腋淋巴结，少数注入颈外侧深淋巴结。

（二）上肢深淋巴结

腋淋巴结 axillary lymph node 为上肢最大的一群淋巴结，位于腋窝的疏松结缔组织内及腋血管周围。按位置分为 5 群（图 11-9）。

（1）**胸肌淋巴结** pectoral lymph node：即前群，位于胸大肌下缘深方，沿胸外侧血管排列，引流胸外侧壁以及乳房外侧部和中央部、腹前外侧壁的淋巴，其输出淋巴管注入中央淋巴结和尖淋巴结。

（2）**外侧淋巴结** lateral lymph node：即外侧群，沿腋静脉始端的内侧和背侧排列，收纳除注入锁骨下淋巴结以外的上肢浅、深淋巴管，其输出淋巴管注入中央淋巴结、尖淋巴结和锁骨上淋巴结。

（3）**肩胛下淋巴结** subscapular lymph node：即后群，沿肩胛下血管周围排列，引流项背部、肩胛区的淋巴，其输出淋巴管注入中央淋巴结和尖淋巴结。

（4）**中央淋巴结** central lymph node：位于腋窝中央的疏松结缔组织中，收纳上述 3 群淋巴结的输出淋巴管，其输出淋巴管注入尖淋巴结。

（5）**尖淋巴结** apical lymph node：即尖群，沿腋静脉内侧排列，引流乳房上部和周围部的淋巴，并收纳上述 4 群淋巴结和锁骨下淋巴结的输出淋巴管，其输出淋巴管形成**锁骨下干** subclavian trunk。

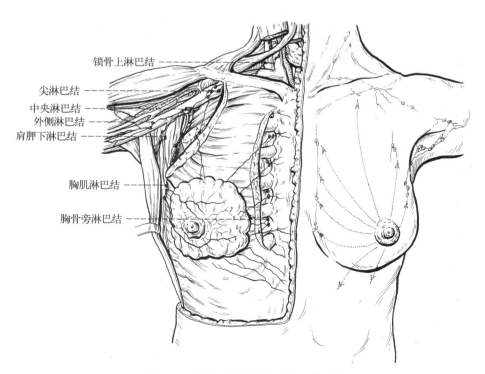

图 11-9　腋窝、乳房的淋巴结和淋巴管

三、胸部的淋巴结和淋巴管

胸部淋巴结可分为胸壁淋巴结和胸腔内淋巴结。

(一)胸壁淋巴结

胸壁大部分浅淋巴管注入腋淋巴结的胸肌淋巴结,胸前壁上部的浅淋巴管注入颈外侧下深淋巴结;胸壁深淋巴管注入胸壁深淋巴结。胸壁深淋巴结主要有胸骨旁淋巴结、肋间淋巴结及膈上淋巴结。

1. **胸骨旁淋巴结** parasternal lymph node   位于第 1~6 肋间隙前端,沿胸廓内动、静脉排列,引流乳房内侧部,脐以上腹前壁和膈淋巴结的部分输出淋巴管的淋巴(图 11-9)。其输出淋巴管不甚恒定,多与右淋巴导管或胸导管相连。而且,左、右胸骨旁淋巴结之间有交通支相互连通。

2. **肋间淋巴结** intercostal lymph node   位于肋间隙内,多位于肋头附近,沿肋间后血管排列,分为前、中、后 3 组。引流胸后壁的淋巴,其输出淋巴管注入胸导管。

3. **膈上淋巴结** superior phrenic lymph node   位于膈的胸腔面,膈胸膜的下方,分为前群、左右外侧群、后群,引流膈、壁胸膜、心包和肝膈面的淋巴。其输出淋巴管多注入胸骨旁淋巴结,纵隔前、后淋巴结和腰淋巴结。

(二)胸腔内淋巴结

胸腔内的淋巴结主要包括纵隔前淋巴结、纵隔后淋巴结及心包外侧淋巴结和肺韧带淋巴结等。

1. **纵隔前淋巴结** anterior mediastinal lymph node   位于上纵隔前部和前纵隔内,大血管和心包的前方,引流胸腺、心、心包和纵隔胸膜的淋巴,并收纳膈上淋巴结外侧群的输出淋巴管,其输出淋巴管注入支气管纵隔干,或直接汇入右淋巴导管。

2. **纵隔后淋巴结** posterior mediastinal lymph node   位于上纵隔后部和后纵隔内,胸主动脉和食管周围,引流心包、食管胸段和膈的淋巴,并收纳膈上淋巴结中、后群的输出淋巴管,其输出淋巴管注入胸导管。纵隔后淋巴结包括肺食管旁淋巴结、支气管肺淋巴结、气管支气管淋巴结、气管旁淋巴结等(图 11-10)。

(1)**肺食管旁淋巴结** pulmonary juxtaesophageal lymph node:沿食管胸段的两侧排列,主要收纳食管和心包后面以及膈后部的淋巴。

(2)**支气管肺淋巴结** bronchopulmonary lymph node:又称**肺门淋巴结**,位于肺门处,肺血管和支气管之间。

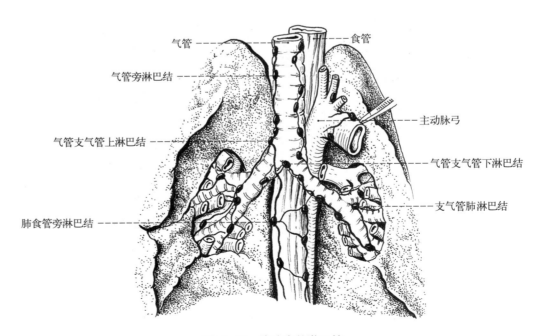

图 11-10 胸腔内的淋巴结

在成人一般呈黑色,其输出淋巴管注入气管支气管淋巴结。肺部结核或肿瘤常引起此淋巴结肿大,并压迫支气管,甚至引起肺不张。

（3）**气管支气管淋巴结** tracheobronchial lymph node：分为上、下两群,分别位于气管杈的上、下方,其输出淋巴管注入气管旁淋巴结。

（4）**气管旁淋巴结** paratracheal lymph node：多沿气管两侧排列,分为上、中、下3群,3群之间无明显界线,其输出淋巴管参与组成支气管纵隔干。

气管旁淋巴结、纵隔前淋巴结和胸骨旁淋巴结的输出淋巴管汇合成**支气管纵隔干** bronchomediastinal trunk。左、右支气管纵隔干分别注入胸导管和右淋巴导管。

四、腹部的淋巴结和淋巴管

腹部淋巴结位于腹壁和腹腔脏器周围,多沿腹腔内的血管主干及分支排列。主要包括腹壁淋巴结和腹腔器官淋巴结。

（一）腹壁淋巴结

脐平面以上腹前外侧壁的浅、深淋巴管分别注入腋淋巴结和胸骨旁淋巴结,脐平面以下腹壁的浅淋巴管注入腹股沟浅淋巴结,深淋巴管注入髂外淋巴结。腹壁淋巴结主要包括:腹壁上淋巴结、腹壁下淋巴结、旋髂浅淋巴结、旋髂深淋巴结等,分别排列于同名的动脉血管周围。

（二）腹腔器官淋巴结

腹腔成对器官的淋巴管多直接注入腰淋巴结,不成对器官的淋巴管注入沿腹腔干、肠系膜上动脉和肠系膜下动脉及其分支排列的淋巴结。

1. **腹腔淋巴结** celiac lymph node 位于腹腔干起始部的周围,主要收纳腹腔干分支营养的各器官的淋巴管,主要包括肝、胆囊、胰、脾、胃、十二指肠等器官的淋巴管,其输出淋巴管汇入肠干。

沿腹腔干分支分布的淋巴结包括**贲门淋巴结**,**胃左**、**右淋巴结**,**胃网膜左**、**右淋巴结**,**幽门淋巴结**,**肝淋巴结**,**胰淋巴结**和**脾淋巴结**。上述淋巴结沿同名动脉排列,收集相应器官或区域的淋巴,其输出淋巴管直接或间接汇入腹腔淋巴结(图 11-11)。

2. **肠系膜上淋巴结** superior mesenteric lymph node 位于肠系膜上动脉起始部周围,主要收纳肠系膜上动脉及其分支营养的各器官的淋巴管,主要包括十二指肠下半至结肠左曲之间消化管的淋巴管,其输出淋巴管汇入肠干。

沿肠系膜上动脉排列的淋巴结包括沿空、回肠动脉排列的**肠系膜淋巴结**,沿同名动脉排列的**回结肠淋巴结**、**右结肠淋巴结**和**中结肠淋巴结**,这些淋巴结引流相应动脉分布范围的淋巴,其输出淋巴管注入肠系膜上淋巴结(图 11-12)。

3. **肠系膜下淋巴结** inferior mesenteric lymph node 位于肠系膜下动脉根部周围,收纳肠系膜下动脉及其分支营养的各器官的淋巴管,主要包括结肠左曲至直肠上部之间消化管的大部分淋巴管,其输出淋巴管汇入肠干。

沿肠系膜下动脉排列的淋巴结包括**左结肠淋巴结**、**乙状结肠淋巴结**和**直肠上淋巴结**,它们引流相应动脉分布范围的淋巴,其输出淋巴管注入肠系膜下淋巴结(图 11-12)。

腹腔淋巴结、肠系膜上淋巴结和肠系膜下淋巴结的输出淋巴管多汇合成一条**肠干** intestinal trunk,向上注入乳糜池。

4. **腰淋巴结** lumbar lymph node 位于腹后壁,沿腹主动脉和下腔静脉排列,引流腹后壁结构和腹腔成对器官(肾、肾上腺、睾丸、卵巢等)的淋巴,并收纳髂总淋巴结的输出淋巴管。其输出淋巴管汇合成左、右**腰干** lumbar trunk,与肠干共同形成乳糜池。

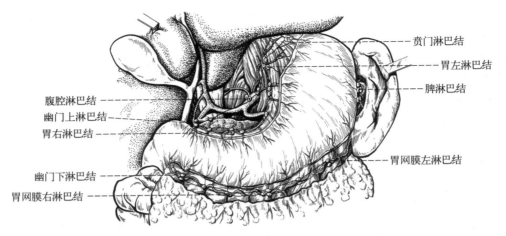

图 11-11 沿腹腔干及其分支排列的淋巴结及淋巴管

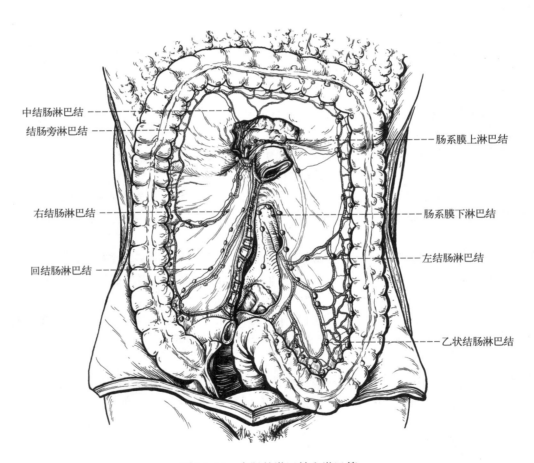

图 11-12 大肠的淋巴结和淋巴管

五、盆部的淋巴结和淋巴管

盆壁和盆腔脏器的淋巴结沿盆腔血管排列,主要包括髂内淋巴结、髂外淋巴结、骶淋巴结、髂总淋巴结等(图 11-4,图 11-13)。

(一)髂内淋巴结

髂内淋巴结 internal iliac lymph node 沿髂内动脉主干及其分支排列,引流大部分盆壁、盆腔脏器及会阴、臀

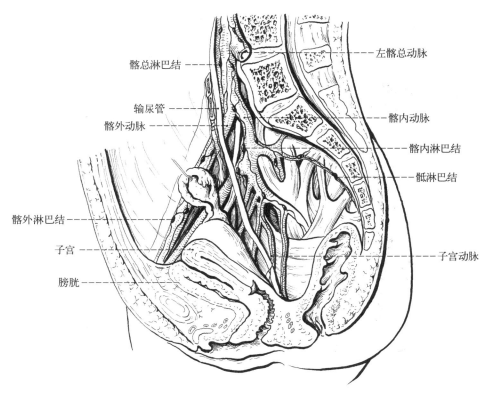

图 11-13　女性盆部淋巴结

部、股后部深层结构的淋巴,其输出淋巴管注入髂总淋巴结。

(二)骶淋巴结

骶淋巴结 sacral lymph node 位于骶骨盆面,骶前孔的内侧,沿骶正中动脉和骶外侧动脉排列,引流盆后壁、直肠、前列腺和精囊或子宫、阴道等处的淋巴,其输出淋巴管注入髂内淋巴结或髂总淋巴结。

(三)髂外淋巴结

髂外淋巴结 external iliac lymph node 沿髂外血管排列,可分为外侧、中间和内侧 3 群。引流腹前壁下部、膀胱、前列腺或子宫颈和阴道上部的淋巴,并收纳腹股沟浅、深淋巴结的输出淋巴管,其输出淋巴管注入髂总淋巴结。

(四)髂总淋巴结

髂总淋巴结 common iliac lymph node 位于髂总动脉的内侧、外侧和背侧,收纳上述 3 群淋巴结的输出淋巴管,其输出淋巴管注入左、右腰淋巴结。

六、下肢的淋巴结和淋巴管

下肢浅、深淋巴管分别与浅静脉和深血管束伴行,直接或间接注入**腹股沟深淋巴结**。根据位置可分为小腿淋巴结、腘淋巴结、腹股沟淋巴结。

(一)小腿淋巴结

小腿淋巴结位于胫前动脉、胫后动脉和腓动脉周围,主要包括**胫前淋巴结** anterior tibial lymph node、**胫后淋巴结** posterior tibial lymph node、**腓淋巴结** fibular lymph node,它们分别收纳相应动脉支配区域的淋巴管,其输出淋巴管注入腘深淋巴结。

(二)腘淋巴结

腘淋巴结 popliteal lymph node 位于腘窝内,分为浅、深两群,分别沿小隐静脉末端和腘血管排列,浅群收纳足外侧缘和小腿后外侧面的浅淋巴管,深群收纳足和小腿的深淋巴管。其输出淋巴管与股血管伴行,最终注入腹股沟深淋巴结。

(三)腹股沟淋巴结

腹股沟淋巴结 inguinal lymph node 位于腹股沟韧带下缘,大腿根部前方,以阔筋膜为界,分为浅、深两群,即腹股沟浅淋巴结和腹股沟深淋巴结(图 11-4)。

1. **腹股沟浅淋巴结** superficial inguinal lymph node 位于大腿阔筋膜的浅层,腹股沟韧带下缘和隐静脉末端,分为上、下两群。上群与腹股沟韧带平行排列,引流腹前壁下部、臀部、会阴和外生殖器淋巴;下群沿大隐静脉末端排列,收纳除足外侧缘和小腿后外侧部以外的下肢浅淋巴管。其输出淋巴管注入腹股沟深淋巴结或直接注入髂外淋巴结。

2. **腹股沟深淋巴结** deep inguinal lymph node 位于大腿阔筋膜的深部,股静脉周围和股管内,引流腹股沟浅淋巴结及下肢和会阴深部结构的淋巴,其输出淋巴管注入髂外淋巴结。

【拓展窗口】

　　霍奇金病(Hodgkin disease,HD):又称为霍奇金淋巴瘤,是一种慢性进行性、无痛的淋巴组织肿瘤。好发于 15~34 岁的年轻人和大于 50 岁的老年人,其原发瘤多呈离心性分布,起源于一个或一组淋巴结,以原发于颈淋巴结者较多见,其次多见于腋窝和腹股沟,逐渐蔓延至邻近的淋巴结,然后侵犯脾、肝、骨髓和肺等组织。

第三节　部分器官的淋巴引流

一、乳房的淋巴引流

乳房的淋巴引流有 4 个方向:①乳房外侧部和中央部的淋巴管注入胸肌淋巴结,是乳房淋巴引流的主要途径。②乳房上部的淋巴管注入尖淋巴结和锁骨上淋巴结。③乳房内侧部的淋巴管注入胸骨旁淋巴结。④乳房内下部的淋巴管通过腹壁和膈下的淋巴管与肝的淋巴管交通。乳腺癌可经上述淋巴途径向其他器官转移。

二、肺的淋巴引流

肺的淋巴流向属于集中型,其淋巴管分为浅、深两组。肺浅淋巴管位于脏胸膜深面,向肺门集中。肺深淋巴管位于肺小叶间结缔组织内、肺血管和支气管的周围,注入肺淋巴结和支气管肺淋巴结。浅、深淋巴管之间存在交通支。通过集合淋巴管,肺的淋巴依次由肺淋巴结、支气管肺淋巴结、气管支气管淋巴结和气管旁淋巴结引流。肺下叶底部的淋巴注入肺韧带处的淋巴结,其输出淋巴管注入腰淋巴结,肺癌可循此途径转移至腹腔器官。

三、食管的淋巴引流

食管的黏膜层、黏膜下层和肌层均有毛细淋巴管。食管颈部的集合淋巴管注入气管旁淋巴结和颈外侧下深淋巴结。食管胸部上段的淋巴多注入气管旁淋巴结和气管支气管淋巴结,食管胸部下段的淋巴多注入肺食管旁淋巴结和胃淋巴结。食管腹部的淋巴管多注入腹腔淋巴结。而且,食管的部分集合淋巴管可不经局部淋巴结直接注入胸导管,多见于食管胸下段。因此,当食管胸下段发生恶性肿瘤时,瘤细胞可不经局部淋巴结,直接进入胸导管,进而可汇入血液系统,累及全身,这可能是食管癌转移多见的原因之一。

四、胃的淋巴引流

胃的淋巴引流方向有 4 个:① 胃底右侧部、贲门部和胃小弯近侧 2/3 的淋巴注入胃左淋巴结。② 幽门及胃小弯远侧 1/3 的淋巴注入幽门上淋巴结和胃右淋巴结。③ 胃底大部、胃大弯左侧部的淋巴注入胃网膜左淋巴结、胰淋巴结和脾淋巴结。④ 胃大弯右侧部和幽门部大弯侧淋巴注入胃网膜右淋巴结和幽门下淋巴结。上述各淋巴结的输出淋巴管均注入腹腔淋巴结。

五、肝的淋巴引流

肝内有浅、深两组毛细淋巴管网。肝浅淋巴管网位于肝浆膜的结缔组织内。肝膈面的浅淋巴管多经镰状韧带和冠状韧带注入膈上淋巴结、肝淋巴结,部分淋巴管注入腹腔淋巴结和胃左淋巴结。冠状韧带和三角韧带内的部分淋巴管也可直接注入胸导管。肝脏面浅淋巴管注入肝淋巴结。深淋巴管位于门管区和肝静脉及其属支的周围,沿静脉分别出肝,注入肝淋巴结和膈上淋巴结。肝的浅、深两组淋巴管的一部分可通过膈的腔静脉孔进入胸腔的淋巴结,所以肝癌可循此途径转移至胸腔器官。

六、直肠和肛管的淋巴引流

直肠和肛管的淋巴多伴随相应静脉回流,以齿状线为界可分上、下两组。齿状线以上的淋巴管走行有:①沿直肠上血管上行,入直肠上淋巴结,继而注入肠系膜下淋巴结。②沿直肠下血管行向两侧,注入髂内淋巴结。③向后汇入骶淋巴结。齿状线以下的淋巴管注入腹股沟浅淋巴结。两组淋巴管之间及与会阴部的淋巴管之间有丰富的交通,所以直肠癌可广泛转移。

七、子宫的淋巴引流

子宫的淋巴引流比较广泛。子宫底和子宫体上 2/3 部的淋巴管,在子宫阔韧带内沿卵巢血管上行,注入靠近肾血管的腰淋巴结。子宫角附近的淋巴管沿子宫圆韧带穿腹股沟管,注入腹股沟浅淋巴结。子宫体下 1/3 部和子宫颈的淋巴管,在子宫阔韧带内沿子宫动脉走向两侧,注入髂外淋巴结和髂内淋巴结,部分注入沿闭孔血管排列的闭孔淋巴结;沿骶子宫韧带向后注入骶淋巴结。子宫的淋巴管与膀胱、直肠的淋巴管之间有广泛的交通支,在行宫颈癌切除术时,应广泛清除上述淋巴结。

全身淋巴回流概况如图 11-14。

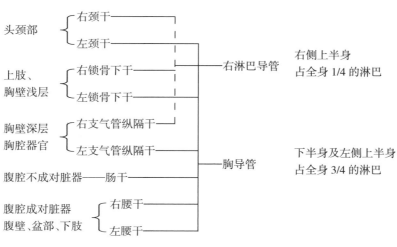

图 11-14　全身淋巴回流概况

【拓展窗口】

淋巴管炎:当某器官或局部有感染灶时,病灶处的细菌进入淋巴管,沿淋巴管蔓延,形成淋巴管炎,表现为该淋巴管所在区域发红,临床上称为"起红线",一般好发于四肢。由于某种原因(如血吸虫病)阻塞淋巴管,造成淋巴引流不畅,严重者可致水肿,称为"象皮样水肿"。在乳腺癌晚期,由于癌栓子阻塞淋巴管,淋巴回流障碍,乳房水肿,而毛囊凹陷,使乳房表面变得凹凸不平,临床称为"橘皮样外观"。

(郭森编写　徐国成绘图)

 习题

1. 填图题

请标出线段指示的相应解剖结构:

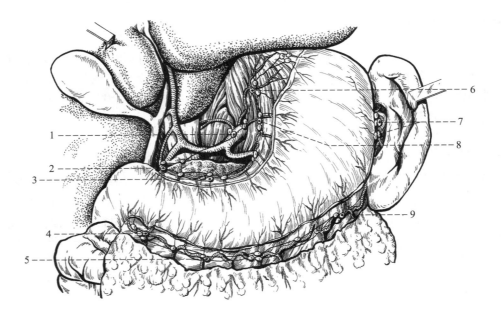

2. 填字题

请按提示内容填写行列中的空格:

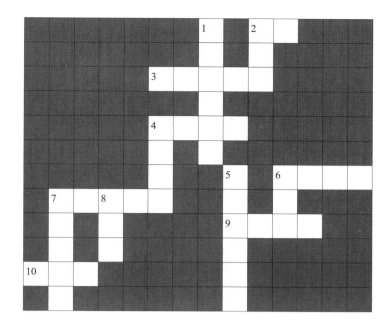

纵向：

1. 分布在周围淋巴器官及消化与呼吸道黏膜内的淋巴组织
2. 全身最粗大的淋巴管
4. 全身的淋巴干最终汇合成的结构
5. 分布在中枢淋巴器官的淋巴组织
6. 由毛细淋巴管网汇合而成
7. 与淋巴结隆凸侧相连的淋巴管
8. 沿着淋巴管分布的淋巴器官

横向：

2. 中枢淋巴器官之一
3. 淋巴管的起始部分
4. 以淋巴细胞为主要成分所形成的组织
6. 以淋巴组织为主所形成的实质性器官
7. 出淋巴结门的淋巴管
9. 淋巴系统组成之一
10. 淋巴管逐级汇合形成的较大的淋巴管

感 觉 器

  感觉器 sensory organs 是**感受器** receptor 及其附属结构的总称。感受器是机体感受刺激的特殊装置,能接受机体内、外环境的各种不同刺激,并将其转变为神经冲动,由感觉神经传入中枢,经中枢对其整合后产生感觉;再由高级中枢发出神经冲动,经运动神经传至效应器,对刺激做出反应。

  感受器广泛分布于人体全身各部,其结构和功能各不相同。有的结构非常简单,仅有感觉神经的游离末梢装置,如痛觉感受器;有的结构则较为复杂,除了感觉神经末梢外,还有一些细胞或数层结构共同形成的各种被囊神经末梢,如接受触觉、压觉等刺激的触觉小体、环层小体等;有的感受器则极为复杂,是由感受器及其辅助装置共同构成的特殊感觉器官,如视器、前庭蜗器、味器及嗅器等。这类感受器被称为特殊感觉器或感觉器官。

  在正常状况下,一种感受器只能对某一适宜的刺激特别敏感,如对视网膜适宜的刺激是一定波长的光,对听器适宜的刺激是一定频率的声波等。高等动物感受器的高度特化是长期进化过程中逐渐演化而来的,也是随着实践不断完善的。它使机体对内、外环境不同的变化做出精确的分析和反应,从而更加完善地适应其生存的环境。

  感受器分类方法较多,一般根据感受器所在的部位、接受刺激的来源可分为三类:

①**外感受器** exteroceptor，分布在皮肤、黏膜、视器和听器等处，感受来自外界环境的刺激，如痛、温度、触、压、光波和声波等物理刺激和化学刺激。②**内感受器** interoceptor，分布于内脏和心血管等处，接受物理和化学刺激，如渗透压、压力、温度及离子和化合物浓度等刺激。嗅黏膜和味蕾，虽接受来自外界的刺激，但这两种感受器与内脏活动有关，故把它们列入内感受器。③**本体感受器** proprioceptor，分布在肌、肌腱、关节和内耳的位觉器等处，接受机体运动和平衡变化时所产生的刺激。

感受器根据其特化的程度可分为两类：①一般感受器，分布在全身各部，如分布在皮肤的痛觉、温觉、粗触觉、压觉和精细触觉感受器，分布在肌、肌腱、关节的运动觉和位置觉感受器，以及分布在内脏和心血管的各种感受器。②特殊感受器，分布在眼、耳、鼻、舌，包括视觉、听觉、平衡觉、嗅觉、味觉等感受器。

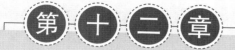

第十二章

视　器

视器 visual organ 即眼 eye，由眼球和眼副器及有关的血管、神经共同组成。眼球是视器的主要部分，位于眶内，其功能是接受光刺激，将感受的光波刺激转变为神经冲动，经视觉传导通路至大脑视觉皮质中枢，产生视觉。眼副器位于眼球的周围，包括眼睑、结膜、泪器、眼球外肌及眶脂体和眶筋膜等，对眼球起支持、保护和运动的作用。

第一节　眼　球

眼球 eyeball 近似球形，是视器的主要部分，其后方借视神经连于间脑的视交叉，前面稍凸，其正中点称前极 anterior pole，后面略扁，其正中点称后极 posterior pole，前、后极的连线称眼轴 optic axis。在眼球表面，距前、后极等距离的各点连接起来的环形线称赤道 equator。由瞳孔的正中点至视网膜黄斑中央凹的连线与光线进入眼球的方向一致，称为视轴 visual axis。视轴与眼轴呈锐角交叉。眼球由眼球壁和眼球内容物两部分组成（图 12-1）。

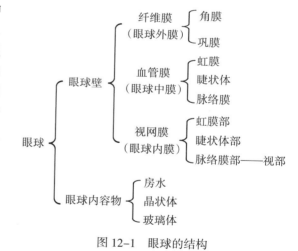

图 12-1　眼球的结构

一、眼球壁

眼球壁由外向内可分为纤维膜、血管膜和视网膜 3 层（图 12-2）。

（一）纤维膜

纤维膜 fibrous tunic 即外膜，是眼球壁的最外层，由坚韧的纤维结缔组织构成，对维持眼球外形和保护眼球内容物起重要作用。可分为角膜和巩膜。

1. 角膜 cornea　占纤维膜的前 1/6，呈无色透明的横椭圆形，外凸内凹，富有弹性，具有屈光作用，边缘与巩膜相连。角膜表面有一层泪液膜，使角膜保持湿润、光滑状态，角膜内无血管和淋巴管，但含有丰富的感觉神经末梢，故感觉很敏感，当角膜发生病变时疼痛非常明显。角膜的营养物质有 3 个来源：角膜外周的毛细血管、泪液和房水。

2. 巩膜 sclera　占纤维膜的后 5/6，呈乳白色，质地厚而坚韧，不透明。由粗大的胶原纤维交织而成，内含少量血管、神经、成纤维细胞和色素细胞。巩膜与角膜交界处称角膜巩膜缘 corneoscleral junction，其深面有一环形的小管，称巩膜静脉窦 scleral venous sinus，是房水回流的通道。巩膜后方被视神经的纤维穿通，呈筛状，称

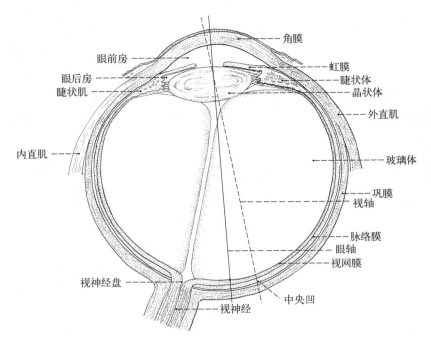

图 12-2　眼球水平切面（右侧）

巩膜筛板 cribriform plate of sclera，巩膜在此处与视神经鞘相延续。巩膜前部露于眼裂的部分，正常呈乳白色，黄色常是黄疸的重要体征。小儿巩膜较薄，血管膜的色素可透露出来，因此呈蓝白色。老年人的巩膜可因脂肪组织沉着呈淡黄色，先天性薄巩膜呈蔚蓝色。

（二）血管膜

血管膜 vascular tunic 即中膜，在纤维膜的内面，含有丰富的血管和色素细胞，呈棕黑色，故又称**葡萄膜** uvea 或色素膜。自前向后分为虹膜、睫状体和脉络膜 3 部分（图 12-2，图 12-3）。

1. **虹膜** iris　位于血管膜的最前面，角膜后方，呈冠状位的圆盘形薄膜，中央有一圆孔，称**瞳孔** pupil。在活体上透过角膜可见虹膜和瞳孔。角膜与晶状体之间的间隙称**眼房** chamber of the eye。虹膜将眼房分为较大的**前房** anterior chamber 和较小的**后房** posterior chamber，前、后眼房借瞳孔相通。眼前房周边，虹膜与角膜交界处形成的环形区域称**虹膜角膜角** iridocorneal angle 或**前房角** angle of anterior chamber。虹膜基质内含有大量色素细胞，不同的人群或个体色素细胞颗粒的形状、密度及分布都有差异。虹膜的颜色取决于色素含量的多少，有种族差异。白色人种因缺乏色素，虹膜呈浅黄色或浅蓝色；有色人种因色素多，虹膜色深，呈棕褐色；中国人的虹膜多呈棕色。

虹膜内近瞳孔边缘有两种不同排列方向的平滑肌，一种环绕于瞳孔周围，称**瞳孔括约肌** sphincter pupillae，在强光下或看近距离物体时收缩，使瞳孔缩小；另一种以瞳孔为中心呈放射状排列，称**瞳孔开大肌** dilator pupillae，在弱光或看远距离物体时收缩，使瞳孔开大。因此，这两种肌的功能是调节进入眼球内的光量。

2. **睫状体** ciliary body　位于虹膜与脉络膜移行部的内面，为眼球血管膜的环形增厚部分。其后部平坦光滑，称**睫状环** ciliary ring。前部肥厚，有 60～80 条向内突出并呈放射状排列的皱襞，称**睫状突** ciliary processes。睫状突向内借**睫状小带** ciliary zonule 与晶状体相连（图 12-3，图 12-4）。睫状体内有**睫状肌** ciliary muscle，由外向内分别为纵行、放射状、环行 3 种不同排列方向的平滑肌组成，受副交感神经支配。睫状肌舒缩时可调节晶状体的曲度，起调节远近视力的作用。睫状体还可产生房水，营养眼内组织。

3. **脉络膜** choroid　为血管膜的后 2/3 部分，填充在巩膜与视网膜色素上皮层之间，是富含血管和色素细胞的疏松结缔组织，其后方有视神经穿过。脉络膜具有营养眼球壁的作用，其毛细血管可供应视网膜外 1/3 的营养；同时吸收进入眼内分散的光线，以避免干扰视觉。脉络膜是富有弹性的薄膜，在眼内压调节上也起重要作用。

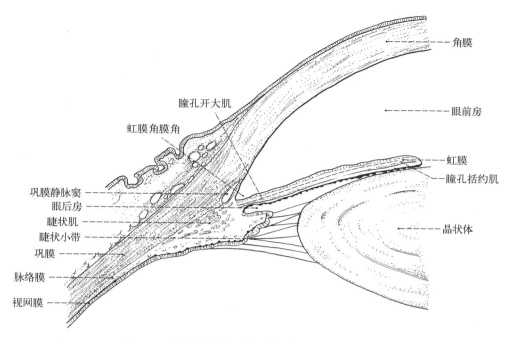

图 12-3 眼球前部水平切面（虹膜、睫状体、晶状体）

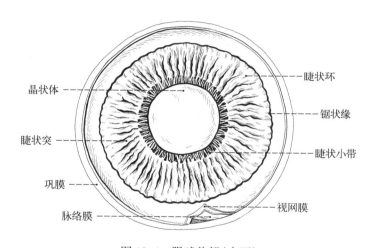

图 12-4 眼球前部（内面）

（三）视网膜

视网膜 retina 即内膜,紧贴在血管膜的内面。自前向后可分为**虹膜部** pars iridica、**睫状体部** pars ciliaris 和**脉络膜部** pars choroidal。睫状体部和虹膜部分别贴附于睫状体和虹膜内面,无感光作用,称盲部。脉络膜部贴于脉络膜内面,为**视网膜视部** pars optica retinae。视网膜视部按细胞功能分两层:其中外层为色素上皮层,内层为神经细胞层,两层之间连接疏松,临床上所说的"视网膜脱离"即指此两层的分离。视部在活体平滑、透明,呈淡紫红色,其前部较薄,越向后越厚,称**眼底** eyeground。视部内层的神经细胞可接受光波刺激并将其转化为神经冲动。神经细胞层由 3 层细胞组成。外层为视锥细胞和视杆细胞,它们是感光细胞,视锥细胞能感受强光和色光的刺激,视杆细胞只能感受弱光和暗光的刺激;中层为双极细胞,将感光细胞的神经冲动传导至最内层的节细胞;内层为神经节细胞,节细胞的轴突在眼球后极集中,穿眼球壁,构成视神经。视神经穿出眼球壁的部位形成一白色圆形隆起,称**视神经盘** optic disc 或**视神经乳头** papilla of optic nerve,此处无感光细胞,称生理盲点。视网膜中央动、静脉由此进出眼球。在视神经盘颞侧约 0.35 cm 处稍下方有一浅黄色区域,称**黄斑** macula lutea,其中央有一凹陷称**中央凹** fovea centralis,由大量密集的视锥细胞构成,为视觉最敏锐的部位,形成中心视力。这些结构在活体用眼底镜检查时可见到(图 12-5,图 12-6)。

二、眼球内容物

眼球内容物包括房水、晶状体和玻璃体,这些结构与角膜一样都是无血管而透明并具有屈光作用,它们共同组成眼的屈光装置又称屈光系统,对维持正常视力有重要作用(图 12-2)。

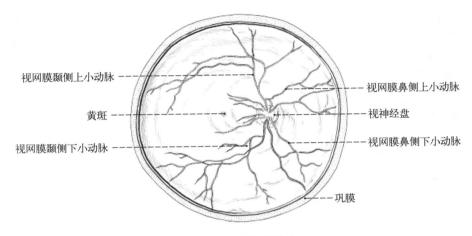

图 12-5　眼底(右侧)

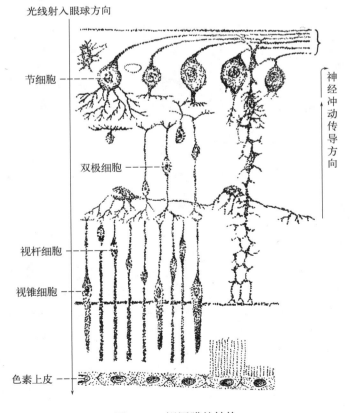

图 12-6　视网膜的结构

（一）房水

房水 aqueous humor 由睫状体产生，为含少量蛋白质的透明液体，充满眼房内。房水自眼后房经瞳孔至眼前房，然后经虹膜角膜角输入巩膜静脉窦，再经睫前静脉入眼静脉。房水除有屈光作用外，还有维持正常眼内压和营养角膜及晶状体的作用。房水量约 0.3 mL，正常情况下，房水的产生和排出保持动态平衡状态。若房水循环受阻，眼球内压增高，则导致青光眼，会影响视力。

（二）晶状体

晶状体 lens 位于虹膜与玻璃体之间，呈双凸透镜状，后面较前面隆凸，无色透明而富有弹性，无血管、淋巴管和神经分布。向外借睫状小带与睫状体相连。晶状体外面包被薄层具有高度弹性的被膜，称**晶状体囊** lens capsule。晶状体实质的表层由与晶状体表面平行呈环状排列的晶状体纤维构成，称晶状体皮质，较软；中心部位的晶状体纤维构成晶状体核。

晶状体是眼球的主要屈光装置，它的曲度可随所示物体的远近不同而发生改变。视近物时，睫状肌收缩，睫状小带松弛，晶状体因本身的弹性回缩而变厚，尤其是晶状体前部曲度增大，屈光能力增强；视远物时，睫状肌舒张，睫状小带被拉紧，使晶状体变薄，屈光能力减弱。因此，正常情况下无论视近物还是远物，都能在视网膜上清晰成像。

【拓展窗口】

晶状体由人体中最厚的基膜——晶状体囊及含蛋白质最丰富的晶状体纤维组成。晶状体无血管，具有复杂的代谢过程，依赖晶状体囊膜的渗透性，其营养主要来自房水。当各种原因引起房水成分和晶状体囊渗透性改变及代谢紊乱时，晶状体发生蛋白质变性，纤维间出现水裂、空泡，上皮细胞增殖等改变，使晶状体透明度降低，甚至混浊，临床上称"白内障"，严重的白内障可导致失明。

（三）玻璃体

玻璃体 vitreous body 为充填于晶状体与视网膜之间无色透明的胶状物，表面覆有玻璃体囊，约占眼球内腔的 4/5。玻璃体有屈光和支撑视网膜的作用。若玻璃体流失，支撑作用减弱，可致视网膜剥离。如果玻璃体混浊，可影响视力。

角膜、晶状体、玻璃体和房水构成眼的屈光系统，其中角膜和晶状体起重要作用。

【拓展窗口】

视力是指视网膜分辨影像的能力。视力的好坏由视网膜分辨影像能力的大小来判定。近视、远视、弱视都属于异常视力。眼轴和屈光装置发生改变时，视力发生改变。眼球直径过大，而眼球的屈光力是正常的，光线从外界进入眼内，经过正常的屈光介质后汇聚在视网膜的前面，导致看到模糊的影像，此为轴性近视。眼球直径是正常的，由于角膜、晶状体等屈光力远远超过正常，光线汇聚在视网膜的前面，此为屈光性近视。当眼球的屈光力不足或其眼轴长度不足时，产生远视。

第二节 眼 副 器

眼副器是指保护、运动和支持眼球的一些结构，包括眼睑、结膜、泪器、眼球外肌及眼球鞘和眶脂体等。

一、眼睑

眼睑 eyelid 俗称眼皮,为一能活动的皮肤皱褶,位于眼球前方,有保护眼球免受伤害和防止干燥的作用。眼睑分为上、下眼睑,它们之间的裂隙称**睑裂** palpebral fissure。上、下眼睑都有前后两面,前后面移行处的游离缘称**睑缘** lid margin。睑裂的内、外侧端都成锐角,分别称**内眦** medial angle 和**外眦** lateral angle。内眦呈钝圆形,附近有一微陷的空间称**泪湖** lacrimal lacus。泪湖底上有蔷薇色的隆起,称**泪阜** lacrimal caruncle。上、下睑内侧端各有一小突起,称**泪乳头** lacrimal papilla,突起顶部有一小孔称**泪点** lacrimal punctum,是泪小管的起始处,开口朝向后方,正对泪湖。

眼睑由浅至深可分为皮肤、皮下组织、肌层、睑板和睑结膜5层结构(图 12-7)。眼睑的皮肤薄而柔软,睑缘处有 2~3 行睫毛,上、下睑睫毛均弯曲向前,有防止灰尘进入眼内和减弱强光照射的作用。睫毛根部的皮脂腺称**睫毛腺** ciliary gland,又称**蔡斯腺** Zeis gland。皮下组织为薄层疏松结缔组织,缺乏脂肪组织,在外伤或病变时易出现积水或出血发生肿胀。肌层主要为骨骼肌构成的眼轮匝肌和上睑提肌。眼轮匝肌收缩时关闭眼裂;上睑提肌以宽阔的腱板分 3 层止于上睑的结膜上穹、睑板和皮肤,收缩时可提起上睑。其中止于上睑板上缘的一层内含有平滑肌,称上睑板肌,该肌出现障碍可引起上睑下垂。**睑板** tarsus 由类似软骨的致密结缔组织构成,呈半月形,是眼睑的支持性结构。睑板两端分别有致密结缔组织构成的睑内侧韧带和睑外侧韧带(图 12-8)。

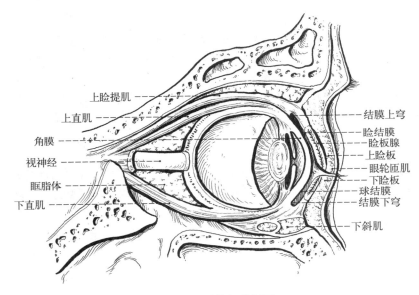

图 12-7 眶的矢状切面

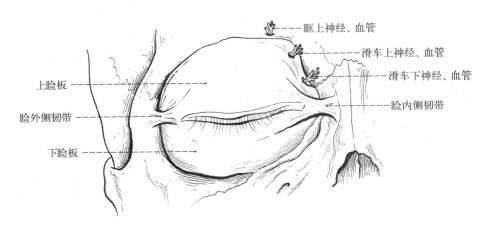

图 12-8 睑板(右侧)

睑板内有许多与睑缘垂直排列的皮脂腺,称**睑板腺** tarsal gland。导管开口于睑缘,分泌的脂性物有润滑睑缘和保护角膜的作用。

【拓展窗口】

睑板腺分泌的油脂样液体富含脂肪、脂酸、胆固醇,如睑板腺导管阻塞,发生囊肿,临床上称睑板腺囊肿(常称霰粒肿);如患急性炎症,则称内睑腺炎(常称内麦粒肿);如睫毛毛囊及毛囊腺感染,称为外睑腺炎(常称外麦粒肿)。眼睑的皮下组织疏松,某些疾病状况下,可最先出现眼睑皮下水肿。正常的睫毛向外生长,如睫毛长向角膜,称倒睫,严重的可引起角膜溃疡、瘢痕、失明。

二、结膜

结膜 conjunctiva 是贴附在眼睑内面和眼球前面的薄而光滑的黏膜,透明而富有血管。按所在部位可分为 3 部分(图 12-7):**睑结膜** palpebral conjunctiva 起自睑缘,被覆在上、下眼睑内面的部分,与睑板结合紧密,透明而光滑。**球结膜** bulbar conjunctiva 覆盖在眼球前面,止于角膜缘的部分。球结膜在角膜缘处与巩膜结合紧密,向后与巩膜结合疏松,故不限制眼球的运动。**结膜穹隆** conjunctival fornix 介于上、下睑结膜和球结膜相互移行处,分别形成**结膜上穹** superior conjunctival fornix 和**结膜下穹** inferior conjunctival fornix。全部结膜围成的囊状空隙,称**结膜囊** conjunctival sac,其通过眼裂与外界相通。沙眼、结膜炎是结膜的常见疾病。

三、泪器

泪器 lacrimal apparatus 由分泌泪液的泪腺和排泄泪液的泪道组成(图 12-9)。

(一)泪腺

泪腺 lacrimal gland 位于眶上壁前外侧部的泪腺窝内,有 10～20 条排泄管,开口于结膜上穹的外侧部。泪腺分泌泪液,借眨眼活动涂抹于眼球表面以润湿眼球,并冲洗进入结膜囊内的异物,此外,泪液内含溶菌酶有灭菌作用。多余的泪液流向泪湖,经泪点、泪小管进入泪囊,再经鼻泪管流入鼻腔。

(二)泪道

泪道由泪点、泪小管、泪囊和鼻泪管组成。

1. **泪点** lacrimal punctum 对向泪湖,位于上、下睑内侧端泪乳头的中央,是泪道的起始部分。沙眼等疾病

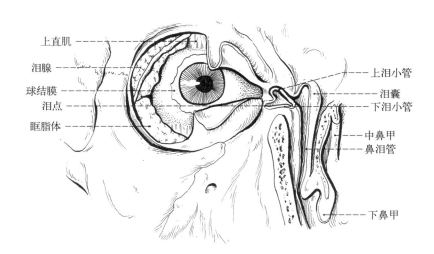

图 12-9 泪器(右侧)

可造成泪点变位而引起溢泪症。

2. 泪小管 lacrimal ductule　起自泪点,分为上、下泪小管,它们先与睑缘成垂直方向行走,然后近乎直角转向内,汇合一起开口于泪囊上部。

3. 泪囊 lacrimal sac　为一膜性囊,位于眶内侧壁前下部的泪囊窝内,上部为盲端,高于内眦,下部续于鼻泪管。泪囊的后壁有眼轮匝肌的泪囊部附着,当眼轮匝肌收缩时,可扩张泪囊,使囊内产生负压,促使泪液流入泪囊。

4. 鼻泪管 nasolacrimal duct　为续于泪囊下端的一膜性管道,长约 1.2 cm,鼻泪管上部包埋于骨性鼻泪管中,与骨膜紧密结合,下部在鼻腔外侧壁黏膜深面,末端开口于下鼻道。当鼻黏膜充血时,可由于鼻泪管下端及开口受阻,出现溢泪现象。因此,感冒时可出现流涕及流泪的症状。

四、眼球外肌

眼球外肌 ocular muscles 为视器的运动装置,包括 6 块运动眼球的肌肉和 1 块上提上睑的上睑提肌,均属骨骼肌(图 12-10)。

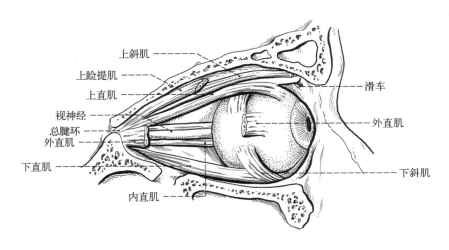

图 12-10　眼球外肌

　　上睑提肌 levator palpebrae superioris 起自视神经管的前上方眶壁,在上直肌上方向前走行止于上睑的皮肤和上睑板,作用为提上睑,开大眼裂,与眼轮匝肌的作用相拮抗。在上睑提肌与上直肌、结膜穹隆之间有一块薄而小的平滑肌,称**米勒肌** Müller's muscle,起于上睑提肌下面的横纹肌纤维之间,止于睑板上缘。米勒肌收缩可协助上睑提肌开大睑裂,可使睑裂开大约 2 mm,该肌受颈交感神经支配。

　　运动眼球的 6 块肌肉中有 4 块直肌和 2 块斜肌,包括**上直肌** superior rectus、**下直肌** inferior rectus、**内直肌** medial rectus 和**外直肌** lateral rectus,**上斜肌** superior obliquus 和**下斜肌** inferior obliquus。这些肌均起自视神经管周围的**总腱环** common tendinous ring,向前分别止于眼球前部巩膜的上、下、内侧和外侧面。内、外直肌收缩分别使瞳孔转向内侧和外侧;上直肌收缩使瞳孔转向上内方;下直肌收缩使瞳孔转向下内方。上斜肌起自总腱环的上内侧的眶壁,在上直肌和内直肌间前行,以纤细的肌腱经过眶内侧壁前上方的滑车,转向眼球的后外方,在上直肌下方止于眼球上份的后外侧面,其收缩可使瞳孔转向下外方;下斜肌起自眶下壁的前内侧,斜向后外,止于眼球下份的后外侧面,其收缩使瞳孔转向上外方(图 12-11)。

　　眼球正常运动并非某块肌的单独作用,而是由 6 块运动眼球的肌协同完成。如俯视是下直肌和上斜肌的共同作用;而仰视时,由上直肌和下斜肌共同完成;侧视时是一侧外直肌和另一侧的内直肌同时收缩;聚视中线时,则是两眼内直肌同时收缩。当运动眼球的某块肌瘫痪时,可出现眼球偏斜,称斜视。

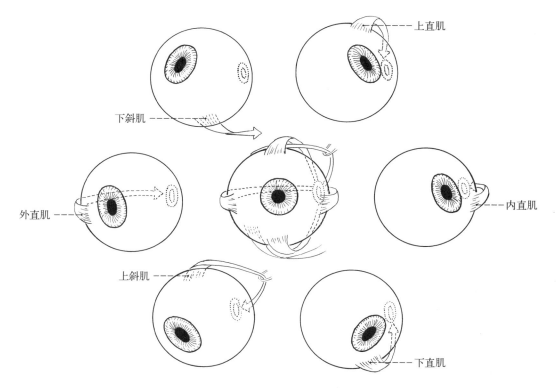

图 12-11　眼球的运动

五、眶脂体与眶筋膜

（一）眶脂体

眶脂体 adipose body of orbit 是填充于框内各结构之间的脂肪组织。眶脂体可固定眶内各种软组织，对眼球、视神经、血管和泪器起弹性软垫样的保护作用。眼球后方的脂肪组织与眼球之间，犹如球窝关节的关节头与关节窝的关系，可使眼球做多轴的运动。亦可减少外来震动对眼球的影响。

（二）眶筋膜

眶筋膜 orbital fasciae 包括眶骨膜、眼球筋膜鞘、眼肌筋膜和眶隔。

1. **眶骨膜** periorbita　疏松地衬于眶壁的内面，在面前部与周围骨膜相续连。在视神经管处，硬脑膜分为两层，内层为视神经的外鞘，外层续为眶骨膜。在眶的后部，眶骨膜增厚形成总腱环，是眼球外肌的起点和附着处。

2. **眼球筋膜鞘** sheath of eyeball　是眶脂体与眼球之间薄而致密的纤维膜，又称**特农囊** Tenon's capsule。包绕角膜缘以后的大半部眼球，它与巩膜之间保留有一间隙，称为**巩膜外隙**，间隙内有松软而光滑的结缔组织，眼球在间隙中可灵活运动。眼球摘除术时，应保留眼球筋膜鞘。

3. **眼肌筋膜** muscular fascia　呈鞘状包绕各眼球外肌，向前与眼球筋膜鞘相延续。

4. **眶隔** orbital septum　为上睑板的上缘和下睑板的下缘各有的一薄层结缔组织，连于眶上缘和眶下缘，它与眶骨膜相互延续。

第三节 眼的血管和神经

一、眼的血管

(一)眼的动脉

眼的血液供应来自**眼动脉** ophthalmic artery,颈内动脉在颅底内面于前床突内侧发出眼动脉。眼动脉经视神经管入眶,先行于视神经外侧,再经其上方行于内侧,终支出眶至鼻背。眼动脉在眶内分支营养眼肌、泪腺、眼睑及眼球等结构,其主要分支如下。

1. **视网膜中央动脉** central retinal artery 是眼动脉入眶后的第一条分支,是一很小的动脉,在眼球后方穿入视神经内,沿视神经中央前行至视神经盘处分为 4 支进入视网膜内,分别称视网膜鼻侧上、下和颞侧上、下小动脉,营养视网膜内层(图 12-5,图 12-12)。视网膜中央动脉是供应视网膜内层的唯一动脉。临床上用眼底镜可直接观察到这些动脉,其变化可反映体内动脉的变化情况,因此对某些疾病的诊断和预后判断具有重要的临床意义。视网膜中央动脉是终动脉,在视网膜内的分支之间无吻合支,与脉络膜内的动脉也无吻合支。视网膜中央动脉阻塞时可导致眼全盲。

2. **睫后短动脉** short posterior ciliary artery(图 12-12) 又称**脉络膜动脉** arteria chorioidea,是许多小分支,在视神经周围穿入眼球,分布于脉络膜。

3. **睫后长动脉** long posterior ciliary artery(图 12-12) 又称**虹膜动脉** arteriae iridis,视神经内、外侧各有 1 支。穿巩膜后沿眼球侧壁在巩膜和脉络膜之间前行至虹膜后缘,各分为上、下 2 支,相互吻合成**虹膜动脉大环** greater arterial circle of iris,大环发出很多分支至瞳孔周边,吻合成**虹膜动脉小环** lesser arterial circle of iris(图 12-13)。该动脉营养虹膜和睫状体。

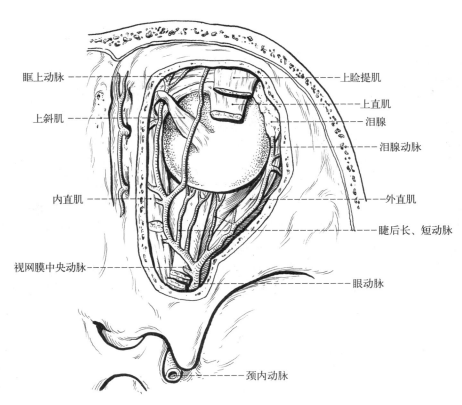

图 12-12 眼的动脉

（二）眼的静脉

1. **眼静脉** ophthalmic vein 包括**眼上静脉** superior ophthalmic vein 和**眼下静脉** inferior ophthalmic vein。眼上静脉起自眶的前内侧，与内眦静脉吻合，收集与眼动脉分支伴行的静脉，经眶上裂注入海绵窦；眼下静脉细小，起自眶下壁及内侧壁的静脉网，收集附近眼肌、泪囊等处的静脉血，行向后分为 2 支，一支注入眼上静脉，另一支经眶下裂注入翼静脉丛。

眼静脉无瓣膜，向后注入海绵窦，向前与面静脉及翼静脉丛有吻合。因此，面部感染可经上述吻合侵入颅内。

2. **视网膜中央静脉** central vein of retina 与同名动脉伴行，在视神经内位于同名动脉外侧，出视神经后注入眼上静脉。收集视网膜的静脉血。

3. **涡静脉** vorticose vein 位于眼球中膜的外层，由虹膜、睫状体和脉络膜的静脉汇合成 4～6 条涡静脉，上涡静脉注入眼上静脉，下涡静脉注入眼下静脉（图 12-13）。

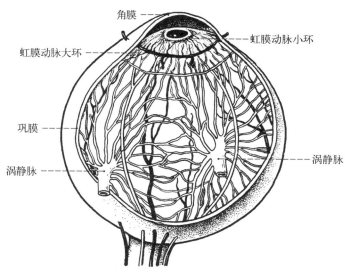

角膜
虹膜动脉小环
虹膜动脉大环
巩膜
涡静脉
涡静脉

图 12-13 眼球的血管

二、眼的神经

视神经是第 Ⅱ 对脑神经，传导视觉，起自视网膜的视神经盘，由视网膜内的节细胞轴突组成，穿视神经管入颅中窝。除视神经连于眼球外，还有支配辅助结构的神经。动眼神经、滑车神经、展神经支配眼球外肌，其中动眼神经支配上睑提肌、上直肌、下直肌、内直肌和下斜肌，滑车神经支配上斜肌，展神经支配外直肌；动眼神经内的副交感纤维支配瞳孔括约肌和睫状肌；交感神经支配瞳孔开大肌；三叉神经的眼神经支配眼球、眼睑、泪腺等处的一般感觉；面神经的岩大神经管理泪腺的分泌。

（王巧玲编写 韩秋生绘图）

习题

1. 填图题
请标出线段指示的相应解剖结构：

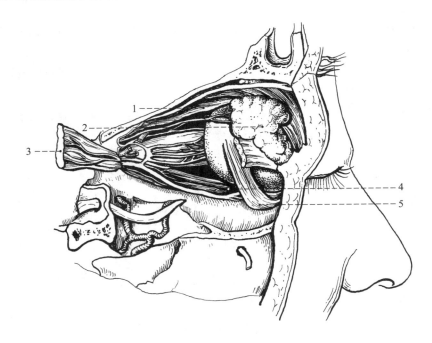

2. 填字题
请按提示内容填写行列中的空格：

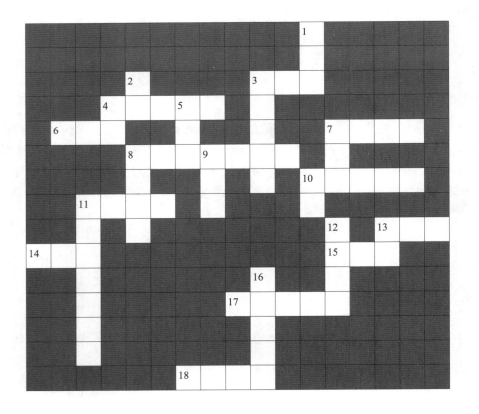

纵向：

1. 充填于晶状体与视网膜之间无色透明的胶状物
2. 纤维膜的前 1/6
3. 又称脉络膜动脉
4. 纤维膜的后 5/6
5. 血管膜的后 2/3 部分
7. 内膜
8. 能感受强光和色光的刺激
9. 视觉最敏锐的部位
10. 血管膜的最前面
11. 收集视网膜的静脉血，出视神经后注入眼上静脉
12. 提上睑的眼外肌
13. 分泌泪液的腺体
16. 环绕于瞳孔周围

横向：

3. 血管膜的环形增厚部分
4. 角膜巩膜缘深面环形的小管
6. 眼球壁的最外层
7. 生理盲点
8. 眼动脉入眶后的第一条分支
10. 虹膜与角膜交界处形成的环形区域
11. 只能感受弱光和暗光的刺激
13. 上、下睑内侧端的小突起
14. 中膜
15. 睑板内与睑缘垂直排列的皮脂腺
17. 虹膜内的平滑肌，呈放射状排列
18. 视器的运动装置

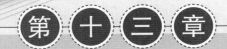

前 庭 蜗 器

前庭蜗器 vestibulocochlear organ（位听器）包括前庭器 vestibular organ（位觉器）和蜗器 auditory organ（听器）两部分，两者功能虽然不同，但结构上关系密切。前庭蜗器俗称为耳，按位置分为外耳、中耳和内耳 3 部分（图 13-1）。外耳和中耳是声波的收集和传导装置，是前庭蜗器的附属器。听觉感受器和位置觉感受器位于内耳，听觉感受器是感受声波刺激的感受器，位置觉感受器是感受头部位置变化、重力变化和运动速度刺激的感受器。

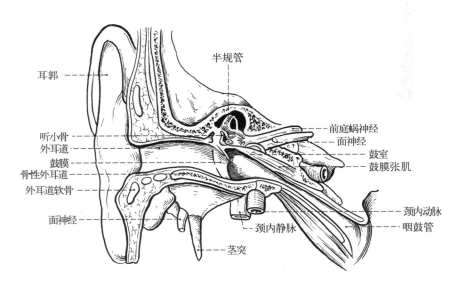

图 13-1 前庭蜗器示意图

第一节 外 耳

外耳 external ear 包括耳郭、外耳道和鼓膜 3 部分。

一、耳郭

耳郭 auricle 位于头部的两侧，由弹性软骨和结缔组织构成，表面被覆着皮肤。耳郭下 1/3 为耳垂 auricular lobule，内无软骨，仅含结缔组织和脂肪，有丰富的血管，是临床常用采血的部位。耳郭外形似倒置的胎儿，后内面隆凸，前外侧面凹陷，前方有一大孔，为外耳门 external acoustic pore，是外耳道的开口。耳郭的游离缘卷曲，称**耳轮** helix，以耳轮脚起于外耳门的上方，其下端连于耳垂。耳轮前方有一与其平行的弓状隆起，称**对耳轮** antihelix。对耳轮上端分为对耳轮上脚和对耳轮下脚，两脚之间的浅窝称**三角窝** triangular fossa。在耳轮与对耳轮之间的狭长凹陷称**耳舟** scapha。在对耳轮的前方有一深凹，称**耳甲** auricular concha，它被耳轮脚分为上部的耳甲艇，下部的耳甲腔。耳甲腔向内经外耳门通外耳道。耳甲腔的前方有一突起，称**耳屏** tragus。耳屏对侧，在对耳轮下端的突起称**对耳屏** antitragus。耳屏与对耳屏之间有一凹陷，称耳屏间切迹（图 13-2）。

二、外耳道

外耳道 external acoustic meatus 为自外耳门至鼓膜之间的弯曲管道。外耳道全长 2.1～2.5 cm，由外向内，其方向先向前上，再稍向后，最后弯向前下。成人鼓膜检查时，需将耳郭向后上方牵引。儿童外耳道短而平直，鼓膜检查时，需将耳郭拉向后下方。外耳道以骨和软骨为基础，外被皮肤，外侧 1/3 为软骨部，内侧 2/3 为骨部，两部交界处为外耳道峡，异物常嵌于此（图 13-1）。

外耳道皮下组织少，皮肤与软骨膜和骨膜相贴紧密，故炎症肿胀时疼痛剧烈。软骨部皮肤富有毛囊、皮脂腺和耵聍腺，是外耳道疖肿的好发部位。耵聍腺构造与汗腺相似，分泌黏稠液体，干燥后形成痂块，称**耵聍** cerumen。耵聍积存过多可阻塞外耳道，影响听觉。

三、鼓膜

鼓膜 tympanic membrane 位于外耳道底，是椭圆形半透明的薄膜，是外耳和中耳的分界。鼓膜的位置向前下倾斜，与外耳道下壁约成 45° 的倾斜角。婴儿的鼓膜尤为倾斜，几乎呈水平位。鼓膜呈浅漏斗状，凹面向外，中心部的鼓膜凹面最深处，称**鼓膜脐** umbo of tympanic membrane，锤骨柄尖端附着于此处的内面。自鼓膜脐可见一条向前上方走行的白线，称**锤纹** malleolar stria，此处内面为锤骨柄附着处，锤纹上端向前、后发出锤骨前襞和锤骨后襞，将鼓膜分成下方大约 3/4 区域的**紧张部** tense part，前上方较小约 1/4 部分的**松弛部** flaccid part。紧张部较厚而坚实，活体上呈珍珠样灰白色而有光泽；松弛部薄而松弛，活体上呈淡红色。在正常活体当光线照在鼓膜上，鼓膜脐的前下方 1/4 区域出现三角形反光区，称**光锥** cone of light（图 13-3），中耳疾病或鼓膜炎症时光锥改变或消失。

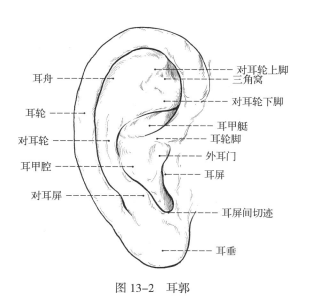

图 13-2 耳郭

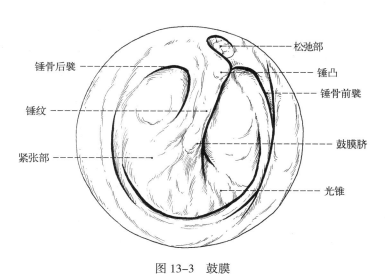

图 13-3 鼓膜

第二节 中 耳

中耳 middle ear 位于内、外耳之间,为一含气的不规则小腔隙,包括鼓室、咽鼓管及乳突窦和乳突小房。中耳大部分在颞骨岩部内,是声波传导的主要部分。中耳向外借鼓膜与外耳道相隔,向内借封闭前庭窗和蜗窗的结构与内耳相毗邻,向前内借咽鼓管通向鼻咽部。

一、鼓室

鼓室 tympanic cavity 是颞骨岩部内含气的小腔隙,位于鼓膜与内耳外侧壁之间,容积为 1～2 mL,为中耳最主要的部分。鼓室腔壁及其内容物均覆有黏膜,并与咽鼓管、乳突窦和乳突小房内的黏膜相延续(图 13-1)。

(一) 鼓室的壁

鼓室为一不规则腔隙,近似六面体,有 6 个壁(图 13-4,图 13-5)。

1. **外侧壁** 称**鼓膜壁** membranous wall,大部分由鼓膜构成,鼓膜上方有**鼓室上隐窝** epitympanic recess,构成外侧壁上部。

2. **上壁** 称**盖壁** tegmental wall,由颞骨岩部的鼓室盖构成,为一薄骨板,分隔鼓室和颅中窝。中耳炎可穿过此板引起耳源性颅内感染。青少年时期,鼓室盖发育不完全,感染更容易蔓延至颅内。

3. **前壁** 称**颈动脉壁** carotid wall,为颈动脉管的后壁。此壁薄,借骨板分隔鼓室和颈内动脉。此壁上部有两个管的开口,上方为鼓膜张肌半管,内有鼓膜张肌;下方为咽鼓管半管,为咽鼓管骨部。鼓室经咽鼓管与鼻咽

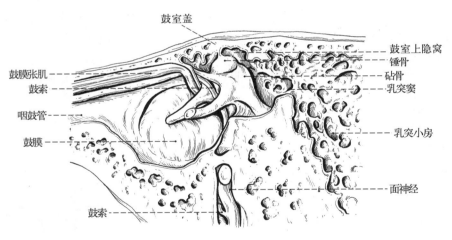

图 13-4 鼓室外侧壁

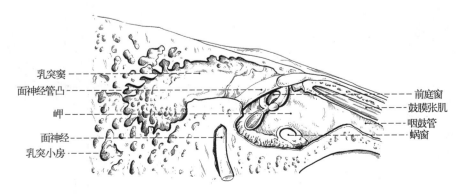

图 13-5 鼓室内侧壁

部相通。

4. **下壁** 称为**颈静脉壁** jugular wall，将鼓室和颈内静脉的起始部分隔。此壁骨质亦较薄，或有先天阙如，此种情形则仅借黏膜和纤维组织分隔鼓室和颈静脉上球。施行鼓膜或鼓室手术时，注意勿伤及颈内静脉。

5. **后壁** 称为**乳突壁** mastoid wall，上宽下窄，上部有**乳突窦** mastoid antrum 开口，与**乳突小房** mastoid cells 相通，因此中耳炎可蔓延至乳突窦和乳突小房。乳突窦开口的下方有一锥状隆起，称**锥隆起** pyramidal eminence，内藏镫骨肌。面神经管由内侧壁经锥隆起上方，转至后壁，继而向下，经茎乳孔穿出颅外，在锥隆起的下方有鼓索自面神经管穿出，进入鼓室。

6. **内侧壁** 称**迷路壁** labyrinthine wall，是内耳前庭部的外侧壁，中部隆凸称**岬** promontory。岬的后上方有卵圆形小孔，称**前庭窗** fenestra vestibuli（**卵圆窗**），被镫骨底及环状韧带封闭；岬的后下方，有圆形的孔，称**蜗窗** fenestra cochleae（**圆窗**），活体上被结缔组织膜封闭，又称**第二鼓膜** secondary tympanic membrane。在前庭窗的后上方，有弓形的隆起，并延至鼓室后壁，为**面神经管凸** prominence of facial canal，管内有面神经通过。面神经管的骨壁甚薄，在有些部位甚至缺如，中耳炎或施行中耳手术时，易伤及面神经。

（二）鼓室的内容物

鼓室内有听小骨、韧带、肌、血管和神经。

1. **听小骨** auditory ossicles 鼓室内有 3 块听小骨，由外侧向内侧分别是锤骨、砧骨和镫骨（图 13-6）。**锤骨** malleus 形如鼓锤，长 8 ~ 9 mm，分为锤骨头、锤骨颈、锤骨柄、外侧突和前突。锤骨头与砧骨体形成砧锤关节，位于鼓室上隐窝，借韧带连于上壁。锤骨柄附着于鼓膜的内侧面脐区，柄的上端有鼓膜张肌附着。前突有韧带连于鼓室前壁，外侧突为鼓膜紧张部与松弛部分界的标志。**砧骨** incus 形如铁砧，分为体和长、短两脚，体与锤骨头形成砧锤关节，长脚与镫骨头形成砧镫关节，短脚与鼓室后壁之间有韧带连接。**镫骨** stapes 形似马镫，分为头、颈、两脚和底，镫骨底借环形韧带封闭前庭窗。

3 块听小骨借关节和韧带连结形成**听骨链** ossicular chain，当声波振动鼓膜时，3 块听小骨相继运动，通过杠杆系统，使镫骨底在前庭窗做内外摆动，将声波的振动转换成机械能传入内耳。

2. **运动听小骨的肌** 有 2 条，分别称鼓膜张肌和镫骨肌。**鼓膜张肌** tensor tympani 起于咽鼓管软骨部、蝶骨大翼及鼓膜张肌半管的管壁，止于锤骨柄上端。该肌由下颌神经至翼内肌的分支支配，收缩时牵拉锤骨柄向内，使鼓膜内陷，以紧张鼓膜，并推镫骨向内，使之紧贴前庭窗。**镫骨肌** stapedius 位于锥隆起内，止于镫骨颈，由

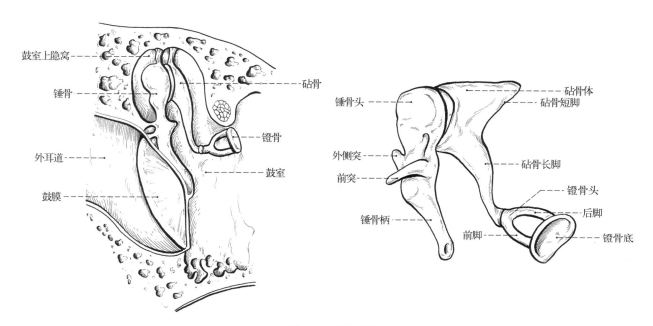

图 13-6 听小骨

面神经支配,作用是拉镫骨头向后,使镫骨底前部离开前庭窗而减低对内耳迷路的压力,镫骨肌瘫痪可引起听觉过敏。两肌的共同作用可减低声波对内耳的振动,对内耳有保护作用。

3. 神经　鼓索 chorda tympani 自鼓室内经过,它自面神经穿出茎乳孔之前 6 mm 处发出,经鼓室后壁进入鼓室,贴近鼓膜上缘,在锤骨和砧骨之间前行,穿鼓室前壁至颞下窝加入舌神经。在岬的表面有网状的**鼓室丛** tympanic plexus,由舌咽神经的鼓室支和交感神经构成。

二、咽鼓管

咽鼓管 pharyngotympanic tube 也称**欧氏管** Eustachian tube,是连通鼓室和鼻咽部的管道,长 3.5~4.0 cm,两端开口分别是咽鼓管鼓室口和咽鼓管咽口。作用是使鼓室与外界的大气压相等,以保持鼓膜内、外两侧的压力平衡。

咽鼓管可分为后外侧 1/3 的骨部和前内侧 2/3 的软骨部。咽鼓管咽口开口于鼻咽部侧壁,约在下鼻甲后方 1 cm 处。平时闭合,当吞咽、打哈欠、歌唱等时张开,空气经此口沿咽鼓管进入鼓室,以维持鼓室和外耳道气压的平衡,保证鼓膜的正常振动。当咽鼓管闭塞时,鼓室内空气被吸收,气压变低,鼓膜内陷,听力下降,并可出现耳痛、耳鸣等症状。咽鼓管的黏膜与鼻咽部及鼓室的黏膜相延续,感染时可相互蔓延。

小儿咽鼓管较成人的短而宽,呈水平位,管腔也较大,故小儿咽部感染更易经咽鼓管蔓延至鼓室,引起中耳炎。

三、乳突窦和乳突小房

乳突窦 mastoid antrum 和**乳突小房** mastoid cells 是鼓室向后的延伸部。乳突窦位于鼓室上隐窝后方,向前开口于鼓室后壁,向后、下与乳突小房相连通,为鼓室和乳突小房之间的交通要道。乳突小房为颞骨乳突内许多含气的蜂窝状小腔,大小不等,形态不一,互相连通。乳突小房可与乙状窦及颅后窝仅隔以很薄的骨板,有的骨板可阙如。乳突小房腔内覆盖着黏膜,并与鼓室和乳突窦的黏膜相连续。故中耳炎可蔓延至乳突窦和乳突小房而引起乳突炎。

第三节　内　　耳

内耳 internal ear 位于颞骨岩部骨质内(图 13-7),鼓室和内耳道底之间,是构造复杂的管腔,又称迷路 labyrinth,是听觉和平衡觉感受器的所在部位,是前庭蜗器的主要部分。内耳分为骨迷路和膜迷路两部分。骨迷路是颞骨岩部内骨密质所围成的腔隙。膜迷路是套在骨迷路内的膜性小管或囊。两者之间的间隙充满着**外淋巴** perilymph,膜迷路内充满**内淋巴** endolymph,内、外淋巴液互不相通。

一、骨迷路

骨迷路 bony labyrinth 是由骨密质围成的腔和管,从前内侧向后外侧沿颞骨岩部的长轴排列,依次可分为耳蜗、前庭和骨半规管 3 部分,三者形状各异,相互连通(图 13-8)。

(一)耳蜗

耳蜗 cochlea 位于骨迷路的最前方,是一卷曲的骨管,形似蜗牛壳,由**蜗螺旋管** cochlear spiral canal(或称为骨螺旋管)环绕蜗轴两圈半构成。耳蜗的顶端朝向前外,并稍向下倾斜,称蜗顶;底端朝向后内,对着内耳道底,称为蜗底。**蜗轴** modiolus 位于耳蜗的中央,由骨松质构成,有蜗神经和血管穿行。自蜗轴发出螺纹状的**骨螺旋板** osseous spiral lamina 突入蜗螺旋管内,但未达管的外侧壁,它与膜迷路的蜗管一起,将蜗螺旋管完全分隔为上、下两半。上半部分称为**前庭阶** scala vestibuli,通向前庭窗;下半部分称为**鼓阶** scala tympani,通蜗窗,前庭阶与鼓阶均含外淋巴。在蜗顶,骨螺旋板离开蜗轴,形成镰刀样的薄骨片,称为**螺旋板钩** hamulus of spiral lamina。蜗轴和螺旋板钩之间的半月形开口为**蜗孔** helicotrema,前庭阶和鼓阶的外淋巴在蜗孔处相互交通。

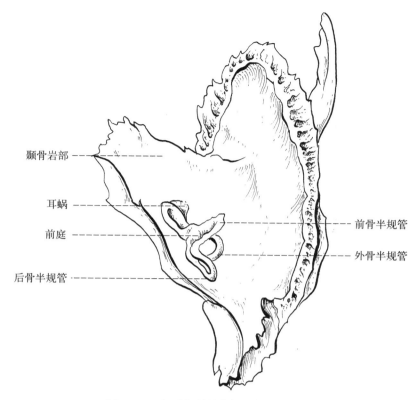

图 13-7　内耳在颞骨岩部的投影（右侧）

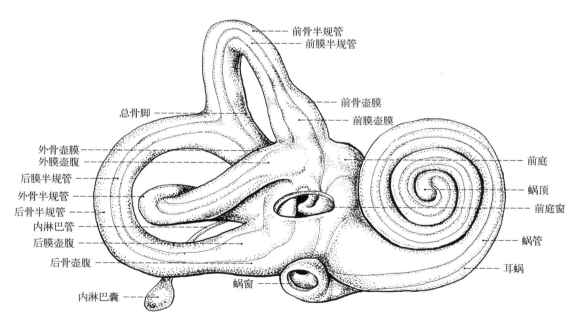

图 13-8　骨迷路与膜迷路

（二）前庭

前庭 vestibule 位于骨迷路中部,正对中耳的鼓室,为一不规则、略似椭圆形的腔隙。前庭可分为前、后、内侧和外侧 4 个壁。前壁较窄,向前下借一大孔通耳蜗的前庭阶。后壁较宽阔,后上方有 5 个小孔通 3 个骨半规管。外侧壁即鼓室的内侧壁,其上有前庭窗和蜗窗,前庭窗由镫骨底封闭,蜗窗由第二鼓膜封闭。内侧壁即为内耳道底,有前庭蜗神经通过的许多小孔。

(三)骨半规管

骨半规管 bony semicircular canals 位于前庭的后部,为 3 个半环形骨管,三者所在平面相互垂直标定三维空间。按其位置分为前骨半规管、外骨半规管和后骨半规管。**前骨半规管** anterior semicircular canal,弓向上前外方,又称上骨半规管,长 15 ~ 20 mm,与颞骨岩部的长轴垂直;**外骨半规管** lateral semicircular canal,弓向后外侧,当头前倾 30° 角时,呈水平位,又称水平半规管,是 3 个骨半规管最短的一个,长 12 ~ 15 mm;**后骨半规管** posterior semicircular canal,弓向后上外方,与颞骨岩部的长轴平行,是 3 个骨半规管最长的一个,长 18 ~ 22 mm。每个骨半规管约为圆周的 2/3,有两个骨脚连于前庭,其中一个膨大骨脚称**壶腹骨脚** ampullar bony crura,脚上的膨大部称**骨壶腹** bony ampullae,另一个骨脚细小称**单骨脚** simple bony crus。前骨半规管和后骨半规管的单骨脚合成一个**总骨脚** common bony crus,因此,3 个骨半规管以 5 个开口与前庭后上壁相通。

二、膜迷路

膜迷路 membranous labyrinth 为套入骨迷路内封闭的膜性囊和管,管径较小,借纤维束固定于骨迷路壁上,其管壁或囊壁上有平衡觉或听觉感受器。膜迷路从前向后可分为蜗管、椭圆囊和球囊、膜半规管 3 部分。它们之间相互连通,其内充满了内淋巴(图 13-9)。

(一)蜗管

蜗管 cochlear duct 位于耳蜗的蜗螺旋管内,位于骨螺旋板与蜗螺旋管外侧壁之间。蜗管也盘绕蜗轴两圈半,以盲端起于前庭,借连合管与球囊相连通,另一盲端细小终于蜗顶。蜗管的横切面呈三角形,位于前庭阶和鼓阶之间,有 3 个壁:上壁为蜗管**前庭壁** vestibular wall(前庭膜),将前庭阶和蜗管分开;外侧壁较厚,与蜗螺旋管内表面的骨膜相结合,有丰富的血管和结缔组织,该处上皮深面富有血管,称血管纹;下壁由骨螺旋板和**蜗管鼓壁** tympanic wall of cochlear duct(又称为螺旋膜或基底膜)组成,与鼓阶相隔。在螺旋膜上有**螺旋器** spiral organ,又称 Corti 器,是听觉感受器,能感受声波的刺激,并经蜗神经传入中枢(图 13-10,图 13-11)。

(二)椭圆囊和球囊

椭圆囊 utricle 和**球囊** saccule 位于骨迷路的前庭内,椭圆囊在后上方的椭圆囊隐窝内,球囊在前下方的球囊隐窝内。球囊较小,向前下以**连合管** ductus reuniens 与蜗管相通。椭圆囊的后壁上有 5 个开口,与 3 个膜半规管连通,前壁借椭圆球囊管连接球囊,并由此管发出内淋巴管,穿经前庭内侧壁,至颞骨岩部后面,在硬脑膜下形成**内淋巴囊** endolymphatic sac。在椭圆囊上端的底部和前壁上有感觉上皮,称为**椭圆囊斑** macula utriculi;

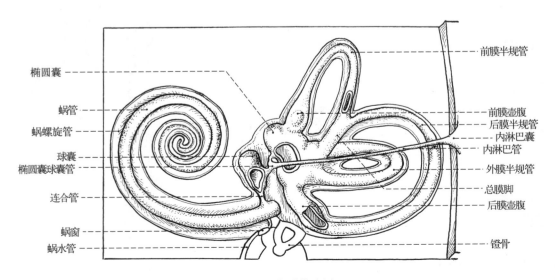

椭圆囊
蜗管
蜗螺旋管
球囊
椭圆囊球囊管
连合管
蜗窗
蜗水管

前膜半规管
前膜壶腹
后膜半规管
内淋巴囊
内淋巴管
外膜半规管
总膜脚
后膜壶腹
镫骨

图 13-9 内耳模式图

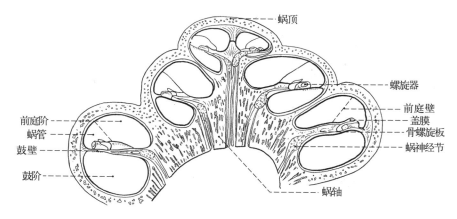

图 13-10 耳蜗的构造

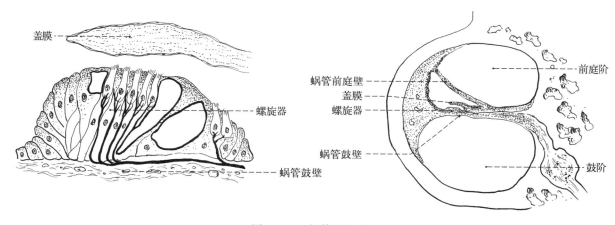

图 13-11 蜗管的切面

球囊的前上壁有感觉上皮,称为**球囊斑** macula sacculi。椭圆囊斑和球囊斑位于相互成直角的平面上,它们能感受头部静止的位置及直线变速运动(水平或垂直方向)引起的刺激,其神经冲动分别沿前庭神经的椭圆囊支和球囊支传入中枢。

（三）膜半规管

膜半规管 semicircular ducts 位于同名骨半规管内,也有 3 个,分别称为前(上)膜半规管、外(水平)膜半规管和后膜半规管。其形状类似骨半规管,靠近骨半规管的外侧壁,其管径为骨半规管的 1/4 ~ 1/3。在骨壶腹内的部分也相应膨大称**膜壶腹** membranous ampullae。膜壶腹外侧壁上黏膜隆起形成**壶腹嵴** crista ampullaris,是位觉感受器,能感受头部旋转变速运动的刺激。3 个膜半规管的壶腹嵴相互垂直,可感受到人体在三维空间内的位置变化,并经前庭神经的壶腹支传入中枢。

声波的传导 声波传入内耳的途径有两条,即空气传导和骨传导。在正常情况下以空气传导为主。

1. **空气传导** air conduction 声波经外耳道传至鼓膜,引起鼓膜的振动,继而引起中耳听小骨链运动,将声波转换成机械振动并加以放大,经镫骨底传至前庭窗,引起前庭阶外淋巴振动,经蜗孔引起鼓阶外淋巴振动,并通过前庭膜引起蜗管的内淋巴振动,内淋巴的振动及鼓阶外淋巴的振动使螺旋器受到刺激,产生神经冲动,由蜗神经传入脑的听觉中枢而产生听觉。这是空气传导的主要途径。在听小骨链出现功能障碍时,外耳道中的空气振动可以直接作用蜗窗即第二鼓膜,引起鼓阶内的外淋巴波动,使基底膜振动以刺激螺旋器。但鼓室空气振动蜗窗的强度仅是听小骨链推动前庭窗强度的 1/1 000,因此通过这条途径,只能产生部分听觉。

2. **骨传导** osteophony 声波经颅骨(骨迷路)传入内耳的途径称骨传导。主要是指骨迷路经声波冲击后可发生振动,使耳蜗的内淋巴液和基底膜产生振动,刺激螺旋器引起听觉。骨传导的效能与正常空气传导相比是极其微弱的,但是,当空气传导被完全破坏时,骨传导对保持部分听力具有一定的意义。

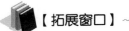

【拓展窗口】

外耳和中耳患病时,如外耳道阻塞、炎症、听小骨链的损伤等,传达至内耳的声能减弱,由此造成的聋称传导性聋,一般为不完全性聋。螺旋器、蜗神经、听觉传导通路及听觉中枢任何一个环节的损伤或病变而引起的听觉障碍,称感音性或神经性聋,多为完全性聋。

三、内耳的血管、淋巴和神经

(一) 内耳的血管

1. 动脉　内耳的动脉主要是**迷路动脉** labyrinthine artery,又称**内听动脉** internal auditory artery,是一细长的分支,多发自小脑下前动脉,有时也可发自基底动脉下部,少数发自小脑下后动脉和椎动脉的颅内段。迷路动脉穿内耳门后分为耳蜗支和前庭支,前庭支分布于椭圆囊、球囊和半规管;蜗支分为 12～14 支,经蜗轴内的小管分布于骨螺旋板、基底膜、血管纹及其他耳蜗结构。此外,枕动脉或耳后动脉发出的茎乳动脉尚分布到部分半规管。这些动脉皆为终动脉,不能相互代偿。颈椎肥大、椎动脉血运受阻、基底动脉供血不足可以影响内耳的血液供应,从而产生耳鸣、眩晕等症状。

2. 静脉　内耳的静脉合成**迷路静脉** labyrinthine vein 汇入岩上、下窦后部或横窦。尚有一些小静脉注入颈内静脉。

(二) 内耳的淋巴

内耳是否存在固定的淋巴管尚无定论。一般认为,内淋巴液的成分与外淋巴液的成分有明显的不同。外淋巴的成分与脑脊液相近,含有丰富的 Na^+,但 K^+ 很少;内淋巴液富含 K^+,但 Na^+ 很少。

外淋巴的来源、产生率、循环和吸收尚不清楚。有研究认为,外淋巴来源于脑脊液和毛细血管的超滤液,外淋巴的排出机制尚不清楚,前庭内的外淋巴向后与半规管的外淋巴连通,向前与耳蜗前庭阶内的外淋巴连通,继经蜗孔进入鼓阶。前庭内的外淋巴经蜗水管内口,通过蜗水管向蛛网膜下隙引流。

内淋巴的生成可能与内耳的很多结构有关,如椭圆囊和半规管的暗细胞,壶腹内半月平面的柱状细胞,以及蜗管内的血管纹的特化上皮细胞。膜迷路内的内淋巴经内淋巴管引流至内淋巴囊,再经内淋巴囊进入周围的静脉丛内。

(三) 内耳的神经

内耳的神经即**前庭蜗神经** vestibulocochlear nerve,由前庭神经和蜗神经组成,皆为特殊躯体感觉神经。两者分别起自前庭神经节和蜗神经节,在内耳道汇合成前庭蜗神经,出内耳门入颅。

四、内耳道

内耳道起自内耳门,终于内耳道底,长约 10 mm,内有前庭蜗神经、面神经和迷路动脉等。

(张晓明编写　韩秋生绘图)

习题

1. 填图题

请标出线段指示的相应解剖结构：

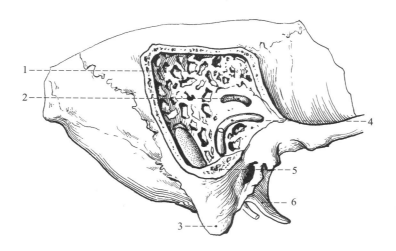

2. 填字题

请按提示内容填写行列中的空格：

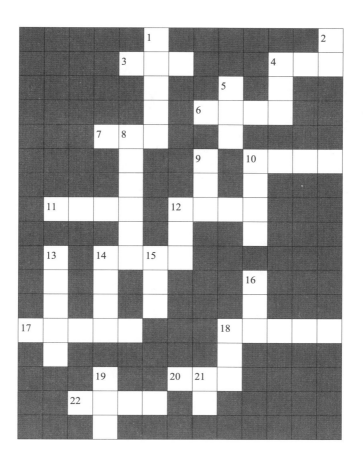

纵向：

1. 弓向上前外方的骨半规管
2. 岬后下方的圆形孔
4. 位觉器
5. 蜗螺旋管上半部分
8. 内有鼓膜张肌
9. 内耳的外层部分
10. 鼓室的前壁
12. 内耳前庭部的外侧壁
13. 内耳的神经
14. 又称骨螺旋管
15. 鼓室的外侧壁
16. 鼓室的内容物，传导声波的振动
18. 外耳门至鼓膜之间的弯曲管道
19. 鼓室上隐窝后方，鼓室和乳突小房之间的交通要道
21. 骨迷路的最前方，一卷曲的骨管

横向：

3. 锥隆起内运动听小骨的肌
4. 岬后上方的卵圆形小孔
6. 位听器
7. 连接鼻咽腔和中耳鼓室
10. 鼓室的下壁
11. 收缩时牵拉锤骨柄向内，使鼓膜内陷
12. 内耳的主要动脉
14. 又称为螺旋膜或基底膜
17. 前庭窗后上方的弓形隆起，延至鼓室后壁
18. 弓向后外侧的骨半规管
20. 起自内耳门，终于内耳道底
22. 颞骨乳突内的含气蜂窝状小腔

神经系统

总 论

神经系统 nervous system 由脑、脊髓及与脑和脊髓相连并分布到全身各处的周围神经组成。人类神经系统的形态和功能非常复杂,它既有与脊椎动物神经系统相似之处,也有它的独特点。人类在生产劳动、语言交流和社会生活的发生与发展中,大脑皮质发生了质的变化,不仅有与动物相似的感觉和运动中枢,而且有语言中枢和负责计划执行、信息整合的高度发达的前额叶皮质,因此人类大脑皮质是思维、意识活动的物质基础,远远超越了一般动物的范畴,不仅能被动地适应环境的变化,而且能主观能动地认识世界和改造世界,使自然界为人类服务。其功能是:①控制和调节其他系统的活动,使人体成为一个有机的整体。例如,当体育锻炼时,除了肌肉强烈收缩外,同时也出现呼吸加深加快、心搏加速、出汗等一系列变化,这些都是在神经系统的调节和控制下完成的。②维持机体与外环境间的统一。如天气寒冷时,通过神经调节使周围小血管收缩,减少散热,使体温维持在正常水平。神经系统通过与它相连的各种感受器,接受内、外环境的各种刺激,经传入神经元传至中枢(脊髓和脑)的不同部位,经过整合后发出相应的神经冲动,经传出神经元将冲动传至相应的效应器,以产生各种反应。因此,神经系统既能使机体感受到外环境和机体内环境的变化,也能调节机体内环境和内、外环境的相互关系,使机体能及时作出适当的反应,以保证生命活动的正常进行。

一、神经系统的区分

神经系统分为中枢部和周围部(神经图 –1)。中枢部包括脑和脊髓,也称**中枢神经系统** central nervous system,含有绝大多数神经元的胞体。周围部是指与脑和脊髓相连的神经,即脑神经、脊神经和内脏神经,又称**周围神经系统** peripheral nervous system,主要由感觉神经元和运动神经元的轴突组成。脑神经与脑相连,脊神经与脊髓相连,内脏神经通过脑神经和脊神经附于脑和脊髓。根据周围神经在各器官、系统中所分布的对象不同,又可把周围神经系统分为**躯体神经** somatic nerve 和**内脏神经** visceral nerve。躯体神经分布于体表、骨、关节和骨骼肌,内脏神经分布到内脏、心血管、平滑肌和腺体。

在周围神经中,感觉神经的冲动是自感受器传向中枢,故又称**传入神经** afferent nerve;运动神经的冲动是自中枢传向周围,故又称**传出神经** efferent nerve。内脏运动神经又分**交感神经** sympathetic nerve 和**副交感神经** parasympathetic nerve。

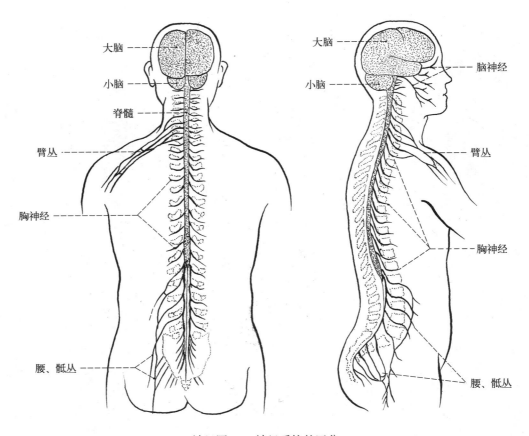

神经图 –1　神经系统的区分

二、神经系统的组成

神经系统的基本组织主要是神经组织,神经组织由神经元和神经胶质组成。

(一)神经元

神经元 neuron 又称**神经细胞** nerve cell,是神经系统结构和功能的基本单位,具有感受刺激和传导神经冲动的功能。

1. 神经元的构造　不同神经细胞的大小和形态差异较大,其胞体有圆形、梭形和锥形等,胞体的直径 3 ~ 15 μm 不等。尽管神经元的形态各异(神经图 –2,神经图 –3),但每个神经元都可以分为胞体和突起两部分。

胞体为神经元的代谢中心,胞体内的细微结构与其他细胞大致相似,有细胞核、细胞质、细胞器和细胞膜,此外,还有神经细胞所特有的**尼氏体** Nissl body 和**神经原纤维** neurofibril(神经图 –4)。

尼氏体的化学成分是核糖核酸和蛋白质,常称为核蛋白体,是合成蛋白质的场所。神经原纤维的化学成分是中间纤维蛋白,对神经细胞有支持作用,并与神经细胞内的物质运输有关。神经细胞胞体内高尔基复合体发达,有丰富的线粒体,但没有中心体,故成熟的神经细胞不能分裂。

神经元突起分为**树突** dendrite 和**轴突** axon。树突为胞体本身向外伸出的树枝状突起,结构大致与胞体相同。

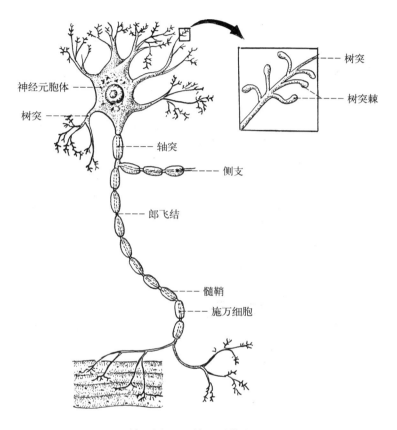

神经图 –2　神经元模式图

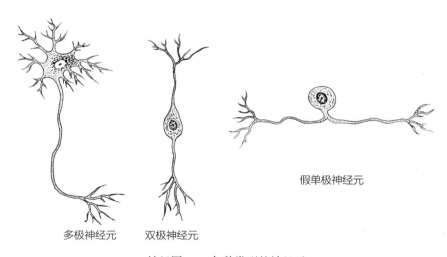

神经图 –3　各种类型的神经元

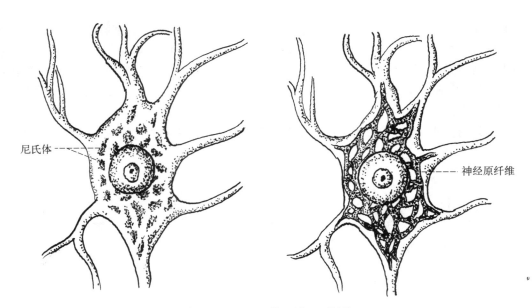

神经图 –4　尼氏体和神经原纤维

树突的数量与配布方式在不同的神经元中不一样,一般较短,可反复分支,逐渐变细而终止。多极神经元的树突具有小突起,称**树突棘** dendrite spine,是接受信息的装置。轴突通常只有 1 条,常发出侧支。不同类型神经元的轴突粗细长短不一,直径 0.2 ~ 20 μm,长度可达 1 m 以上。轴突是神经元的主要传导装置,它能将信号从其起始部传到末端。轴突因缺乏核糖体而不能合成蛋白质,神经元合成生物大分子及组装成细胞器的过程都是在胞体内完成的,但这些细胞器可以在胞体与轴突之间进行单向或双向流动,这种现象称为**轴浆运输**,如果神经元胞体受损,轴突就会变性甚至死亡。

2. 神经元的分类　根据神经元突起的数目可分为 3 类:①**假单极神经元** pseudounipolar neuron,从神经细胞的胞体只发出 1 个突起,但很快呈"T"形分叉为 2 支,一支至周围的感受器称周围突,另一支入脑或脊髓称中枢突。部分脑神经节和脊神经节中的感觉神经元属于此类。②**双极神经元** bipolar neuron,自胞体两端各发出 1 个突起,其中一个抵达感受器,称周围突;另一个进入中枢部,称中枢突。如位于视网膜内的双极细胞、内耳的前庭神经节和蜗神经节内的感觉神经元。③**多极神经元** multipolar neuron,具有多个树突和 1 个轴突,中枢部内的神经元绝大部分属于此类。

依据神经元的功能和传导方向,可将神经元分为 3 类:①**感觉神经元** sensory neuron(传入神经元),将内、外环境的各种刺激传向中枢部,此类多为假单极和双极神经元;②**运动神经元** motor neuron(传出神经元),将冲动自中枢部传向身体各部,支配骨骼肌或控制心肌、平滑肌活动和腺体的分泌,此类多为多极神经元;③**联络神经元** association neuron(**中间神经元**),是在中枢部内位于感觉和运动神经元之间的多极神经元,此类神经元的数量很大,占神经元总数的 99%,在中枢内构成复杂的网络系统,以不同的方式对传入的信息进行储存、整合和分析并将其传至神经系统的其他部位。

根据神经元轴突的长短,又可将联络神经元分为两类:一类是**高尔基Ⅰ型细胞**,轴突较长,将冲动从中枢某一部位传向其他部位,因此也称为接替性或投射性中间神经元。另一类是**高尔基Ⅱ型细胞**,轴突较短,常在特定局限的小范围内传递信息,又称局部中间神经元。

根据神经元合成、分泌化学递质的不同,可将神经元分为:①**胆碱能神经元**,位于中枢神经系统和部分内脏神经中;②**单胺能神经元**,包括儿茶酚胺能(分泌去甲肾上腺素、多巴胺等)、5– 羟色胺能和组胺能神经元,广泛分布于中枢和周围神经系统;③**氨基酸能神经元**,以 γ– 氨基丁酸、谷氨酸等为神经递质,主要分布于中枢神经系统;④**肽能神经元**,以各种肽类物质(如生长抑素、P 物质、脑啡肽等)为神经递质,广泛分布于中枢和周围神经系统。

3. 神经纤维　神经元较长的突起常被起绝缘作用的**髓鞘** myelin sheath 和**神经膜** neurilemma 所包裹,构成**神经纤维** nerve fibers。若被髓鞘和神经膜共同包裹称**有髓神经纤维**（神经图 –5）,仅为神经膜所包裹则为**无髓神经纤维**。周围神经的髓鞘是由**施万细胞** Schwann cell 环绕轴突所形成的多层同心圆板层,而周围神经的神经膜是轴突表面只被一层施万细胞的核和质膜所包裹（神经图 –6）。在中枢神经系统内,有髓神经纤维的髓鞘由少突胶质细胞的突起所形成（神经图 –7）。髓鞘呈分节状包绕在轴突外面,直至神经末梢之前。在相邻两节髓鞘之间的部分称**郎飞结** Ranvier node,该处轴突裸露,神经冲动在有髓神经纤维中是以跳跃的方式传导。神经纤维的传导速度与髓鞘厚薄和神经纤维直径的大小成正比,即神经纤维越粗、髓鞘越厚,其传导电信号的速度就越快。

4. **突触** synapse　是指神经元与神经元之间、神经元与感受器之间、神经元与效应器之间特化的接触区域。神经元突起在接近其终末处常分成若干细支,细支的末端膨大形成**突触前末梢**或称**终扣** terminal bouton

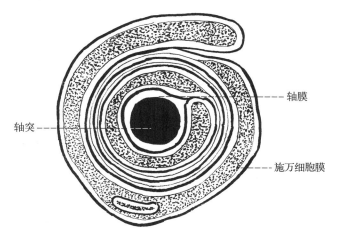

神经图 –5　周围神经元有髓神经纤维构成模式图

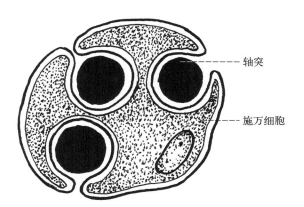

神经图 –6　无髓神经纤维与施万细胞关系模式图

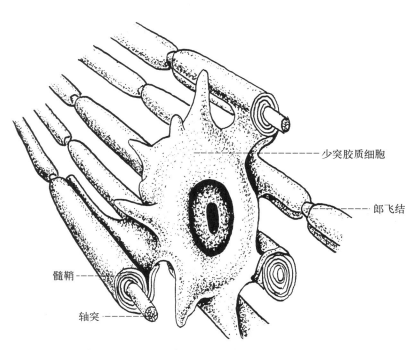

神经图 –7　中枢神经元有髓神经纤维构成模式图

（神经图 –8）。

　　神经元间的信息传递是一个神经元通过突触把信息传递到另一个神经元或效应器。大多数突触都是一个神经元的轴突与另一个神经元的树突或胞体接触，称**轴 – 树突触**或**轴 – 体突触**，但也有**轴 – 轴突触**、**树 – 树突触**，甚至还有**体 – 体突触**。人体神经系统内大部分突触是依靠化学物质即**神经递质** neurotransmitter 进行冲动的传递，称**化学突触** chemical synapse。化学突触包括 3 部分：**突触前部** presynaptic element、**突触间隙** synaptic cleft 和**突触后部** postsynaptic element（神经图 –8）。突触前部有密集的突触小泡和突触前膜。小泡有清亮的，也有含颗粒的。小泡内含有高浓度的神经递质如乙酰胆碱或去甲肾上腺素等，当神经冲动沿轴突传到突触前部时，此处小泡的神经递质被释放到突触间隙（为 30 ~ 50 nm），作用于突触后膜，使突触后膜上受体蛋白或离子通道构型发生改变，使电位发生变化而产生神经冲动。这种化学传递方式决定了冲动传导方向一般是轴→树或轴→体。此外，体内少数部位也有**电突触** electrical synapse，其突触前、后膜之间的间隙很小，仅为 2 ~ 3 nm，因此突触前、后膜相贴，以至一个神经元的电位变化可直接引起另一神经元的电位变化。

（二）神经胶质

　　神经胶质 neuroglia 或称**神经胶质细胞** neuroglial cell（神经图 –9），是中枢神经系统的间质或支持细胞，一般没有传递神经冲动的功能。神经胶质除了对神经元起着支持、营养、保护和修复等作用以外，由于它有许多神

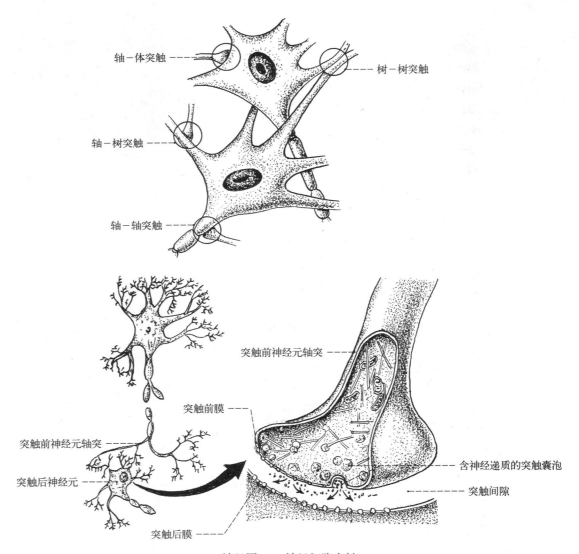

神经图 –8　神经细胞突触

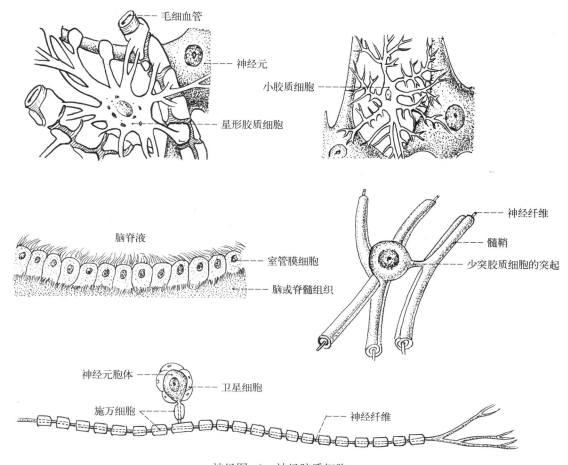

神经图 -9　神经胶质细胞

经递质的受体和离子通道,因而对调节神经系统活动起着十分重要的作用。神经胶质始终保持其分裂能力,在病理情况下,星形胶质细胞增殖可形成瘢痕。神经胶质可分为两大类。

1. **大胶质细胞** macroglial cell　主要包括**星形胶质细胞** astrocyte、**施万细胞**、**少突胶质细胞** oligodendrocyte和**室管膜细胞** ependymal cell。星形胶质细胞数量最多,功能也最复杂,它又分为**原浆性星形细胞**和**纤维性星形细胞**,前者分布于灰质,后者分布于白质。施万细胞形成周围神经的神经膜或髓鞘,而少突胶质细胞则形成中枢神经系统神经纤维的髓鞘。室管膜细胞也属于大胶质细胞,衬附于脑室腔面和脊髓中央管内面,其功能是帮助神经组织与脑室腔内的液体之间进行物质交换。

2. **小胶质细胞** microglia　是神经系统的巨噬细胞,在神经系统病变时增多。

三、神经系统的常用术语

在中枢神经系统和周围神经系统中,神经元胞体和突起在不同部位有不同的组合编排方式,故用不同的术语表示。

在中枢神经系统中,**灰质** gray matter 是神经元胞体及其树突的集聚部位,因富含血管,在新鲜标本中色泽灰暗,如脊髓灰质。

白质 white matter 是神经纤维集聚的部位,因髓鞘含类脂质色泽白亮而得名,如脊髓白质。

皮质 cortex 为分布在大脑和小脑表面的灰质。

位于大脑和小脑的白质因被皮质包绕而位于深部,称为**髓质** medulla。

神经核 nucleus 为在中枢神经系统皮质以外,形态和功能相似的神经元胞体聚集成的团块状结构。

神经纤维束 nerve fasciculus 为在白质中,起止、行程和功能基本相同的神经纤维集合在一起形成的纤维束。

周围神经系统中,**神经节** ganglion 为神经元胞体集聚处。其中由假单极或双极神经元等感觉神经元胞体集聚而成的为感觉神经节,由传出神经元胞体集聚而成的、与支配内脏活动有关的称**内脏运动神经节**。

神经纤维在周围神经系统中集聚在一起称为**神经** nerve。包绕在每条神经外面的结缔组织称神经外膜;结缔组织伸入束内将神经分为若干小束,并包围之,称**神经束膜**;包在每根神经纤维外面的结缔组织称**神经内膜**。一条神经内的若干神经束,在神经全程中常反复编排、组合,了解一条神经内神经束的编排,对神经损伤后的缝合是很重要的。

四、神经系统的活动方式

神经系统在调节机体的活动中,对内、外环境的各种刺激作出适宜的反应,称为**反射** reflex,它是神经系统活动的基本方式。反射的形态学基础是**反射弧** reflex arc,由感受器、传入神经、中枢、传出神经和效应器构成(神经图 -10)。

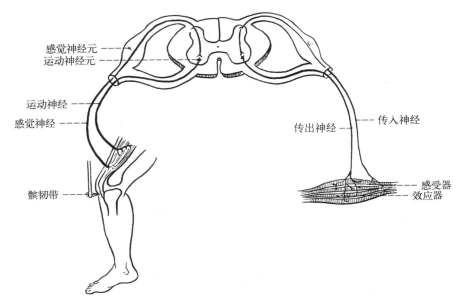

感觉神经元
运动神经元
运动神经
感觉神经
髌韧带
传出神经 ---- 传入神经
感受器
效应器

神经图 -10　反射弧

【拓展窗口】

随着科学技术的不断发展与更新,神经系统的研究也从器官、组织水平发展到细胞、分子水平。下面介绍部分神经系统的研究方法和观察技术。

1. 传统的组织染色技术　用以了解各种神经元的形态、神经核和神经束之间的联系,常用方法有 Golgi 银浸染法、Cajal 法、Nissl 法等。各种组织染色法能将不同的神经组织结构和细胞成分区别开来。

2. 神经通路追踪技术　主要是利用轴突运输的已知分子进行逆行和顺行追踪,如辣根过氧化物酶轴突逆行追踪法、荧光色素逆行标志法、细胞毒植物凝集素追踪法等。

3. 组织化学和免疫组织化学技术及原位杂交　组织化学和免疫组织化学技术使得神经组织和神经细胞的化学组分的定位显示得以实现。原位杂交组织化学技术广泛应用于 mRNA 在组织切片上的细胞定位。

4. 细胞生物学技术　组织、细胞培养技术广泛应用于神经细胞和胶质细胞的来源和发育、髓鞘的形成和脱髓鞘的机制、神经干细胞的研究等。细胞培养和分子生物学及遗传学等相结合的技术包括细胞基因转染技术、RNA 干扰技术、流式细胞仪检测技术等。

5. 生物化学和分子生物学技术　生物化学技术包括层析法、离心制备突触小体、放射免疫法检测神经递质、放射配体法检测受体;分子生物学技术包括基因的分子克隆,DNA、RNA 和蛋白质的检测技术,PCR 技术、免疫共沉淀技术等。

6. 神经影像学技术　包括 X 线照相术、同位素脑扫描、脑超声波、脑血管造影、计算机断层扫描(CT)、磁共振成像(MRI)、正电子发射断层扫描(PET)等。特别是 PET 和功能性 MRI(fMRI)的应用,使活体研究脑功能成为现实。

7. 彩虹脑　通过转基因技术让特异的神经细胞携带某种荧光蛋白,并用基因重组技术使不同细胞带上不同数量及颜色的荧光蛋白,神经细胞就能在不同波长激光照射下发出绚丽色彩。这项技术可以帮助我们精确划分不同神经细胞的亚型。

8. 光遗传技术　是把光感蛋白基因转入特定神经细胞进行离子通道或受体表达,光感离子通道或受体在不同波长的光照刺激下会改变膜电位,从而兴奋或抑制靶细胞。这项技术可以帮助我们在神经回路研究中的精确调控。

(吕捷编写　韩秋生绘图)

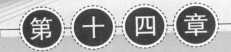

中枢神经系统

第一节　脊　髓

脊髓 spinal cord 起源于胚胎时期神经管的尾部,与脑相比其分化较少,结构也相对简单,并保留着明显的节段性。

一、位置和外形

脊髓位于椎管内,上端平枕骨大孔处与延髓相连,下端在成人平第1腰椎下缘(新生儿可达第3腰椎下缘),全长 42 ~ 45 cm,最宽处横径为 1 ~ 1.2 cm。脊髓呈前、后稍扁的圆柱形,全长粗细不等,有两个梭形膨大,即自第4颈髓节段至第1胸髓节段的**颈膨大** cervical enlargement 和自第1腰髓节段至第3骶髓节段的**腰骶膨大** lumbosacral enlargement。这两个膨大的形成是因为内部的神经元数量相对较多,与四肢的出现有关。脊髓末端变细,称为**脊髓圆锥** conus medullaris,自此处向下延为细长的无神经组织的**终丝** filum terminale,长约 20 cm,向上与软脊膜相连,向下在第2骶椎水平以下由硬脊膜包裹,止于尾骨的背面。

脊髓表面可见6条纵行浅沟,前面正中较明显的沟称**前正中裂** anterior median fissure,后面正中较浅的沟为**后正中沟** posterior median sulcus,这两条纵沟将脊髓分为左右对称的两半。此外还有两对外侧沟,即**前外侧沟**和**后外侧沟**,分别有脊神经前、后根的根丝附着。而在颈髓和胸髓上部,后正中沟和后外侧沟之间,还有一条较浅的**后中间沟** posterointermediate sulcus,是薄束和楔束之间的分界(图 14-1)。

脊髓在外形上没有明显的节段性,通常把每一对脊神经前、后根根丝附着范围的脊髓称为一个**脊髓节段** spinal segment,因为有31对脊神经,故脊髓也可分为31个节段,即8个颈髓节段(C_1 ~ C_8)、12个胸髓节段(T_1 ~ T_{12})、5个腰髓节段(L_1 ~ L_5)、5个骶髓节段(S_1 ~ S_5)和1个尾髓节段(C_0)。

由于自胚胎第4个月起,脊柱的生长速度比脊髓快,因此成人脊髓和脊柱的长度不等,构成脊柱的椎骨与脊髓节段并不完全对应。了解脊髓节段与椎骨序数的对应关系,对病变和麻醉的定位具有重要意义(表 14-1、图 14-2)。

与脊髓相连的脊神经前、后根汇合形成脊神经,经相应的椎间孔离开椎管。因脊髓比脊柱短,腰、骶、尾部的脊神经前、后根要在椎管内下行一段距离,才能到达各自相应的椎间孔,这些在脊髓末端平面以下下行的脊神经根称**马尾** cauda equina。因此,临床上常选择第3、4腰椎或第4、5腰椎棘突之间进针行脊髓蛛网膜下隙穿刺或麻醉术,以避免损伤脊髓。

二、内部结构

脊髓由灰质和白质两大部分组成。在脊髓的横切面上,可见中央有一细小的**中央管** central canal,围绕中央

表 14-1 脊髓节段与椎骨序数的对应关系

脊髓节段	平对椎体	推算举例
$C_1 \sim C_4$	与同序数椎骨同高	第 3 颈髓平第 3 颈椎椎体
$C_5 \sim T_4$	比同序数椎骨高 1 个椎体	第 3 胸髓平第 2 胸椎椎体
$T_5 \sim T_8$	比同序数椎骨高 2 个椎体	第 6 胸髓平第 4 胸椎椎体
$T_9 \sim T_{12}$	比同序数椎骨高 3 个椎体	第 10 胸髓平第 7 胸椎椎体
$L_1 \sim L_5$	平第 10、11、12 胸椎椎体	
$S_1 \sim S_5$、C_0	平第 1 腰椎椎体	

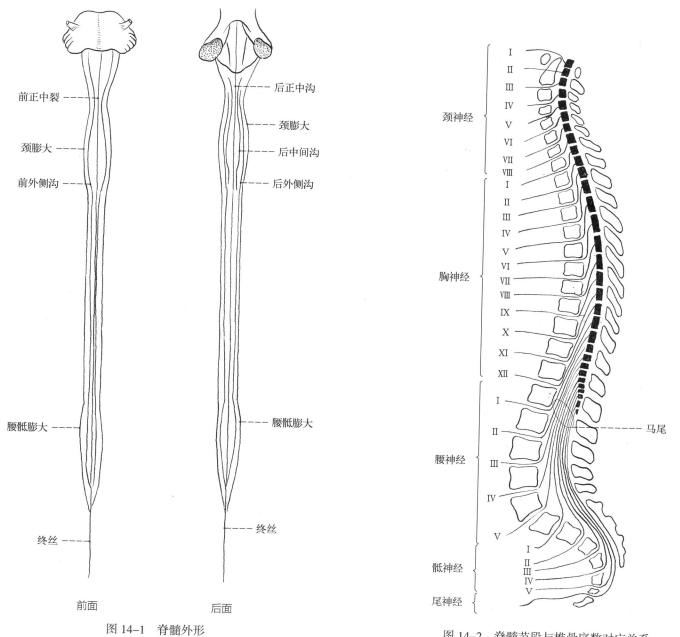

图 14-1 脊髓外形

图 14-2 脊髓节段与椎骨序数对应关系

管周围是"H"形的灰质,灰质的外周是白质(图 14-3,图 14-4)。

每侧的灰质,前部扩大为**前角** anterior horn 或**前柱** anterior column;后部狭细为**后角** posterior horn 或**后柱** posterior column,它由后向前又可分为头、颈和基底 3 部分;在胸髓和上部腰髓($T_1 \sim L_3$),前、后角之间有向外伸出的**侧角** lateral horn 或**侧柱** lateral column;前、后角之间的区域为**中间带** intermediate zone;中央管前、后的灰质分别称为**灰质前连合** anterior gray commissure 和**灰质后连合** posterior gray commissure,连接两侧的灰质。因灰质前、后连合位于中央管周围,又称**中央灰质**。

白质借脊髓的纵沟分为 3 个索,前正中裂与前外侧沟之间为**前索** anterior funiculus,前、后外侧沟之间为**外侧索** lateral funiculus,后外侧沟与后正中沟之间为**后索** posterior funiculus。在灰质前连合的前方有纤维横越,称**白质前连合** anterior white commissure。在后角基部外侧与白质之间,灰、白质混合交织,称**网状结构** reticular

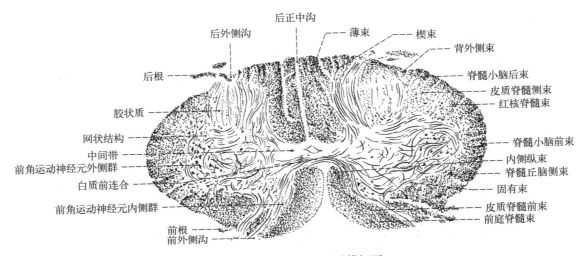

图 14-3　新生儿第 8 颈髓横切面

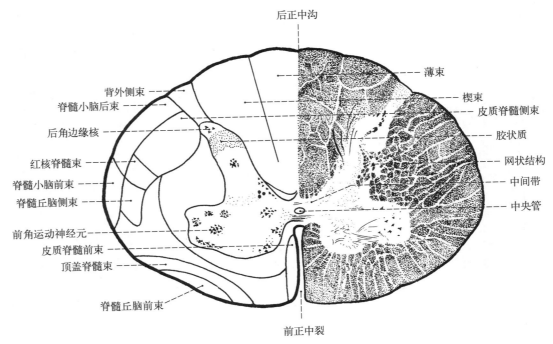

图 14-4　新生儿脊髓胸部横切面

formation,在颈部比较明显。

中央管纵贯脊髓,内含脑脊液,向上通第四脑室,向下在脊髓圆锥内扩大为一梭形的**终室** terminal ventricle,长 8 ~ 10 cm。40 岁以上的人中央管常闭塞。

(一)灰质

脊髓灰质由大量神经元胞体与树突、神经胶质及血管等组成。脊髓灰质内有多种大小形态不同、功能各异的神经元,其中大多数神经元的胞体往往集聚成群或成层,称为神经核或**板层** lamina。在纵切面上,灰质纵贯成柱;在横切面上,这些灰质柱呈突起状称为**角** horn。

根据 Rexed(1950 年)对猫脊髓板层的研究,Schoenen(1973 年)与 Faull(1990 年)提供了被普遍认可的人类脊髓灰质的板层模式,将脊髓灰质分为 10 个板层,这些板层从后向前分别用罗马数字 I ~ X 命名(图 14-5)。Rexed 分层模式已被广泛用于对脊髓灰质构筑的描述。

板层 I(lamina I):又称**边缘层**或 Waldeyer 层,薄且边界不清,呈弧形,内有粗细不等的纤维穿过,呈海绵状,故又称**海绵带**,内含大、中、小型神经元。此层接受后根的传入纤维,层内含有**后角边缘核** posteromarginal nucleus,在腰骶膨大处最清楚。

板层 II(lamina II):贯穿脊髓全长,由大量密集的小型神经元组成。此层几乎不含有髓神经纤维,以髓鞘染色法不着色,呈胶状质样,故称**胶状质** substantia gelatinosa。此层接受后根外侧部传入纤维(薄髓或无髓)侧支及从脑干下行的纤维,发出纤维在周围白质中上、下行若干节段,与相邻节段的 I ~ IV 层神经元构成突触。此层对分析、加工脊髓的感觉信息特别是痛觉信息起重要作用。

板层 III(lamina III):与前两层平行。此层与板层 II 相比,其神经元胞体多数略大,形态多样,但细胞的密度略小。该层含有有髓神经纤维。

板层 IV(lamina IV):较厚,细胞排列较疏松,大小不一,以圆形、三角形和星形细胞居多。

板层 III 和板层 IV 内较大的细胞群称**后角固有核** nucleus proprius of posterior horn。此两层都接受大量的后根传入纤维,发出的纤维联络脊髓的不同节段,并进入白质形成纤维束。

板层 I ~ IV 的头端向上与三叉神经脊束核的尾端相延续,是皮肤感受外界痛、温、触、压觉等刺激的初级传入纤维终末和侧支的主要接受区,故属于外感受区。板层 I ~ IV 发出纤维到节段内和节段间,参与许多复杂的多突触反射通路,以及发出上行纤维束到更高的平面。

板层 V(lamina V):位于后角颈部,除胸髓以外,都可分内、外两部分。外侧部占 1/3,细胞较大,并与

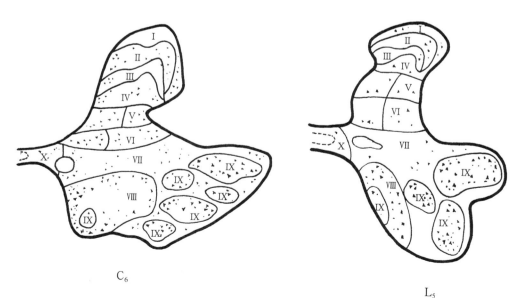

C_6

L_5

图 14-5　脊髓灰质主要核团及 Rexed 分层模式图

纵横交错的纤维交织在一起,形成**网状结构** reticular formation,在颈髓尤其明显。内侧部占 2/3,与后索分界明显。

板层Ⅵ(lamina Ⅵ):位于后角基底部。在颈膨大和腰骶膨大处最发达,分内、外侧两部。内侧部含密集深染的中、小型细胞,外侧部由较大的三角形和星形细胞组成。

板层Ⅴ~Ⅵ接受后根本体感觉性初级传入纤维,以及来自大脑皮质运动区、感觉区和皮质下结构的大量下行纤维,因此,这两层与调节运动有密切关系。

板层Ⅶ(lamina Ⅶ):占中间带的大部,在颈膨大和腰骶膨大处,还伸向前角。此层含一些易于分辨的核团:**胸核** thoracic nucleus,又称**背核**或 Clarke 柱,仅见于 $C_8 \sim L_3$ 节段,位于后角基底部内侧,主要接受后根的传入纤维,发出脊髓小脑后束上行至小脑。**中间带内侧核** intermediomedial nucleus,在第Ⅶ层最内侧,第Ⅹ层的外侧,占脊髓全长,接受后根传入的内脏感觉纤维,发出纤维到内脏运动神经元并上行至脑。**中间带外侧核** intermediolateral nucleus,位于 $T_1 \sim L_2$(或 L_3)节段的侧角,是交感神经节前神经元胞体所在的部位,即交感神经的低级中枢,发出纤维经脊神经前根进入脊神经,再经白交通支到交感干。在 $S_2 \sim S_4$ 节段板层Ⅶ的外侧部,有**骶副交感核** sacral parasympathetic nucleus,是副交感神经节前神经元胞体所在的部位,即副交感神经的低级中枢(骶部),发出纤维组成盆内脏神经。

板层Ⅷ(lamina Ⅷ):由大小不等的细胞组成。在脊髓胸段,位于前角基底部;在颈膨大和腰骶膨大处,仅限于前角内侧部。此层的细胞为中间神经元,接受邻近板层的终末纤维和一些下行纤维束(如网状脊髓束、前庭脊髓束、内侧纵束)的终末,发出纤维到第Ⅸ层,影响两侧的运动神经元,直接或通过兴奋 γ 运动神经元间接影响 α 运动神经元。

板层Ⅸ(lamina Ⅸ):是一些排列复杂的核柱,由前角运动神经元和中间神经元组成,位于前角的最腹侧。在颈膨大和腰骶膨大处前角运动神经元可分为内、外侧两大群。内侧群又称**前角内侧核**,支配躯干部的固有肌;外侧群又称**前角外侧核**,支配四肢肌。前角运动神经元包括大型的 **α 运动神经元**和小型的 **γ 运动神经元**,α 运动神经元的纤维支配跨关节的梭外肌纤维,引起关节运动;γ 运动神经元支配梭内肌纤维,其作用与肌张力的调节有关。此层内的中间神经元为一些中、小型神经元,大部分散在分布,少量的细胞形成核群(如**前角连合核**)。有些小型的中间神经元称**闰绍细胞** Renshaw cell,可与 α 运动神经元形成负反馈环路。

当前角运动神经元受损时,表现为其所支配的骨骼肌出现瘫痪并萎缩、肌张力下降、腱反射消失,称弛缓性瘫痪。

板层Ⅹ(lamina Ⅹ):位于中央管周围,包括灰质前、后连合。某些后根的纤维终于此处。

传统的脊髓核团名称目前仍在使用,它们与板层的对应关系如表 14-2 所示。

表 14-2　脊髓灰质板层与核团的对应关系

板层	对应的核团或部位
Ⅰ	后角边缘核
Ⅱ	胶状质
Ⅲ、Ⅳ	后角固有核
Ⅴ	后角颈、网状结构
Ⅵ	后角基底部
Ⅶ	中间带、胸核、中间带内侧核、中间带外侧核、骶副交感核
Ⅷ	前角基底部,在颈、腰膨大处只占前角内侧部
Ⅸ	前角内侧核、前角外侧核
Ⅹ	中央灰质

（二）白质

脊髓白质主要由许多纤维束组成。纤维束一般按起止命名。在胎儿和新生儿脊髓切片上,由于各纤维束轴突髓鞘的发育时间不同,故染色深浅不一,比较容易分辨。而在正常成人的脊髓切片上,各种纤维束的边界不易划分。因此图 14-3、图 14-4 的各纤维束的位置是该纤维束最集中的部位。

纤维束可分为长的上行纤维束、下行纤维束和短的固有束。上行纤维束将不同的感觉信息上传至脑。下行纤维束从脑的不同部位将神经冲动下传至脊髓。固有束起止均在脊髓,紧靠脊髓灰质分布,参与完成脊髓节段内和节段间的反射活动。

由躯干和四肢传入的冲动都经脊神经后根传入脊髓,后根进入脊髓时分内、外侧两部分。内侧部纤维粗,沿后角内侧部进入后索,它们的升支组成薄束、楔束,降支进入脊髓灰质参与牵张反射。外侧部主要由细的无髓和有髓纤维组成,这些纤维进入脊髓上升或下降 1~2 节,在胶状质背外侧聚成**背外侧束** dorsolateral fasciculus（**Lissauer 束**）,从此束发出侧支或终支进入后角。后根外侧部的细纤维主要传导痛觉、温度觉和内脏感觉信息。内侧部的粗纤维主要传导本体感觉和精细触觉。

1. 上行传导束　又称感觉传导束,包括薄束与楔束、脊髓小脑束和脊髓丘脑束。

（1）**薄束** fasciculus gracilis 与**楔束** fasciculus cuneatus：这两个束为脊神经后根内侧部的粗纤维在同侧后索的直接延续（图 14-6）。薄束成自同侧第 5 胸节以下的脊神经节细胞的中枢突,楔束成自同侧第 4 胸节以上的脊神经节细胞的中枢突。这些脊神经节细胞的周围突分别至肌、腱、关节和皮肤的感受器,中枢突经后根内侧部进入脊髓形成薄束、楔束,在脊髓后索上行,止于延髓的薄束核和楔束核。薄束在第 5 胸节以下占据后索的全部,在胸 4 以上只占据后索的内侧部,楔束位于后索的外侧部。由于薄束、楔束的纤维是自骶、腰、胸、颈由下而上按顺序进入的,因此在后索中来自各节段的纤维有明确的定位。薄束、楔束分别传导来自同侧下半身和上半身的肌、腱、关节和皮肤的本体感觉（肌、腱、关节的位置觉、运动觉和振动觉）和精细触觉（如通过触摸辨别物体纹理粗细和两点距离）信息。当脊髓后索病变时,本体感觉和精细触觉的信息不能向上传入大脑皮质,在患者闭目时,不能确定自己肢体所处的位置,站立时身体摇晃倾斜,也不能辨别物体的性状、纹理粗细等。

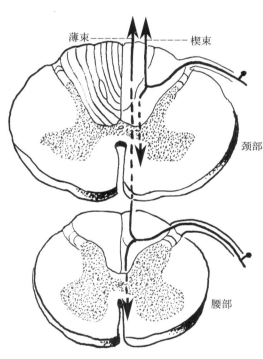

图 14-6　薄束和楔束

（2）**脊髓小脑束**

1）**脊髓小脑后束** posterior spinocerebellar tract：位于外侧索周边的后部,主要起自同侧板层Ⅶ的胸核,但也有来自对侧胸核经白质前连合交叉过来的少许纤维,上行经小脑下脚终于小脑皮质。由于胸核位于胸髓和上腰髓,所以此束仅见于 L_2 以上脊髓节段。

2）**脊髓小脑前束** anterior spinocerebellar tract：位于脊髓小脑后束的前方,主要起自腰骶膨大节段板层Ⅴ~Ⅶ层的外侧部,即相当于后角基底部和中间带的外侧部,大部分交叉至对侧上行,小部分在同侧上行,经小脑上脚进入小脑皮质。

此两束传递下肢和躯干下部的非意识性本体感觉和触、压觉信息至小脑。后束传递的信息可能与肢体个别肌的精细运动和姿势的协调有关,前束所传递的信息则与整个肢体的运动和姿势有关。

（3）**脊髓丘脑束**：可分为**脊髓丘脑侧束** lateral spinothalamic tract 和**脊髓丘脑前束** anterior spinothalamic tract（图 14-7）。脊髓丘脑侧束位于外侧索的前半部,并与其邻近的纤维束有重叠,传递由后根细纤维传入的痛、温觉信息。脊髓丘脑前束位于前索,前根纤维的内侧,传递由后根粗纤维传入的粗触觉、压觉信息,有人认为痒觉

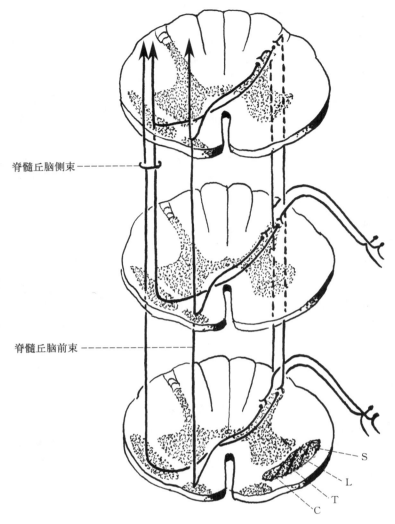

脊髓丘脑侧束

脊髓丘脑前束

S
L
T
C

图 14-7　脊髓丘脑侧束和前束

也通过此束传导。脊髓丘脑束主要起自脊髓灰质 Ⅰ 和Ⅳ ~ Ⅶ层,纤维经白质前连合越边后在同节或上 1 ~ 2 节的外侧索和前索上行(但脊髓丘脑前束含有少部分不交叉的纤维),当上行至脑干下部时,脊髓丘脑前束和脊髓丘脑侧束纤维汇合成脊髓丘系继续上行,止于背侧丘脑。脊髓丘脑束的纤维在脊髓有明确定位,即来自骶、腰、胸、颈节的纤维,由外向内依次排列。一侧脊髓丘脑束损伤时,损伤平面对侧 1 ~ 2 节以下的区域出现痛、温觉的减退或消失。

2. 下行传导束　又称运动传导束,起自脑的不同部位,直接或间接地止于脊髓前角或侧角。

(1)**皮质脊髓束** corticospinal tract:起源于大脑皮质中央前回和其他一些皮质区域,下行至延髓锥体交叉,其中大部分(75% ~ 90%)纤维交叉至对侧继续下行,称为**皮质脊髓侧束** lateral corticospinal tract;少量未交叉的纤维在同侧前索下行,称为**皮质脊髓前束** anterior corticospinal tract;另有少量不交叉的纤维沿同侧外侧索下行,称为 Barne **前外侧束** anterolateral tract of Barne(图 14-8)。

1)皮质脊髓侧束:在脊髓外侧索后部下行,直达骶髓(约 S_4),逐渐终于同侧灰质板层Ⅳ ~ Ⅸ,来自额叶的纤维可以直接与外侧群的前角运动神经元(主要是支配肢体远端小肌肉的运动神经元)相突触。此束内纤维排列由内向外,依次为至颈、胸、腰、骶的纤维。

2)皮质脊髓前束:在前索最内侧下行,大多数纤维经白质前连合交叉终于对侧前角细胞,部分纤维始终不交叉而终止于同侧前角细胞。此束仅存在于脊髓中胸部以上。

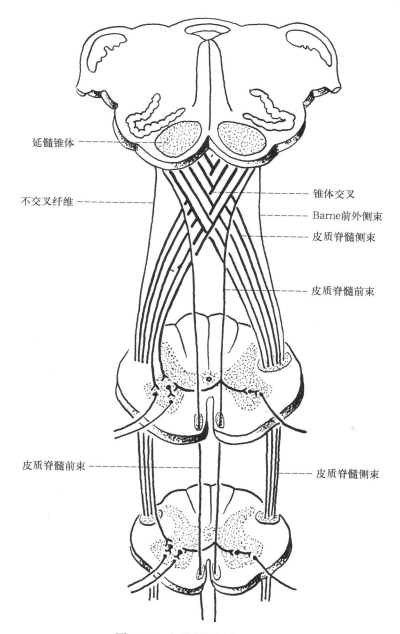

图 14-8 皮质脊髓侧束和前束

3）Barne 前外侧束：由不交叉的纤维组成，沿侧束的前外侧部下降，大部分纤维终于颈髓前角，小部分纤维可达腰、骶髓前角。

从上述 3 种纤维的行径和终止情况来看，脊髓前角运动神经元主要接受来自对侧大脑半球的纤维，但也接受来自同侧的少量纤维。支配上、下肢的前角运动神经元只接受对侧半球来的纤维，而支配躯干肌的运动神经元接受双侧皮质脊髓束的支配。当脊髓一侧的皮质脊髓束损伤后，出现同侧损伤平面以下的肢体骨骼肌痉挛性瘫痪（肌张力增高、腱反射亢进等，也称硬瘫），而躯干肌不瘫痪。

（2）**红核脊髓束** rubrospinal tract：起自中脑红核，纤维交叉至对侧，在脊髓外侧索内下行，至板层Ⅴ～Ⅶ，仅投射至上 3 个颈髓段。此束对支配屈肌的运动神经元有较强兴奋作用，它与皮质脊髓束一起对肢体远端肌肉的运动发挥重要影响。

（3）**前庭脊髓束** vestibulospinal tract：起于前庭神经外侧核，在同侧前索外侧部下行，止于灰质板层Ⅷ和部分板层Ⅶ。主要兴奋躯干和肢体的伸肌,在调节身体平衡中起作用。

(4) **网状脊髓束** reticulospinal tract:起自脑桥和延髓的网状结构,大部分在同侧下行,行于白质前索和外侧索前内侧部,止于板层Ⅶ、Ⅷ。主要参与对躯干和肢体近端肌运动的控制。

(5) **顶盖脊髓束** tectospinal tract:起自中脑上丘,向腹侧走行,于中脑水管周围灰质腹侧经被盖背侧交叉越边,在前索内下行,终止于上段颈髓板层Ⅵ、Ⅷ。兴奋对侧颈肌,抑制同侧颈肌活动。

(6) **内侧纵束** medial longitudinal fasciculus:位于前索,部分纤维起自中脑中介核、后连合核和Darkschewitsch核及网状结构,大部分纤维来自前庭神经核。此束的纤维主要来自同侧,部分来自对侧,终于灰质板层Ⅶ、Ⅷ,经中继后再达前角运动神经元。其作用主要是协调眼球的运动和头、颈部的运动。

三、主要功能

1. 传导功能　脊髓内有许多上、下行传导束。上行传导束将躯干和四肢浅、深感觉及大部分内脏感觉通过脊髓传导到脑,下行传导束将完成脑对躯干和四肢骨骼肌运动的调控,大部分内脏运动的调控也要通过脊髓来完成。脊髓损伤时,其传导功能受阻。

2. 反射功能　是中枢神经系统的基本活动方式。脊髓作为低级中枢,可执行一些基本反射活动,包括躯体反射和内脏反射。躯体反射可分为阶段内反射和阶段间发射,也可依刺激部位的不同分为深反射和浅反射,在病理情况下可出现病理反射。内脏反射是指排尿反射、排便反射等。下面重点介绍躯体反射中的牵张反射和屈曲反射。

(1) **牵张反射** stretch reflex:为深反射,属单突触反射(由两个神经元完成)。是指当骨骼肌受外力牵拉时,引起被牵拉的肌肉产生收缩的反射活动。其反射路径为:肌的感受器(肌梭 muscle spindle、Golgi 腱器)受到刺激而产生冲动,经脊神经及脊神经后根进入脊髓,进入脊髓的纤维通过侧支直接与前角运动神经元发生突触联系,兴奋 α 运动神经元反射性地引起被牵拉肌肉的收缩(图 14-9)。临床上检查常用的深反射如腱反射(包括膝反射、跟腱反射和肱二头肌反射等)就属此类,该反射常常是节段内反射,具有定位意义。另外,人体在静止时,骨骼肌并不是完全松弛的,而是保持一定的持续收缩状态(即肌张力),这对维持躯体的姿势和随意运动的准确完成具有重要意义。该反射的完成是受 γ 运动神经元反射襻的影响,即一些下行纤维束(如网状脊髓束、前庭脊髓束)可兴奋 γ 运动神经元,引起梭内肌纤维收缩,从而兴奋肌梭感受器,肌梭兴奋会通过牵拉反射通路兴奋 α 运动神经,使相应骨骼肌收缩。在正常情况下,大脑皮质运动区(通过锥体束)对深反射具有抑制作用,当这些结构损伤时,就会出现肌张力增高,腱反射亢进。

(2) **屈曲反射** flexion reflex:为浅反射,属多突触反射(至少 3 个神经元完成)。当肢体某部位皮肤受到伤害性刺激时,通过反射性活动,引起受刺激肢体迅速收缩。该反射是一种保护性反射,为逃避反射。其反射路径为:皮肤感受器受到刺激而产生的神经冲动,经脊神经、脊神经后根进入脊髓后角,再经中间神经元的中继传递给前角的 α 运动神经元,α 运动神经元的兴奋引起骨骼肌收缩(图 14-10)。由于肢体收缩涉及成群的肌肉,故兴奋的 α 运动神经元常常是节段间的反射。还有一些反射如**巴宾斯基反射** Babinski reflex(以钝物划足底外侧,出现蹑趾背屈和其他四趾扇形展开),实质也属于浅反射,但在正常情况下受到高位中枢(大脑皮质运动区及锥体束)的抑制而没有表现,如果皮质运动区和锥体束损伤,可出现巴宾斯基反射即病理反射阳性。在临床上常用的浅反射检查如腹壁反射和提睾反射,现一般认为,锥体束也参与了这些反射活动。因此,如果锥体束损伤,腹壁反射和提睾反射也将消失。

📖 **【拓展窗口】**

1. **脊髓全横断**　横断平面以下全部感觉和运动丧失,反射消失,处于无反射状态,称为**脊髓休克** spinal shock。数周至数月后,各种反射可逐渐恢复。但由于传导束很难再生,脊髓又失去了脑的易化和抑制作用,因此恢复后的深反射和肌张力比正常时高,离断平面以下的感觉和运动不能恢复。

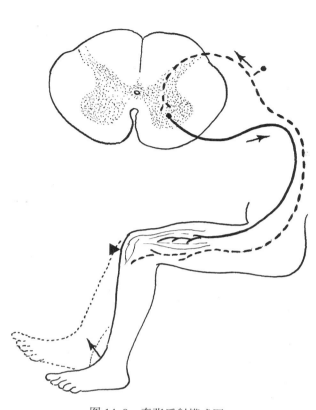

图 14-9 牵张反射模式图

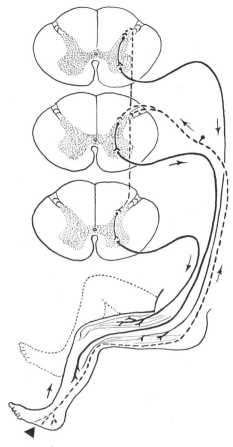

图 14-10 屈曲反射模式图

2. 脊髓半横断 出现伤侧平面以下位置觉、振动觉和精细触觉丧失,同侧肢体痉挛性瘫痪,损伤平面1~2 个节段以下的对侧身体痛、温觉丧失,临床称**布朗 - 塞卡综合征** Brown-Sequard syndrome。

3. 脊髓前角受损 主要伤及前角运动神经元,表现为这些细胞所支配的骨骼肌呈弛缓性瘫痪,肌张力低下,腱反射消失,肌萎缩,无病理反射,但感觉无异常。如脊髓灰质炎(小儿麻痹症)患者。

4. 中央灰质周围病变 若病变侵犯了白质前连合,则阻断了脊髓丘脑束在此的交叉纤维,引起相应部位双侧对称分布的痛、温觉消失,而本体感觉和精细触觉无障碍(因后索完好)。这种现象称感觉分离,如脊髓空洞症或髓内肿瘤患者。

5. 多发性硬化(multiple sclerosis,MS) 是一种由免疫介导的中枢神经系统慢性炎性脱髓鞘疾病,具体发病机制尚不明确。主要累及中枢神经系统白质,脊髓病变好发于颈髓,其次为胸髓;脑部病变多发生在侧脑室周围、皮质下、胼胝体 - 透明隔交界处及脑干等处。临床表现多样,可出现多种神经功能缺失症状,如肢体功能的缺失及认知功能障碍等,是中青年常见的非创伤性神经损伤的主要原因。

(张永杰编写 徐国成绘图)

第二节 脑

脑 brain 位于颅腔内,由胚胎时期神经管的前部分化发育而成,其形态结构和功能均较脊髓复杂,成人脑质量平均约 1 400 g。脑可分为 6 部分:端脑、间脑、中脑、脑桥、延髓和小脑(图 14-11,图 14-12)。通常将中脑、脑桥和延髓合称为脑干。

　　胚胎早期,神经管前部首先分化为前脑、中脑和菱脑。此后,前脑进一步发育为端脑和间脑,中脑则无明显变化,菱脑进一步发育为后脑和末脑。随着胚胎的发育,后脑最终演化为脑桥和小脑,而末脑则形成延髓。随着脑各部的发育,胚胎时的神经管内腔在脑的各部内形成脑室系统。

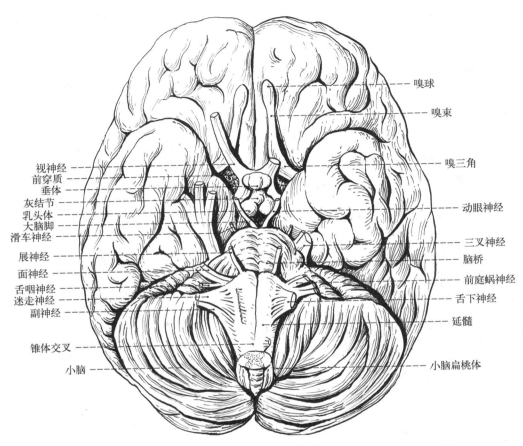

图 14-11　脑的底面

一、脑干

　　脑干 brain stem 位于颅后窝前部,是中枢神经位于脊髓和间脑之间的一个较小部分,自下而上由延髓、脑桥和中脑三部分组成(图 14-13,图 14-14)。延髓和脑桥背面与小脑相连,它们之间的室腔为第四脑室,此室向下与延髓和脊髓的中央管相续,向上连通中脑的中脑水管(图 14-12)。

(一)脑干的外形

　　1. **延髓** medulla oblongata　是脑干的最下部分,向上在腹侧以**延髓脑桥沟** bulbopontine sulcus 与脑桥为界,向下在枕骨大孔处与脊髓相连。脊髓中央管延伸入延髓下半部,在延髓上半部中央管敞开为第四脑室底。

　　脊髓表面的各纵行沟裂向上延续到延髓。在延髓腹侧面,前正中裂两侧的纵行隆起,称**锥体** pyramid,主要由皮质脊髓束构成。锥体下端大部分皮质脊髓束纤维交叉到对侧,形成**锥体交叉** decussation of pyramid。锥体背外侧有一卵圆形隆起,称**橄榄** olive,内有下橄榄核。锥体与橄榄间的前外侧沟内,有舌下神经根连于延髓。橄榄背侧,自上而下依次有舌咽神经根、迷走神经根和副神经根连于延髓。

　　延髓背侧面,后正中沟两侧由脊髓的薄束和楔束向上延伸形成两对隆起,分别称**薄束结节** gracile tubercle

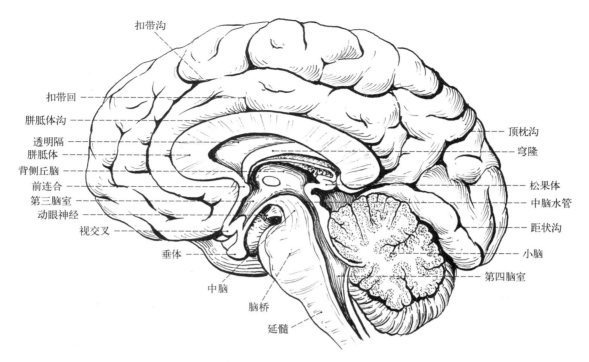

图 14-12　脑的正中矢状切面

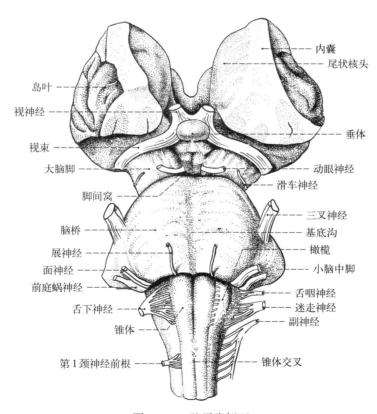

图 14-13　脑干腹侧面

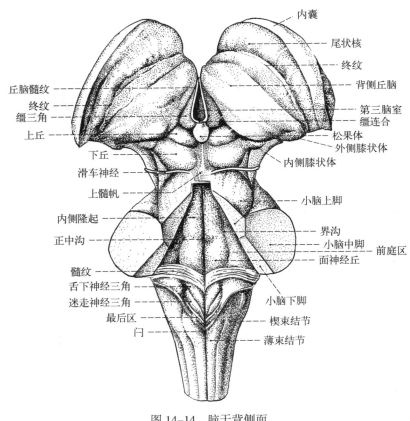

图 14-14　脑干背侧面

和**楔束结节** cuneate tubercle,其深面有薄束核和楔束核。楔束结节外上方的隆起是**小脑下脚** inferior cerebellar peduncle(**绳状体** restiform body)。

2. **脑桥** pons　位于小脑前面,从前面看两侧小脑半球似乎由脑桥连接起来,故得名脑桥。脑桥腹侧面,宽阔膨隆称**基底部**,其正中有纵行的**基底沟** basilar sulcus,容纳基底动脉。基底部向两侧逐渐变窄移行为**小脑中脚** middle cerebellar peduncle(**脑桥臂** brachium pontis),移行处有三叉神经根连于脑桥。延髓脑桥沟内,自内向外依次有展神经根、面神经根和前庭蜗神经根连于脑桥。延髓、脑桥与小脑交界处,称**脑桥小脑三角** pontocerebellar trigone,该部位的肿瘤可压迫其内的面神经根和前庭蜗神经根产生相应的临床症状。

脑桥背侧面,构成第四脑室底的上半,此处室底的外侧壁是**小脑上脚** superior cerebellar peduncle(**结合臂** brachium conjunctivum),两侧小脑上脚间的薄层白质称为**上髓帆** superior medullary velum,参与构成第四脑室顶。

3. **菱形窝** rhomboid fossa　由脑桥和延髓上半部背面形成的菱形窝,构成第四脑室底,中部横行的**髓纹** striae medullares 是脑桥与延髓在背侧的分界线。菱形窝正中有纵行的正中沟,其两侧各有一纵行隆起,称为**内侧隆起** medial eminence,其外侧有纵行的**界沟** sulcus limitans。界沟外侧为三角形的**前庭区** vestibular area,深面有前庭神经核(图 14-14)。前庭区外侧角处有一小隆起,称**听结节** acoustic tubercle,内含蜗神经核。界沟上端蓝灰色的小区域,称**蓝斑** locus ceruleus,内含蓝斑核。

髓纹上方的内侧隆起上有一圆形隆起,称**面神经丘** facial colliculus,内含展神经核。髓纹下方的内侧隆起上有两个小三角区:内上方的**舌下神经三角** hypoglossal triangle,内含舌下神经核;外下方的**迷走神经三角** vagal triangle,内含迷走神经背核。

4. **中脑** midbrain　上界是视束,下界是脑桥上缘。中脑内狭窄的腔是**中脑水管** mesencephalic aqueduct,上通第三脑室,下通第四脑室。

中脑腹侧面,中线两侧粗大隆起称**大脑脚** cerebral peduncle,其浅部由大脑皮质的下行纤维束构成。两脚间为**脚间窝** interpeduncular fossa,动眼神经在此连于中脑。其窝底有许多血管穿入的小孔,称**后穿质** posterior perforated substance。

中脑背侧面,有 4 个圆形隆起,上方一对称**上丘** superior colliculus,下方一对称**下丘** inferior colliculus,上丘和下丘合称为**四叠体** corpus quadrigemina。上丘和下丘内分别有上丘核和下丘核,上丘核是视觉反射中枢,下丘核是听觉反射中枢。上丘和下丘的外侧,分别有一横行隆起称**上丘臂** brachium of superior colliculus 和**下丘臂** brachium of inferior colliculus,分别与间脑的外侧膝状体和内侧膝状体相连。唯一自脑干背侧出脑的滑车神经连于下丘与上髓帆之间。

5. **第四脑室** fourth ventricle　位于延髓、脑桥和小脑之间的帐篷形室腔,底由菱形窝构成,顶朝向小脑,前部由小脑上脚及**上髓帆** superior medullary velum 组成,后部由**下髓帆** inferior medullary velum 和第四脑室脉络组织构成。下髓帆与上髓帆以锐角汇合伸入小脑(图 14-12,图 14-14,图 14-15)。

第四脑室脉络组织附着于下髓帆与菱形窝下角之间,由室管膜、软脑膜和血管共同构成,其内血管分支成丛并夹带室管膜和软脑膜突入室腔,形成**第四脑室脉络丛** choroid plexus of fourth ventricle,产生脑脊液。第四脑室向上经中脑水管通第三脑室,向下经延髓中央管通脊髓中央管,并借第四脑室正中孔和成对的外侧孔与蛛网膜下隙相通。

(二)脑干的内部结构

脑干主要由灰质、白质和网状结构组成,较脊髓更为复杂。中央管逐渐移向背侧并敞开形成菱形窝,与小脑围成第四脑室。中央管周围灰质也向两侧敞开,形成菱形窝表面的第四脑室室底灰质,白质则移至脑干腹外侧部,网状结构位于脑干中轴。灰质包括脑神经核、中继核和网状核,白质主要包括长上行纤维束、长下行纤维束和出入小脑的纤维束。

1. **脑神经核**　脑神经中除嗅神经与视神经外,第Ⅲ~Ⅻ对脑神经均出入脑干,与其关联。位于脑干的脑神经核分为两大类,即接受脑神经中感觉纤维的脑神经感觉核和发出脑神经中运动纤维的脑神经运动核。

(1)**一般躯体运动核**:位于正中线两侧,共 4 对核。

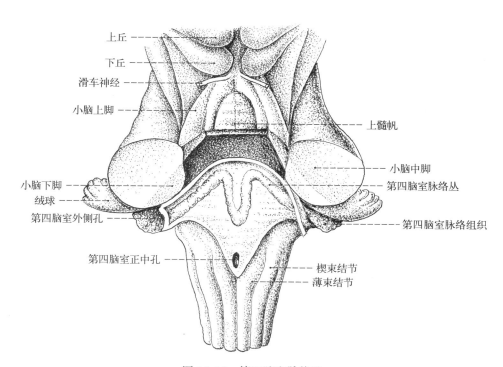

图 14-15　第四脑室脉络丛

1) **动眼神经核** nucleus of oculomotor nerve（图 14-16～图 14-18）:位于中脑上丘平面,发出纤维参与组成动眼神经,从脚间窝出脑,支配除外直肌和上斜肌以外的眼球外肌和上睑提肌。

2) **滑车神经核** nucleus of trochlear nerve（图 14-16,图 14-17）:位于中脑下丘平面,发出纤维组成滑车神经,从脑干背侧出脑,支配眼球上斜肌。

3) **展神经核** nucleus of abducent nerve（图 14-16,图 14-17,图 14-20）:位于脑桥中下部面神经丘深部,发出纤维组成展神经,从延髓脑桥沟出脑,支配眼球外直肌。

4) **舌下神经核** nucleus of hypoglossal nerve（图 14-16,图 14-17,图 14-21）:位于延髓上部舌下神经三角深部,发出纤维组成舌下神经,从锥体与橄榄之间出脑,支配舌肌运动。

（2）**特殊内脏运动核**:位于躯体运动核的腹外侧,共 4 对核。

1) **三叉神经运动核** motor nucleus of trigeminal nerve（图 14-16,图 14-17,图 14-19）:位于脑桥中部,发出纤维组成三叉神经运动根,出脑后加入下颌神经,支配咀嚼肌、下颌舌骨肌、二腹肌前腹、腭帆张肌和鼓膜张肌。

2) **面神经核** nucleus of facial nerve（图 14-16,图 14-17,图 14-20）:位于脑桥中下部,发出纤维组成面神经运动根,从延髓脑桥沟出脑,支配面肌、颈阔肌、二腹肌后腹、茎突舌骨肌和镫骨肌。

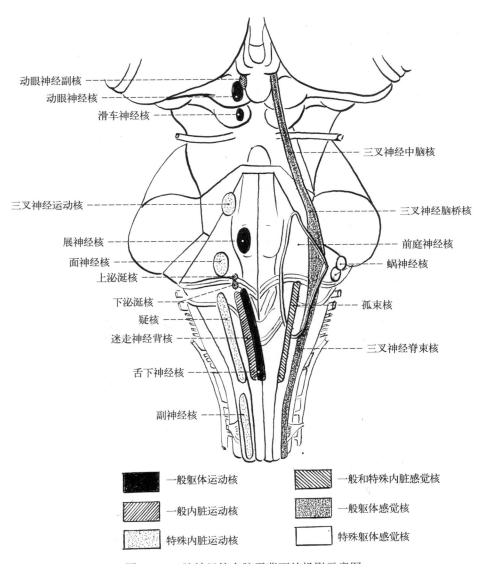

动眼神经副核
动眼神经核
滑车神经核
三叉神经中脑核
三叉神经运动核
三叉神经脑桥核
展神经核
前庭神经核
面神经核
蜗神经核
上泌涎核
下泌涎核
孤束核
疑核
迷走神经背核
三叉神经脊束核
舌下神经核
副神经核

一般躯体运动核　　　一般和特殊内脏感觉核
一般内脏运动核　　　一般躯体感觉核
特殊内脏运动核　　　特殊躯体感觉核

图 14-16　脑神经核在脑干背面的投影示意图

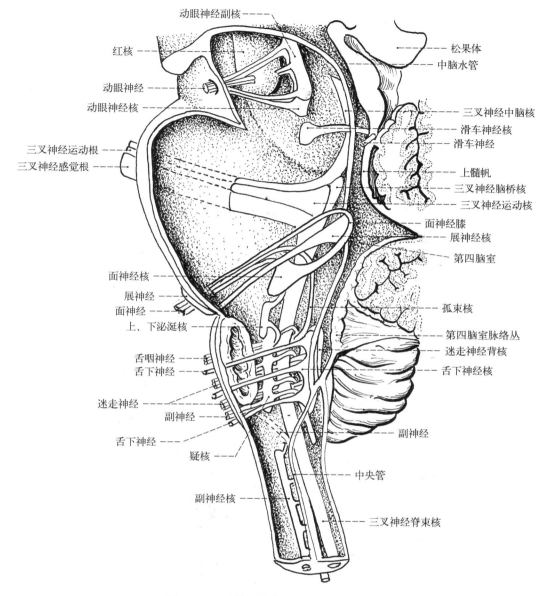

图 14-17　脑神经核与脑神经关系模式图

3）**疑核** nucleus ambiguus（图 14-16，图 14-17，图 14-21，图 14-22）：位于延髓中上部，核上部发出纤维加入舌咽神经，支配茎突咽肌；核中部发出纤维加入迷走神经，支配软腭肌、咽肌、环甲肌和食管上部骨骼肌；核下部发出纤维组成副神经颅根，出颅后离开副神经加入迷走神经的喉返神经，支配除环甲肌以外的喉肌。

4）**副神经核** accessory nucleus（图 14-16，图 14-17，图 14-23）：位于疑核下方，延伸至上部颈髓，发出纤维组成副神经脊髓根，支配胸锁乳突肌和斜方肌。

（3）**一般内脏运动核**：位于躯体运动柱的外侧，共 4 对核。

1）**动眼神经副核** accessory nucleus of oculomotor nerve（Edinger-Westphal 核，E-W 核）（图 14-16，图 14-17，图 14-18）：位于中脑上丘平面，发出副交感节前纤维加入动眼神经，至眼眶内睫状神经节换元，其副交感节后纤维支配瞳孔括约肌和睫状肌。

2）**上泌涎核** superior salivatory nucleus（图 14-16，图 14-17）：位于脑桥下部，发出副交感节前纤维加入面神经，经岩大神经和鼓索分别至翼腭神经节和下颌下神经节换元，其副交感节后纤维支配口腔和鼻腔黏膜腺、泪

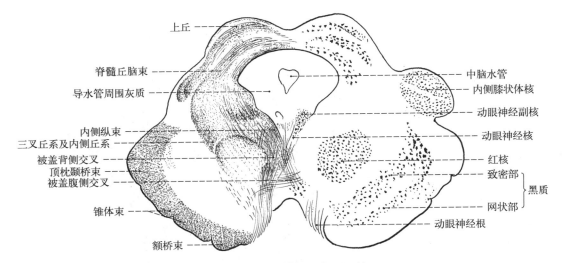

图 14-18　中脑横切面（经上丘）

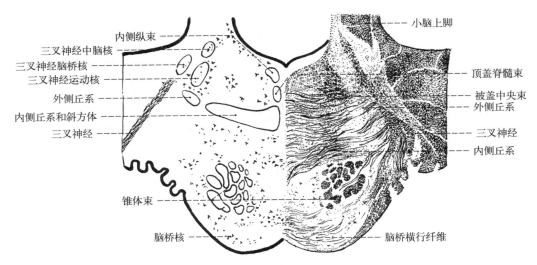

图 14-19　脑桥横切面（经脑桥中部）

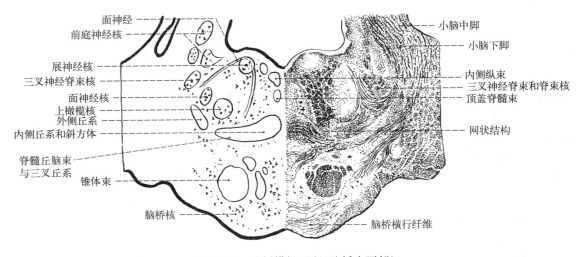

图 14-20　脑桥横切面（经脑桥中下部）

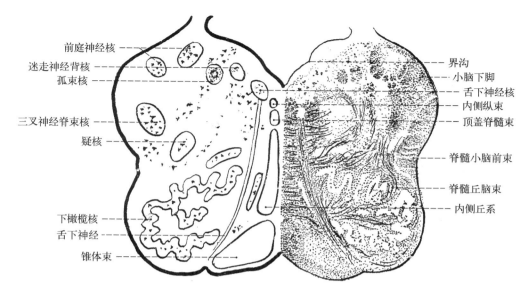

图 14-21　延髓横切面（经橄榄中部）

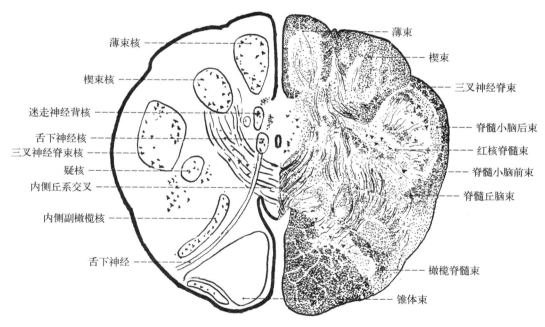

图 14-22　延髓横切面（经内侧丘系交叉）

腺、舌下腺、下颌下腺分泌。

3）**下泌涎核** inferior salivatory nucleus（图 14-16,图 14-17）:位于延髓上部,发出副交感节前纤维加入舌咽神经,经岩小神经至耳神经节换元,其副交感节后纤维支配腮腺分泌。

4）**迷走神经背核** dorsal nucleus of vagus nerve（图 14-16,图 14-17,图 14-21,图 14-22）:位于迷走神经三角深面,发出副交感节前纤维加入迷走神经,至靶器官的器官旁节或器官内节换元,其副交感节后纤维支配颈部、胸部所有内脏器官和腹腔结肠左曲以上大部分内脏器官的平滑肌、心肌活动和腺体分泌。

（4）**一般和特殊内脏感觉核**:位于界沟外侧,仅 1 对孤束核。

孤束核 nucleus of solitary tract（图 14-16,图 14-17,图 14-21）是脑神经中特殊（小的核上部）和一般（大的核下部）内脏感觉纤维的终止核,这些纤维入脑后聚集成纵行的孤束。核上部接受面神经、舌咽神经和迷走神经中的特殊内脏感觉纤维(味觉),核下部接受舌咽神经和迷走神经中的一般内脏感觉纤维。

(5)**一般躯体感觉核**:位于内脏感觉核的腹外侧,共 3 对核。

1)**三叉神经中脑核** mesencephalic nucleus of trigeminal nerve(图 14-16,图 14-17,图 14-19):位于中脑,接受三叉神经中咀嚼肌、面肌、牙齿和眼球外肌的本体感觉纤维。

2)**三叉神经脑桥核** pontine nucleus of trigeminal nerve(图 14-16,图 14-17,图 14-19):位于脑桥中部,接受三叉神经中头面部触觉和压觉的纤维。

3)**三叉神经脊束核** spinal nucleus of trigeminal nerve(图 14-16,图 14-17,图 14-20,图 14-21,图 14-22):上与三叉神经脑桥核相续,下至颈髓第 1、第 2 节段(C_1、C_2),接受三叉神经中头面部痛觉、温度觉纤维。这些纤维入脑后聚集成三叉神经脊束,面神经、舌咽神经和迷走神经中的一般躯体和一般内脏感觉纤维加入此束。

(6)**特殊躯体感觉核**:位于内脏感觉核外侧,共 2 对核。

1)**蜗神经核** cochlear nucleus(图 14-16,图 14-17):位于第四脑室底听结节深面,接受蜗神经中初级听觉纤维。

2)**前庭神经核** vestibular nucleus(图 14-16,图 14-17,图 14-20):位于第四脑室底前庭区深面,接受前庭神经中初级平衡觉纤维和小脑传入纤维。

2. **中继核**　脑干内上行、下行传导束的中继核,传入、传出纤维联系广泛,一般不与脑神经直接相关联。

(1)**薄束核** gracile nucleus 和**楔束核** cuneate nucleus(图 14-22,图 14-23):分别位于延髓薄束结节和楔束结节的深面,分别接受薄束和楔束纤维终止。其传出纤维在中央管腹侧的中线上交叉至对侧,形成**内侧丘系交叉** decussation of medial lemniscus,交叉后的纤维在中线两侧、锥体束后方转折上行,称**内侧丘系** medial lemniscus,终止于背侧丘脑腹后外侧核。薄束核和楔束核是躯干和四肢本体感觉和精细触觉的中继核。

(2)**下橄榄核** inferior olivary nucleus(图 14-21):位于延髓橄榄的深面,广泛接受来自脊髓上行投射纤维、脑干感觉性中继核团的传入纤维和小脑的传入纤维,广泛接受大脑皮质、背侧丘脑、基底核、红核的下行投射纤维。下橄榄核发出纤维越过中线到对侧与脊髓小脑后束共同组成小脑下脚。下橄榄核是大脑皮质、皮质下结构、脊髓和红核等与小脑之间纤维联系的重要中继站,参与小脑对运动的调控。

(3)**脑桥核** pontine nucleus(图 14-19,图 14-20):散在分布于脑桥基底部纵横纤维束之间,接受同侧大脑

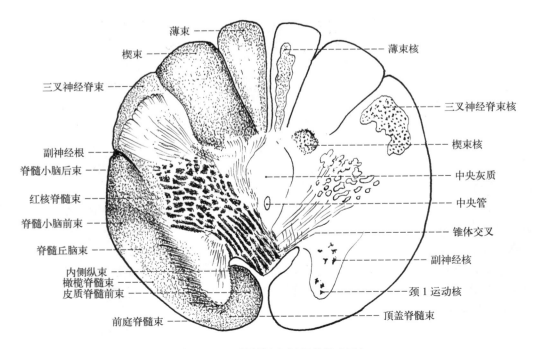

图 14-23　延髓横切面(经锥体交叉)

皮质广泛区域的皮质脑桥纤维,发出横行的脑桥小脑纤维越过中线到对侧,组成小脑中脚进入小脑。脑桥核是大脑皮质与小脑皮质之间纤维联系的重要中继核。

（4）**下丘** inferior colliculus（图 14-14）：位于中脑下部背侧,接受外侧丘系大部分纤维终止,是听觉传导通路上的重要中继站,发出纤维组成下丘臂投射到内侧膝状体。下丘也是重要的听觉反射中枢,发出纤维终止于上丘,经顶盖脊髓束终止于脑干和脊髓,完成头和眼转向声源的反射活动。

（5）**上丘** superior colliculus（图 14-14,图 14-18）：位于中脑上部背侧,主要接受大脑皮质视觉中枢和视束纤维,是重要的视觉反射中枢。也接受大脑皮质听觉中枢、脊髓、下丘和各类听觉中继核的传入纤维。上丘发出纤维在中脑水管腹侧越过中线交叉,称为**被盖背侧交叉** dorsal tegmental decussation,交叉后沿中线两侧下降形成**顶盖脊髓束** tectospinal tract,终止于颈髓中间带和前角内侧部,完成头部、颈部的视觉和听觉反射。

（6）**顶盖前区** pretectal area：位于中脑与间脑的交界部,中脑水管周围灰质背外侧部,接受经视束和上丘臂来的视网膜节细胞的轴突终止,发出纤维至双侧动眼神经副核,完成直接和间接瞳孔对光反射。

（7）**红核** red nucleus（图 14-18）：位于中脑上丘水平,主要接受小脑和大脑皮质的纤维,发出纤维在上丘下部平面被盖腹侧部交叉至对侧形成**被盖腹侧交叉** ventral tegmental decussation,下行组成**红核脊髓束** rubrospinal tract,终止于颈髓中间带和前角外侧部。红核是躯体运动通路上重要的中继核,广泛联系大脑皮质、小脑和脊髓,参与对躯体运动的调节。

（8）**黑质** substantia nigra（图 14-18）：位于中脑被盖与大脑脚底之间,见于中脑全长。黑质的传入纤维来自新纹状体、苍白球、大脑皮质和下丘脑等部位,黑质发出纤维投射到新纹状体、苍白球、大脑皮质和背侧丘脑等部位。黑质是调节随意运动的重要中枢。

【拓展窗口】

　　多巴胺通路主要为黑质－纹状体通路。帕金森病（Parkinson disease,PD）是一种中老年人常见的运动障碍疾病。发病时由于黑质多巴胺（DA）能神经元变性、缺失,纹状体多巴胺含量显著降低,出现肌张力增高、运动减少等临床表现。而另一种较少见的遗传性疾病——亨廷顿病（Huntington disease）,由于大脑纹状体内 γ-氨基丁酸（GABA）能神经元缺失,导致其对黑质－纹状体 DA 能神经元抑制减少,纹状体多巴胺含量过剩,出现进行性不随意舞蹈样运动等运动困难的表现。

3. 长上行纤维束

（1）**内侧丘系** medial lemniscus（图 14-18,图 14-19,图 14-21）：薄束核和楔束核发出的二级感觉纤维经内侧丘系交叉后形成,向上依次经过延髓、脑桥和中脑,终止于背侧丘脑腹后外侧核。在延髓位于中线外侧锥体背侧,在脑桥位于被盖腹侧,到中脑位于红核外侧。内侧丘系传递对侧躯干和上下肢的本体感觉和精细触觉。

（2）**脊髓丘系** spinal lemniscus（**脊髓丘脑束** spinothalamic tract）（图 14-18~图 14-22）：脊髓丘脑侧束和脊髓丘脑前束上升入延髓后合并而成,终止于背侧丘脑腹后外侧核。在延髓位于下橄榄核背外侧,在脑桥和中脑位于内侧丘系的背外侧。脊髓丘系传递对侧躯干和上下肢的痛温觉和粗略触压觉。

（3）**三叉丘系** trigeminal lemniscus（**三叉丘脑束** trigeminothalamic tract）（图 14-18~图 14-20）：三叉神经脊束核和三叉神经脑桥核发出的二级感觉纤维越过中线至对侧上行,形成三叉丘系,紧贴内侧丘系背外侧上行,终止于背侧丘脑腹后内侧核。三叉丘系传递对侧头面部皮肤、牙以及口腔和鼻腔黏膜的痛温觉和触压觉。

（4）**外侧丘系** lateral lemniscus（图 14-19,图 14-20）：双侧蜗神经核和双侧上橄榄核发出纤维在脑桥中下部、被盖腹侧部横行,越过中线到对侧形成斜方体（其外侧部被上行的内侧丘系纤维穿过）,在上橄榄核背外侧转折上行构成外侧丘系,终止于下丘,换元后终止于内侧膝状体。外侧丘系传递双耳的听觉冲动。

（5）**脊髓小脑前、后束** anterior and posterior spinocerebellar tracts（图 14-21~图 14-23）：位于延髓外侧周边部,脊髓小脑后束经小脑下脚进入小脑,脊髓小脑前束经小脑上脚进入小脑,两束传递非意识性本体感觉信息。

（6）**内侧纵束** medial longitudinal fasciculus（图 14-18～图 14-21）：内含上行和下行纤维束，纵贯脑干全长，纤维主要来自前庭神经核和支配眼球外肌的神经核。内侧纵束位于中脑水管周围灰质、第四脑室室底灰质和延髓中央灰质的腹侧，终止于颈髓中间带和前角内侧核。内侧纵束的功能主要是协调眼球外肌之间的运动，调节眼球慢速运动和头部姿势。

4. 长下行纤维束

（1）**锥体束** pyramidal tract（图 14-18～图 14-23）：包括**皮质核束**和**皮质脊髓束**。起自大脑皮质中央前回及中央旁小叶前部的锥体细胞，经内囊下行到脑干，行于中脑大脑脚底中 3/5、脑桥基底部，在延髓腹侧聚集为锥体。

大部分皮质核束终止于两侧的躯体运动核和特殊内脏运动核（面神经核下部和舌下神经核只接受对侧皮质核束纤维支配，其余上述核团接受双侧支配）。

皮质脊髓束在锥体下端，大部分纤维越过中线交叉至对侧，形成**锥体交叉**，交叉后的纤维在对侧脊髓外侧索内下行，称**皮质脊髓侧束**；小部分未交叉的纤维仍在同侧脊髓前索内下行，称**皮质脊髓前束**。皮质脊髓束终止于脊髓前角运动神经元，支配双侧躯干肌和对侧上肢、下肢骨骼肌的随意运动。

（2）**起自脑干的其他下行纤维束**：①**红核脊髓束**起自中脑红核。②**顶盖脊髓束**起自中脑上丘。③**前庭脊髓束**起自脑桥前庭神经核。④**网状脊髓束**起自脑干网状结构。

5. 脑干网状结构　脑干被盖内，除脑神经核、非脑神经核和长纤维束外，还有神经纤维纵横交织成网状，其间散在分布有大小不等的神经细胞群，称**脑干网状结构** reticular formation of brain stem，其中神经元集中的地方称网状核，大多数网状结构核彼此间边界不清，核团内细胞聚集不紧密。根据细胞构筑、位置、联系等可大致分为中缝核群、内侧核群、外侧核群及向小脑投射的核群。

脑干网状结构的特点：①进化古老，多树突和多突触。②联系广泛，接受各种感觉信息，传出纤维与中枢神经系统各级水平联系。③功能复杂，涉及睡眠觉醒的周期、脑和脊髓对运动的调控及各种内脏活动的调节。

（1）**上行网状激动系统** ascending reticular activating system，ARAS：包括网状结构感觉传入、向间脑的上行投射和间脑向大脑皮质广泛区域的投射。ARAS 上传的是非特异性感觉信息，并不引起听觉、视觉和嗅觉等特定感觉，但可使大脑皮质保持适度的意识和清醒状态及对传入信息有良好的感知能力。ARAS 受损可导致不同程度意识障碍，一些麻醉药可通过抑制 ARAS 的某个环节而发挥作用。

（2）**调节肌张力**：脑干网状结构发出**网状脊髓束**，通过脊髓中间神经元与脊髓前角运动神经元形成突触，对骨骼肌张力产生抑制和易化作用。

（3）**调节内脏活动**：脑干网状结构中存在许多内脏活动中枢，如呼吸中枢和心血管运动中枢等维持生命活动的重要中枢，脑干网状结构损伤可导致呼吸衰竭和循环衰竭，危及生命。

（三）脑干代表性横切面

脑干断面内传导束和脑神经核的局部解剖关系对于理解一些疾病的临床表现很有意义。

1. 延髓锥体交叉横切面（图 14-23）　此切面的外形及内部结构配布均类似于脊髓。切面中心为大而明显的中央管，其周围为中央灰质。在切面的腹侧部，锥体束中的皮质脊髓束纤维在中央管的腹侧越过中线交叉形成锥体交叉，在前角区出现副神经核。在背侧部，于薄束、楔束的深面，分别可见薄束核和楔束核。在后角相当于脊髓胶状质的部位有三叉神经脊束核，其浅面为三叉神经脊束。其他纤维束基本保持在相当于脊髓原来的位置上。

2. 延髓内侧丘系交叉横切面（图 14-22）　此切面通过薄束结节和楔束结节，略高于锥体交叉平面。中央管稍大并向背侧移位，在中央灰质内出现舌下神经核和迷走神经背核。在前正中裂的两侧为锥体，其深部为锥体束。背侧的薄束和楔束部位已逐渐被薄束核与楔束核所取代，此二核发出纤维绕过中央灰质的周围行向腹侧，在中央管腹侧越中线交叉，形成内侧丘系交叉，交叉后的纤维在中线两侧上行，形成内侧丘系。网状结构位于中央灰质的腹外侧。其余纤维束的位置大致同锥体交叉平面。

3. 延髓橄榄中部横切面（图 14-21）　此平面中央管已移至背侧，并且敞开形成第四脑室底的下半部，可见菱形窝的正中沟及界沟。在室底灰质内中线的两侧,由内侧向外侧依次有舌下神经核、迷走神经背核和前庭神经核。前庭神经核外侧的纤维为小脑下脚。小脑下脚腹内侧为三叉神经脊束及三叉神经脊束核。在迷走神经背核腹外侧的一束纤维为孤束,其周围为孤束核。在腹侧部,前正中裂两侧为锥体束形成的锥体,在橄榄的深部出现一巨大的皱褶囊形灰质核团,囊口朝向背内侧开放,为下橄榄核。在锥体束的背内侧,自腹侧向背侧依次有内侧丘系、顶盖脊髓束和内侧纵束的纤维靠中线走行。室底灰质诸核与下橄榄核之间的区域为网状结构,在此结构中有疑核出现。另外可见舌下神经核发出的纤维行向腹侧,由锥体和橄榄之间穿出形成舌下神经。而迷走神经背核和疑核发出的纤维行向腹外侧,由橄榄背外侧出脑加入迷走神经。

4. 脑桥下部横切面(图 14-19,图 14-20)　此平面通过面神经丘。与延髓相比,其最大的变化为:腹侧出现膨大的脑桥基底部,其背侧为脑桥被盖部,两者之间以横行的斜方体纤维为界。脑桥基底部含纵、横走行的纤维及分散在其内的脑桥核。横行纤维为脑桥小脑纤维,越过中线组成粗大的小脑中脚进入小脑。纵行纤维为锥体束,被横行纤维分隔成大小不等的小束。在被盖部室底正中线两侧的面神经丘深面为展神经核和面神经膝,外侧为前庭神经核。面神经核位于被盖中央部的网状结构内,其背外侧可见三叉神经脊束和三叉神经脊束核。内侧丘系穿经斜方体内上行,其外侧有脊丘系、红核脊髓束、脊髓小脑前束。内侧纵束和顶盖脊髓束仍居原位。

5. 中脑下丘横切面　位于中脑水管周围的是导水管周围灰质,滑车神经核位于该灰质的腹侧部。背侧是下丘及其深面的下丘核。导水管周围灰质的外侧缘可见三叉神经中脑核,导水管周围灰质的腹侧是小脑上脚交叉及被盖背侧交叉。两交叉的外侧为内侧丘系、三叉丘系及脊髓丘脑束。黑质位于大脑脚底和中脑被盖之间,其腹侧的大脑脚底,自内侧向外侧依次有额桥束、锥体束以及顶枕颞桥束纤维下行。

6. 中脑上丘横切面(图 14-18)　导水管周围灰质位于中脑水管的周围,动眼神经核和动眼神经副核位于该灰质的腹侧部,发出的纤维行向腹侧,经脚间窝出脑。红核位于被盖中央,横切面呈圆形,发出纤维形成被盖腹侧交叉后下行,组成红核脊髓束。黑质呈半月形,位于被盖和大脑脚底之间。内侧丘系、三叉丘系和脊髓丘脑束自前内侧向外侧依次位于红核的背外侧。大脑脚脚底的结构由纵行纤维构成,自外向内分别为顶枕颞桥束、锥体束(皮质脊髓束、皮质核束)和额桥束。

 【拓展窗口】

1. **大脑脚底综合征**　如为单侧损伤,亦称**动眼神经交叉性偏瘫**或韦伯综合征 Weber syndrome,主要临床表现:①动眼神经根受损,病灶侧除外直肌和上斜肌以外的所有眼外肌麻痹,瞳孔散大。②皮质脊髓束受损,对侧上、下肢瘫痪。③皮质核束受损,对侧面神经和舌下神经的核上瘫。

2. **脑桥基底部综合征**　如为单侧受损,又称**展神经交叉性偏瘫**,主要临床表现:①锥体束受损,对侧上、下肢瘫痪。②展神经根受损,同侧眼球外直肌麻痹,眼球不能外展。

3. **延髓内侧综合征**　如为单侧损伤,亦称**舌下神经交叉性偏瘫**,主要临床表现:①锥体束受损,对侧上、下肢瘫痪。②内侧丘系受损,对侧上、下肢及躯干的意识性本体感觉和精细触觉障碍。③舌下神经根受损,同侧半舌肌瘫痪,伸舌时偏向患侧。

4. **延髓外侧综合征**　又称**瓦伦贝格综合征** Wallenberg syndrome,主要临床表现:①三叉神经脊束受损,同侧头面部痛、温觉障碍。②脊髓丘脑束受损,对侧上、下肢及躯干的痛、温觉障碍。③疑核受损,同侧软腭及咽喉肌麻痹,吞咽困难,声音嘶哑。④下丘脑至脊髓中间外侧核的交感下行通路受损,同侧霍纳综合征 Horner syndrome,表现为瞳孔缩小、上睑下垂、面部皮肤干燥、潮红及汗腺分泌障碍。若病变向延髓背外侧扩展,可累及小脑下脚和前庭神经核,出现同侧上、下肢共济失调和眩晕等。

(张永杰编写　徐国成绘图)

二、小脑

小脑 cerebellum 源于胚胎时期后脑,位于颅后窝、延髓和脑桥的背侧,腹侧(前下面)借 3 对小脑脚与脑干相连。小脑的功能主要是调节肌张力、协调肌运动,进而维持身体的姿势、平衡和精确地完成各种随意运动,在运动的学习和记忆中起重要作用。

(一) 小脑的外形及分叶

小脑由中间卷曲的**蚓部** vermis(**小脑蚓**)和两侧膨大的**小脑半球** cerebellar hemisphere 组成。其前、后缘中间的凹陷,分别称**小脑前、后切迹** anterior and posterior cerebellar notches(图 14-24,图 14-25)。小脑分上、下两面。上面较平坦,斜向后外下。下面的前部与脑桥、延髓的背侧相对,彼此之间为第四脑室,前部的两侧可见小脑上、中、下脚。下面中部蚓垂两侧各有一向下的膨出部,称**小脑扁桃体** tonsil of cerebellum,靠近枕骨大孔,其腹内侧毗邻延髓,当颅内压增高时,小脑扁桃体有可能被挤压入枕骨大孔,形成枕骨大孔疝(或称小脑扁桃体疝)压迫延髓,而危及生命。下面中间凹陷,从前向后依次为**小结** nodule、**蚓垂** uvula of vermis、**蚓锥体** pyramid of vermis 和**蚓结节** tuber of vermis。小结向两侧以**绒球脚** peduncle of flocculus 与位于小脑半球前缘的**绒球** flocculus 相连。

小脑表面借许多横向平行的浅沟分为许多狭窄的小脑叶片(图 14-24,图 14-25)。小脑上面前、中 1/3 交界处有近似 "V" 形的深沟,称为**原裂** primary fissure;小脑下面绒球和小结的后方有一深沟,称**后外侧裂**

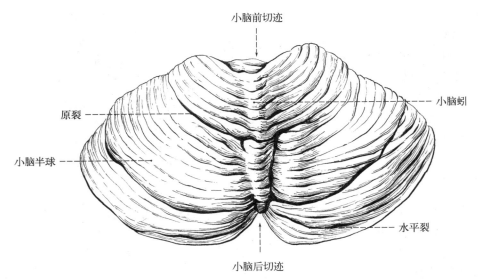

图 14-24　小脑外形(上面)

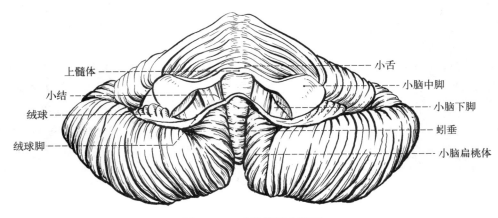

图 14-25　小脑外形(前面)

posterolateral fissure；在小脑半球后缘，有一明显的**水平裂** horizontal fissure。以原裂和后外侧裂为界将小脑分成前叶、后叶和绒球小结叶。前叶和后叶合称**小脑体** corpus of cerebellum，两者以小脑原裂分界，小脑体由内侧向外侧分为小脑蚓、中间部和外侧部 3 个纵区。绒球小结叶位于小脑下面的前部，由半球上的绒球和下蚓前端的小结构成，与后叶间以后外侧裂为界。

（二）小脑功能分区

根据小脑的进化、功能及纤维联系等可将小脑分为 3 个不同的功能区：绒球小结叶主要与前庭神经核及前庭神经相联系，称**前庭小脑** vestibulocerebellum，在进化上该部出现最早，故又称**原小脑** archicerebellum；小脑蚓和半球中间部共同组成**旧小脑** paleocerebellum，主要接受来自脊髓的信息，又称**脊髓小脑** spinocerebellum；小脑外侧部接受大脑皮质经脑桥核中继后的信息，称**大脑小脑** cerebrocerebellum，其进化上出现最晚，与大脑皮质的发展有关，故又称**新小脑** neocerebellum（图 14-26）。

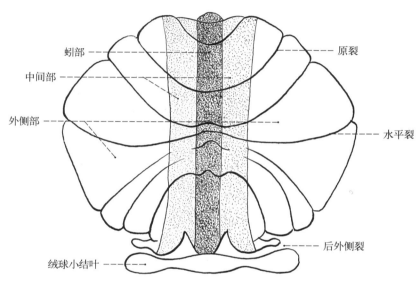

蚓部 —— —— 原裂
中间部 ——
外侧部 —— —— 水平裂
—— 后外侧裂
绒球小结叶 ——

图 14-26 小脑功能分区

（三）小脑的结构

小脑表面的灰质，称小脑皮质；深面的白质，称小脑髓质。小脑髓质内隐藏有灰质核团，称小脑核。

1. **小脑皮质** cerebellar cortex 是指小脑表层的灰质，少部分外露于表面，大部分深藏于沟内。各部小脑叶片的结构大致相同。在垂直叶片长轴的切面上，小脑皮质的细胞构筑从外至内分为 3 层：分子层、梨状细胞层和颗粒层。分子层主要由大量的梨状细胞树突、颗粒细胞轴突形成的平行纤维和攀缘纤维构成，其间散在少量的神经元，主要为星形细胞和篮细胞；梨状细胞层以单层整齐排列的梨状细胞为其特点，梨状细胞与分子层、颗粒层的细胞及下橄榄核的攀缘纤维形成突触，其轴突为小脑皮质的唯一传出纤维；颗粒层主要由颗粒细胞构成，并含有高尔基细胞，其兴奋的传入纤维即苔藓纤维终末与颗粒细胞的树突和高尔基细胞的轴突共同形成小脑小球（图 14-27）。

2. **小脑核** cerebellar nuclei 又称**小脑中央核** central nuclei of cerebellum，藏于小脑髓质内。包括**顶核** fastigial nucleus、**球状核** globose nucleus、**栓状核** emboliform nucleus 和**齿状核** dentate nucleus 4 对核团。顶核位于第四脑室顶的上方，小脑蚓的白质内，属于原小脑。球状核和栓状核合称**中间核** interposed nuclei，位于顶核与齿状核之间，属于旧小脑。齿状核最大，位于小脑半球的髓质内，呈皱缩的口袋状，袋口朝向前内方，属于新小脑（图 14-28）。

3. **小脑髓质** cerebellar medulla 位于小脑皮质的深层，并伸入叶片的中央，由 3 类纤维构成。

（1）小脑皮质与小脑核之间的双向纤维。

（2）相邻小脑叶片间或小脑各叶之间的联络纤维。

（3）小脑与小脑以外其他脑区之间的传入、传出纤维。主要构成小脑上、中、下脚。

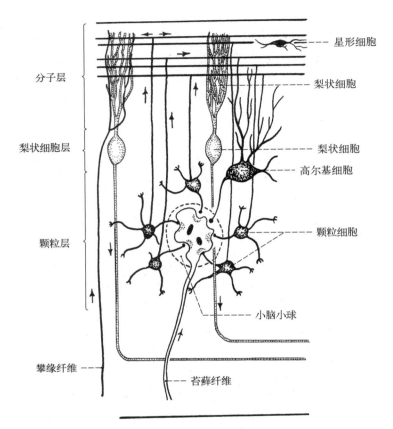

图 14-27　小脑皮质的细胞构筑

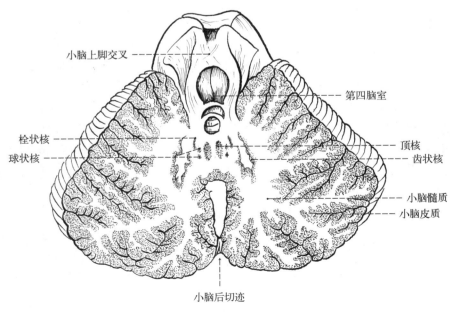

图 14-28　小脑核

1）**小脑下脚** inferior cerebellar peduncle：又称绳状体，连延髓。包含小脑的传入纤维和传出纤维两部分。传入纤维源自前庭神经、前庭神经核、延髓下橄榄核、延髓网状结构及脊髓小脑后束和楔小脑束的纤维。传出纤维为发自绒球和部分小脑蚓部皮质，止于前庭神经核的小脑前庭纤维；起于顶核的顶核前庭纤维和顶核网状纤维。

2）**小脑中脚** middle cerebellar peduncle：又称脑桥臂，为 3 个脚中最粗大者，位于最外侧，连于脑桥。除少许脑桥网状核到小脑皮质的纤维及小脑至脑桥的传出纤维以外，几乎全部由对侧脑桥核发出的脑桥小脑纤维构成。

3）**小脑上脚** superior cerebellar peduncle：又称结合臂，连中脑。主要为传出纤维，起自小脑核，止于对侧红核和背侧丘脑。而脊髓小脑前束、三叉小脑束、顶盖小脑束和红核小脑束分别绕过小脑上脚或经其内侧进入小脑。

（四）小脑各叶的纤维联系和功能

1. **前庭小脑（原小脑）** 该部皮质主要接受同侧前庭神经初级平衡觉纤维和前庭神经核的纤维。其传出纤维经顶核中继或直接经小脑下脚终止于同侧前庭神经核和网状结构，在此中继后发出前庭脊髓束和内侧纵束至脊髓前角运动神经元和脑干的一般躯体运动核，控制躯干肌和眼外肌运动，维持身体平衡，协调眼球运动（图 14-29）。

2. **脊髓小脑（旧小脑）** 该部皮质主要接受脊髓小脑前、后束传入的本体感觉冲动。其传出纤维主要投射至顶核和中间核，中继后发出纤维到前庭神经核、脑干网状结构和红核，再经前庭脊髓束、网状脊髓束以及红核脊髓束影响脊髓前角运动神经元，参与肌张力的调节（图 14-30）。

3. **大脑小脑（新小脑）** 该部皮质主要接受对侧大脑皮质经脑桥核中继，由小脑中脚传入的纤维。其传出纤维在齿状核中继后经小脑上脚交叉投射至对侧的红核；或经对侧的背侧丘脑腹外侧核中继，再至皮质躯体运动区。随后，红核和大脑运动区分别发出交叉的红核脊髓束和皮质脊髓束支配对侧脊髓前角运动神经

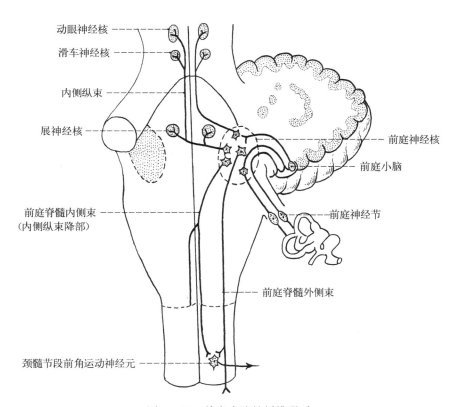

图 14-29 前庭小脑的纤维联系

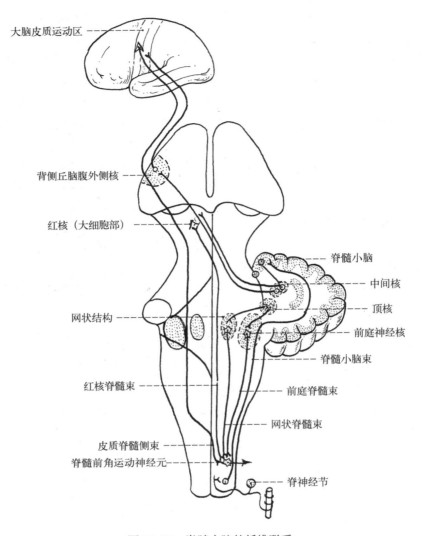

大脑皮质运动区

背侧丘脑腹外侧核

红核（大细胞部）

脊髓小脑

中间核

顶核

前庭神经核

脊髓小脑束

网状结构

红核脊髓束

前庭脊髓束

网状脊髓束

皮质脊髓侧束

脊髓前角运动神经元

脊神经节

图 14-30　脊髓小脑的纤维联系

元（图 14-31）。借此环路的两次交叉，新小脑可精确地调节同侧肢体随意运动，保证运动在执行过程中的稳定与协调。

【拓展窗口】

1. 原小脑综合征　前庭小脑损伤所致，患者表现为：平衡失调、站立不稳，行走时两腿间距过宽，步态蹒跚，眼球震颤。

2. 新小脑综合征　小脑半球损伤所致，也常累及旧小脑。患者表现为：患侧肢体共济失调，运动时主动肌、拮抗肌、固定肌、协同肌的收缩与舒张之间不协调，不能准确地用手指鼻（指鼻试验阳性），辨距不良，不能快速作交替运动（不能作轮替运动）；肢体运动不协调，表现为非随意有节奏的摆动，当接近目标时摆动加剧（意向性震颤）；此外，患者还可表现为肌张力低下和眼球震颤。

（张永杰编写　徐国成绘图）

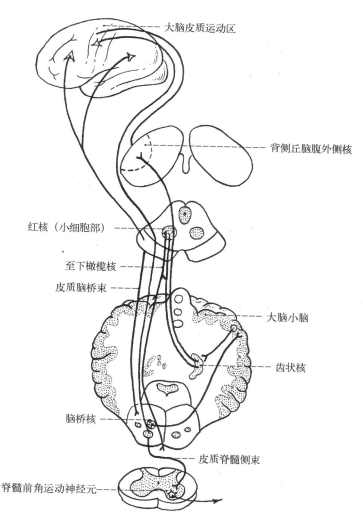

大脑皮质运动区

背侧丘脑腹外侧核

红核（小细胞部）

至下橄榄核

皮质脑桥束

大脑小脑

齿状核

脑桥核

皮质脊髓侧束

脊髓前角运动神经元

图 14-31　大脑小脑的纤维联系

三、间脑

间脑 diencephalon 源于胚胎早期的前脑尾侧，位于端脑与中脑之间。因大脑半球高度发育，故间脑的背侧部和两侧面被大脑半球所掩盖，仅腹侧部的下丘脑露于脑底。间脑体积虽小，不足中枢神经系统的 2%，但结构和功能十分复杂，是仅次于端脑的中枢神经高级部位。间脑分为背侧丘脑、后丘脑、上丘脑、下丘脑和底丘脑 5 部分。位于两侧间脑间正中矢状位的窄隙，称为第三脑室（图 14-32，图 14-33）。

（一）背侧丘脑

背侧丘脑 dorsal thalamus 又称为**丘脑** thalamus，系一对卵圆形的灰质团块，斜卧于中脑的前上方，长约 4 cm，宽约 1.4 cm（图 14-33）。其前端较窄，向前上隆凸，称**丘脑前结节** anterior thalamic tubercle；后端膨大，伸向后外，称**丘脑枕** pulvinar。背侧丘脑的外侧面紧邻内囊。背侧面前外侧部参与构成侧脑室外侧壁下部，其外侧缘与端脑尾状核之间，隔有白色的纤维束，称**终纹** terminal stria；后内侧部游离，被覆软脑膜，借大脑横裂与穹隆和胼胝体分离，与内侧面之间借室管膜形成的丘脑带分界。内侧面参与构成第三脑室的侧壁，其下缘由室间孔至中脑水管的浅沟，称**下丘脑沟** hypothalamic sulcus，为背侧丘脑与下丘脑的分界线。

背侧丘脑内部借助一自外上斜向内下的 "Y" 形白质板即**内髓板** internal medullary lamina，天然地分为前核群、内侧核群和外侧核群 3 部分，分别位于内髓板前部分叉处前方和内髓板的内、外侧，各核群分别含有若干个核团（图 14-34）。外侧核群分为背、腹两层，这两层核团之间无天然界线。背层核群由前向后分为**背外侧核**、**后**

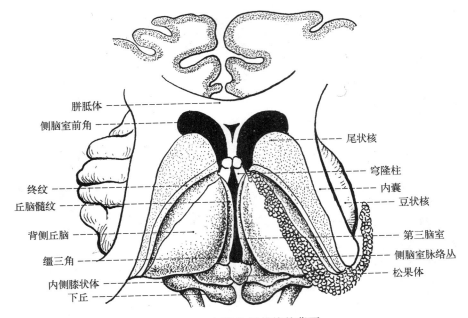

胼胝体
侧脑室前角
终纹
丘脑髓纹
背侧丘脑
缰三角
内侧膝状体
下丘

尾状核
穹隆柱
内囊
豆状核
第三脑室
侧脑室脉络丛
松果体

图 14-32　间脑和尾状核的背面

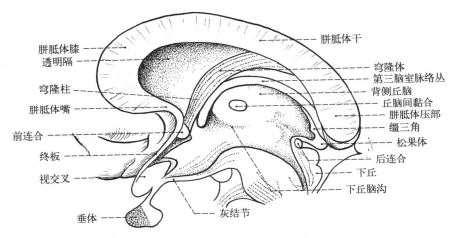

胼胝体膝
透明隔
穹隆柱
胼胝体嘴
前连合
终板
视交叉
垂体

胼胝体干
穹隆体
第三脑室脉络丛
背侧丘脑
丘脑间黏合
胼胝体压部
缰三角
松果体
后连合
下丘
下丘脑沟
灰结节

图 14-33　间脑正中矢状切面

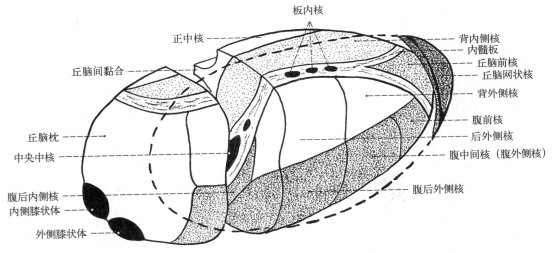

板内核
正中核
丘脑间黏合
丘脑枕
中央中核
腹后内侧核
内侧膝状体
外侧膝状体

背内侧核
内髓板
丘脑前核
丘脑网状核
背外侧核
腹前核
后外侧核
腹中间核（腹外侧核）
腹后外侧核

图 14-34　右背侧丘脑核团立体示意图

外侧核和丘脑枕;腹层核群由前向后分为**腹前核** ventral anterior nucleus、**腹中间核** ventral intermediate nucleus(又称腹外侧核)和**腹后核** ventral posterior nucleus,腹后核又分为**腹后外侧核** ventral posterolateral nucleus 和**腹后内侧核** ventral posteromedial nucleus。内侧核群主要为**背内侧核**。前核群可分为前腹侧核、前背侧核和前内侧核。此外,在内髓板有若干板内核,第三脑室侧壁的薄层灰质称正中核,在背侧丘脑外面还有薄层的丘脑网状核。上述的背侧丘脑核团按进化、纤维联系特点可归纳为 3 类:

1. 非特异性投射核团 在进化上比较古老,包括正中核、网状核和板内核等,主要接受脑干网状结构的传入纤维,与下丘脑和纹状体等结构有往返的纤维联系。脑干网状结构上行激动系统的纤维,经此类核团中继后,投射到大脑皮质广泛区域,维持机体的清醒状态。

2. 特异性中继核团 属于进化上较新的背侧丘脑核群,包括腹前核、腹外侧核和腹后核。其中腹前核和腹外侧核主要接受小脑上脚、纹状体和黑质的纤维,传出纤维至大脑皮质躯体运动区。腹后核为各种意识性躯体感觉和味觉的最后中继站,所接受的传入纤维来源、传出纤维的大脑皮质终止位点均有严格的定位关系。腹后内侧核接受三叉丘系和自孤束核发出的味觉纤维,作为头面部感觉信息传导通路的中继核,其传出纤维投射至中央后回下部;腹后外侧核接受内侧丘系和脊髓丘系的纤维,自内侧向外侧依次接受传导上肢、躯干和下肢感觉信息的纤维,其传出纤维投射至中央后回中、上部和中央旁小叶后部。

3. 联络性核团 在进化上属最新的背侧丘脑核群,包括内侧核、外侧核群背侧核及前核群,传入纤维来源广泛,与大脑皮质联络区有往返的纤维联系。

背侧丘脑是皮质下感觉的最后中继站,并可能感知粗略的痛觉,受损时可引起感觉功能障碍和痛觉过敏、自发性疼痛等。此外,腹外侧核和腹前核将大脑皮质与小脑、纹状体、黑质连为一体,实现对躯体运动的调节。

 【拓展窗口】

丘脑综合征:症状包括:①病变对侧肢体轻瘫。②病变对侧半身感觉障碍(以深感觉为主)。③病变对侧半身自发性疼痛。④同侧肢体共济运动失调。⑤病变同侧舞蹈样运动。但丘脑肿瘤患者发生以上典型表现者甚少,临床症状表现有很大变异。当肿瘤向前内侧发展时,精神障碍较明显;向丘脑下部发展时,内分泌障碍较为突出;向丘脑枕发展,除出现病变对侧同向偏盲外,还可影响四叠体出现瞳孔不等大、眼球上视障碍、听力障碍等症状。

(二)后丘脑

后丘脑 metathalamus 是指丘脑枕下外方、中脑顶盖上方的两对小隆起,即**内侧膝状体** medial geniculate body 和**外侧膝状体** lateral geniculate body 的统称(图 14-34)。内侧膝状体位于丘脑枕的下方,借下丘臂连接下丘,接受听觉纤维,发出的纤维构成听辐射,经内囊后肢后下部至大脑皮质的听区。外侧膝状体位于内侧膝状体外侧,接受视束传导的视觉纤维,传出纤维主要构成视辐射,经内囊后肢后部至大脑皮质的视区,也有一些传出纤维经上丘臂至上丘和顶盖前区。

(三)上丘脑

上丘脑 epithalamus 位于第三脑室顶部周围,主要包括**丘脑髓纹**、**缰三角**、**缰连合**、**松果体** pineal body 及后连合等(图 14-32)。丘脑髓纹是一对前后方向的纤维束,丘脑髓纹后端的扩大部分,称缰三角,内有缰核,缰核是边缘系统与中脑间的中继站。松果体呈锥体形,位于中脑背侧两上丘间的沟内,借柄连于第三脑室顶的后部,属内分泌腺,其分泌呈昼夜周期性的节律变化,与机体的生物钟现象有关。16 岁以后,松果体逐渐钙化,称脑砂或松果体石,在成人进行影像学检查时,常可作为颅内的定位标志。

(四)下丘脑

1. 下丘脑的位置和外形 **下丘脑** hypothalamus 位于背侧丘脑的下方,组成第三脑室侧壁的下半和底壁,上方借下丘脑沟与背侧丘脑分界,前端达室间孔,后端与中脑被盖相续。下面最前部是**视交叉** optic chiasma,

视交叉的前上方连接终板,后方有**灰结节** tuber cinereum,向前下移行于**漏斗** infundibulum,漏斗下端与**垂体** hypophysis 相接,灰结节后方有一对圆形隆起,称**乳头体** mamillary body(图 14-11)。

2. 下丘脑的分区及主要核团　下丘脑自内侧向外侧分为室周带、内侧带和外侧带。室周带为第三脑室室管膜下的薄层灰质,其外侧的内、外侧带以穹隆柱和乳头丘脑束为分界标志。下丘脑自前向后又分为视前区、视上区、结节区和乳头体区。视前区位于终板与前连合和视交叉前缘连线之间,内有视前核。视上区位于视交叉上方,内有**视上核** supraoptic nucleus、**室旁核** paraventricular nucleus 和下丘脑前核等。结节区位于灰结节及上方,内有**漏斗核** infundibular nucleus、**结节核** tuberal nucleus、**腹内侧核**和**背内侧核**等。乳头体区位于乳头体及其上方,内有乳头体核和下丘脑后核(图 14-35)。

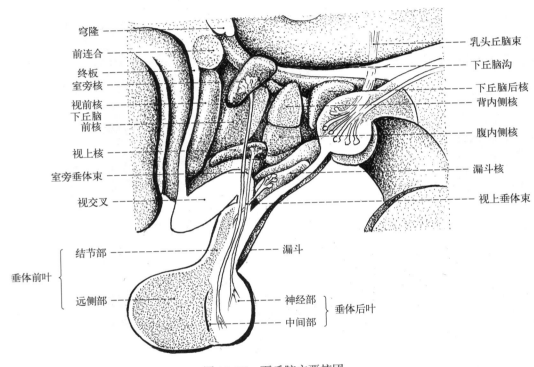

图 14-35　下丘脑主要核团

3. 下丘脑的纤维联系　大脑、下丘脑和脑干之间有复杂的纤维联系,纤维联系主要有 4 个方面。①与边缘系统的联系:借终纹、穹隆分别接受杏仁核复合体、海马结构的传入纤维,借助前脑内侧束的往返纤维与隔区相互联系。②与背侧丘脑的联系:通过乳头丘脑束与丘脑前核群相联系。③与垂体的联系:视上核和室旁核分别发出视上垂体束和室旁垂体束,至垂体后叶(神经垂体),将其合成的升压素和催产素分泌至垂体后叶;漏斗核及邻近室周区发出结节垂体束(结节漏斗束)至正中隆起,分泌促肾上腺皮质激素、促激素释放或抑制激素等进入该处垂体门脉系的毛细血管,借此门脉血管将上述激素运送至垂体前叶(腺垂体),调控垂体前叶的内分泌功能。④与脑干和脊髓的联系:借助乳头被盖束、背侧纵束及下丘脑脊髓束等与脑干、脊髓的自主神经核群相互联系。

4. 下丘脑的功能　①神经内分泌中心:通过下丘脑与垂体间的联系,将神经调节与体液调节融为一体。②内脏神经调节:下丘脑是调节内脏活动的皮质下中枢,通过调节交感神经和副交感神经的活动维持适宜的内环境。③食物摄入调节:通过下丘脑饱食中枢和摄食中枢调节摄食等行为。④体温调节:下丘脑视前区和后区(乳头体区)具有中枢性体温感受器功能,分别感受体温的升高和降低,并可通过启动各自的散热和产热机制维持体温稳态。⑤生物节律调节:视交叉上核是很多机体活动、体温变化、血浆激素水平、觉醒和睡眠等活动昼夜节律的神经基础。

（五）底丘脑

底丘脑 subthalamus 位于背侧丘脑和中脑被盖间的过渡区,含底丘脑核,与黑质、红核、苍白球之间有纤维联系,属锥体外系结构。

（六）第三脑室

第三脑室 third ventricle 是位于两侧背侧丘脑和下丘脑之间的狭窄腔隙。前方借左、右室间孔与侧脑室相通,后方借中脑水管与第四脑室相通,顶部为第三脑室脉络组织,底部为乳头体、灰结节和视交叉。

 【拓展窗口】

　　脑－肠肽 brain-gut peptide 是存在于消化道和脑等神经组织的一类具有双重分布的神经肽。目前已被证实的有促胃液素－缩胆囊素类、促胰液素－血管活性肠肽类、铃蟾素（又称蛙皮素）、促胃液素释放肽、胰多肽类、阿肽类等7大类。大多数脑－肠肽在下丘脑正中隆起、垂体柄乃至于垂体本身有较高的含量,有的脑－肠肽在垂体门脉系统血中的含量比较高,提示脑－肠肽对垂体前叶激素的合成和释放具有重要的调节作用。例如,胃泌素可抑制垂体前叶催乳素（PRL）、黄体生成素（LH）和促甲状腺素（TSH）的释放,较高剂量促胃液素则可促进生长激素（GH）的释放,缩胆囊素可抑制 LH 和 TSH 的释放,但促进 PRL、GH 和促肾上腺皮质激素（ACTH）的释放。有些脑－肠肽参与调节垂体前叶激素的释放,在下丘脑－垂体－肾上腺皮质轴等内分泌系统中发挥重要的生理作用。

（张永杰编写　徐国成绘图）

四、端脑

端脑 telencephalon 源于胚胎时期的前脑,高度发育的前脑形成端脑即左、右大脑半球,遮盖着间脑和中脑,并把小脑推向后下方。大脑半球表面的灰质层,称**大脑皮质** cerebral cortex,深部的白质又称髓质,蕴藏在白质内的灰质团块称基底核,大脑半球内的腔隙称**侧脑室** lateral ventricle。

（一）大脑的外形和分叶

大脑半球在颅内发育时,其表面积增加较颅骨快,而且大脑半球内各部发育速度不均,发育慢的陷入,发育快的部分则隆起,因而形成起伏不平的表面。凹陷处称**大脑沟** cerebral sulci,大脑沟之间长短大小不一的隆起,为**大脑回** cerebral gyri。

左、右大脑半球之间为纵行的**大脑纵裂** cerebral longitudinal fissure,纵裂底面为连接两半球宽厚的纤维束板,即**胼胝体** corpus callosum。大脑和小脑之间为**大脑横裂** cerebral transverse fissure。

每个大脑半球分为上外侧面、内侧面和下面。上外侧面隆凸,内侧面平坦,两面以上缘为界。下面凹凸不平,与内侧面之间无明显分界,与上外侧面之间以下缘为界。大脑半球借外侧沟、中央沟和顶枕沟分为额叶、顶叶、枕叶、颞叶和岛叶5个叶。**外侧沟** lateral sulcus 起于半球下面,行向后上方,至上外侧面。**中央沟** central sulcus 起于半球上缘中点稍后方,斜向前下方,下端与外侧沟间隔一脑回,上端延伸至半球内侧面。**顶枕沟** parietooccipital sulcus 位于半球内侧面后部,由前下斜向后上并转延至上外侧面。在外侧沟上方和中央沟以前的部分为**额叶** frontal lobe;外侧沟以下的部分为**颞叶** temporal lobe;**枕叶** occipital lobe 位于半球后部,在内侧面为顶枕沟以后的部分;**顶叶** parietal lobe 为外侧沟上方、中央沟后方、枕叶以前的部分（图14-36）;在外侧沟深面,被额、顶、颞3叶掩盖的岛状皮质称为**岛叶** insular lobe（图14-37）。顶、枕、颞叶之间在上外侧面并没有明显的大脑沟或回作为分界,顶枕沟至枕前切迹（在枕叶后端前方约4cm处）的连线以后为枕叶,自此连线的中点至外侧沟后端的连线为顶、颞叶的分界。

在半球上外侧面、中央沟前方,有与之平行的中央前沟,自中央前沟有两条向前走行并与大脑半球上缘平行的沟,为额上沟和额下沟,由上述3沟将额叶分成4个脑回:**中央前回** precentral gyrus 位于中央沟和中央前沟

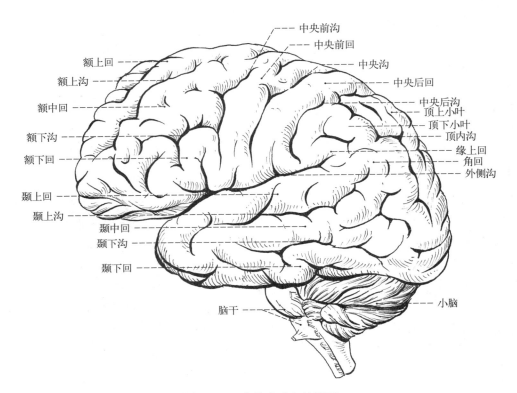

图 14-36　大脑半球上外侧面

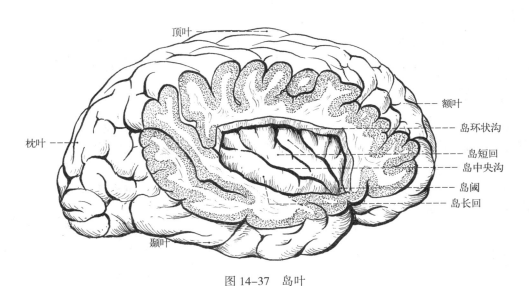

图 14-37　岛叶

之间;**额上回** superior frontal gyrus 位于额上沟上方,沿半球上缘并转至半球内侧面;**额中回** middle frontal gyrus 位于额上、下沟之间;**额下回** inferior frontal gyrus 位于额下沟和外侧沟之间。在中央沟后方,有与之平行的中央后沟,此沟与中央沟之间为**中央后回** postcentral gyrus。在中央后沟后方有一条与大脑半球上缘平行的顶内沟,顶内沟的上方为顶上小叶,下方为顶下小叶,顶下小叶又分为包绕外侧沟后端的**缘上回** supramarginal gyrus 和围绕颞上沟末端的**角回** angular gyrus。在外侧沟的下方,有与之平行的颞上沟和颞下沟。颞上沟的上方为颞上回,内有几条短的**颞横回** transverse temporal gyrus。颞上沟与颞下沟之间为颞中回。颞下沟的下方为颞下回。

在半球的内侧面,自中央前、后回上外侧面延伸到内侧面的部分为**中央旁小叶** paracentral lobule。在中部有前后方向向上略呈弓形的胼胝体。胼胝体下方的弓形纤维束为穹隆,两者间为薄层的**透明隔** septum pellucidum。在胼胝体后下方,有呈弓形的**距状沟** calcarine sulcus 向后至枕叶后端,此沟中部与顶枕沟相连。距状沟与顶枕沟之间称**楔叶**,距状沟下方为**舌回**。在胼胝体背面有胼胝体沟,此沟绕过胼胝体后方,再向前移行于海马沟。在胼胝体沟上方,有与之平行的扣带沟,此沟末端转向背侧,称边缘支。扣带沟与胼胝体沟之间为**扣带回** cingulate gyrus(图 14-38)。

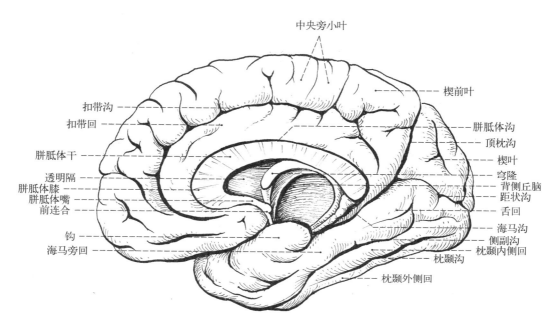

图 14-38　大脑半球内侧面

在半球下面,额叶内有纵行的**嗅束**,其前端膨大为**嗅球**与嗅神经相连。嗅束向后扩大为**嗅三角**。嗅三角与视束之间为**前穿质**,内有许多小血管穿入脑实质内。颞叶下方有与半球下缘平行的枕颞沟,在此沟内侧并与之平行的为**侧副沟** collateral sulcus,侧副沟的内侧为**海马旁回** parahippocampal gyrus(又称海马回),其前端弯曲,称**钩** uncus。侧副沟与枕颞沟间为枕颞内侧回,枕颞沟外侧为枕颞外侧回。在海马旁回的内侧为海马沟,在沟的上方有呈锯齿状的窄条皮质,称**齿状回** dentate gyrus。从内侧面看,在齿状回的外侧,侧脑室下角底壁上有一弓形隆起,称**海马** hippocampus,海马和齿状回构成**海马结构** hippocampal formation。由于颞叶的新皮质极度发展,海马结构被挤到侧脑室下角中(图 14-39,图 14-40)。

此外,在半球的内侧面可见环绕胼胝体周围和侧脑室下角底壁的结构,包括隔区(即胼胝体下区和终板旁回)、扣带回、海马旁回、海马和齿状回等,加上岛叶前部、颞极共同构成**边缘叶** limbic lobe。边缘叶是根据进化和功能区分的,参与边缘叶的结构有的属于上述 5 个脑叶的一部分,如海马旁回、海马和齿状回属于颞叶;有的则独立于上述 5 个脑叶之外,如扣带回(图 14-38)。

(二)大脑皮质的功能定位

大脑皮质是高级神经活动的物质基础,从种系发生的角度,人类大脑皮质一般分为原皮质(海马、齿状回)、旧皮质(嗅脑)和新皮质(除原、旧皮质以外的大脑皮质部分,高度发达,占大脑皮质的 96% 以上)。皮质各部组织构筑不同,功能各异。原皮质和旧皮质较薄,包括分子层、锥体细胞层和多形细胞层 3 层结构。新皮质由浅入深可分为 6 层:①分子层,主要由深层细胞的突起及少量水平细胞组成;②外颗粒层,主要是颗粒细胞;③外锥体细胞层,主要是中、小型锥体细胞;④内颗粒层,主要是星形细胞;⑤内锥体细胞层,主要是大、中型锥体细胞即 Betz 细胞;⑥多形细胞层,主要是梭形细胞和 Martinotti 细胞。新、旧皮质的过渡区呈现皮质构筑由 3 层、4 层、5 层、6 层渐变的特点。虽然 6 层型是新皮质结构的基本型,但不同区域的皮质,各层的厚薄、纤维的疏密

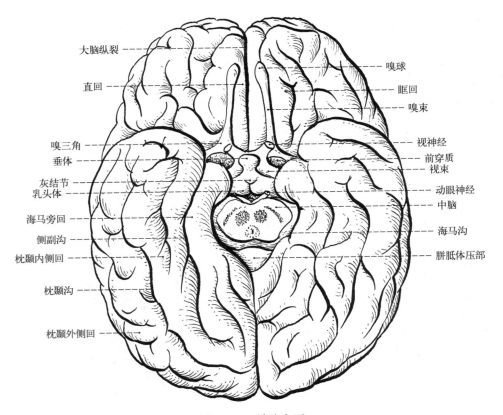

大脑纵裂
直回
嗅三角
垂体
灰结节
乳头体
海马旁回
侧副沟
枕颞内侧回
枕颞沟
枕颞外侧回

嗅球
眶回
嗅束
视神经
前穿质
视束
动眼神经
中脑
海马沟
胼胝体压部

图 14-39　端脑底面

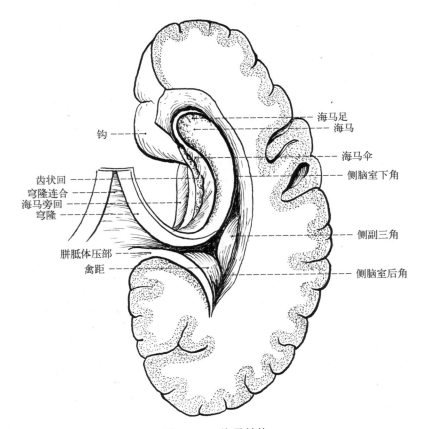

钩
齿状回
穹隆连合
海马旁回
穹隆
胼胝体压部
禽距

海马足
海马
海马伞
侧脑室下角
侧副三角
侧脑室后角

图 14-40　海马结构

以及细胞成分都不同。学者们依据皮质各部细胞的纤维构筑,将大脑皮质分为若干区。现人们广为采用的是 Brodmann 分区,将皮质分成 52 区(图 14-41,图 14-42)。皮质构筑的差异通常作为皮质分区的依据,不同脑区具有不同的功能。作为机体特定功能活动的最高"中枢",大脑皮质具有明确的功能定位(图 14-43)。

1. **第Ⅰ躯体运动区** primary somatomotor area(图 14-44)　为中央前回和中央旁小叶的前部,包括 Brodmann 4、6 区,该区对全身骨骼肌运动的管理具有一定的局部定位关系,其特点为:①上下倒置,在中央前回管理头面肌的代表区位于中央前回下部,头部本身呈正置,上肢肌的代表区在中间部,下肢和躯干肌的代表区位于顶部,管理膝关节以下肌的代表区位于中央旁小叶前部;②交叉支配,一侧运动区支配对侧躯体的运动,但一些与联合运动有关的肌则受双侧运动区的支配,如眼球外肌、咽喉肌、咀嚼肌等;③身体各部分代表区的大小取决于运动的精细复杂程度。该区接受中央后回、背侧丘脑腹前核、腹外侧核和腹后核的纤维,发出纤维组成锥体束,至脑干躯体运动核和脊髓前角。

2. **第Ⅰ躯体感觉区** primary somatosensory area　为中央后回和中央旁小叶后部,包括 Brodmann 3、1、2 区(图 14-45)。接受背侧丘脑腹后核传来的对侧半身的痛、温、触、压觉以及位置觉和运动觉,身体各部位的感

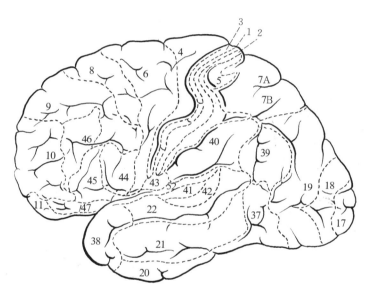

图 14-41　大脑皮质分区(外侧面)

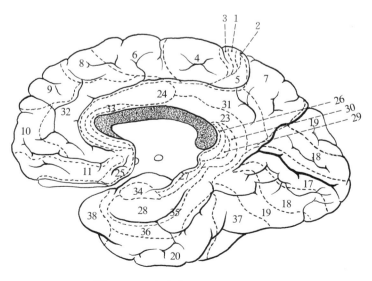

图 14-42　大脑皮质分区(内侧面)

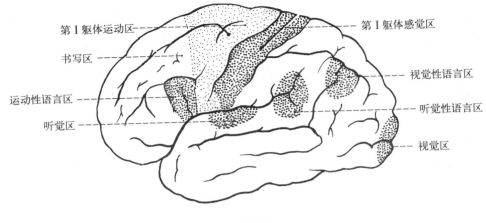

上外侧面

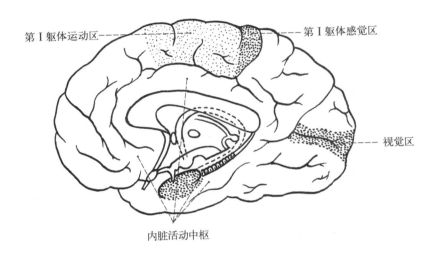

内脏活动中枢

内侧面

图 14-43 大脑皮质的主要中枢

觉在此区的局部定位与第Ⅰ躯体运动区相似,其特点是:①上下倒置,但头部本身呈正置;②交叉感受;③身体各部在该区投射范围的大小取决于该部位感觉敏感程度,例如手指和唇的感受器最密,在感觉区的投射范围最大。

在人类还有第Ⅱ躯体运动和第Ⅱ躯体感觉中枢,位于中央前、后回下部的岛盖皮质,第Ⅱ躯体运动中枢有双侧肢体代表区,第Ⅱ躯体感觉中枢接受双侧躯体感觉(以对侧为主)。

3. **视觉区** visual area 为距状沟上、下唇的枕叶皮质(Brodmann 17 区),接受同侧外侧膝状体的视辐射,感知两眼同侧半视网膜(两眼对侧半视野)的信息。因此,一侧视区损伤引起双眼对侧视野偏盲,称同向性偏盲。视网膜的信息投射至视区的定位关系是视网膜上、下象限的信号分别投射至距状沟上、下唇的视觉区;距状沟后 1/3 上、下唇接受黄斑区的信息,前部上、下唇接受视网膜前部(周边区)的信息。

4. **听觉区** auditory area 为颞横回(Brodmann 41、42 区),接受同侧内侧膝状体的听辐射,一侧听区感知两耳的听觉信息,因此,一侧听觉中枢受损不致引起全聋。

5. **味觉区** 一般认为位于中央后回下部(Brodmann 43 区)。

6. **平衡觉区** 一般认为位于中央后回下部,头面部感觉区附近,但有争议。

7. **嗅觉区** 位于钩附近。

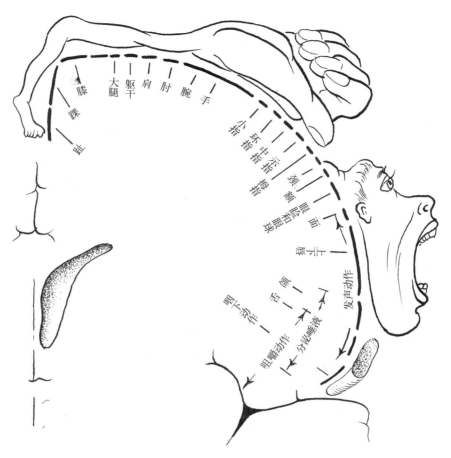

图 14-44　人体各部在第Ⅰ躯体运动区的定位

8. **内脏活动中枢**　位于边缘叶,通常被认为是内脏神经功能调节的高级中枢。

9. **语言中枢**　人类大脑皮质与动物的本质区别是进行思维和意识等高级活动,并进行语言的表达,所以在人类大脑皮质优势半球(即右利手和一部分左利手的左侧半球)上具有相应的语言中枢,如说话、阅读和书写等中枢。①**书写区** writing area:位于额中回后部(8区),紧靠中央前回手的运动区。此区受损,虽然手的运动功能仍然保存,但写字、绘图等精细动作不能完成,称失写症。②**运动性语言区** motor speech area:在额下回后部(44、45区),又称 Broca 区。如果此中枢受损,患者虽能发音,却不能说出具有意义的语言,称运动性失语症。③**听觉性语言区** auditory speech area:在颞上回后部(22区),它能调整自己的语言和听取、理解别人的语言。此中枢受损者虽能听到别人讲话,但不理解讲话的意思,自己讲的话也同样不能理解,故不能正确回答问题和正常说话,称感觉性失语症。④**视觉性语言区** visual speech area:又称阅读中枢,在顶下小叶的角回(39区),靠近视觉中枢。此中枢受损时,视觉没有障碍,但不理解文字符号的意义,称为失读症。

大脑皮质的各种功能中枢只是执行某种功能的核心部分,而非唯一的功能区,常存在具有类似功能的其他非核心脑区,如第Ⅱ躯体运动区和第Ⅱ躯体感觉区的存在。因此,大脑皮质功能定位是相对的概念。

大脑皮质除了一些具有特定功能的中枢外,还存在着广泛的、不局限于某种功能,而对各种信息进行加工和整合,完成高级神经活动的脑区,称联络区。联络区在高等动物显著增加。

另外,在长期的进化过程中,左、右大脑半球发育不完全相同,具有不对称性。在功能上,左侧大脑半球与语言、意识、数学等密切相关,而右侧大脑半球则与非语言信息、音乐、图形、空间等密切相关。因为语言中枢在大部分人位于左侧大脑半球,故左侧大脑半球常被称为优势半球。其实左、右大脑半球分工不同,相互协调配合,共同完成各种高级神经精神活动。

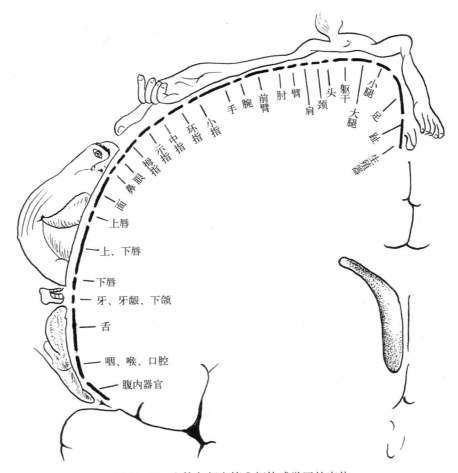

图 14-45　人体各部在第 I 躯体感觉区的定位

 【拓展窗口】

　　研究表明，听觉性语言中枢和视觉性语言中枢之间没有明显的界线，有学者将它们均归为 Wernicke 区，该区包括颞上回、颞中回后部、缘上回及角回。Wernicke 区的损伤，将产生严重的感觉性失语症。此外，各语言中枢不是彼此孤立存在的，它们之间有着密切的联系，语言能力需要大脑皮质有关区域的协调配合才能完成。例如，听到别人问话后用口语回答，其过程可能是：首先，听觉冲动传至听区，产生听觉；再由听区与 Wernicke 区联系，理解问话的意义。经过联络区的分析、综合，将信息传到运动性语言中枢，后者通过与头面部运动有关的皮质（中央前回下部）的联系，控制唇、舌、喉肌的运动而形成语言，回答问题。

【拓展窗口】

　　阿尔茨海默病（Alzheimer's disease，AD）又称为老年性痴呆，是发生在老年阶段较常见的退行性脑病，临床以进行性认知障碍与记忆力损害为主，甚至出现人格与行为的改变，生活不能自理，其发病机制尚不明确。该病患者的大脑皮质出现弥漫性萎缩，脑室扩大和脑沟扩大、脑回变窄，尤以额叶、顶叶和颞叶等新皮质的改变最为显著。显微镜下可见神经细胞减少、胶质细胞增生，并可出现 β 淀粉样沉积（海马 CA1 区与内嗅区皮质常见）、神经原纤维缠结、神经细胞颗粒性空泡变性（海马与颞叶内侧皮质常见）等特征性改变。

（三）端脑的内部结构

大脑表面为皮质,深部为髓质及侧脑室。髓质中藏有基底核。

1. **基底核** basal nuclei　为大脑半球基底部、背侧丘脑外侧的一些核团,包括纹状体、屏状核和杏仁体。

（1）**纹状体** corpus striatum:由尾状核和豆状核组成,其前端互相连接。**尾状核** caudate nucleus 呈弓形,位于背侧丘脑背外侧,延伸至侧脑室前角、中央部和下角。尾状核前端膨大,称尾状核头;头向后缩细,称尾状核体;尾状核体弯向前外下,移行为尾状核尾,行于侧脑室下角上壁。**豆状核** lentiform nucleus 位于岛叶深部,借内囊与内侧的尾状核和背侧丘脑分开。豆状核在水平切面和冠状切面上大致呈三角形,借内部的两个髓板分隔成 3 部分,外侧部最大称**壳** putamen,内侧两部分合称**苍白球** globus pallidus。在种系发生上,尾状核和壳是较新的结构,合称**新纹状体** neostriatum;苍白球为较古老的结构,称**旧纹状体** paleostriatum。纹状体是锥体外系的重要组成部分,在躯体运动调节中起重要作用,近年来还发现苍白球与机体的学习记忆功能有关（图 14-46）。

（2）**屏状核** claustrum:为岛叶皮质与豆状核之间的灰质,其功能目前未明。屏状核与豆状核之间的髓质称外囊,屏状核与岛叶皮质之间的髓质称最外囊。

（3）**杏仁体** amygdaloid body:在侧脑室下角前端的上方,海马旁回钩的深面,与尾状核的末端相连,为边缘系统的皮质下中枢。其功能与内脏活动和内分泌的调节、情绪活动、学习记忆有关。

2. **侧脑室** lateral ventricle（图 14-47）　为大脑半球内的腔隙,左、右各一,延伸于半球的额、顶、枕、颞叶。侧脑室分为 4 部分:伸向额叶的部分,称前角;位于顶叶的部分,称中央部;伸入枕叶的部分,称后角;伸至颞叶的部分,称下角。前角与中央部移行处的内侧壁的孔,称**室间孔** interventricular foramen,借此与第三脑室相通。中央部和下角内有脉络丛,经室间孔与第三脑室脉络丛相续。

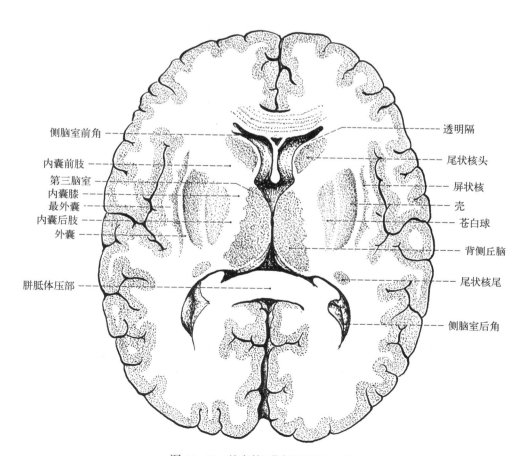

图 14-46　基底核、背侧丘脑和内囊

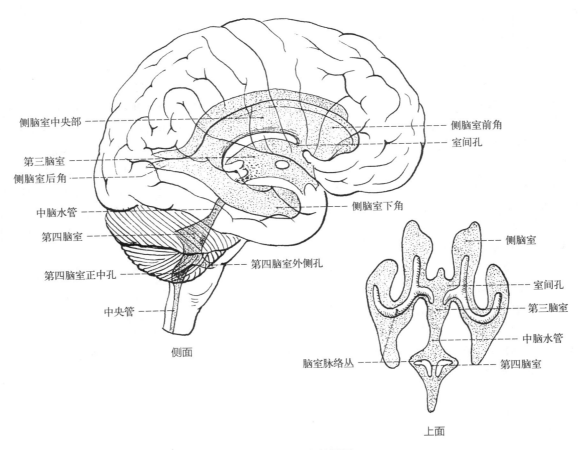

图 14-47　脑室投影图

(四) 大脑半球的髓质

大脑半球的髓质位于大脑皮质、端脑内的核团及侧脑室之间,由连接不同脑回、脑叶、两侧大脑半球皮质及皮质与皮质下结构纵横交错的有髓神经纤维构成。依据其走行和联系可分为 3 类纤维:联络纤维、连合纤维和投射纤维。

1. **联络纤维 association fiber**　是指联系同侧大脑半球各部分皮质之间的纤维(图 14-48)。联系相邻脑回的短纤维称弓状纤维。联系同侧半球各叶皮质的长纤维主要有:①扣带,连接边缘叶的各部分;②上纵束,连接额、顶、枕、颞 4 个叶;③下纵束,连接枕叶与颞叶;④钩束,连接额叶与颞叶。

2. **连合纤维 commissural fiber**　为连接两侧大脑半球皮质之间的纤维,包括胼胝体、前连合和穹隆连合(图 14-49)。

(1) **胼胝体 corpus callosum**:由连接两侧大脑半球对应皮质区的纤维在大脑半球内侧部聚集而成,其纤维在大脑半球内经侧脑室的顶,向各方向辐射联系额、顶、枕、颞叶。在正中矢状切面上,胼胝体为前后方向、呈弓形的白质板,自前而后被分为嘴、膝、干、压部 4 部分。前端起始部尖细,称胼胝体嘴;其后的弯曲部,称胼胝体膝;中间大部分,称胼胝体干;后端钝圆,称胼胝体压部。

(2) **前连合 anterior commissure**:为连接两侧嗅球和两侧颞叶的纤维束,在正中矢状切面上呈圆形,位于穹隆柱主体的前方。

(3) **穹隆连合 fornical commissure**:海马的传出纤维在其内侧聚集形成海马伞,海马伞向后离开海马向上移行为弓状的穹隆,两侧穹隆贴附于胼胝体下面前行,并相互靠拢,其中部分穹隆纤维越至对侧形成穹隆连合,连接对侧海马,其余纤维继续前行至乳头体核。

3. **投射纤维 projection fiber**　由连接大脑皮质和皮质下中枢的上行和下行纤维组成,它们大部分经过内

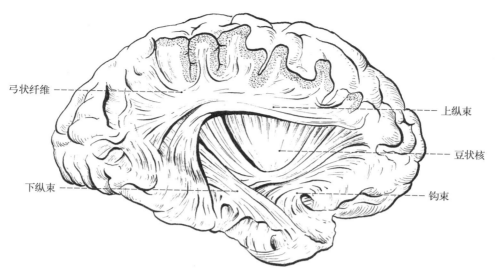

图 14-48　大脑半球的联络纤维

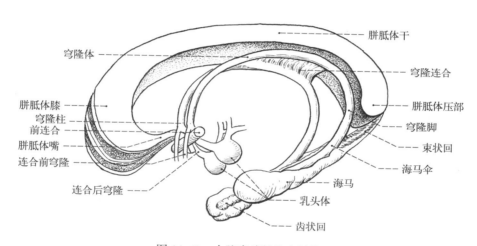

图 14-49　大脑半球的连合纤维

囊。**内囊** internal capsule 是位于背侧丘脑、尾状核和豆状核之间的宽厚白质板,在大脑水平切面上,左右略呈">< "状(图 14-50)。通常将其分为 3 部分,位于尾状核与豆状核之间的部分,称**内囊前肢**;位于背侧丘脑与豆状核之间的部分,称**内囊后肢**;前、后肢之间的结合部,称**内囊膝**。

(1)内囊前肢的投射纤维:主要有**额桥束**和由丘脑背内侧核投射到前额叶的**丘脑前辐射**。

(2)内囊膝部的投射纤维:有**皮质核束**,该束纤维从中央前回下 1/3(躯体运动区头面部代表区)发出下行到脑干各躯体运动核。

(3)内囊后肢的投射纤维:下行纤维束为**皮质脊髓束**、**皮质红核束**和**顶桥束**等,上行纤维束是**丘脑中央辐射**、**丘脑后辐射**和**丘脑下辐射**。其中皮质脊髓束是由中央前回中上部和中央旁小叶前部发出至脊髓前角运动核的纤维束。而丘脑中央辐射是从丘脑腹后核至中央后回的纤维束,传递皮肤和肌、关节的感觉。丘脑后辐射经豆状核后部向后行,包含**视辐射**及枕桥束,前者由外侧膝状体到视皮质,后者由枕叶至脑桥核。丘脑下辐射经豆状核下部向外侧走行,含有**听辐射**及颞桥束,前者由内侧膝状体至听皮质,后者由颞叶至脑桥核。

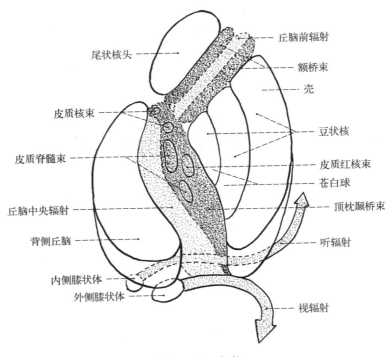

图 14-50　内囊

【拓展窗口】

　　内囊是投射纤维高度集中的区域,一侧内囊后肢和膝部损伤时,由于丘脑中央辐射受损,导致对侧半身(偏身)感觉丧失;因皮质脊髓束、皮质核束受损导致对侧半身痉挛性瘫痪(对侧上、下肢瘫,对侧面神经和舌下神经核上瘫);因视辐射受损,导致患侧眼的鼻侧视野偏盲和健侧眼颞侧视野偏盲,即临床所谓的"三偏综合征"。

(五)嗅脑和边缘系统

　　1. 嗅脑 rhinencephalon　　是指与嗅觉有关的结构,是大脑皮质中古老的部分,人类嗅脑不发达。嗅脑包括嗅球、嗅束,嗅束后端分为内侧嗅纹和外侧嗅纹,内侧嗅纹和外侧嗅纹夹成嗅三角。内侧嗅纹和外侧嗅纹表面的灰质称嗅回。外侧嗅纹主要投射到嗅皮质感知嗅觉,部分投射到杏仁体和海马;而内侧嗅纹投射到隔区,参与边缘系统的活动。

　　2. 边缘系统 limbic system　　在大脑半球内侧面,胼胝体周围和侧脑室下角底壁的圆弧形皮质区,称**边缘叶**limbic lobe,包括隔区、扣带回、海马旁回、海马和齿状回等结构。边缘叶及与其联系的皮质下结构(杏仁体、隔核、上丘脑、背侧丘脑前核群和中脑被盖等)统称边缘系统。边缘系统在进化上是脑的古老部分,它司内脏调节、情绪反应和性活动等。在维持个体生存和种族生存(延续后代)方面发挥重要作用。同时边缘系统特别是海马与机体的高级精神活动如学习、记忆等密切相关(图 14-51)。

【拓展窗口】

　　脑网络组图谱即人脑连接组(human connectome)。传统的 Brodaman 分区主要建立于细胞构筑,无法深入探讨细胞之间复杂的功能联系。近年来,科学家们力图综合多模式神经影像技术、电生理技术与形态学研究技术等方法,从宏观到微观,全面精准地建立人类从总体到个体水平的大脑结构网络图谱,并发掘其连接规律。研究内容包括三个空间尺度:①微观尺度,采用先进的形态学研究方法(如透明脑技术、高分辨率光学成像技术等),在组织学水平研究神经元－神经元之间的连接图谱;②中尺度,采用电生理技术、光遗传学技术等建立局部环路中神经元的功能连接图谱;③宏观尺度,采用多种功能磁共振、脑电图、脑磁图等方法,建立大脑功能连接网络,并利用信息学和模拟技术对脑部网络进行仿真和建模,揭示其拓扑原理,进而理解大脑内部结构与工作机制。脑网络组图谱将比现有脑图谱分区更精细,又能显示不同亚区的解剖与功能连接,可为探索脑功能、研究神经精神疾病提供强有力的研究工具。

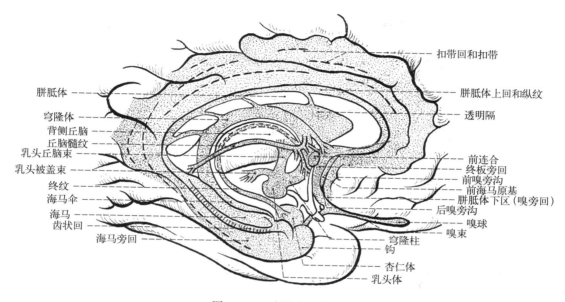

图 14-51　嗅脑和边缘系统

（张永杰编写　徐国成绘图）

习题

1. 填图题
请标出线段指示的相应解剖结构:

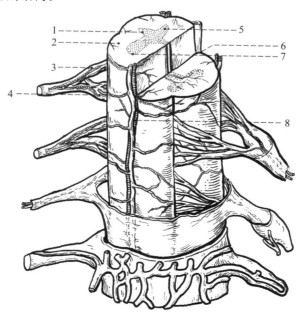

2. 填字题

请按提示内容填写行列中的空格：

纵向：

1. 脑桥基底部向两侧逐渐变窄

2. 包括三叉神经运动核、面神经核、疑核和副神经核

4. 平中脑上丘，发出纤维参与组成动眼神经

5. 交感神经的低级中枢

7. 中央管周围灰质

8. 脊髓下行传导束之一，协调眼球的运动和头、颈部的运动

9. 传导粗触觉、压觉

10. 小脑表层的灰质

14. 位于脑桥中下部，发出纤维组成面神经运动根

16. 包括 α 运动神经元和 γ 运动神经元

17. 内含舌下神经核

20. 枕颞沟外侧的脑回

21. 背侧丘脑和下丘脑之间的狭窄腔隙

22. 延髓、脑桥和小脑之间的室腔
23. 脊髓后面正中较浅的沟
25. 丘脑腹后核至中央后回的纤维束
26. 背侧丘脑与下丘脑的分界线
28. 脊髓前面正中较明显的沟
31. 后丘脑之一,接受视束传导的视觉纤维
33. 小脑下面蚓垂两侧向下的膨出部
35. 颞上沟上方的脑回
37. 部分皮质脊髓束纤维交叉到对侧处
39. 最大的小脑核
40. 传递对侧躯干和四肢的本体感觉和精细触觉
43. 中央前回和中央后回之间的沟

横向:

3. Broca 区
6. 第四脑室的开口
10. 结合臂
11. 间脑之一
12. 锥体束之一
13. 脑干的中继核和网状核
15. 中央管前的灰质
18. 起自红核,至板层 V – Ⅶ
19. 舌下神经三角的深面
21. 中央前回和中央旁小叶的前部
24. 圆形隆起,内含展神经核
27. 侧脑室伸向额叶的部分
29. 延髓、脑桥与小脑交界处
30. 中央沟和中央前沟之间的脑回
32. 延髓与脑桥的界线
34. 侧副沟与枕颞沟间的脑回
36. 左、右大脑半球之间纵行的裂隙
38. 脊髓的反射之一
39. 海马结构之一
41. 后丘脑之一,接受听觉纤维
42. 位于中脑,接受三叉神经中本体感觉纤维终止
44. 传递双侧耳的听觉冲动
45. 楔叶与舌回之间的沟

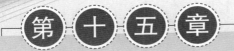

第十五章

周围神经系统

周围神经系统 peripheral nervous system 是指除中枢神经系统以外,分布于全身各处的神经结构和神经组织的总称,包括分布于身体各处的神经纤维、神经节、神经丛和神经终末装置等。根据其与中枢相连的部位和分布区域不同,通常将周围神经系统分为**脊神经**、**脑神经**和**内脏神经** 3 部分。脊神经是指与脊髓相连的周围神经部分,由 31 对成对分布的神经组成;脑神经是指与脑干、间脑和端脑相连的周围神经部分,由 12 对成对分布的神经组成;内脏神经则是指分布于体腔脏器、全身心血管和腺体组织的周围神经部分。

第一节 脊 神 经

一、概述

脊神经 spinal nerves 共 31 对,依据脊神经与脊髓的连接部位分为 5 部分,即**颈神经** cervical nerves 8 对、**胸神经** thoracic nerves 12 对、**腰神经** lumbar nerves 5 对、**骶神经** sacral nerves 5 对和**尾神经** coccygeal nerve 1 对。

每对脊神经均借前、后根连于脊髓,前根由运动性神经根丝构成,连于脊髓前外侧沟;后根由感觉性神经根丝构成,连于脊髓后外侧沟。脊神经后根在椎间孔附近有一椭圆形的膨大,称**脊神经节** spinal ganglion,其内含有假单极神经元。前、后根在椎间孔处合成一条混合性的脊神经。

脊神经经椎间孔穿出椎管或骶管。第 1 对颈神经干经寰椎与枕骨之间离开椎管,第 2~7 对 颈神经干经同序数颈椎上方的椎间孔穿出椎管,第 8 对颈神经干则经第 7 颈椎下方的椎间孔穿出椎管,胸神经和腰神经均经同序数椎骨下方的椎间孔穿出椎管,第 1~4 骶神经经同序数的骶前、后孔穿出骶管,第 5 对骶神经和尾神经则经骶管裂孔穿出。

不同部位的脊神经前、后根在椎管内的走行方向及走行距离有明显差别。颈神经根最短,行程接近于水平;胸神经根较长,斜向外下走行;腰神经根最长,几乎近似垂直下行,在椎管下份脊髓末端参与**马尾** cauda equina 组成。

【拓展窗口】

> 在椎管内,脊神经有重要的毗邻关系,其前方是椎间盘和椎体,后方是椎间关节及黄韧带,上方和下方分别为椎下切迹和椎上切迹。因此,脊椎的病变,如椎间盘突出、黄韧带肥厚、椎体和关节突骨质增生及椎骨骨折等常可累及脊神经,出现感觉和运动障碍。在椎间孔内,每一条脊神经有根动脉、小静脉丛和脊神经的脊膜支伴行。

1. 脊神经的纤维成分　脊神经为混合性神经,含有 4 种纤维成分(图 15-1)。

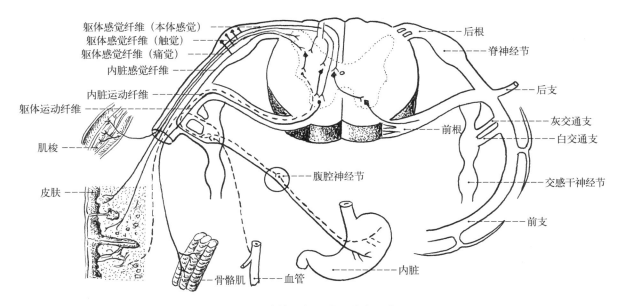

图 15-1　脊神经的组成及分布示意图

（1）**躯体感觉纤维**:来自脊神经节中的假单极神经元,其中枢突形成脊神经后根进入脊髓,周围突则形成脊神经分布于皮肤、骨骼肌、肌腱和关节等部位,将皮肤的浅感觉(痛、温觉和触觉)和肌、腱、关节的深感觉(运动觉和位置觉)传入中枢。

（2）**内脏感觉纤维**:来自脊神经节的假单极神经元,其中枢突形成后根进入脊髓,周围突则分布于内脏、心血管和腺体的感受器,将这些结构的感觉冲动传入中枢。

（3）**躯体运动纤维**:由脊髓灰质前角的运动神经元的轴突所组成,形成脊神经前根,分布于躯干和四肢的骨骼肌,支配骨骼肌的随意运动。

（4）**内脏运动纤维**:发自胸髓、腰髓 1~3 节段的中间带外侧核和骶髓 2~4 节段的骶副交感核,其轴突分布于内脏、心血管和腺体,支配心肌、平滑肌的运动和控制腺体的分泌。

2. 脊神经的分支　脊神经穿出椎间孔后分为 4 支(图 15-1)。

（1）**脊膜支** meningeal branch:细小,经椎间孔返回椎管,分布于脊髓被膜、脊柱韧带、骨膜和椎间盘等处。

（2）**交通支** communicating branch:连于脊神经与交感干之间的细支,其中自脊神经连于交感干者为**白交通支**,自交感干连于每条脊神经者为**灰交通支**(详见本章第三节内脏神经系统)。

（3）**后支** posterior branch:较细小,经相邻椎骨横突之间或骶后孔向后走行,其中肌支分布于项、背部和腰骶部的肌肉;皮支分布于枕、项、腰、臀部的皮肤,其分布具有明显的节段性。其中,第 2 颈神经后支的皮支较粗大,称**枕大神经** greater occipital nerve,分布于枕、项部的皮肤;第 1~3 腰神经后支的外侧支较粗大,下行分布于臀部上份的皮肤,称**臀上皮神经** superior clunial nerves;第 1~3 骶神经后支的皮支分布于臀部中份的皮肤,称**臀中皮神经** middle clunial nerves。

（4）**前支** anterior branch:较粗大,分布于躯干前外侧、四肢的骨骼肌和皮肤。人类除胸神经前支保持有明显的节段性走行及分布外,其余各部的前支则分别交织成神经丛,即颈丛、臂丛、腰丛和骶丛等,由丛再发出分支分布于相应部位。

二、颈丛

（一）颈丛的组成和位置

颈丛 cervical plexus 由第 1～4 颈神经的前支和部分第 5 颈神经的前支相互交织而形成（图 15-2）。位于胸锁乳突肌上份的深面，中斜角肌和肩胛提肌起始端的前方。

（二）颈丛的分支

颈丛分为浅支、深支和与其他神经的交通支。浅支自胸锁乳突肌后缘中点处穿出，其浅出处的位置较表浅，是颈部浅层结构局部浸润麻醉的阻滞点。主要的分支如下（图 15-3）：

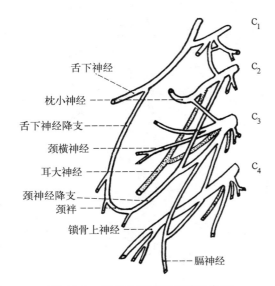

1. **枕小神经** lesser occipital nerve（C_2） 沿胸锁乳突肌后缘上行，分布于枕部和耳郭背面上份的皮肤。

2. **耳大神经** great auricular nerve（C_2、C_3） 沿胸锁乳突肌表面上行，分布于耳郭及附近的皮肤。

3. **颈横神经** transverse nerve of neck（C_2、C_3） 由后向前横越胸锁乳突肌浅面行向前，分布于颈前部皮肤。

图 15-2 颈丛的组成及颈袢示意图

4. **锁骨上神经** supraclavicular nerve（C_3、C_4） 2～4 支，呈辐射状行向外下方，越锁骨浅面达胸壁上份，分布于颈侧部、胸壁上部和肩部的皮肤。

颈丛深支主要为运动支，支配颈部深层肌、肩胛提肌、舌骨下肌群和膈。

5. **膈神经** phrenic nerve（C_3～C_5） 位置相对较深，起初位于前斜角肌上端的外侧，继而沿该肌浅面下行至其内侧，穿锁骨下动、静脉之间经胸廓上口进入胸腔，再与心包膈血管相伴行经过肺根前方，在纵隔胸膜与心包之间下行到达膈肌（图 15-4）。膈神经的运动纤维支配膈肌，感觉纤维分布于胸膜、心包和膈下面的部分腹膜，右膈神经的感觉纤维尚分布于肝、胆囊和肝外胆道的腹膜等。膈神经受刺激时可产生呃逆，膈神经损伤则出现

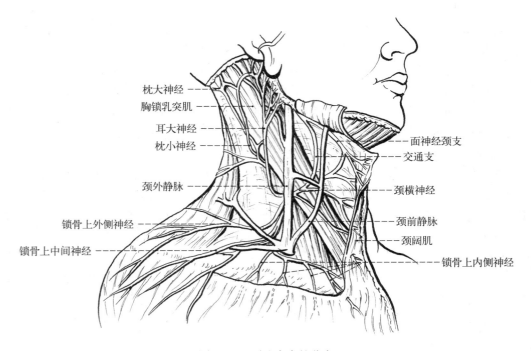

图 15-3 颈丛皮支的分布

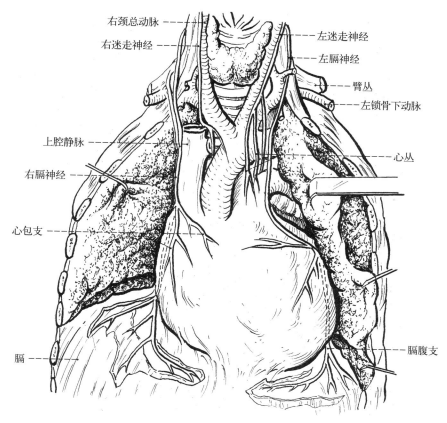

图 15-4　膈神经

同侧膈肌瘫痪。

　　第 1 颈神经的部分纤维加入舌下神经,在与舌下神经伴行过程中,除分出甲状舌骨肌支外,其余纤维随即离开舌下神经继续下行形成舌下神经降支,起自第 2、3 颈神经的部分纤维组成颈神经降支,舌下神经降支和颈神经降支在环状软骨水平合成**颈袢** cervical ansa(也称舌下神经袢),由颈袢发出分支支配舌骨下肌群(图 15-2)。

三、臂丛

(一)臂丛的组成及位置

　　臂丛 brachial plexus 由第 5~8 颈神经的前支和第 1 胸神经前支的大部分相互交织而形成,自斜角肌间隙穿出,行向外下,经锁骨下动脉的后上方,继而经锁骨中份的后方进入腋窝(图 15-5,图 15-6)。臂丛的主要分支分布于胸上肢肌、上肢带肌、背浅层肌(斜方肌除外)和臂、前臂、手部的肌、关节、骨及皮肤。

　　在锁骨水平以上,臂丛由 5 条神经根反复分支交织组合,行至腋窝内时形成 3 束纤维,分别从内侧、外侧、后方包围腋动脉,分别称**内侧束、外侧束和后束**。臂丛在锁骨中点处的后方较集中,其位置浅表,常作为臂丛神经局部阻滞麻醉的部位。在腋窝内臂丛包绕着腋动脉,也比较集中,亦是臂丛神经阻滞麻醉常选用的部位。

　【拓展窗口】

　　臂丛损伤可分为臂丛上干损伤,即腋神经支配的三角肌瘫痪,使肩关节外展运动障碍和肌皮神经支配的肱二头肌瘫痪,屈肘关节运动障碍;臂丛下干损伤,临床表现为尺神经、桡神经和部分正中神经所支配的骨骼肌瘫痪,使手指不能伸屈,手部骨骼肌瘫痪,但肩、肘、腕关节活动基本正常。全臂丛损伤表现为整个上肢肌瘫痪,全部上肢关节的主动活动丧失。

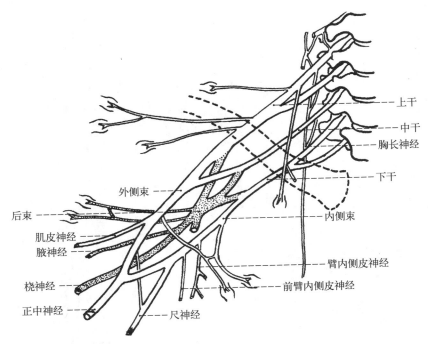

图 15-5　臂丛的组成示意图

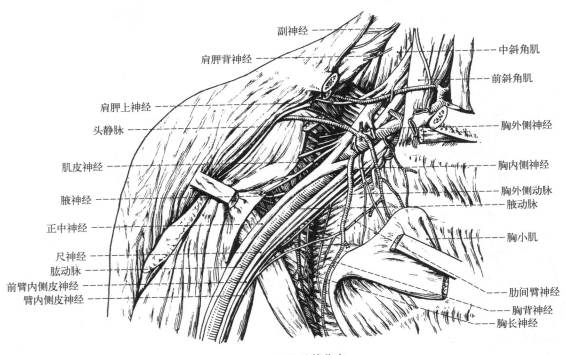

图 15-6　臂丛及其分支

(二) 臂丛的分支

臂丛的分支较多,依据其分支发出的部位分为锁骨上分支和锁骨下分支(图 15-6)。

1. 锁骨上分支　多发自臂丛的根和干,分布于颈部深层肌、背浅层肌(斜方肌除外)、部分胸上肢肌和上肢带肌等。主要的分支如下(图 15-6,图 15-7)。

(1) **胸长神经** long thoracic nerve($C_5 \sim C_7$):位置较深,起自神经根出椎间孔处,经臂丛后方进入腋窝,沿前锯肌表面伴随胸外侧动脉下行,分支支配前锯肌。该神经损伤可导致前锯肌瘫痪,出现"翼状肩"征。

(2)**肩胛背神经** dorsal scapular nerve(C_4、C_5):起自神经根出椎间孔处,向后穿过中斜角肌,进一步越过肩胛提肌,在肩胛骨内侧缘与脊柱之间伴随肩胛背动脉下行,分支支配菱形肌和肩胛提肌。

(3)**肩胛上神经** suprascapular nerve(C_5、C_6):起自臂丛上干,向后经肩胛上切迹进入冈上窝,绕肩峰根部转入冈下窝,分支分布于冈上、下肌和肩关节(图 15-7)。该神经损伤可导致冈上、下肌无力及肩关节疼痛等症状。

2. 锁骨下分支 分别发自臂丛的 3 个束,分为肌支和皮支,分布于肩、胸、臂、前臂和手部的骨骼肌、关节及皮肤(图 15-7)。

(1)**肩胛下神经** subscapular nerve($C_5 \sim C_7$):起自后束,可分为上、下支,分别进入肩胛下肌和大圆肌,支配该肌的运动。

(2)**胸内、外侧神经**($C_5 \sim T_1$):分别起自内侧束和外侧束,胸外侧神经穿经锁胸筋膜,两者均发出分支分布于胸大肌和胸小肌。

(3)**胸背神经** thoracodorsal nerve($C_6 \sim C_8$):起自后束,沿肩胛骨外侧缘伴随肩胛下血管下行,分支支配背阔

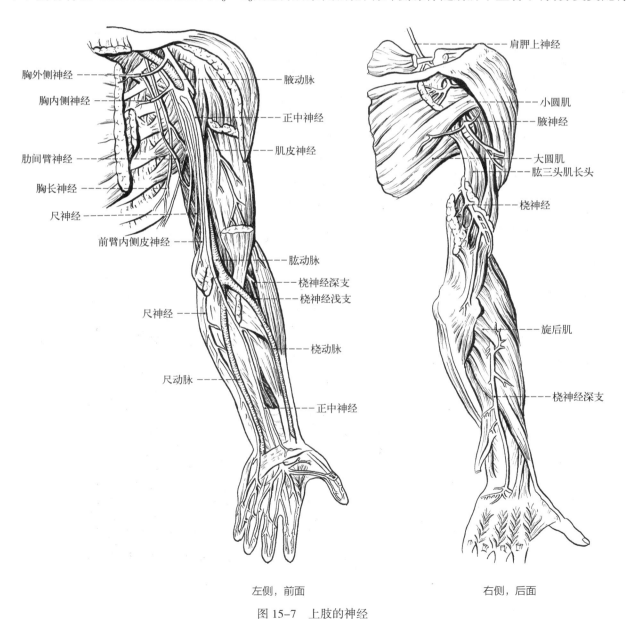

左侧,前面 　　　　　　　　　右侧,后面

图 15-7 上肢的神经

肌。在乳腺癌根治术清除腋淋巴结群时,应注意勿损伤此神经。

(4) **腋神经** axillary nerve(C₅、C₆):起自后束,穿经腋窝后壁的四边孔,绕肱骨外科颈至三角肌深面。肌支支配三角肌和小圆肌。皮支自三角肌后缘穿出并绕至三角肌表面,称**臂外侧上皮神经**,分布于肩部和臂外侧区上部的皮肤。肱骨外科颈骨折、肩关节脱位或腋杖的压迫,均可造成腋神经损伤而导致三角肌瘫痪,出现臂不能外展,三角肌区皮肤感觉障碍。由于三角肌萎缩,肩部失去圆隆的外形而出现"方肩"征。

(5) **肌皮神经** musculocutaneous nerve(C₅~C₇):起自外侧束,行向外侧斜穿喙肱肌,经肱二头肌与肱肌之间下行,下行过程中发出肌支支配喙肱肌、肱二头肌和肱肌。其终末支在肘关节稍外下方穿出深筋膜称**前臂外侧皮神经**,分布于前臂外侧的皮肤。

(6) **正中神经** median nerve(C₆~T₁):由内、外侧根汇合而成,分别发自臂丛的内、外侧束,两根夹持腋动脉,向下呈锐角汇合成正中神经。在臂部正中神经沿肱二头肌内侧沟下行,并自外侧向内侧跨越肱动脉,并与肱血管相伴行至肘窝。自肘窝向下穿过旋前圆肌和指浅屈肌腱弓,下行于前臂指浅、深屈肌之间到达腕部。在桡侧腕屈肌腱与掌长肌腱之间进入腕管,在掌腱膜深面到达手掌。

正中神经在臂部无分支,在肘部和前臂发出许多细小的肌支分布于附近的肌,发出稍粗大的沿前臂骨间膜前方下行的骨间前神经,分布于除肱桡肌、尺侧腕屈肌和指深屈肌尺侧半以外的所有前臂屈肌和旋前肌。在屈肌支持带下方的桡侧,自正中神经外侧发出一粗短的返支(图 15-8),行于桡动脉掌浅支的外侧并自外侧进入鱼际,分布于除拇收肌以外的鱼际肌。正中神经在手掌发出指掌侧总神经,下行至掌骨头附近指掌侧总神经又分为指掌侧固有神经,沿手指的相对缘至指尖,分布于第 1、2 蚓状肌和掌心、鱼际皮肤、桡侧 3 个半指的掌面及其中节、远节手指背面的皮肤(图 15-8 ~ 图 15-10)。

正中神经在肘部损伤时,运动障碍表现为前臂和手正中神经支配的骨骼肌全部无力;在腕部损伤时,则表

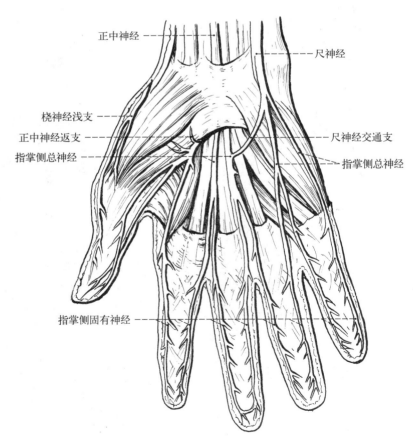

图 15-8 手掌面的神经

现为正中神经所支配的手部骨骼肌运动障碍。感觉障碍以拇指、示指和中指的远节皮肤最为显著。由于鱼际肌萎缩,手掌平坦,故称"猿掌"征(图 15-11)。

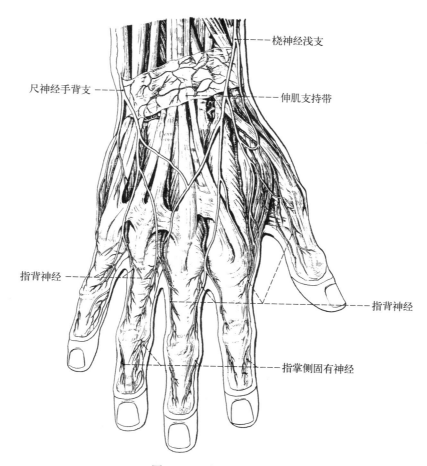

图 15-9　手背面的神经

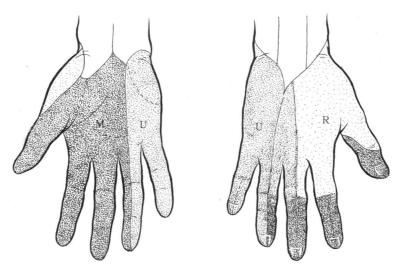

图 15-10　手部皮肤的神经分布

M:正中神经;U:尺神经;R:桡神经

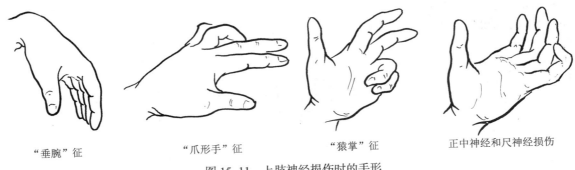

"垂腕"征　　　　　　"爪形手"征　　　　　　"猿掌"征　　　　　正中神经和尺神经损伤

图 15-11　上肢神经损伤时的手形

【拓展窗口】

　　腕管综合征是正中神经在腕管内受压而表现出的一系列症状及体征,任何引起腕管内空间狭窄的病变均可能引起正中神经受压迫,如外源性压迫、腕横韧带挛缩、腕骨骨折移位、腱鞘囊肿和外伤后血肿机化等。临床表现为桡侧 3 个手指端麻木或疼痛,如果正中神经受压状况不改变则会出现拇指进行性运动障碍及拇指对掌无力,最后导致拇指的精细运动功能丧失。

　　(7) **尺神经** ulnar nerve ($C_8 \sim T_1$):起自内侧束,在腋动、静脉之间穿出腋窝后沿肱动脉内侧下行,行至臂部约中、下 1/3 交界处穿过内侧肌间隔至臂后区的内侧,下行至肱骨内上髁后方的尺神经沟处。在尺神经沟处的位置表浅,体表可轻易触摸到。再向下穿经尺侧腕屈肌起始部的肌纤维之间转至前臂的前内侧,继而位于尺动脉的内侧,在尺侧腕屈肌与指深屈肌之间下行,在桡腕关节上方发出手背支,主干在豌豆骨的桡侧,经屈肌支持带的浅面下行,继而分为浅、深支,经掌腱膜深面进入手掌。

　　尺神经在臂部没有分支,在前臂上部发出肌支支配尺侧腕屈肌和指深屈肌尺侧半。浅支分布于小鱼际、小指和环指尺侧半掌面的皮肤。深支支配小鱼际肌、拇收肌、骨间掌侧肌、骨间背侧肌和第 3、4 蚓状肌(图 15-8)。手背支转向背侧,分布于手背尺侧半和尺侧 1 个半指中远节和 2 个半指近节的指背皮肤(图 15-9,图 15-10)。

　　尺神经损伤时,运动障碍表现为屈腕力减弱,环指和小指的远节指骨不能屈曲,小鱼际肌和骨间肌萎缩,拇指不能内收,各指不能互相靠拢,各掌指关节过伸,出现"爪形手"征(图 15-11)。手掌和手背内侧半的皮肤感觉消失。

　　(8) **桡神经** radial nerve ($C_5 \sim T_1$):起自后束,在腋窝内位于腋动脉的后方,并伴随肱深动脉行向外下方,经肱三头肌的长头与内侧头之间,继而沿桡神经沟绕肱骨中段背侧由内上行向外下,在肱骨外上髁上方穿过外侧肌间隔至肱桡肌与肱肌之间,分为浅、深支。

　　桡神经在臂部发出的分支有:①皮支:臂后皮神经,分布于臂背面的皮肤;臂外侧下皮神经,分布于臂部下外侧的皮肤;前臂后皮神经,分布于前臂背面的皮肤。②肌支:支配肱三头肌、肘肌、肱桡肌和桡侧腕长伸肌。

　　1) **浅支**:为皮支,自肱骨外上髁前外侧沿桡动脉外侧下行,在前臂中、下 1/3 交界处转向背面并下行至手背,分为 4~5 支指背神经分布于手背桡侧半和桡侧 2 个半手指近节背面的皮肤(图 15-9,图 15-10)。

　　2) **深支**:主要为肌支,经桡骨颈外侧穿过旋后肌至前臂后方,在前臂伸肌群的浅、深层肌之间下行,沿途发出分支支配前臂伸肌。

　　肱骨中段或中、下 1/3 交界处骨折可损伤桡神经。运动障碍主要是前臂伸肌瘫痪,表现为抬前臂时呈"垂腕"征(图 15-11)。感觉障碍以第 1、2 掌骨间隙背面的皮肤最明显。桡骨颈骨折时也可伤及桡神经深支,主要表现为伸腕力减弱和不能伸指等。

　　(9) **臂内侧皮神经** medial brachial cutaneous nerve ($C_8 \sim T_1$):发自内侧束,分布于臂内侧和臂前面的皮肤。

　　(10) **前臂内侧皮神经** medial antebrachial cutaneous nerve ($C_8 \sim T_1$):发自内侧束,在前臂分为前、后支,分别

分布于前臂内侧区的前、后面皮肤。

四、胸神经前支

　　胸神经 thoracic nerve 前支共 12 对,第 1~11 对分别位于相应的肋间隙中,称**肋间神经** intercostal nerves;第 12 对胸神经前支位于第 12 肋的下方,称**肋下神经** subcostal nerve。在相应肋间隙内,肋间神经位于肋间血管的下方、肋间内 外肌之间,沿肋沟前行至腋前线附近离开肋骨下缘,行于肋间隙中间。上 6 对肋间神经在胸壁侧面发出**外侧皮支**(图 15-12),分布于胸侧壁和肩胛区的皮肤。其主干继续前行,终末支到达胸骨外侧缘处穿至皮下,称**前皮支**,分布于胸前壁的皮肤,其肌支支配肋间肌、上后锯肌和胸横肌。在女性,第 4~6 肋间神经的外侧皮支和第 2~4 肋间神经的前皮支,均有分支分布于乳房。第 2 肋间神经的外侧皮支较粗大,称**肋间臂神经**,行向外侧,穿经腋窝底分布于臂内侧皮肤。下 5 对肋间神经和肋下神经斜向前下,行于腹内斜肌与腹横肌之间,并在腹直肌外侧缘处进入腹直肌鞘,前行至腹白线附近穿至皮下形成前皮支,其肌支支配相应的肋间肌和前外侧群腹肌,皮支除分布于胸、腹壁的皮肤外,还分布于壁胸膜、壁腹膜。

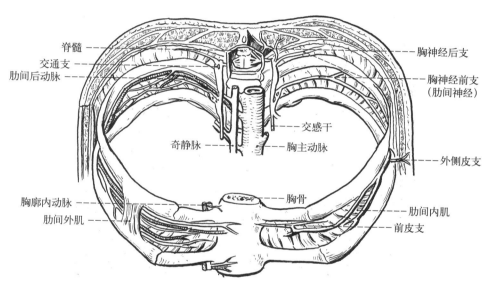

图 15-12　肋间神经的走行及分支

　　由于肋间隙的分隔,胸神经前支在胸、腹壁皮肤的分布具有明显的节段性,自上而下按顺序依次排列(图 15-13)。如第 2 肋间神经的分布区相当于胸骨角平面,第 4 肋间神经相当于乳头平面,第 6 肋间神经相当于剑突平面,第 8 肋间神经相当于肋弓平面,第 10 肋间神经相当于脐平面,肋下神经则分布于耻骨联合与脐连线的中点平面。临床上常以上述节段性分布平面作为标志来判断感觉障碍的位置。

五、腰丛

(一)腰丛的组成及位置

　　腰丛 lumbar plexus 由部分第 12 胸神经的前支、第 1~3 腰神经的前支和第 4 腰神经前支的部分组成(图 15-14,图 15-15),第 4 腰神经前支的其余部分和第 5 腰神经前支合成**腰骶干** lumbosacral trunk 向下加入骶丛。腰丛位于腰大肌深面与腰椎横突前方。在腰部,腰丛除发出肌支支配髂腰肌和腰方肌外,还发出皮支分布于腹股沟区和大腿的前、内侧部的皮肤。

(二)腰丛的分支

　　1. **髂腹下神经** iliohypogastric nerve(T_{12}、L_1)　自腰大肌外侧缘穿出,经肾后方和腰方肌前方之间行向外下,进入腹内斜肌与腹横肌之间,继而穿腹内斜肌,在腹内斜肌与腹外斜肌腱膜之间前行,最后经腹股沟管浅环上

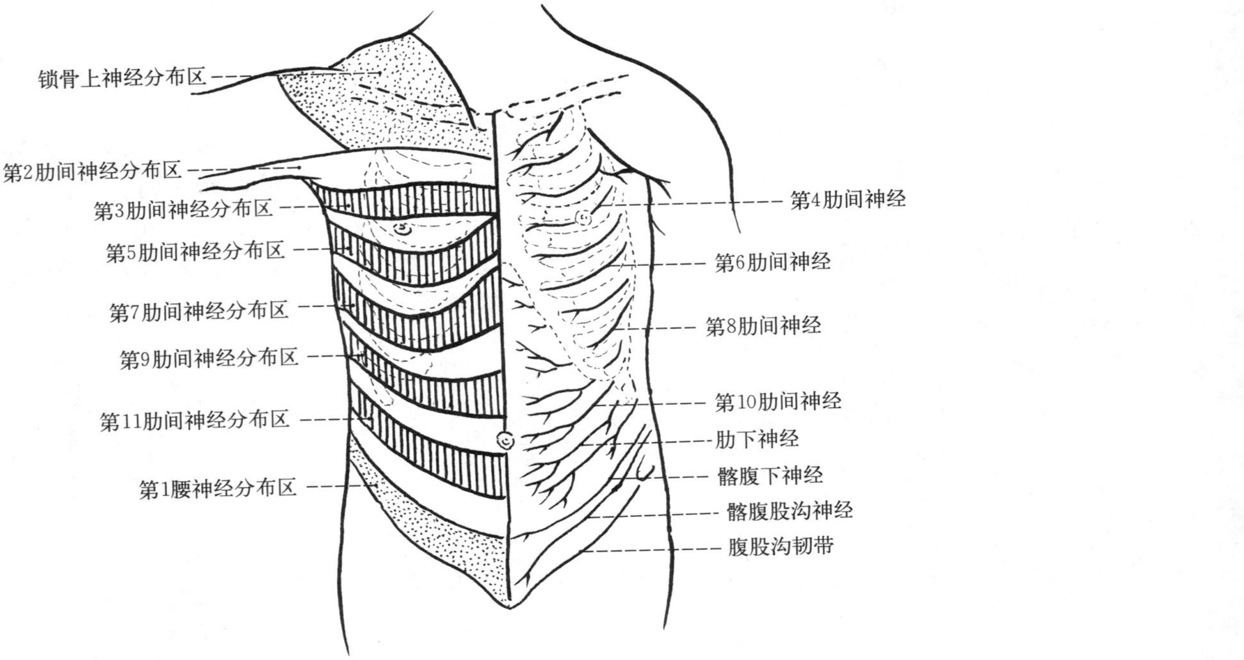
锁骨上神经分布区
第2肋间神经分布区
第3肋间神经分布区
第5肋间神经分布区
第7肋间神经分布区
第9肋间神经分布区
第11肋间神经分布区
第1腰神经分布区
第4肋间神经
第6肋间神经
第8肋间神经
第10肋间神经
肋下神经
髂腹下神经
髂腹股沟神经
腹股沟韧带

图 15-13　胸神经前支的分布（前面）

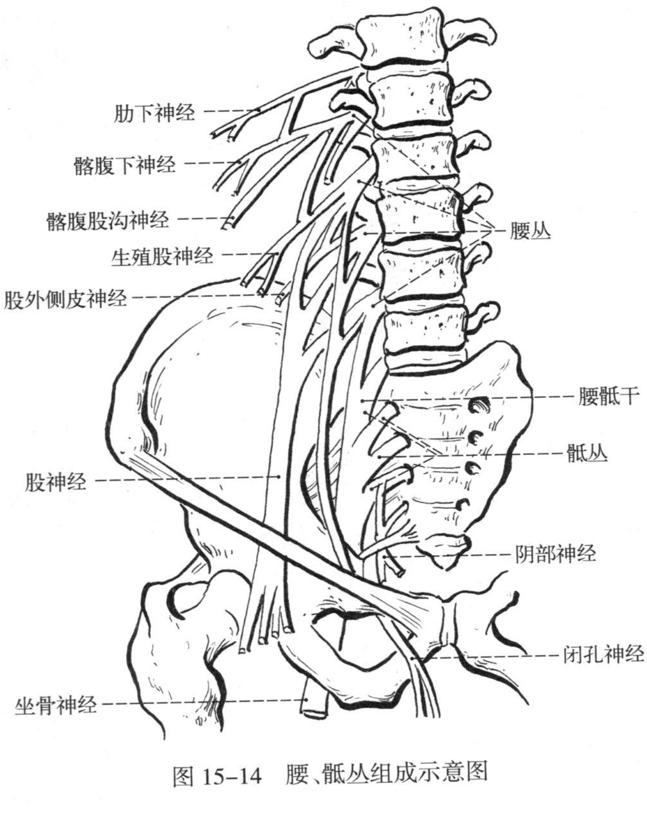
肋下神经
髂腹下神经
髂腹股沟神经
生殖股神经
股外侧皮神经
股神经
坐骨神经
腰丛
腰骶干
骶丛
阴部神经
闭孔神经

图 15-14　腰、骶丛组成示意图

方穿出腹外斜肌腱膜至皮下。沿途发出分支支配腹壁肌，其皮支分布于臀外侧部、腹股沟区和下腹部的皮肤。

2. **髂腹股沟神经** ilioinguinal nerve（L_1）　位于髂腹下神经下方，自腰大肌外侧缘穿出，在髂嵴附近穿经腹横肌，在腹横肌与腹内斜肌之间行向前，向下穿腹股沟管并伴行于精索（女性子宫圆韧带）浅面，自腹股沟管浅环

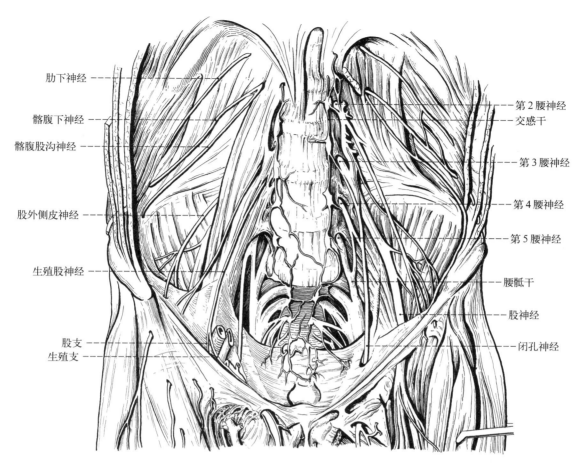

肋下神经

髂腹下神经

髂腹股沟神经

股外侧皮神经

生殖股神经

股支
生殖支

第2腰神经

交感干

第3腰神经

第4腰神经

第5腰神经

腰骶干

股神经

闭孔神经

图 15-15　腰丛的分支及分布

穿出,分布于腹股沟部和阴囊(大阴唇)的皮肤,肌支支配腹壁肌。

　　3. **股外侧皮神经** lateral femoral cutaneous nerve(L_2、L_3)　自腰大肌外侧缘穿出后行向前外侧,斜越髂肌表面到达髂前上棘内侧,近腹股沟韧带止点处穿经该韧带深面,分布于大腿前外侧部的皮肤。

　　4. **股神经** femoral nerve($L_2 \sim L_4$)　腰丛中的最大分支,自腰丛发出后经腰大肌与髂肌之间下行,在腹股沟韧带中点稍外侧,在股动脉外侧穿经腹股沟韧带深面到达股三角,随即分为数支:①肌支,支配髂肌、耻骨肌、股四头肌和缝匠肌。②皮支,有数条较短的皮支,即股中间皮神经和股内侧皮神经,分布于大腿和膝关节前面的皮肤(图 15-16)。终末支为最长的皮支称**隐神经** saphenous nerve,伴随股动脉进入收肌管下行,至膝关节内侧离开收肌管浅出至皮下后,伴随大隐静脉沿小腿内侧面下行到达足内侧缘,沿途分布于髌下、小腿内侧面和足内侧缘的皮肤。股神经损伤后髂肌、耻骨肌、股四头肌瘫痪,出现屈髋无力,坐位时不能伸小腿,股四头肌萎缩,膝跳反射消失,大腿前面和小腿内侧面的皮肤感觉障碍等。

　　5. **闭孔神经** obturator nerve($L_2 \sim L_4$)　自腰丛发出后沿腰大肌后内侧缘下行,经小骨盆侧壁浅面,伴随闭孔血管穿闭膜管出小骨盆后分为前、后支,分别经短收肌前、后方进入大腿内侧。其皮支分布于大腿内侧面的皮肤,肌支支配闭孔外肌和大腿内侧肌群。闭孔神经前支发出支配股薄肌的分支,穿经长收肌后在股中部进入股薄肌,临床上施行股薄肌替代肛门括约肌的手术中,应注意保留此支。

　　6. **生殖股神经** genitofemoral nerve(L_1、L_2)　自腰大肌前面穿出后沿该肌浅面下行,在腹股沟韧带上方分为生殖支和股支。生殖支经腹股沟管分布于阴囊(大阴唇)和提睾肌,股支分布于股三角的皮肤。

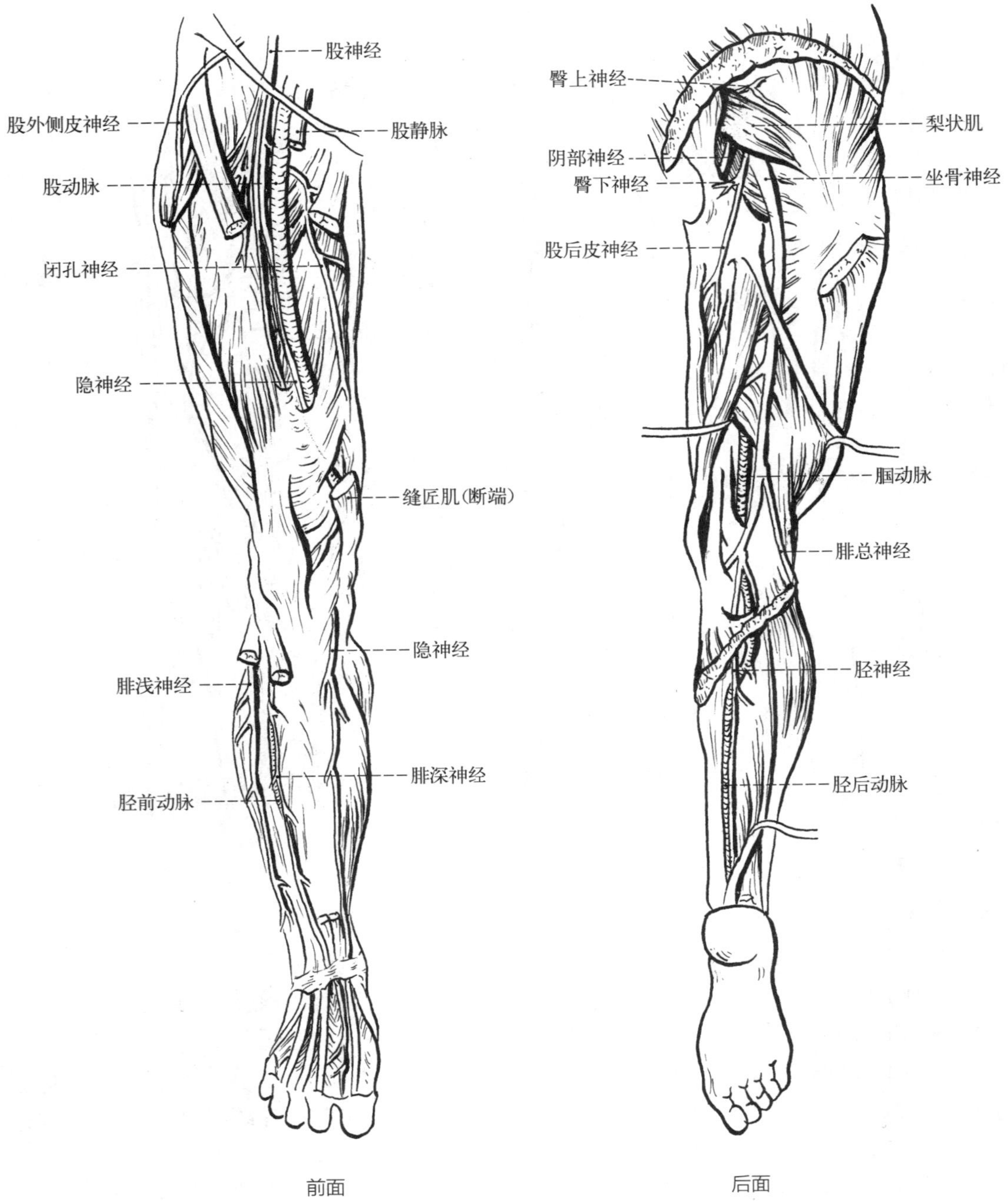

图 15-16　下肢的神经

前面　　　　　　　　　　　后面

六、骶丛

(一) 骶丛的组成及位置

骶丛 sacral plexus 是全身最大的神经丛。骶丛位于盆腔内,在骶骨和梨状肌的前方,髂内动脉的后方。由腰骶干(L_4、L_5)和全部骶神经、尾神经的前支组成(图 15-14,图 15-15)。

(二) 骶丛的分支

骶丛的分支分布于盆壁、臀部、会阴、股后部、小腿和足部的骨骼肌及皮肤。骶丛除在盆部直接发出许多短小的肌支支配梨状肌、闭孔内肌和股方肌等外,还发出以下分支(图 15-16)。

1. **臀上神经** superior gluteal nerve(L_4、L_5、S_1)　自骶丛发出后伴随臀上动、静脉,经梨状肌上孔穿出盆腔,行于臀中、小肌之间,分支支配臀中、小肌和阔筋膜张肌。

2. **臀下神经** inferior gluteal nerve（L₅、S₁、S₂）　自骶丛发出后伴随臀下动、静脉,经梨状肌下孔穿出盆腔,行于臀大肌深面,分支支配臀大肌。

3. **股后皮神经** posterior femoral cutaneous nerve（S₁~S₃）　自骶丛发出后穿梨状肌下孔,至臀大肌下缘浅出并分支至臀下部,称臀下皮神经,分布于臀部下份的皮肤。主干下行则分布于股后部和腘窝的皮肤。

4. **阴部神经** pudendal nerve（S₂~S₄）　自骶丛发出后伴随阴部内动、静脉穿出梨状肌下孔,绕坐骨棘穿坐骨小孔进入坐骨肛门窝,沿此窝外侧壁行向前,分支分布于会阴部的肌及皮肤。其主要分支有:①**肛神经** anal nerve,分布于肛门外括约肌和肛门部的皮肤;②**会阴神经** perineal nerve,分布于会阴诸肌和阴囊(大阴唇)的皮肤;③**阴茎(阴蒂)背神经** dorsal nerve of penis(clitoris),行于阴茎(阴蒂)的背侧,分布于阴茎(阴蒂)的海绵体及皮肤(图 15-17)。

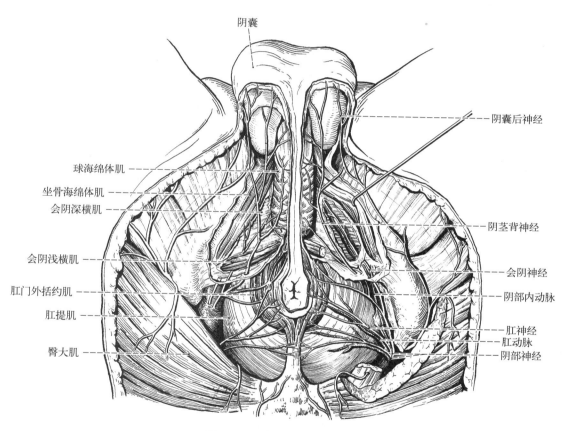

图 15-17　会阴部的神经分布

5. **坐骨神经** sciatic nerve（L₄、L₅、S₁~S₃）　全身最粗大的神经,经梨状肌下孔穿出盆腔,在臀大肌深面和股方肌浅面,经坐骨结节与股骨大转子之间进入股后区,沿中线经股二头肌长头与大收肌之间下行,在腘窝上角处分为胫神经和腓总神经两个终末支(图 15-16)。在股后部发出肌支支配大腿后群肌。

【拓展窗口】

坐骨神经痛:是指病灶累及坐骨神经或组成坐骨神经的神经根,致使沿坐骨神经及其终支的行程上产生疼痛和压痛点的综合征。主要表现为腰、臀并放射至大腿后侧、小腿后外侧及足背外侧的放散性疼痛。按病因分原发性和继发性坐骨神经痛,按病损部位分根性和干性坐骨神经痛。原发性坐骨神经痛又称为坐骨神经炎,常伴有感染及全身性疾患,如上呼吸道感染、糖尿病、胶原病等。受潮受凉也易使部位表浅的坐骨神经发生坐骨神经炎。根性和干性坐骨神经痛绝大部分为继发性坐骨神经痛。

由椎管内病变引起的根性坐骨神经痛,疼痛以坐骨神经分布区近侧端为主,从腰部延伸到一侧臀部,沿坐骨神经行程放散;增加腹内压时,如咳嗽、打喷嚏、排便等可使疼痛加重。干性坐骨神经痛受累部位在椎间孔以外,以盆腔出口处最为多见。疼痛以坐骨神经分布区远侧端为主,多在臀部以下沿坐骨神经走行方向有压痛,咳嗽、打喷嚏、大小便等腹压增加的动作时疼痛不明显。

(1) **胫神经** tibial nerve(L_4、L_5、$S_1 \sim S_3$):为坐骨神经主干的直接延续,在腘窝内位于腘血管的浅面下行,伴随胫后血管在小腿后区的比目鱼肌深面下行,经内踝后方的屈肌支持带深面分为**足底内侧神经** medial plantar nerve 和**足底外侧神经** lateral plantar nerve 至足底。胫神经在腘窝和小腿部沿途发出肌支支配小腿后群肌。

在腘窝内胫神经还发出**腓肠内侧皮神经**,伴随小隐静脉下行,在小腿下部与发自腓总神经的腓肠外侧皮神经相吻合成**腓肠神经**,经外踝后方呈弓形向前,分布于小腿后面下部、足背外侧缘和小趾外侧缘的皮肤。

足底内侧神经经踇展肌深面,至趾短屈肌内侧前行,分布于足底内侧群肌和足底内侧、内侧 3 个半趾的跖面皮肤。足底外侧神经经踇展肌和跖短屈肌深面,至足底外侧前行,分布于足底中间群、外侧群肌和足底外侧、外侧 1 个半趾的跖面皮肤 (图 15-18)。

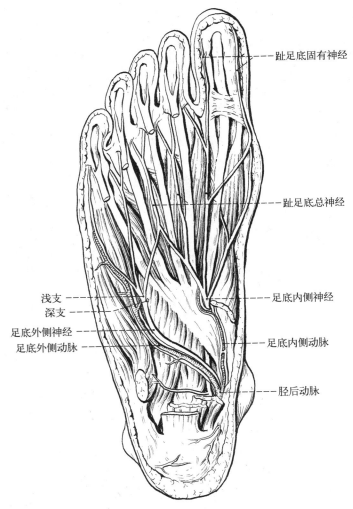

图 15-18　足底的神经分布

胫神经损伤后小腿后群肌瘫痪,主要运动障碍表现为足内翻力减弱,不能跖屈,不能以足尖站立。由于小腿前外侧群肌过度牵拉,致使足部呈背屈、外翻位,出现"钩状足"畸形(图 15-19)。感觉障碍区以足底面皮肤明显。

(2)**腓总神经** common peroneal nerve(L$_4$、L$_5$、S$_1$、S$_2$):自坐骨神经发出后紧贴股二头肌内侧缘行向外下,绕腓骨头后方至腓骨颈外侧向前,此处神经位置比较表浅,继而穿腓骨长肌分为腓浅神经和腓深神经(图 15-16)。腓总神经分布于小腿前、外侧群肌和小腿外侧、足背、趾背的皮肤。

1)**腓浅神经** superficial peroneal nerve:自腓总神经分出后经腓骨长、短肌与趾长伸肌之间下行,肌支支配腓骨长、短肌,终末支至小腿中、下 1/3 交界处穿深筋膜浅出为皮支,分布于小腿外侧、足背和第 2 ~ 5 趾背的皮肤。

2)**腓深神经** deep peroneal nerve:自腓总神经分出后经腓骨颈与腓骨长肌之间斜向前行,伴随胫前血管再经胫骨前肌和趾长伸肌之间,继而在胫骨前肌与姆长伸肌之间下行至足背,分布于小腿前群肌、足背肌和第 1、2 趾背面的相对缘皮肤。

腓总神经在绕经腓骨颈处的位置表浅,最易受损伤。损伤后小腿前群、外侧群肌瘫痪,表现为足不能背屈,趾不能伸,足下垂且内翻,呈"马蹄内翻足"畸形(图 15-19),行走时呈"跨阈步态"。感觉障碍主要在小腿外侧和足背较为明显。

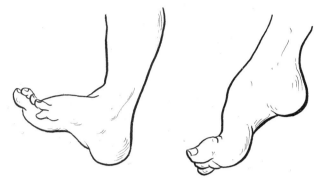

钩状足（胫神经损伤）　　马蹄内翻足（腓总神经损伤）

图 15-19　下肢神经损伤时的足部畸形

(章培军编写　徐国成绘图)

第二节　脑　神　经

脑神经 cranial nerves 是指直接与脑相连的周围神经部分,共 12 对(图 15-20),通常按其与脑相连的顺序编码,用罗马数字表示(表 15-1)。

表 15-1　脑神经的名称、性质、与脑连接及出入颅腔的部位

	顺序及名称	性质	与脑连接部位	出入颅腔部位
I	嗅神经	感觉性	端脑	筛孔
II	视神经	感觉性	间脑	视神经管
III	动眼神经	运动性	中脑	眶上裂
IV	滑车神经	运动性	中脑	眶上裂
V	三叉神经	混合性	脑桥	第 1 支眼神经经眶上裂
				第 2 支上颌神经经圆孔
				第 3 支下颌神经经卵圆孔
VI	展神经	运动性	脑桥	眶上裂
VII	面神经	混合性	脑桥	内耳门→茎乳孔
VIII	前庭蜗神经	感觉性	脑桥	内耳门

续表

顺序及名称	性质	与脑连接部位	出入颅腔部位
IX 舌咽神经	混合性	延髓	颈静脉孔
X 迷走神经	混合性	延髓	颈静脉孔
XI 副神经	运动性	延髓	颈静脉孔
XII 舌下神经	运动性	延髓	舌下神经管

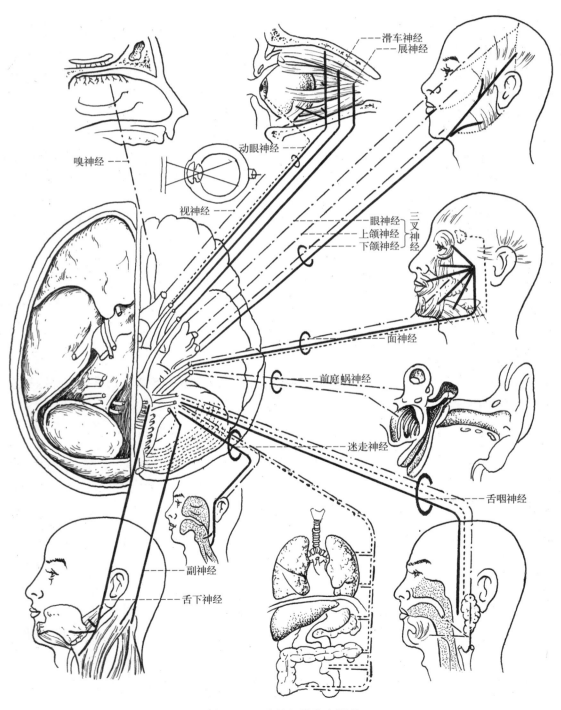

图 15-20　脑神经的分布概况

脑神经的纤维成分较脊神经复杂,含有 7 种纤维成分,它们主要根据纤维的分布、功能和发生来源等方面的特点而划分。

(1) 一般躯体感觉纤维:分布于头面部皮肤、肌、肌腱和眶腔、口腔、鼻腔的黏膜。

(2) 特殊躯体感觉纤维:分布于外胚层衍化形成的视器和前庭蜗器等特殊感觉器官。

(3) 一般内脏感觉纤维:分布于头、颈、胸、腹部的脏器。

(4) 特殊内脏感觉纤维:分布于味蕾和嗅器。

(5) 一般躯体运动纤维:支配眼球外肌和舌肌。

(6) 一般内脏运动纤维:支配平滑肌、心肌运动和控制腺体分泌。

(7) 特殊内脏运动纤维:支配鳃弓衍化而来的横纹肌,如咀嚼肌、面肌、咽喉肌、胸锁乳突肌和斜方肌等。

脑神经与脊神经的不同之处主要有:①脑神经分为感觉性(Ⅰ、Ⅱ、Ⅷ)、运动性(Ⅲ、Ⅳ、Ⅵ、Ⅺ、Ⅻ)和混合性(Ⅴ、Ⅶ、Ⅸ、Ⅹ)3 种,而每一对脊神经均是混合性的。②头部分化出特殊的感觉器,出现了与之相连的特殊躯体感觉性脑神经(Ⅱ、Ⅷ)和含特殊内脏感觉性纤维的脑神经(Ⅰ、Ⅶ、Ⅸ)。③脑神经中的一般内脏运动纤维均属副交感成分,且仅存在于Ⅲ、Ⅶ、Ⅸ、Ⅹ对脑神经中;而脊神经中的一般内脏运动纤维主要是交感成分,且每一对脊神经中均存在,仅在第 2~4 骶神经中含有副交感成分。

Ⅲ、Ⅶ、Ⅸ、Ⅹ对脑神经中的一般内脏运动纤维自脑的相应中枢发出后,先止于相应的副交感神经节,节内神经元再发出节后纤维分布于该神经所支配的平滑肌、心肌和腺体。与第Ⅹ对脑神经的一般内脏运动纤维相连的副交感神经节多位于所支配脏器的附近或器官壁内。

脑神经中的躯体感觉纤维和内脏感觉纤维的胞体(除Ⅰ、Ⅱ外)在脑外聚集成感觉神经节,由假单极神经元胞体聚集而成的脑神经节有三叉神经节、膝神经节和上、下神经节,其性质与脊神经节相同。由双极神经元胞体聚集形成的有前庭神经节和蜗神经节,分别与平衡觉、听觉的传入有关。

一、嗅神经

嗅神经 olfactory nerve 为感觉性脑神经,含有特殊内脏感觉纤维,由上鼻甲及其相对应的鼻中隔黏膜内嗅细胞的中枢突聚集形成,有 20 多条嗅丝(即嗅神经)穿筛孔进入颅前窝(图 15-21),连于嗅球传导嗅觉。颅前窝骨折累及筛板时可撕脱嗅丝和脑膜,从而导致嗅觉障碍,同时脑脊液也可流入鼻腔。

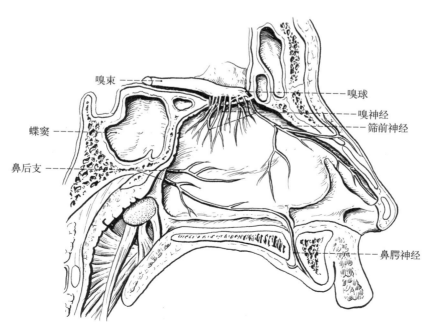

图 15-21　嗅神经

二、视神经

视神经 optic nerve 为感觉性脑神经,含有传导视觉冲动的特殊躯体感觉纤维,由视网膜节细胞的轴突在视神经盘处聚集穿过巩膜而形成。视神经在眶腔内行向后内侧,穿过视神经管进入颅中窝,在垂体前方左右侧视神经相互联合形成视交叉,再经视束连于间脑的外侧膝状体。由于视神经是胚胎发生时间脑向外突出形成视器过程中的一部分,故视神经外面包裹有 3 层由脑膜延续来的被膜(图 15-22),脑蛛网膜下隙也随之延伸至视神经周围,因此颅内压增高时常出现视神经盘水肿。

三、动眼神经

动眼神经 oculomotor nerve 为运动性脑神经,含有一般躯体运动纤维和一般内脏运动纤维,分别起自中脑的动眼神经核和动眼神经副核(图 15-23)。动眼神经自中脑腹侧的脚间窝出脑,紧贴小脑幕切迹缘和后床突侧方前行,进入海绵窦外侧壁上部,再经眶上裂入眶后分为上、下支。上支较细小,支配上睑提肌和上直肌;下支较粗大,支配下直肌、内直肌和下斜肌。下斜肌支分出一小支称**睫状神经节短根**,由一般内脏运动纤维组成,进入睫状神经节内交换神经元后,其节后纤维分布于眼球内的睫状肌和瞳孔括约肌,参与调节反射和瞳孔对光反射。

睫状神经节 ciliary ganglion 为副交感神经节,位于视神经与外直肌之间,有副交感、交感和感觉根。①副交感根:即睫状神经节短根,来自动眼神经,在此神经节内交换神经元,其节后纤维加入睫状短神经进入眼球,支配睫状肌和瞳孔括约肌。②交感根:来自颈内动脉丛,穿经神经节加入睫状短神经,进入眼球后支配瞳孔开大

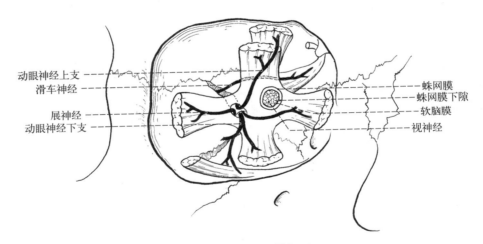

图 15-22 视神经横切面

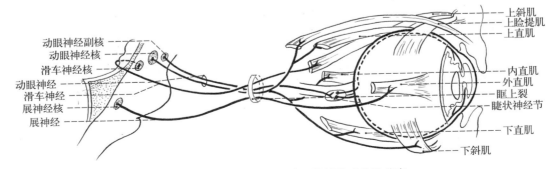

图 15-23 动眼、滑车、展神经的纤维成分及分布

肌和眼血管。③感觉根：来自鼻睫神经，穿经神经节加入睫状短神经，传导眼球的一般感觉。

动眼神经损伤可导致上睑提肌、上直肌、下直肌、内直肌和下斜肌瘫痪，出现上睑下垂、瞳孔斜向外下方和瞳孔扩大、对光反射消失等。

四、滑车神经

滑车神经 trochlear nerve 为运动性脑神经，含有一般躯体运动纤维，起自中脑的滑车神经核（图 15-23，图 15-24）。滑车神经自中脑的下丘下方出脑后，绕大脑脚外侧前行，穿经海绵窦外侧壁，经眶上裂进入眶，越过上直肌和上睑提肌向前内侧走行，支配上斜肌。

五、三叉神经

三叉神经 trigeminal nerve 为混合性脑神经，含有一般躯体感觉纤维和特殊内脏运动纤维。特殊内脏运动纤维起自脑桥的三叉神经运动核，组成细小的三叉神经运动根，自脑桥基底部与小脑中脚交界处出脑，行于感觉根的下内侧，加入下颌神经，经卵圆孔出颅，支配咀嚼肌等。运动根内尚含有三叉神经中脑核的有关纤维，传导咀嚼肌的本体感觉。一般躯体感觉纤维的胞体位于**三叉神经节** trigeminal ganglion，由假单极神经元形成，该神经节位于颅中窝颞骨岩部尖端的三叉神经压迹处，其中枢突聚集成粗大的三叉神经感觉根，止于三叉神经脑桥核和三叉神经脊束核；周围突组成三叉神经的眼神经、上颌神经和下颌神经（图 15-25），分布于面部皮肤和眶、口腔、鼻腔、鼻旁窦的黏膜及牙、脑膜等，传导痛、温觉和触觉等一般感觉。

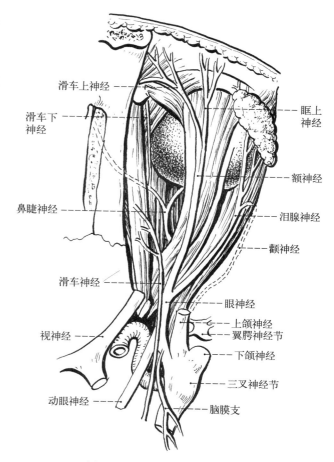

图 15-24　眶内的神经（上面）

图中标注（由上至下、左右）：滑车上神经、滑车下神经、鼻睫神经、滑车神经、视神经、动眼神经、眶上神经、额神经、泪腺神经、颧神经、眼神经、上颌神经、翼腭神经节、下颌神经、三叉神经节、脑膜支

【拓展窗口】

三叉神经感觉部分的刺激症状包括疼痛和感觉异常。三叉神经痛是三叉神经分布区的短暂性阵发性剧痛，可发生在任何一支，以 2、3 支多发。疼痛为刀割样、电击样或锥刺样剧痛，时间持续数秒至 1～2 min。三叉神经痛的原因尚未明确，有多种学说，如血管或机械压迫学说、缺血学说、病毒感染学说等。继发性三叉神经痛主要是因三叉神经走行上的肿瘤、炎症、血管病变及颅骨病变所致。三叉神经根出脑处，与小脑上动脉、小脑下前动脉的分支和基底动脉的脑桥支毗邻，各动脉的血管畸形、搏动和压迫可能是三叉神经痛的一种原因（机械压迫学说）。

（一）眼神经

眼神经 ophthalmic nerve 为感觉性神经，自三叉神经节发出后，向前穿经海绵窦外侧壁，在动眼神经和滑车神经的下方经眶上裂进入眶，分布于眶、眼球、泪腺、结膜、硬脑膜、部分鼻黏膜和额顶部、上睑、鼻背的皮肤。主要分支有：

1. 泪腺神经 lacrimal nerve　较细小，沿眶外侧壁和外直肌上方行向前外侧（图 15-24），分布于泪腺和上睑、外眦附近的皮肤。泪腺神经与颧神经有交通支，来自面神经的副交感纤维由此导入，控制泪腺分泌。

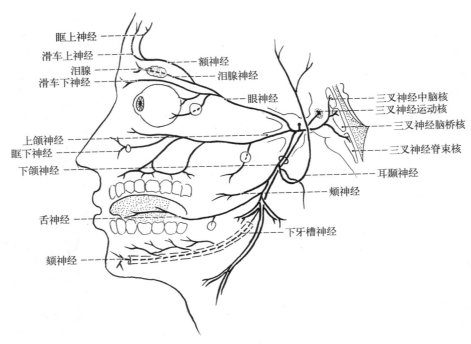

图 15-25　三叉神经的纤维成分及分布

2. **额神经** frontal nerve　较粗大,在上睑提肌上方前行,分为 2～3 支,其中**眶上神经** supraorbital nerve 经眶上孔(眶上切迹)分布于额顶部和上睑的皮肤(图 15-26);**滑车上神经** supratrochlear nerve 经眶上缘内侧端、滑车上方出眶,分布于鼻背和内眦附近的皮肤。额部手术常在眶上孔处进行麻醉。

3. **鼻睫神经** nasociliary nerve　在上直肌与视神经之间前行到达眶内侧壁,发出分支**滑车下神经** infratrochlear nerve 行于上斜肌下方,在滑车下方出眶,分布于泪囊、眼睑和鼻背的皮肤;发出**筛前、筛后神经** anterior and posterior ethmoidal nerves 分布于鼻腔黏膜、筛窦及硬脑膜;发出**睫状长神经** long ciliary nerve 在眼球后方穿入眼球,分布于角膜、睫状体、虹膜等;并有分支至睫状神经节,构成其感觉根。

(二)上颌神经

上颌神经 maxillary nerve 为感觉性神经,自三叉神经节发出后,穿经海绵窦外侧壁,经圆孔出颅进入翼腭窝,再经眶下裂进入眶,延续为眶下神经,最终出眶下孔至眶下区。上颌神经分布于硬脑膜、眼裂与口裂之间的皮肤、上颌牙与牙龈、上颌窦与鼻腔黏膜、口腔腭部与鼻咽部的黏膜等。主要分支有:

1. **眶下神经** infraorbital nerve　为上颌神经主干的终末支,向前经眶下裂进入眶,再经眶下沟、眶下管,出眶下孔分为数支,分布于下睑、鼻翼、上唇的皮肤及黏膜(图 15-26)。上颌部手术常在眶下孔处进行阻滞麻醉。

2. **颧神经** zygomatic nerve　较细小,在翼腭窝处分出后经眶下裂进入眶,分布于颧、颞部皮肤。来自面神经的副交感节前纤维在翼腭神经节内交换神经元后,其节后纤维经颧神经和交通支加入泪腺神经,控制泪腺分泌。

3. **翼腭神经** pterygopalatine nerve　为 2～3 支的细小神经,起自翼腭窝处的上颌神经,向下连于翼腭神经节,穿过神经节后分布于腭、鼻腔的黏膜和腭扁桃体。

4. **上牙槽神经** superior alveolar nerve　分为上牙槽后、中、前神经,其中上牙槽后神经在翼腭窝内自上颌神经主干发出,在上颌体后方穿入骨质;上牙槽中、前神经分别在眶下沟和眶下管内发自眶下神经。上牙槽后、中、前神经相互吻合形成上牙槽神经丛,分布于上颌牙、牙龈和上颌窦黏膜。

(三)下颌神经

下颌神经 mandibular nerve 为混合性神经,含一般躯体感觉纤维和特殊内脏运动纤维。自卵圆孔出颅后,

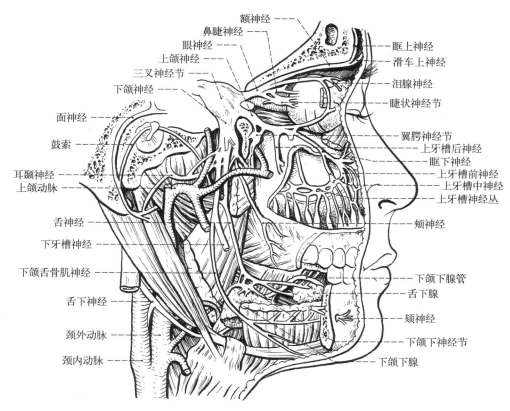

图 15-26　三叉神经的分支

在翼外肌深面分为前、后干。前干较细小,除发出肌支支配咀嚼肌、鼓膜张肌及腭帆张肌外,还发出一感觉支颊神经至颊部。后干较粗大,以感觉纤维为主,主要分支分布于硬脑膜、下颌牙及牙龈、舌前 2/3 及口腔底的黏膜、耳颞区和口裂以下的皮肤,有细小肌支支配下颌舌骨肌和二腹肌前腹。主要分支有(图 15-26):

1. **耳颞神经** auriculotemporal nerve　起自下颌神经后干,以两根夹持脑膜中动脉,向后汇合成一支,经下颌颈内侧与颞浅血管相伴行,穿过腮腺经耳前上行,分布于颞区皮肤。来自舌咽神经的副交感纤维经耳颞神经分布于腮腺,控制腮腺分泌。

2. **颊神经** buccal nerve　沿颊肌浅面行向前下,分布于颊部皮肤及黏膜。

3. **舌神经** lingual nerve　在下颌支内侧下行,沿舌骨舌肌外侧呈弓形,转向前内,越过下颌下腺上方,向前到达口腔黏膜深面,分布于口腔底及舌前 2/3 的黏膜,司痛、温、触觉等浅感觉。在舌神经的行程中有来自面神经的鼓索(含有副交感纤维和味觉纤维)加入,其中的味觉纤维分布于舌前 2/3 的味蕾,司味觉;副交感纤维在舌神经途经下颌下腺时,离开舌神经,向下至下颌下神经节内交换神经元后,其节后纤维至下颌下腺和舌下腺,控制腺体的分泌。

4. **下牙槽神经** inferior alveolar nerve　在舌神经的后方沿翼内肌外侧下行,经下颌孔进入下颌管,在管内发出分支组成下牙槽神经丛,分布于下颌牙及牙龈。其终末支自颏孔浅出称**颏神经**,分布于颏部和下唇的皮肤及黏膜(图 15-27)。颏部手术常在颏孔处进行麻醉。下牙槽神经中的运动纤维,在其入下颌孔前分出,形成下颌舌骨肌神经,支配下颌舌骨肌和二腹肌前腹。

5. **咀嚼肌神经**　含有特殊内脏运动纤维,其分支有咬肌神经、颞深神经、翼内肌神经和翼外肌神经,分别支配 4 块咀嚼肌,翼内肌神经尚有分支支配鼓膜张肌。

一侧三叉神经损伤时可出现同侧面部皮肤和眼、口、鼻腔黏膜感觉消失,角膜反射消失;患侧咀嚼肌瘫痪及萎缩,张口时下颌偏向患侧。

六、展神经

展神经 abducent nerve 为运动性脑神经,含有一般躯体运动纤维,起自脑桥的展神经核(图 15-23)。展神经自延髓脑桥沟出脑,向前行至颞骨岩部尖端穿入海绵窦,在窦内沿颈内动脉外下方前行,经眶上裂入眶,支配外直肌。展神经损伤可引起外直肌瘫痪而导致内斜视。

七、面神经

面神经 facial nerve 为混合性脑神经,含有 4 种纤维成分(图 15-28)。①特殊内脏运动纤维:起自脑桥的面神经核,支配面肌运动;②一般内脏运动纤维:起自脑桥的上泌涎核,属于副交感节前纤维,分别在翼腭神经节和下颌下神经节交换神经元后,其节后纤维分布于泪腺、下颌下腺、舌下腺和鼻、腭的黏膜腺,控制腺体分泌;③特殊内脏感觉纤维:即味觉纤维,其胞体位于颞骨岩部内,面神经管弯曲处的**膝神经节** geniculate ganglion,周围突分布于舌前 2/3 的味蕾,中枢突止于脑干的孤束核上半部;④一般躯体感觉纤维:传导耳部皮肤的躯体感觉和表情肌的本体感觉。

面神经由运动根和混合根(感觉纤维和副交感纤维)组成,自延髓脑桥沟的外侧部出脑,进入内耳门后汇合成一干,穿过内耳道底进入与中耳鼓室相邻的面神经管,先水平走行,后垂直下行,经茎乳孔出颅,向前穿过腮腺到达面部。在面神经管内有膨大的膝神经节。

(一)面神经管内的分支

1. **鼓索** chorda tympani 自面神经出茎乳孔上方约 6 mm 处发出,行向前上进入鼓室,继而经岩鼓裂穿出鼓室至颞下窝,行向前下以锐角从后方加入舌神经,并随其走行。鼓索含有两种纤维:味觉纤维随舌神经分布于舌前 2/3 的味蕾,传导味觉;一般内脏运动纤维即副交感纤维进入下颌下神经节内交换神经元,其节后纤维分布于下颌下腺和舌下腺,控制腺体分泌。

2. **岩大神经** greater petrosal nerve 含有一般内脏运动纤维,自膝神经节处分出后,经岩大神经裂孔行向前,穿过破裂孔至颅底,与来自颈内动脉丛的岩深神经汇合成翼管神经,穿过翼管至翼腭窝,副交感纤维进入翼腭神经节内交换神经元,其节后纤维随神经节的一些分支及三叉神经的泪腺神经分布于泪腺、腭和鼻腔黏膜的腺体,控制其分泌。

3. **镫骨肌神经** stapedial nerve 自面神经的面神经管垂直段起始部发出,行向前支配鼓室内的镫骨肌。镫骨肌神经可随听刺激强弱,反射性地调节镫骨肌收缩以保持适度听觉。此神经损伤后出现听觉过敏。

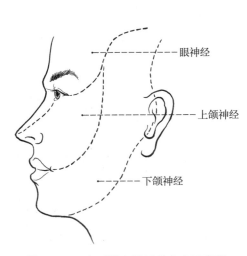

图 15-27 头面部皮神经的分布示意图

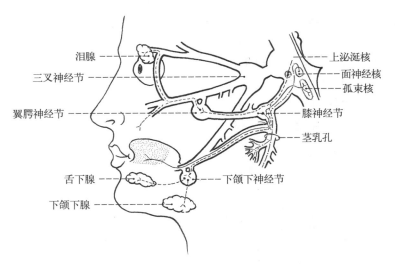

图 15-28 面神经的纤维成分及分布

（二）面神经的颅外分支

面神经穿出茎乳孔后发出数个小支，支配枕肌、耳周围肌、二腹肌后腹和茎突舌骨肌。面神经主干行向前进入腮腺，在腮腺内发出分支组成腮腺内丛，由丛再发出分支自腮腺前缘呈辐射状穿出，支配面部表情肌。主要分支有（图 15-29）：

1. **颞支** temporal branch　3 支，支配额肌和眼轮匝肌等。

2. **颧支** zygomatic branch　3～4 支，支配眼轮匝肌和颧肌。

3. **颊支** buccal branch　3～4 支，支配颊肌、口轮匝肌和其他口周围肌。

4. **下颌缘支** marginal mandibular branch　沿下颌体下缘行向前，支配下唇诸肌。

5. **颈支** cervical branch　由腮腺下端穿出，行向前下，在下颌角附近至颈阔肌深面，支配该肌。

（三）与面神经有关的副交感神经节

1. **翼腭神经节** pterygopalatine ganglion　位于翼腭窝上部的上颌神经下方，为一不规则的扁平小体，有 3 个根：①副交感根，来自面神经的岩大神经，在神经节内交换神经元，其节后纤维分布于泪腺、腭和鼻的黏膜，控制腺体分泌；②交感根，来自颈内动脉丛；③感觉根，来自上颌神经的翼腭神经。

2. **下颌下神经节** submandibular ganglion　位于下颌下腺与舌神经之间，有 3 个根：①副交感根，来自鼓索，随舌神经至神经节内交换神经元，其节后纤维分布于下颌下腺和舌下腺，控制腺体分泌；②交感根，来自面动脉丛；③感觉根，来自舌神经。

面神经损伤的部位不同而有不同的临床表现：面神经管外损伤主要表现为损伤侧面肌瘫痪，出现患侧额纹消失，鼻唇沟变浅；口角偏向健侧，不能鼓腮；角膜反射消失等。面神经管内损伤除面肌瘫痪外，还可出现听觉

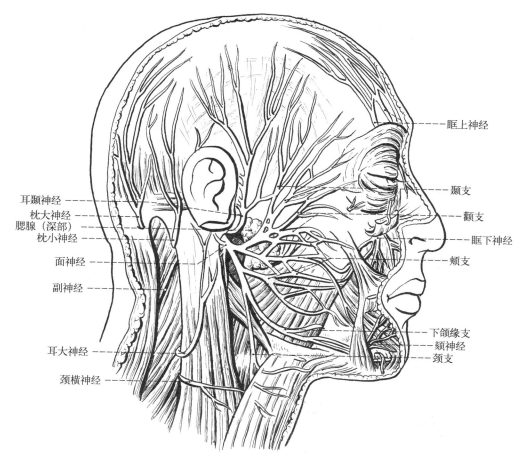

图 15-29　面神经在面部的分支

过敏,舌前 2/3 味觉消失,泪腺、下颌下腺和舌下腺分泌障碍等。

【拓展窗口】

特发性面神经麻痹即周围性面瘫,为脑神经病变中最常见的疾患。常急性发病,病侧上、下组面肌同时瘫痪为其主要临床表现。面瘫的原因涉及多个方面,阐述的学说也有多种(感染学说、缺血学说、免疫学说等)。但面神经管与面神经的解剖关系在此病的发生、发展上是一个不可忽视的因素。面神经管乃是一狭窄的骨性管道。正常人宽 2 ~ 3 mm,长约 30 mm。面神经干行于面神经管内,这部分面神经处于不能扩展的、有限的狭长空间内。一旦面神经由各种原因发生水肿,此时由于管内空间的限制,必然导致面神经及其营养血管遭受挤压,造成动脉供血不足和静脉回流受阻,引起面神经缺血、缺氧,缺血缺氧的情况又可进一步加重面神经及其鞘膜的肿胀,结果使面神经面临更为严重的压迫而形成恶性循环,最终导致面神经损伤而瘫痪。

八、前庭蜗神经

前庭蜗神经 vestibulocochlear nerve 由前庭神经和蜗神经组成,属感觉性脑神经,含特殊躯体感觉纤维(图 15-30)。前庭蜗神经与面神经共同经内耳门入颅后窝,于延髓脑桥沟外侧部紧邻面神经外侧入脑。

1. **前庭神经** vestibular nerve 传导平衡觉。其双极神经元的胞体在内耳道底聚集成**前庭神经节** vestibular ganglion,周围突穿过内耳道底分布于内耳的球囊斑、椭圆囊斑和壶腹嵴中的平衡觉感受器(毛细胞),中枢突组成前庭神经,经内耳门入颅,止于脑干的前庭神经核群和小脑等部。

2. **蜗神经** cochlear nerve 传导听觉。其双极神经元的胞体在内耳蜗轴内聚集成**蜗神经节** cochlear ganglion,其周围突分布于内耳的螺旋器(Corti 器),中枢突组成蜗神经,自内耳门进入颅,经延髓脑桥沟外侧部止于脑干的蜗神经核群。

前庭蜗神经如果完全损伤,表现为伤侧耳聋和平衡功能障碍;如果仅有部分损伤,由于前庭神经受刺激可出现眩晕和眼球震颤,而且因为前庭 – 网状结构 – 自主性神经中枢的密切联系,所以多同时伴有恶心、呕吐等症状。

九、舌咽神经

舌咽神经 glossopharyngeal nerve 为混合性脑神经,含有 5 种纤维成分(图 15-31)。①特殊内脏运动纤维:

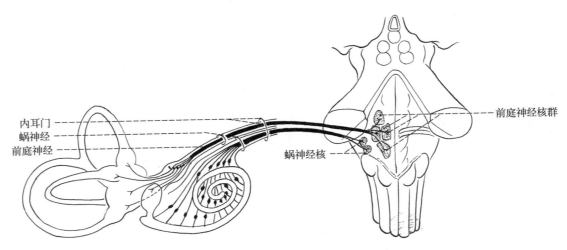

图 15-30 前庭蜗神经的纤维成分及分布

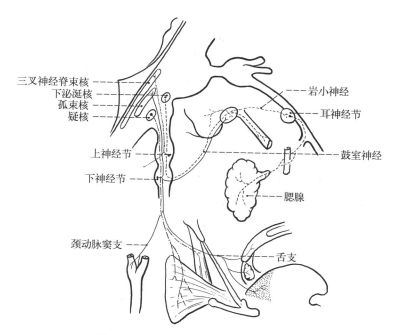

图 15-31　舌咽神经的纤维成分及分布

起自延髓的疑核,支配茎突咽肌;②一般内脏运动纤维:起自延髓的下泌涎核,在耳神经节内交换神经元后,其节后纤维分布于腮腺,控制腮腺分泌;③一般内脏感觉纤维:其胞体位于颈静脉孔处的舌咽神经下神经节,中枢突止于延髓的孤束核下部,周围突分布于咽、舌后 1/3、咽鼓管、鼓室等处的黏膜和颈动脉窦、颈动脉小球;④特殊内脏感觉纤维:其胞体也位于颈静脉孔处的舌咽神经下神经节,中枢突止于孤束核上部,周围突分布于舌后 1/3 的味蕾;⑤一般躯体感觉纤维:其胞体位于舌咽神经上神经节,中枢突止于延髓的三叉神经脊束核,周围突分布于耳后皮肤。

　　舌咽神经根丝于延髓橄榄后沟上部连于脑,与迷走神经、副神经共同经颈静脉孔出颅。在颈静脉孔内的神经干上有膨大的**上神经节** superior ganglion,出孔时又形成稍大的**下神经节** inferior ganglion。舌咽神经出颅后经颈内动、静脉之间下行,继而呈弓形行向前,经舌骨舌肌内侧到达舌根。主要分支有:

　　1. **鼓室神经** tympanic nerve　发自下神经节,经颅底进入鼓室,在鼓室内侧壁黏膜内与交感神经纤维共同形成**鼓室丛**,发出数个分支分布于鼓室、乳突小房和咽鼓管黏膜,传导一般内脏感觉。鼓室神经的终末支为**岩小神经** lesser petrosal nerve,含有来自下泌涎核的副交感纤维,穿出鼓室到达耳神经节内交换神经元后,其节后纤维随耳颞神经分布于腮腺,控制腮腺分泌。

　　2. **颈动脉窦支** carotid sinus branch　1~2 支,自颈静脉孔下方的神经干发出,沿颈内动脉下行,分布于颈动脉窦和颈动脉小球,分别感受动脉血压和血液中二氧化碳浓度的变化,可反射性地调节血压和呼吸。

　　3. **舌支** lingual branch　为舌咽神经的终末支,经舌骨舌肌深面,分布于舌后 1/3 的黏膜和味蕾,传导一般内脏感觉和味觉。

　　4. **咽支** pharyngeal branch　3~4 支,与迷走神经和交感神经的咽支相互交织成咽丛,由咽丛再发出分支分布于咽壁肌与咽黏膜。主要传导咽部感觉冲动并与咽部反射直接有关。

　　与舌咽神经有关的副交感节为**耳神经节** otic ganglion,位于卵圆孔下方,贴附于下颌神经的内侧。有 4 个根(图 15-32):①副交感根,来自岩小神经,在神经节内交换神经元后,其节后纤维随耳颞神经分布于腮腺,控制腮腺分泌;②交感根,来自脑膜中动脉交感丛;③运动根,来自下颌神经,为特殊内脏运动纤维,支配鼓膜张肌和腭帆张肌;④感觉根,来自耳颞神经,传导腮腺的一般感觉。

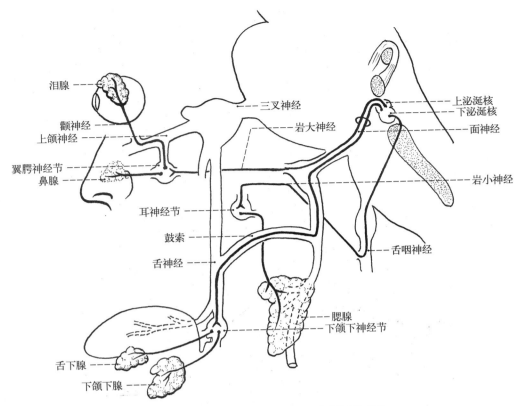

图 15-32　头部腺体的副交感纤维来源模式图

十、迷走神经

迷走神经 vagus nerve 为混合性脑神经,含有 4 种纤维成分(图 15-33):①一般内脏运动纤维,起自延髓的迷走神经背核,分布于颈、胸、腹部脏器,在器官旁节或器官内节内交换神经元后,其节后纤维支配平滑肌、心肌运动和控制腺体分泌;②一般内脏感觉纤维,其胞体位于颈静脉孔下方的迷走神经**下神经节** inferior ganglion,中枢突止于孤束核,周围突分布于颈、胸、腹部的大部分脏器;③一般躯体感觉纤维,其胞体位于迷走神经的**上神经节** superior ganglion,中枢突止于三叉神经脊束核,周围突分布于耳郭、外耳道的皮肤和硬脑膜;④特殊内脏运动纤维,起自延髓的疑核,支配咽喉部肌肉。

迷走神经以多条根丝自橄榄后沟中部出延髓,经颈静脉孔出颅,在颈静脉孔处有膨大的迷走神经上、下神经节。迷走神经干在颈部位于颈动脉鞘内,经颈内静脉与颈内动脉或颈总动脉之间的后方下行至颈根部。由此向下,左右迷走神经的行程略有不同。左迷走神经在左颈总动脉与左锁骨下动脉之间下行,越过主动脉弓的前方,经左肺根后方下行至食管前方,分为数个细支形成左肺丛和食管前丛,在食管下端又聚集延续为**迷走神经前干** anterior vagal trunk。右迷走神经经右锁骨下动脉前方,沿气管右侧下行,经右肺根后方到达食管后方,发出分支形成右肺丛和食管后丛,向下聚集延续为**迷走神经后干** posterior vagal trunk。迷走神经前、后干向下与食管共同穿过膈的食管裂孔进入腹腔,分布于胃前、后壁,其终支为腹腔支,参与内脏运动神经构成的腹腔丛。迷走神经沿途发出许多分支,其中较重要的分支有:

(一) 颈部的分支

1. **喉上神经** superior laryngeal nerve　起自下神经节处,经颈内动脉内侧下行,在舌骨大角水平分为内、外支。外支细小,含躯体运动纤维,伴甲状腺上动脉下行,支配环甲肌;内支为感觉支,伴随喉上动脉穿过甲状舌骨膜进入喉腔,分布于咽、会厌、舌根和声门裂以上的喉黏膜。

2. **颈心支**　有上、下两支,发自下神经节下方的迷走神经干,在喉与气管两侧下行入胸腔,与交感神经相互

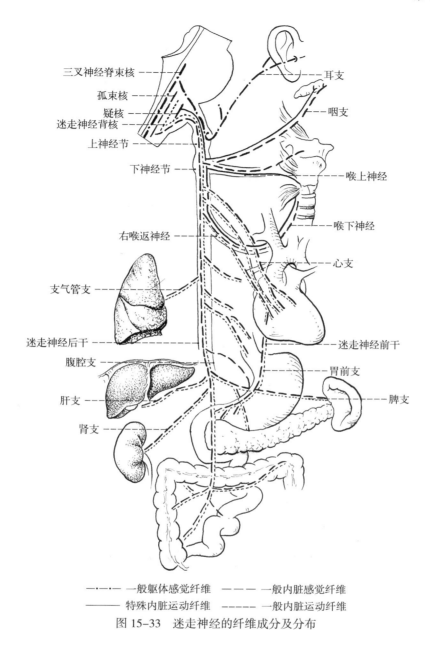

三叉神经脊束核

孤束核

疑核

迷走神经背核

上神经节

下神经节

右喉返神经

支气管支

迷走神经后干

腹腔支

肝支

肾支

耳支

咽支

喉上神经

喉下神经

心支

迷走神经前干

胃前支

脾支

—·—·— 一般躯体感觉纤维　——— 一般内脏感觉纤维
———— 特殊内脏运动纤维　————— 一般内脏运动纤维

图 15-33　迷走神经的纤维成分及分布

交织形成心丛。由心丛分支分布于心传导系、心肌和冠状动脉。其中颈心支上支的一支称减压神经或主动脉神经,分布于主动脉弓壁内的压力感受器和化学感受器,感受血压变化和化学刺激。

3. 耳支　发自上神经节,含躯体感觉纤维,向后走行,分布于耳郭后面和外耳道的皮肤。

4. 咽支　起自下神经节,含内脏感觉和躯体运动纤维,与舌咽神经和交感神经的咽支共同形成咽丛,分布于咽缩肌、软腭肌和咽部黏膜。

5. 脑膜支　发自上神经节,向上返回颅内,分布于颅后窝的硬脑膜,传导一般感觉冲动。

(二)胸部的分支

1. **喉返神经** recurrent laryngeal nerve　左、右喉返神经的起点和行程有所不同。右喉返神经自右迷走神经干经右锁骨下动脉前方处发出,向下后方勾绕锁骨下动脉斜向内上返回至颈部;左喉返神经自左迷走神经干经主动脉弓前方处发出,向下后绕主动脉弓下方,由主动脉弓后方向上,返回至颈部。在颈部两侧喉返神经均上行于气管食管间沟内,至甲状腺侧叶深面和环甲关节后方进入喉内,终末支称**喉下神经** inferior

laryngeal nerve,分数支分布于喉,其含有的特殊内脏运动纤维支配除环甲肌以外的所有喉肌,一般内脏感觉纤维分布于声门裂以下的喉黏膜。喉返神经在行程中还发出心支、支气管支和食管支,分别参加心丛、肺丛和食管丛。

喉返神经是支配大多数喉肌的运动神经,在其入喉前,与甲状腺下动脉的终支关系密切,两者相互交叉。在甲状腺手术中,结扎或钳夹甲状腺下动脉时,应避免损伤此神经。一侧喉返神经损伤时,患侧声带肌瘫痪,导致声音嘶哑;双侧喉返神经损伤,除环甲肌外的所有喉肌瘫痪,可引起失音、呼吸困难,甚至窒息。

2. 支气管支和食管支　为左、右迷走神经在胸部发出的小分支,与交感神经的分支共同形成肺丛和食管丛,自丛再发出细支至气管、支气管、肺和食管。主要含内脏感觉纤维和内脏运动纤维,传导脏器和胸膜的感觉以及支配脏器的平滑肌及腺体。

(三) 腹部的分支

1. **胃前支** anterior gastric branch　在贲门附近自迷走神经前干发出,沿胃小弯行向右,沿途发出 4~6 支,分布于胃前壁,其终末支以"鸦爪"形的分支分布于幽门部前壁(图 15-34)。

2. **肝支** hepatic branch　由迷走神经前干在贲门附近发出,有 1~3 条,向右行于小网膜内,参与形成肝丛,分布于肝和胆囊等处。

3. **胃后支** posterior gastric branch　在贲门附近发自迷走神经后干,沿胃小弯后面走行,沿途发出分支分布于胃后壁,其终末支以"鸦爪"形分支分布于幽门窦和幽门管后壁(图 15-34)。

4. **腹腔支** celiac branch　为自迷走神经后干的终支,向右行至腹腔干附近,与交感神经共同形成腹腔丛,伴随腹腔干、肠系膜上动脉和肾动脉等血管走行,分布于肝、胆、胰、脾、肾和结肠左曲以上的腹部消化管。

迷走神经主干损伤后导致内脏活动障碍,主要表现为脉速、心悸、恶心、呕吐、呼吸深慢和窒息等。由于咽喉感觉障碍和骨骼肌瘫痪,可出现声音嘶哑、语言和吞咽困难,腭垂偏向健侧等症状。

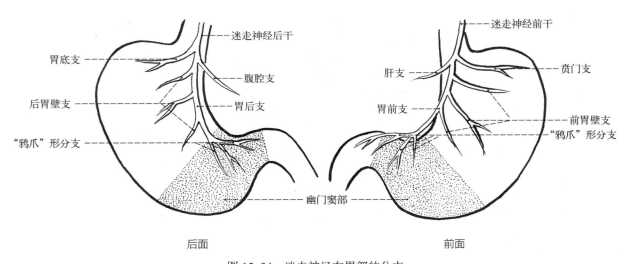

图 15-34　迷走神经在胃部的分支

十一、副神经

副神经 accessory nerve 为运动性脑神经,有颅根和脊髓根(图 15-35)。颅根由特殊内脏运动纤维组成,起自延髓的疑核,自迷走神经下方出脑,与其脊髓根相伴行,经颈静脉孔出颅,加入迷走神经,支配咽喉肌。脊髓根由特殊内脏运动纤维组成,起自脊髓颈段的副神经核,自脊神经前、后根之间出脊髓,在椎管内上行并经枕骨大孔进入颅腔,与颅根汇合共同经颈静脉孔出颅,然后与颅根分开,绕颈内静脉行向外下方,经胸锁乳突肌深面继续向外下斜行进入斜方肌,支配胸锁乳突肌和斜方肌。

十二、舌下神经

舌下神经 hypoglossal nerve 为运动性脑神经,含有一般躯体运动纤维,起自延髓的舌下神经核（图 15-36）。以若干根丝自延髓锥体与橄榄之间的前外侧沟出脑,经舌下神经管出颅,下行于颈内动、静脉之间,呈弓形向前到达舌骨舌肌浅面,在舌神经和下颌下腺管下方穿过颏舌肌进入舌内,支配舌内肌和大部分的舌外肌。

一侧舌下神经损伤时,患侧舌肌瘫痪,伸舌时舌尖偏向患侧。

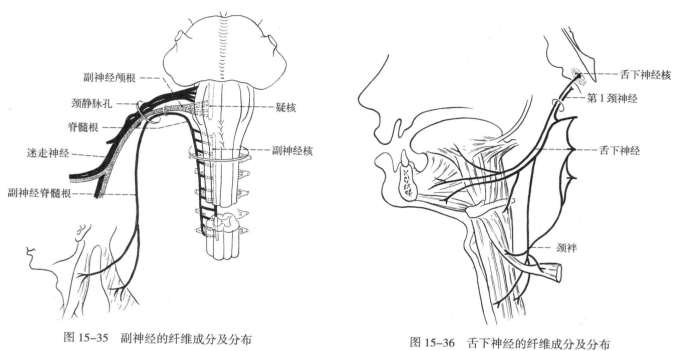

图 15-35　副神经的纤维成分及分布　　　　　　图 15-36　舌下神经的纤维成分及分布

（章培军编写　徐国成绘图）

第三节　内脏神经系统

内脏神经系统 visceral nervous system 是周围神经系统中分布于内脏、心血管和腺体的部分,含有感觉纤维和运动纤维两种成分。其中内脏运动神经的主要功能是调节内脏、心血管运动和腺体分泌,这种调节是人的意志难以控制的,故称**自主神经系统** autonomic nervous system;同时由于所影响的主要是物质代谢活动,是动、植物所共有的,并不参与控制动物所特有的骨骼肌运动,因而也称**植物神经系统** vegetative nervous system。内脏感觉神经分布于内脏和心血管各处的内感受器,其初级神经元位于脑神经节和脊神经节内。内感受器可以感受到各种刺激,并通过内脏感觉神经传递到各级内脏感觉中枢,中枢整合后做出反应,通过内脏运动神经调节相应脏器的活动,以维持机体内、外环境的动态平衡。

一、内脏运动神经

内脏运动神经依据其形态、功能和药理学特点,可分为交感神经和副交感神经。

内脏运动神经无论在形态结构还是功能上,与躯体运动神经都存在许多不同之处,在形态结构上的差异主要表现在以下方面:

（1）支配对象不同:躯体运动神经支配骨骼肌,而内脏运动神经则支配平滑肌、心肌和腺体。

（2）纤维成分不同：躯体运动神经只有一种纤维成分；而内脏运动神经则有交感和副交感两种纤维成分，且多数内脏器官同时接受交感神经和副交感神经双重支配。

（3）神经元数目不同：躯体运动神经自低级中枢至骨骼肌只有一个神经元，而内脏运动神经自低级中枢至效应器则有两个神经元（肾上腺髓质除外）。第一个神经元的胞体位于脑干和脊髓内，称**节前神经元** preganglionic neuron，其轴突称**节前纤维** preganglionic fiber；第二个神经元的胞体位于周围部的植物性神经节内，称**节后神经元** postganglionic neuron，其轴突称**节后纤维** postganglionic fiber（图 15-37）。节后神经元的数目较多，一个节前神经元可以与多个节后神经元形成突触。

（4）分布形式不同：躯体运动神经以神经干的形式分布于效应器；而内脏运动神经的节后纤维则常攀附脏器或血管形成神经丛，再由神经丛发出分支分布于平滑肌、心肌和腺体（图 15-37）。

（5）纤维种类不同：躯体运动神经常为较粗的有髓纤维，而内脏运动神经则为薄髓（节前纤维）和无髓（节后纤维）的细纤维。

（6）接受意识控制的程度不同：躯体运动神经常是在人的意识控制下对效应器进行支配，而内脏运动神经在一定程度上是不受人的意识控制的。

（一）交感神经

交感神经 sympathetic nerve 的低级中枢位于脊髓 $T_1 \sim L_3$ 节段灰质侧柱的中间带外侧核，由此处发出节前纤维。交感神经的周围部由交通支、交感干、交感神经节、交感神经节发出的分支和交感神经丛等组成（图 15-38）。

1. **交感神经节**　主要由节后神经元胞体构成。依据交感神经节所处的位置可分为椎旁神经节和椎前神经节。

（1）**椎旁神经节**：位于脊柱两旁，每侧 19~24 个，借节间支连成左、右两条**交感干** sympathetic trunk，故也称**交感干神经节** ganglia of sympathetic trunk。左、右交感干沿脊柱两侧走行，向上至颅底，向下至尾骨，在尾骨前方左、右交感干合并。交感干可分为颈、胸、腰、骶、尾部，其中颈部 3~4 个、胸部 10~12 个、腰部 4 个、骶部 2~3 个，尾部合成 1 个奇神经节（图 15-39）。

（2）**椎前神经节**：位于脊柱前方的腹主动脉脏支的根部，呈不规则的团块状，主要有**腹腔神经节** celiac ganglia、**肠系膜上神经节** superior mesenteric ganglion、**肠系膜下神经节** inferior mesenteric ganglion 和**主动脉肾神经节** aorticorenal ganglion（图 15-38）。

2. **交通支**　椎旁神经节与相应的脊神经之间借**交通支** communicating branch 相连，可分为白交通支和灰交通支两种。

白交通支 white communicating branches 主要由有髓纤维形成，颜色亮白，仅存在于 $T_1 \sim L_3$ 脊神经前支与相应的交感神经节之间；**灰交通支** grey communicating branches 则由无髓纤维形成，颜色灰暗，存在于交感干与 31 对脊神经前支之间。

3. **节前纤维和节后纤维的去向**（图 15-38）

（1）节前纤维的去向：交感神经节前纤维经白交通支进入交感干后，通常有 3 种去向：①在同节段的椎旁神经节交换神经元。②在交感干内上升或下降，在其上方或下方的椎旁神经节交换神经元。一般认为，来自脊髓上胸段（$T_1 \sim T_5$）中间带外侧核的节前纤维，在交感干内上升至颈部，在颈部的椎旁神经节内交换神经元；中胸段（$T_6 \sim T_{10}$）在交感干内上升或下降，至其他胸部交感神经节内交换神经元；下胸段和腰段（$T_{11} \sim L_3$）在交感干内下降，在腰骶部的交感神经节内交换神经元。③穿过椎旁神经节，至椎前神经节内交换神经元。

（2）节后纤维的去向：交感神经的节前纤维在椎旁神经节、椎前神经节内交换神经元后，其节后纤维也有 3 种去向：①经灰交通支返回 31 对脊神经，随脊神经分布于头颈部、躯干、四肢的血管、汗腺和竖毛肌等；②攀附动脉走行，在动脉外膜处形成神经丛，随动脉分布到所支配的脏器；③由交感神经节发出分支直接分布到所支配的脏器。

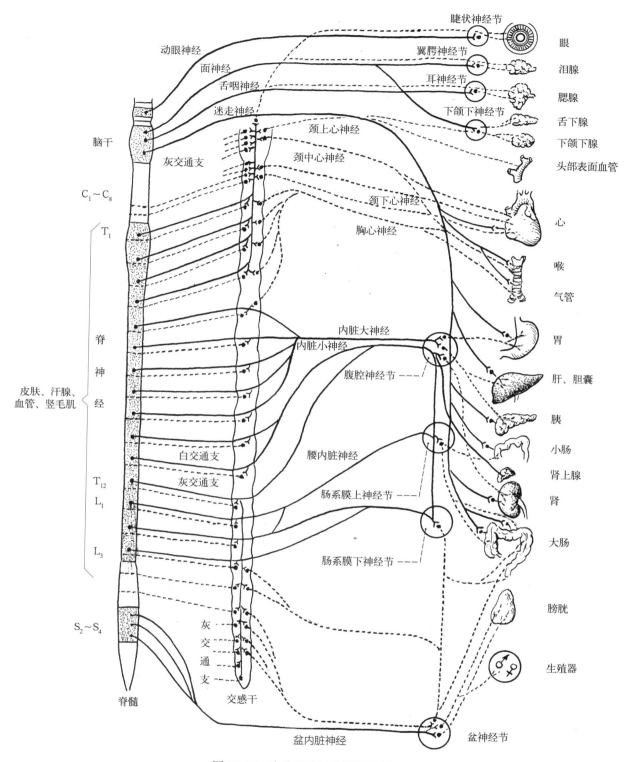

图 15-37 内脏运动神经概况示意图

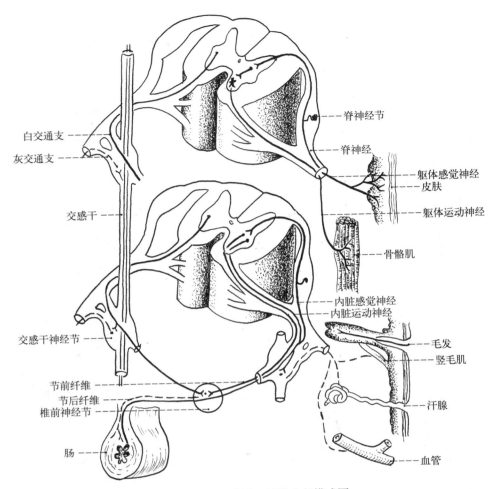

图 15-38　交感神经纤维走行模式图

【拓展窗口】

霍纳综合征(Horner 综合征)是由于交感神经中枢至眼部的通路上任何一段受到任何压迫和破坏,引起同侧瞳孔缩小,但对光反射正常,同侧眼球内陷、上睑下垂及面部少汗等表现的综合征。根据受损部位可分为中枢性障碍、节前障碍及节后障碍的损害。

4. 交感神经的分布　根据交感神经节后纤维分布分为颈、胸、腰、盆部(图 15-39)。

(1)颈部:颈交感干位于颈动脉鞘和颈椎横突之间,每侧常有 3~4 对椎旁神经节,分别称颈上、中、下神经节。**颈上神经节** superior cervical ganglion 位于第 2、3 颈椎横突前方,最大,呈梭形;**颈中神经节** middle cervical ganglion 位于第 6 颈椎横突处,最小,有时缺如;**颈下神经节** inferior cervical ganglion 位于第 7 颈椎处的椎动脉起始部的后方,常与第 1 胸神经节合并成**颈胸神经节** cervicothoracic ganglion 或称**星状神经节** stellate ganglion。

颈部交感神经节发出的节后纤维的分布,可概括如下:①经灰交通支返回至 8 对颈神经,随颈神经分布于头颈部和上肢的血管、汗腺、竖毛肌等;②攀附邻近的动脉,形成颈内动脉丛、颈外动脉丛、锁骨下动脉丛和椎动脉丛等,伴随动脉分布于头颈部的腺体(泪腺、唾液腺和口腔、鼻腔黏膜内的腺体等)、竖毛肌、血管、瞳孔开大肌;③自神经节发出咽支直接进入咽壁,与迷走神经、舌咽神经的咽支共同形成咽丛;④ 3 对颈交感神经节分别发出颈上、中、下心神经,下行进入胸腔并加入心丛(图 15-40)。

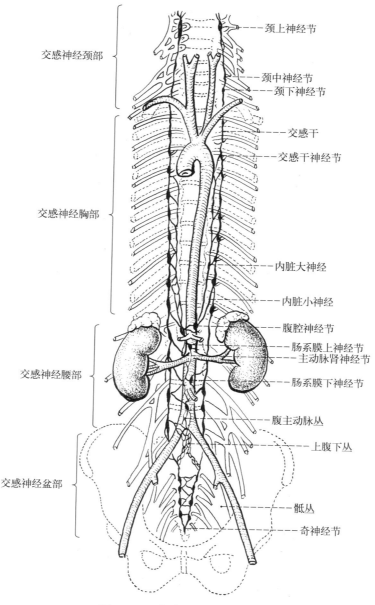

颈上神经节

颈中神经节
颈下神经节

交感干
交感干神经节

内脏大神经

内脏小神经

腹腔神经节
肠系膜上神经节
主动脉肾神经节

肠系膜下神经节

腹主动脉丛

上腹下丛

骶丛
奇神经节

交感神经颈部

交感神经胸部

交感神经腰部

交感神经盆部

图 15-39　交感干和交感神经节

（2）胸部：胸交感干位于肋骨小头的前方，每侧有 10～12 对胸交感神经节。自胸部交感神经节发出的节后纤维的分布可概括如下：①经灰交通支返回 12 对胸神经，随胸神经分布于胸腹壁的血管、汗腺、竖毛肌等；②上 5 对胸交感干神经节可发出数个分支，参与形成胸主动脉丛、食管丛、肺丛和心丛等；③**内脏大神经** greater splanchnic nerve 由穿经第 6～9 胸交感干神经节的节前纤维组成，沿椎体前方斜向下行，穿过膈脚，主要终止于腹腔神经节；④**内脏小神经** lesser splanchnic nerve 由穿经第 10～12 胸交感干神经节的节前纤维组成，下行穿过膈脚，主要终止于主动脉肾神经节。由腹腔神经节和主动脉肾神经节等发出的节后纤维，分布于肝、肾、脾等实质性脏器和结肠左曲以上的消化管。

（3）腰部：腰交感干位于腰椎体前外侧与腰大肌内侧缘之间，每侧有 4 对椎旁神经节。自腰部交感神经节发出的节后纤维的分布可概括如下：①经灰交通支返回 5 对腰神经，随腰神经分布；②**腰内脏神经** lumbar splanchnic nerve 由穿经腰神经节的节前纤维组成，终止于腹主动脉丛和肠系膜下丛内的椎前神经节，交换神经元后其节后纤维分布于结肠左曲以下的消化管和盆腔脏器，部分纤维还伴随血管分布于下肢（图 15-41）。

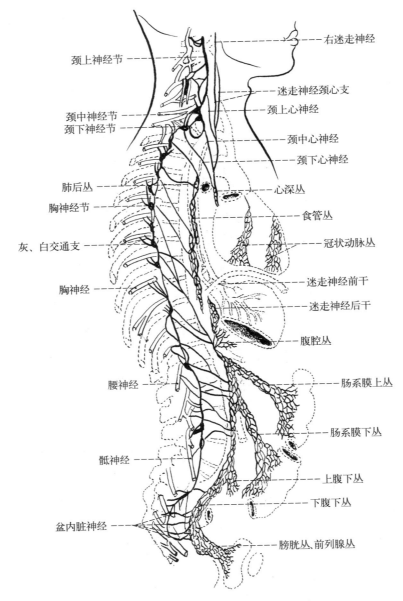

图 15-40 交感干与内脏神经丛的联系

（4）盆部：盆交感干位于骶骨前方和骶前孔内侧，有 2～3 对骶交感干神经节和 1 个**奇神经节** ganglion impar。自盆交感干神经节发出的节后纤维的分布可概括如下：①经灰交通支返回骶、尾神经，分布于下肢和会阴的血管、汗腺、竖毛肌；②部分分支加入盆丛，分布于盆腔脏器。

综上所述，交感神经的节前、节后纤维的分布具有一定规律性：①来自脊髓上胸段（T_1～T_5）的节前纤维，交换神经元后其节后纤维支配头、颈、胸腔脏器和上肢的血管、汗腺、竖毛肌；②来自脊髓中、下胸段（T_6～T_{12}）的节前纤维，交换神经元后其节后纤维支配肝、脾、肾等实质性器官和结肠左曲以上的消化管；③来自脊髓上腰段（L_1～L_3）的节前纤维，交换神经元后其节后纤维支配结肠左曲以下的消化管、盆腔脏器和下肢的血管、汗腺、竖毛肌。

（二）副交感神经

副交感神经 parasympathetic nerve 的低级中枢位于脑干的一般内脏运动神经核和脊髓骶部第 2～4 节段灰质的骶副交感核，由这些核发出节前纤维至周围部的副交感神经节内交换神经元，其节后纤维到达所支配的脏

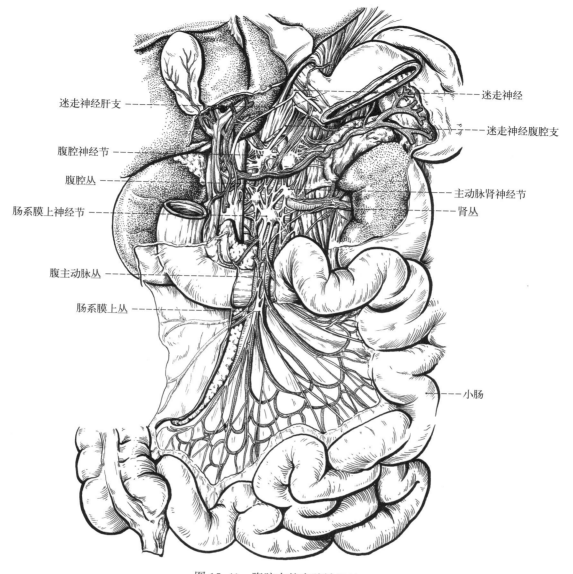

迷走神经肝支

腹腔神经节

腹腔丛

肠系膜上神经节

腹主动脉丛

肠系膜上丛

迷走神经

迷走神经腹腔支

主动脉肾神经节

肾丛

小肠

图 15-41　腹腔内的内脏神经丛

器。副交感神经节多位于脏器附近或脏器壁内,分别称**器官旁节**和**器官内节**。位于颅部的副交感神经节的体积较大,如睫状神经节、下颌下神经节、翼腭神经节和耳神经节等。身体其他部位副交感神经节的体积较小,肉眼难以辨别,需借助显微镜才能看到,如位于心丛、肺丛、膀胱丛、子宫阴道丛内的器官旁节和位于支气管、消化管壁内的器官内节等。

1. 颅部副交感神经　其节前纤维起自脑干的副交感神经核,参与组成Ⅲ、Ⅶ、Ⅸ、Ⅹ对脑神经(图 15-42)。

(1)动眼神经副核发出的副交感节前纤维:伴随动眼神经走行,到达眶内的睫状神经节并交换神经元,其节后纤维进入眼球,分布于瞳孔括约肌和睫状肌。

(2)上泌涎核发出的副交感节前纤维:伴随面神经走行,一部分节前纤维经岩大神经至翼腭神经节内交换神经元,其节后纤维分布于泪腺和鼻腔、口腔、腭黏膜的腺体;一部分节前纤维经鼓索加入舌神经,在下颌下神经节内交换神经元,其节后纤维分布于下颌下腺和舌下腺。

(3)下泌涎核发出的副交感节前纤维:伴随舌咽神经走行,其节前纤维经鼓室神经至鼓室丛,然后随岩小神经走行,至卵圆孔下方的耳神经节内交换神经元,其节后纤维随耳颞神经分布于腮腺。

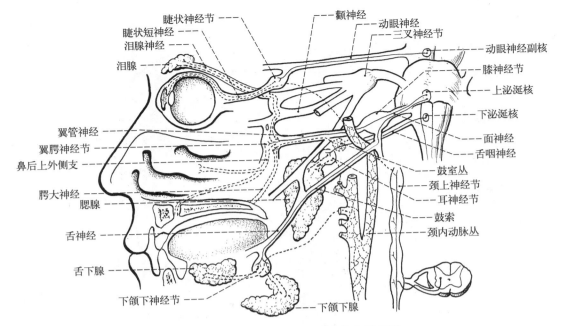

图 15-42　面部的内脏运动神经分布示意图

（4）迷走神经背核发出的副交感节前纤维：伴随迷走神经走行，并随其分支到达胸、腹腔脏器附近或器官壁内的副交感神经节内交换神经元，其节后纤维分布于胸、腹腔脏器（降结肠、乙状结肠和盆腔脏器除外）。

2. 骶部副交感神经　由脊髓骶部第 2 ~ 4 节段的骶副交感核发出节前纤维，随骶神经出骶前孔，然后自骶神经中分出形成**盆内脏神经** pelvic splanchnic nerve，加入盆丛并随盆丛分布于盆部脏器附近或器官壁内的副交感神经节内交换神经元，其节后纤维分布于结肠左曲以下的消化管和盆腔脏器（图 15-43）。

（三）交感神经与副交感神经的主要区别

内脏运动神经分为交感神经和副交感神经，大多数脏器常同时接受这两种纤维的双重支配，但两者在神经来源、形态结构、分布范围和功能上又有显著区别。

1. 低级中枢不同　交感神经的低级中枢位于脊髓胸、腰部灰质的中间带外侧核。而副交感神经的低级中枢则位于脑干的一般内脏运动神经核和脊髓骶部的骶副交感核。

2. 周围部神经节的位置不同　交感神经节分为椎旁神经节和椎前神经节，分别位于脊柱两旁和脊柱前方。副交感神经节分为器官旁节和器官内节，分别位于所支配的器官附近或器官壁内。因此副交感神经的节前纤维较交感神经的节前纤维长，而副交感神经的节后纤维则较短。

3. 节前神经元与节后神经元的比例不同　一个交感节前神经元的轴突可与多个节后神经元形成突触，而一个副交感节前神经元的轴突则与较少的节后神经元形成突触。因此，交感神经的作用范围较广泛，而副交感神经的作用则较局限。

4. 分布范围不同　交感神经的分布范围较广泛，除分布于头颈部和胸、腹腔脏器外，尚遍及全身血管、腺体、竖毛肌等。而副交感神经的分布不如交感神经广泛，一般认为大部分血管、腺体、竖毛肌和肾上腺髓质均无副交感神经支配。

5. 对同一脏器所起的作用不同　交感神经和副交感神经对于同一脏器的作用既相互拮抗又相互统一。例如，当机体运动加强时，交感神经兴奋，而副交感神经受到抑制，此时心搏加快、血压升高、支气管扩张、瞳孔开大和消化活动受到抑制，表明机体的代谢增强，能量消耗加快，以适应环境的剧烈变化；反之，机体处于安静或睡眠状态下，副交感神经兴奋，而交感神经受到抑制，出现心搏减慢、血压降低、支气管收缩、瞳孔缩小和消化活动增强等，有利于体力恢复和能量储存。

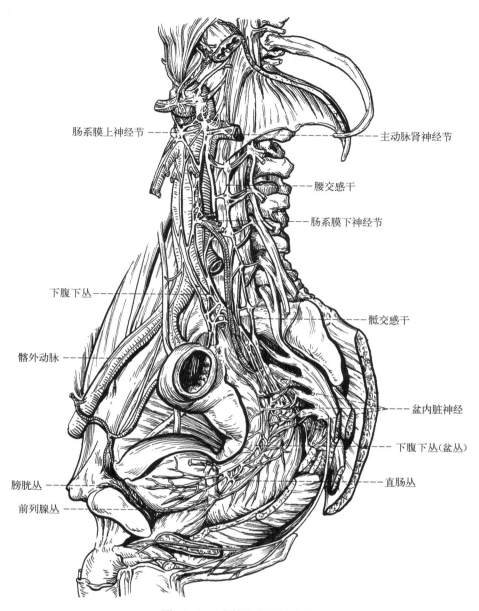

肠系膜上神经节

主动脉肾神经节

腰交感干

肠系膜下神经节

下腹下丛

骶交感干

髂外动脉

盆内脏神经

下腹下丛(盆丛)

膀胱丛

直肠丛

前列腺丛

图 15-43　盆部的内脏神经丛

(四)内脏神经丛

内脏神经在分布于脏器的过程中,往往会形成**内脏神经丛** plexus of visceral nerve,再由神经丛发出分支分布于相应脏器(图 15-41,图 15-43)。这些神经丛主要攀附于头、颈部和胸、腹腔内的动脉周围,或者分布于脏器附近和器官壁内。多数内脏神经丛由交感神经、副交感神经和内脏感觉神经的纤维相互交织形成;少数内脏神经丛则没有副交感神经参与,如颈内动脉丛、颈外动脉丛、锁骨下动脉丛和椎动脉丛等。

1. **心丛** cardiac plexus　交感纤维来自交感干的颈上、中、下神经节和第 1~4 胸神经节发出的心支,副交感纤维来自迷走神经的心支。心丛可分为心浅丛和心深丛,位于主动脉弓下方的为心浅丛,位于主动脉弓与气管权之间的为心深丛(图 15-40)。心丛内的心神经节为副交感神经节,来自迷走神经的副交感节前纤维在此交换神经元。心丛的分支又组成心房丛和左、右冠状动脉丛,随动脉分布于心肌。

2. **肺丛** pulmonary plexus　交感纤维来自交感干的第 2~5 胸神经节,副交感纤维来自迷走神经的支气管支。肺丛位于肺根的前、后方,其分支随支气管和肺血管进入肺。

3. **腹腔丛** celiac plexus 交感纤维主要来自腹腔神经节、肠系膜上神经节、主动脉肾神经节等和胸交感干的内脏大、小神经;副交感纤维则来自迷走神经后干的腹腔支。来自内脏大、小神经的交感节前纤维在神经丛内交换神经元,来自迷走神经的副交感节前纤维则到所分布的脏器附近或肠管壁内交换神经元。腹腔丛位于腹腔干和肠系膜上动脉根部周围,伴随动脉的分支可分为许多副丛,如肝丛、胃丛、脾丛、肾丛和肠系膜上丛等,各副丛则分别沿同名血管分布于各脏器(图 15-41)。

4. **腹主动脉丛** abdominal aortic plexus 位于腹主动脉的前方及两侧,由腹腔丛在腹主动脉表面向下延续形成,同时还接受第 1、2 腰交感神经节的分支。腹主动脉丛的一部分纤维进入盆腔,参与腹下丛的形成;另一部分纤维攀附髂总动脉和髂外动脉,形成同名的神经丛,随动脉分布于下肢血管、汗腺、竖毛肌。此外,腹主动脉丛还分出肠系膜下丛,沿同名动脉分布于结肠左曲以下至直肠上段的肠管(图 15-41)。

5. **腹下丛** hypogastric plexus 可分为上腹下丛和下腹下丛。上腹下丛位于第 5 腰椎椎体前方和两侧髂总动脉之间,是腹主动脉丛向下的延续部分,从两侧接受下位两腰神经节发出的腰内脏神经,在肠系膜下神经节内交换神经元。下腹下丛即**盆丛** pelvic plexus,由上腹下丛延续到直肠两侧,并接受骶交感干的节后纤维和第 2~4 骶神经的副交感节前纤维。此丛伴随髂内动脉的分支组成直肠丛、膀胱丛、前列腺丛、子宫阴道丛等,并随动脉分布于盆腔各脏器。

二、内脏感觉神经

(一)内脏感觉神经的分布

感觉神经元为假单极神经元,其胞体位于脑神经节和脊神经节内,周围突是粗细不等的有髓纤维或无髓纤维,伴随交感神经、舌咽神经、迷走神经和骶部副交感神经分布于内脏器官;中枢突伴随舌咽神经、迷走神经进入脑干止于孤束核,或伴随交感神经和盆内脏神经进入脊髓止于灰质后角。机体内感受器将来自内脏的刺激传递至内脏感觉神经,由此将内脏感觉性冲动传到中枢,中枢可直接通过内脏运动神经调节各内脏器官的活动,也可以间接通过体液调节起作用。在中枢内,内脏感觉纤维一方面经过传导途径将冲动传导到大脑皮质而产生内脏感觉,另一方面直接或经中间神经元与内脏运动神经元联系以完成内脏 – 内脏反射,或与躯体运动神经元联系形成内脏 – 躯体反射。

(二)内脏痛觉特点

1. **痛阈较高** 内脏感觉纤维的数目较少,且多数为细纤维,故痛阈较高,对于一般强度的刺激难以产生主观感觉。内脏神经对切割或烧灼刺激不敏感。但在脏器进行较强烈的活动时则可产生内脏感觉,传递感觉的纤维多与副交感神经相伴行进入脑干,如胃的饥饿收缩引起的饥饿感和直肠、膀胱的充盈引起的膨胀感等。此外,在病理条件或极强烈刺激下也可产生痛觉,一般认为内脏感觉纤维与交感神经相伴行进入脊髓。例如,内脏器官因过度膨胀而受到牵张或平滑肌发生痉挛,以及由于缺血而代谢产物积聚等,均可因刺激神经末梢而产生内脏痛。

2. **定位不准确** 内脏感觉的传入途径比较分散,即一个脏器的感觉纤维经过多个节段的脊神经进入中枢,而一条脊神经又包含来自数个脏器的感觉纤维。因此,内脏痛往往是弥散的且定位不准确。例如,心的痛觉纤维伴随交感神经(主要是心中、心下神经)经第 1~5 胸神经进入脊髓,肾、输尿管和盆腔部分脏器的痛觉纤维伴随交感神经经 T_{11} ~ L_2 脊神经进入脊髓。

三、牵涉性痛

牵涉性痛 referred pain 是指当某些内脏器官发生病变时,常在体表一定区域产生过敏或疼痛感觉的现象。牵涉性痛可发生在患病脏器邻近的皮肤区域,也可以发生在距离患病脏器较远的皮肤区域。例如,心绞痛时常在胸前区和左臂内侧皮肤感到疼痛,肝胆疾患时常在右肩部感到疼痛等(图 15-44)。

内脏器官发生病变时除在一定区域感觉过敏外,还可以伴有该区域的骨骼肌反射性僵硬、血管运动和汗腺分泌障碍等症状,临床上将这些体征发生的部位称**海德带** Head zones。

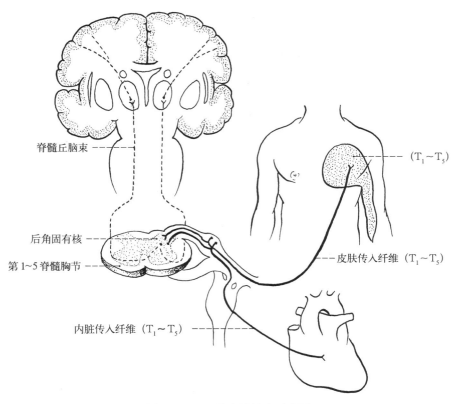

脊髓丘脑束

后角固有核

第1~5脊髓胸节

内脏传入纤维（T₁~T₅）

（T₁~T₅）

皮肤传入纤维（T₁~T₅）

图 15-44　心脏牵涉性痛示意图

　　关于牵涉性痛的发生机制,现在认为,发生牵涉性痛的体表部位与病变器官往往受同一节段脊神经的支配,体表部位和病变器官的感觉神经进入同一脊髓节段,并在后角内密切联系。因此,从患病内脏传来的冲动可以扩散或影响到邻近的躯体感觉神经元,从而产生牵涉性痛。近年来神经解剖学研究表明,一个脊神经节神经元的周围突分叉至躯体部和内脏器官,并认为这是牵涉性痛机制的形态学基础。

【拓展窗口】

内脏痛与牵涉痛

　　内脏痛的发病机制复杂,它可能是精神因素、炎症因素及内脏器官本身的功能状态相互作用的结果。近年来,内脏痛的研究取得了一定的进展。运用基因敲除的手段分别清除 TRPV1、ASIC3、P2X3 等在体内的表达,均能够显著降低结肠或直肠对扩张刺激的疼痛反应,提示这些分子可能是潜在的内脏痛治疗靶点。内脏痛特有的病理生理过程,可以通过检测体表相关部位机械痛和热痛刺激的反应进行观察,通过评价人和动物对刺激的反应阈值或者发生反应的频率来衡量疼痛行为,因为牵涉痛是内脏痛的重要特点之一。牵涉痛是指内脏疾患常引起某一体表疼痛或痛觉过敏的现象,但其机制尚未完全阐明。研究者提出牵涉痛发生的 4 种机制:①轴突反射:即初级传出传入纤维的外周突分叉,同一个神经节细胞同时接收来自躯体和内脏的感受信息。②汇聚投射:即脊髓后角向丘脑投射的神经元同时接收分别来自躯体和内脏初级出入纤维的感受信息。③汇聚增强:即脊髓后角向丘脑投射的神经元直接或间接接收来自躯体或内脏的初级出入纤维传递的感受信息,后者对前者有增强效应。④心理效应:即躯体和内脏感受信息在大脑皮质相互影响。第 1 种机制用轴突分支投射的研究方法很容易证明。第 2 种机制已经被第四军医大学(2017 年更名为空军军医大学)研究者用多重示踪结合神经电生理记录技术证实。他们观察到脊髓骶段中央管背侧的后连合核向臂旁核投射的神经元接收分别来自躯体(坐骨神经)初级出入粗纤维和内脏(盆神经)初级出入细纤维的感受信息,前者对后者有抑制性调控作用,此种现象类似于发生在脊髓后角胶状质内的"闸门控制"。而对于第 3、4 种机制,目前尚难找到形态学依据。

四、一些重要器官的神经支配

阐述人体一些重要器官的神经支配,不仅有利于对其生理功能的理解,而且对临床诊断和治疗相关疾病也有一定的实际意义。

(一)眼球

1. 感觉神经　眼球的一般感觉冲动沿睫状长神经、鼻睫神经、眼神经、三叉神经、进入脑干终于三叉神经感觉核。

2. 交感神经　节前纤维起自脊髓$T_1 \sim T_2$侧角,经胸及颈交感干上升至颈上神经节,交换神经元后,节后纤维经颈内动脉丛、海绵丛,再穿经睫状神经节分布到瞳孔开大肌和血管,另有部分交感神经节后纤维经睫状长神经到达瞳孔开大肌。

3. 副交感神经　节前纤维起自中脑动眼神经副核(E-W核),随动眼神经走行,在睫状神经节交换神经元后,节后纤维经睫状短神经分布于瞳孔括约肌和睫状肌。

支配眼球的交感神经兴奋,引起瞳孔扩大,虹膜血管收缩。切断这些纤维出现瞳孔缩小。损伤脊髓颈段和延髓及脑桥的外侧部亦可产生同样结果。据认为,这是因为交感神经的中枢下行束经过上述部位。临床上所见病例除有瞳孔缩小外,还可出现上睑下垂及同侧汗腺分泌障碍等症状(霍纳综合征)。这是因为交感神经除管理瞳孔外,也管理眼睑平滑肌即睑板肌(米勒肌)和头部汗腺的分泌。

副交感神经兴奋,引起瞳孔缩小,睫状肌收缩。切断这些纤维,瞳孔散大及调节视力的功能障碍。临床上损伤动眼神经,除有副交感神经损伤症状外,还出现大部分眼球外肌瘫痪症状。

(二)心

1. 感觉神经　传导心脏的痛觉纤维,沿交感神经行走(颈上心神经除外),至脊髓$T_1 \sim T_4$,T_5节段;与心脏反射有关的感觉纤维,沿迷走神经行走,进入脑干(图 15-44)。

2. 交感神经　节前纤维起自脊髓$T_1 \sim T_4$,T_5节段的侧角,至交感干颈上、中、下神经节和上部胸神经节交换神经元,自节发出颈上、中、下心神经及胸心支,到主动脉弓后方和下方,与来自迷走神经的副交感纤维一起构成心丛,心丛再分支分布于心脏(图 15-44)。

3. 副交感神经　节前纤维由迷走神经背核和疑核发出,沿迷走神经心支行走,在心神经节交换神经元后,分布于心脏(图 15-44)。

刺激支配心脏的交感神经,引起心动过速,冠状动脉舒张;刺激迷走神经,引起心动过缓,冠状动脉收缩。

(三)支气管和肺

1. 感觉神经　支气管和肺的感觉神经纤维沿迷走神经走行,其功能与延髓呼吸中枢的反射活动有关。另一部分感觉神经纤维经颈下心支和胸交感神经,至脊髓$T_2 \sim T_5$节段。

2. 交感神经　分布肺的交感神经纤维起自脊髓$T_2 \sim T_6$节段的侧角,在胸上部交感干神经节交换神经元后,节后纤维组成肺丛,分布于肺和支气管。

3. 副交感神经　副交感神经纤维由延髓迷走神经背核发出,沿迷走神经走行,分支参与肺丛,交换神经元后,其节后纤维分布于肺和支气管。

交感神经兴奋,支气管平滑肌舒张,管腔扩大;副交感神经兴奋,支气管平滑肌收缩,腺体分泌增加。

(四)膀胱

1. 感觉神经　膀胱的感觉神经纤维,沿交感和副交感神经走行,但以随副交感神经走行者为主。沿交感神经走行者,可达脊髓$T_{11} \sim L_1$节段;沿副交感神经(盆内脏神经)走行者,至脊髓$S_2 \sim S_4$节段。膀胱的痛觉在脊髓内沿脊髓丘脑束上行,切断此束可使痛觉缓解。膀胱的充盈感和尿意感沿脊髓后索薄束上行,因此切断脊髓前外索的脊髓丘脑束,患者仍有膀胱充盈感和尿意感。

2. 交感神经　膀胱的交感神经起自脊髓$T_{11} \sim L_2$节段的中间带外侧核,行至腹下神经节和骶神经节交换神经元,节后纤维随腹下丛及盆丛至膀胱括约肌和逼尿肌。交感神经兴奋可使括约肌收缩。

3. 副交感神经　膀胱的副交感神经起自脊髓 $S_2 \sim S_4$ 节段的骶副交感核,其节前纤维组成盆内脏神经,在膀胱附近或壁内神经节交换神经元,节后纤维分布于膀胱逼尿肌和括约肌。副交感神经兴奋可使逼尿肌收缩及括约肌松弛。

在正常情况下,当膀胱储有一定量(400 ~ 500 mL)尿液时,膀胱壁的牵拉感受器受到刺激而兴奋,冲动沿盆内脏神经传入,到达脊髓 $S_2 \sim S_4$ 节段(排尿反射初级中枢),并向上传导到脑(排尿反射高级中枢),产生排尿欲;中枢传出冲动下达脊髓,既可兴奋 $S_2 \sim S_4$ 骶副交感神经,抑制交感及躯体运动神经而排尿;也可兴奋交感及躯体运动神经,抑制副交感神经而使排尿受到意识控制。

 【拓展窗口】

神经损伤与再生

在成年动物中枢神经系统神经元轴突损伤后,神经元常死亡;周围神经轴突损伤后,神经元多存活,条件适宜时神经可以再生。中枢神经纤维的损伤常导致脊髓或脑的功能永久性丧失。中枢神经纤维的再生较周围神经困难,中枢神经再生困难是多种因素综合作用的结果。中枢神经再生困难的主要原因有神经纤维无施万细胞,亦无基膜包裹;小胶质细胞清除作用较慢;成髓鞘细胞为少突胶质细胞;胶质瘢痕形成。当中枢神经损伤时,星形胶质细胞增生肥大,在损伤区形成致密的胶质瘢痕;即使能越过,也没有如同周围神经纤维那样的基膜管和施万细胞索引导再生轴突到达目的地。中枢神经损伤(如脊髓损伤)的治疗原则,一是提高中枢神经自身的再生能力,二是改变中枢神经再生的抑制环境。根据胚胎神经元容易生长及周围神经能再生的特点,把胚胎脑组织、周围神经或周围神经的组成成分(如基膜或基膜的化学成分)移植到脑内,移植有利于轴突再生的细胞,如施万细胞、嗅球成鞘细胞、干细胞,以促进中枢神经再生;应用神经营养因子等提高中枢神经自身的再生能力;阻止髓鞘抑制蛋白对神经再生的抑制作用,克服胶质瘢痕及其分泌的蛋白多糖对神经再生的抑制作用。神经元保持适宜的兴奋性,可促进其在轴突损伤后的存活。

周围神经损伤是导致肢体功能残废的重要原因。切断远侧端的周围神经纤维,虽然其轴突和髓鞘发生溃变,但包裹神经纤维的基膜仍保留呈管状。施万细胞和基膜对轴突的再生起重要的诱导作用。远侧端施万细胞大量增生形成实心细胞索(Bunger 带),桥接神经缺损区,诱导和支持着再生轴芽的发生和生长并将之引向靶结构。从近侧段神经纤维末端长出的轴突支芽,越过此施万细胞桥,进入基膜管内,当其中最大的一支沿着施万细胞索生长到达原来神经纤维末梢所在处,则再生成功。如两端距离过远,损伤处结缔组织增生,都可影响神经纤维的再生。神经外科处理受损神经,采用神经缝合以缩短两断端的距离,切除神经间的瘢痕组织,使两断端神经束相应地相互接好,有利于轴突再生。施万细胞分泌各种神经因子对中枢和周围神经细胞的生长、发育、再生及正常状态下维持神经细胞存活都起着重要作用。神经生长因子(NGF)主要来源于施万细胞和感觉神经分布密集的组织。

(章培军编写　徐国成绘图)

习题 ᐧᐟ

1. 填图题
请标出线段指示的相应解剖结构：

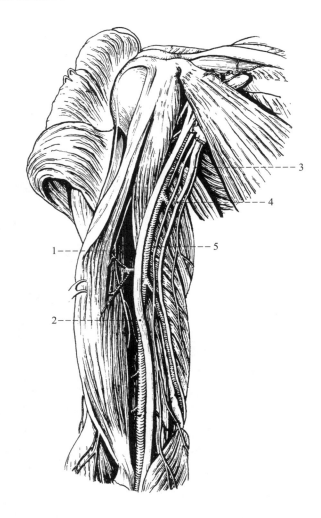

2. 填字题
请按提示内容填写行列中的空格：

纵向：

1. 脊神经的纤维成分之一,传导皮肤的浅感觉和肌、腱、关节的深感觉

2. 位于视神经与外直肌之间的副交感神经节

3. 位于颞骨岩部三叉神经压迹处的神经节

4. 起自臂丛外侧束,支配胸大肌和胸小肌

6. 第Ⅻ对脑神经

8. 发自内侧束,分布于前臂内侧区的皮肤

11. 由脊髓骶副交感核发出节前纤维,加入盆丛

12. 内脏运动神经的第一个神经元胞体

14. 神经节,一般位于脏器附近或脏器壁内

17. 上颌神经分支之一

19. 下颌神经分支,支配咀嚼肌

20. 自腓总神经分出的,走行于腓骨颈与腓骨长肌之间

23. 三叉神经分支,感觉性

横向:

5. 内脏运动神经之一

7. 节前神经元的轴突

9. 下颌下腺与舌神经之间的副交感神经节

10. 由穿经第 6~9 胸交感干神经节的节前纤维组成

13. 内脏神经在分布脏器的过程中形成的结构

15. 内脏运动神经之一

16. 额神经分支,穿眶上孔

18. 眼神经分支,行于上直肌与视神经之间

21. 发自腰丛,穿腹股沟管

22. 肠系膜上动脉根部的椎前神经节

24. 肌支支配喙肱肌、肱二头肌和肱肌

25. 桡神经的分支,主要为肌支

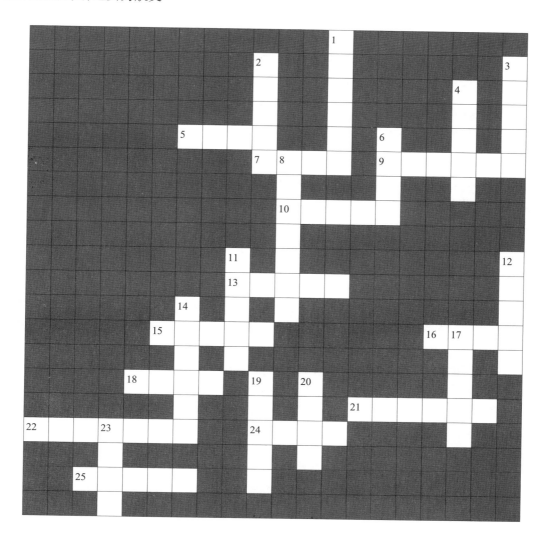

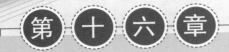

神经系统的传导通路

人体在生命活动过程中,通过各种类型的感受器接受机体内、外环境的不同刺激,并将刺激转换为神经冲动,经传入神经元传至中枢,再经若干神经元构成的神经通路传递,分别投射到大脑皮质的特定区域产生感觉,此类上行的传导通路,称**感觉传导通路** sensory pathway。大脑皮质在对感觉信息进行分析综合后,发出神经冲动,经下行纤维到皮质下各级中枢的运动神经元,再经传出神经到达效应器,并产生相应的反应,此类下行的传导通路,称**运动传导通路** motor pathway。

第一节 感觉传导通路

一、本体(深)感觉传导通路

本体感觉 proprioception 又称深感觉,是指来自肌、腱及关节等运动器官的位置觉(例如,人在闭眼时能感知身体各部的位置)、运动觉和振动觉。

头面部深感觉的传导通路尚不太清楚,在此主要叙述躯干、四肢的本体感觉传导通路。该传导通路有两条,一条传至大脑皮质,产生意识性本体感觉,该通路中还含有传导浅感觉中的精细触觉(辨别两点间距离和物体纹理的粗细等触觉)纤维;另一条传至小脑,产生非意识性本体感觉。

(一)躯干和四肢意识性本体感觉和精细触觉传导通路

该通路通常由 3 级神经元组成(图 16-1)。

第 1 级神经元 为假单极神经元,胞体位于脊神经节内,其周围突分布于肌、腱、关节等处的本体感觉感受器和皮肤的精细触觉感受器;中枢突经脊神经后根的内侧部进入脊髓后索,分为长的升支和短的降支。其中来自第 5 胸节以下的升支形成薄束,行于后索的内侧部;来自第 4 胸节以上的升支形成楔束,行于后索的外侧部;两束上行至延髓,分别止于薄束核和楔束核。短的降支至脊髓前角,完成脊髓牵张反射。

第 2 级神经元 胞体位于薄束核和楔束核内,此两核发出的纤维向前绕到延髓中央灰质的腹侧左、右交叉,构成内侧丘系交叉。交叉后的纤维在锥体束的背侧转折向上,行于延髓中线两侧,构成**内侧丘系** medial lemniscus,继续上行穿过脑桥和中脑的被盖,止于背侧丘脑的腹后外侧核。

第 3 级神经元 胞体位于背侧丘脑的腹后外侧核,由此核发出的纤维参与组成**丘脑中央辐射** central thalamic radiation,经内囊后肢上行,主要投射至大脑皮质中央后回的中、上部和中央旁小叶后部,部分纤维投射至中央前回。

躯干和四肢意识性本体感觉和精细触觉传导通路受损时,由于大脑皮质接受不到来自肌、腱、关节等处的本体感觉和精细触觉信息,以致患者不能确定躯干、四肢的空间位置,闭目站立时,身体倾斜摇晃甚至跌倒,同

【拓展窗口】

淋巴管炎:当某器官或局部有感染灶时,病灶处的细菌进入淋巴管,沿淋巴管蔓延,形成淋巴管炎,表现为该淋巴管所在区域发红,临床上称为"起红线",一般好发于四肢。由于某种原因(如血吸虫病)阻塞淋巴管,造成淋巴引流不畅,严重者可致水肿,称为"象皮样水肿"。在乳腺癌晚期,由于癌栓子阻塞淋巴管,淋巴回流障碍,乳房水肿,而毛囊凹陷,使乳房表面变得凹凸不平,临床称为"橘皮样外观"。

(郭森编写　徐国成绘图)

 习题

1. 填图题

请标出线段指示的相应解剖结构:

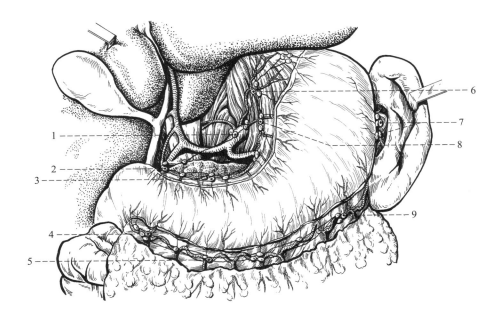

2. 填字题

请按提示内容填写行列中的空格:

四、胃的淋巴引流

胃的淋巴引流方向有 4 个：① 胃底右侧部、贲门部和胃小弯近侧 2/3 的淋巴注入胃左淋巴结。② 幽门及胃小弯远侧 1/3 的淋巴注入幽门上淋巴结和胃右淋巴结。③ 胃底大部、胃大弯左侧部的淋巴注入胃网膜左淋巴结、胰淋巴结和脾淋巴结。④ 胃大弯右侧部和幽门部大弯侧淋巴注入胃网膜右淋巴结和幽门下淋巴结。上述各淋巴结的输出淋巴管均注入腹腔淋巴结。

五、肝的淋巴引流

肝内有浅、深两组毛细淋巴管网。肝浅淋巴管网位于肝浆膜的结缔组织内。肝膈面的浅淋巴管多经镰状韧带和冠状韧带注入膈上淋巴结、肝淋巴结，部分淋巴管注入腹腔淋巴结和胃左淋巴结。冠状韧带和三角韧带内的部分淋巴管也可直接注入胸导管。肝脏面浅淋巴管注入肝淋巴结。深淋巴管位于门管区和肝静脉及其属支的周围，沿静脉分别出肝，注入肝淋巴结和膈上淋巴结。肝的浅、深两组淋巴管的一部分可通过膈的腔静脉孔进入胸腔的淋巴结，所以肝癌可循此途径转移至胸腔器官。

六、直肠和肛管的淋巴引流

直肠和肛管的淋巴多伴随相应静脉回流，以齿状线为界可分上、下两组。齿状线以上的淋巴管走行有：①沿直肠上血管上行，入直肠上淋巴结，继而注入肠系膜下淋巴结。②沿直肠下血管行向两侧，注入髂内淋巴结。③向后汇入骶淋巴结。齿状线以下的淋巴管注入腹股沟浅淋巴结。两组淋巴管之间及与会阴部的淋巴管之间有丰富的交通，所以直肠癌可广泛转移。

七、子宫的淋巴引流

子宫的淋巴引流比较广泛。子宫底和子宫体上 2/3 部的淋巴管，在子宫阔韧带内沿卵巢血管上行，注入靠近肾血管的腰淋巴结。子宫角附近的淋巴管沿子宫圆韧带穿腹股沟管，注入腹股沟浅淋巴结。子宫体下 1/3 部和子宫颈的淋巴管，在子宫阔韧带内沿子宫动脉走向两侧，注入髂外淋巴结和髂内淋巴结，部分注入沿闭孔血管排列的闭孔淋巴结；沿骶子宫韧带向后注入骶淋巴结。子宫的淋巴管与膀胱、直肠的淋巴管之间有广泛的交通支，在行宫颈癌切除术时，应广泛清除上述淋巴结。

全身淋巴回流概况如图 11-14。

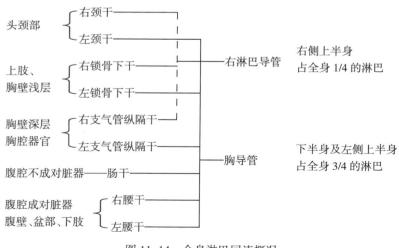

图 11-14　全身淋巴回流概况

时还伴有精细触觉动能障碍。如病灶位于内侧丘系交叉以上,表现为病灶对侧的深感觉和精细触觉障碍;如病灶位于内侧丘系交叉以下,则表现为病灶同侧的深感觉和精细触觉障碍。

(二)躯干和四肢非意识性本体感觉传导通路

该通路为传入小脑的本体感觉传导通路,实际上属于反射通路的上行部分,由 2 级神经元组成(图 16-2)。第 1 级神经元胞体位于脊神经节,其周围突分布于肌、腱、关节的本体感觉感受器,中枢突经脊神经后根的内侧部(由粗纤维构成)进入脊髓,止于胸核和腰骶膨大第 V ~ VII 层外侧部。由胸核发出的第 2 级纤维在同侧脊髓外侧索组成脊髓小脑后束上行,经小脑下脚止于旧小脑皮质;由腰骶膨大第 V ~ VII 层发出的第 2 级纤维部分交叉至对侧,部分在同侧上行,构成脊髓小脑前束,经小脑上脚投射到旧小脑皮质。以上第 2 级神经元主要传导躯干(除颈部外)和下肢的非意识性本体感觉。来自上肢和颈部非意识性本体感觉初级传入纤维止于颈膨大第 VI、VII 层和延髓的楔束副核,这两处神经元发出的第 2 级纤维也经小脑下脚进入旧小脑皮质。此通路不产生意识性感觉,而是反射性调节肌张力和协调运动,以维持身体的姿势平衡。

二、痛温觉、粗触觉和压觉传导通路

该通路又称浅感觉传导通路,传导全身皮肤及部分黏膜的温觉、痛觉、粗触觉和压觉,通常由 3 级神经元组成。根据传导部位的不同分为躯干、四肢的浅感觉传导通路和头面部的浅感觉传导通路。

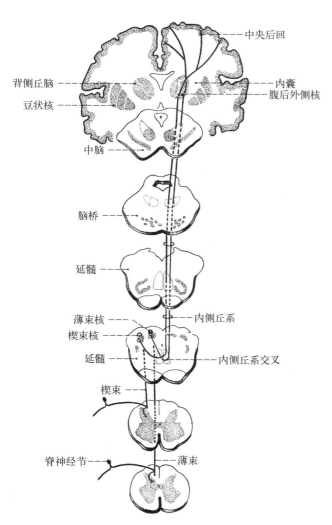

图 16-1 躯干和四肢意识性本体感觉和精细触觉传导通路

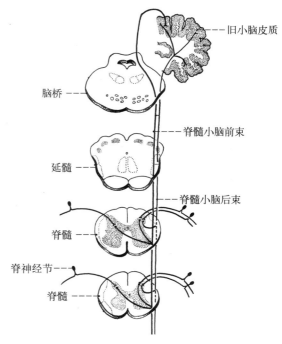

图 16-2 躯干和四肢非意识性本体感觉传导通路

（一）躯干和四肢痛温觉、粗触觉和压觉传导通路

第1级神经元　胞体位于脊神经节,其周围突分布于躯干、四肢皮肤的浅感觉感受器,中枢突经脊神经后根进入脊髓。其中传导痛温觉的纤维(细纤维)在后根的外侧部入脊髓,经背外侧束(Lissauer束)上行1~2个节段,再终止于第2级神经元;传导粗触觉、压觉的纤维(粗纤维)经后根内侧部进入脊髓后索,再终止于第2级神经元。

第2级神经元　胞体主要位于后角固有核,由该核发出的纤维经白质前连合交叉至对侧外侧索和前索中上行,分别构成脊髓丘脑侧束(传导痛温觉)和脊髓丘脑前束(传导粗触觉),两者在延髓下橄榄核的背外侧合并为脊髓丘脑束,经脑桥和中脑内侧丘系的背外侧,止于背侧丘脑的腹后外侧核。

第3级神经元　胞体位于背侧丘脑的腹后外侧核,由此发出的纤维加入丘脑中央辐射,经内囊后肢投射至大脑皮质中央后回中、上部和中央旁小叶后部(图 16-3)。

脊髓丘脑束纤维在脊髓内按一定的顺序排列:由外向内依次排列着来自骶、腰、胸和颈髓的纤维。因此,当一侧脊髓丘脑束受到脊髓内肿瘤压迫时,痛温觉障碍首先出现在身体对侧上半部(压迫来自颈、胸部的纤维),随着肿瘤的生长,逐渐波及下半部(压迫来自腰、骶部的纤维)。若受到脊髓外肿瘤压迫,则出现感觉障碍的顺序相反。

（二）头面部痛温觉、粗触觉和压觉传导通路

该通路主要由三叉神经传入,由3级神经元组成(图 16-4)。

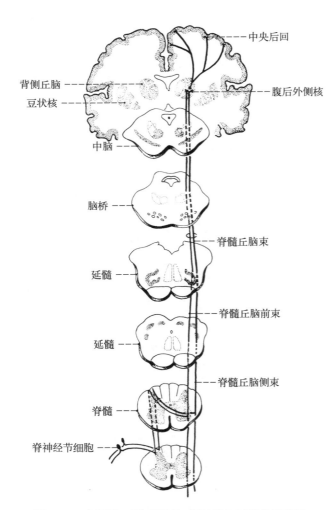

图 16-3　躯干和四肢痛温觉、粗触觉和压觉传导通路

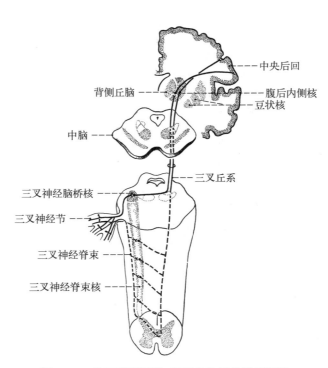

图 16-4　头面部痛温觉、粗触觉和压觉传导通路

第 1 级神经元　胞体位于三叉神经节内,其周围突组成三叉神经的感觉支,分布于头面部皮肤、角膜以及口、鼻黏膜的浅部感受器;中枢突组成三叉神经的感觉根进入脑桥。其中传导痛、温觉的纤维入脑后下行为三叉神经脊束,止于三叉神经脊束核;而传导粗触觉和压觉的纤维止于三叉神经脑桥核。

第 2 级神经元　胞体位于三叉神经脊束核和三叉神经脑桥核,两核发出的纤维交叉至对侧组成三叉丘系上行,经内侧丘系的背侧,止于背侧丘脑的腹后内侧核。

第 3 级神经元　胞体位于背侧丘脑的腹后内侧核。由此核发出的纤维加入丘脑中央辐射,经内囊后肢投射至大脑皮质中央后回下部。

若三叉丘系及以上通路受损,表现为对侧头面部痛温觉和触压觉障碍;若三叉丘系以下受损,表现为同侧头面部痛温觉和触压觉障碍。此外,在延髓节段,三叉神经脊束和脊束核与脊髓丘系相距较近,如果发生病变,可同时受累,将会出现同侧头面部及对侧的躯干、四肢浅感觉障碍,又称交叉性浅感觉障碍。

三、视觉传导通路与瞳孔对光反射通路

(一)视觉传导通路

视觉传导通路 visual pathway 由 3 级神经元组成,其中第 1 级和第 2 级神经元的胞体均位于视网膜内(图 16-5)。

第 1 级神经元　即视网膜内的双极细胞,突起较短,其周围突与视网膜内的视锥细胞和视杆细胞联系,中枢突与节细胞形成突触联系。

第 2 级神经元　为节细胞,其轴突在视神经盘处集合并穿眼球壁构成视神经,经视神经管入颅后,部分纤

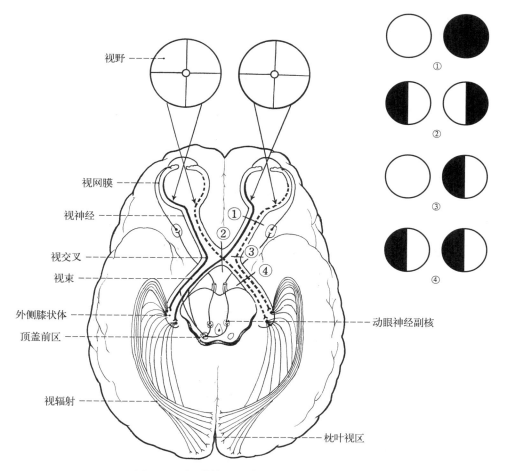

图 16-5　视觉传导通路和瞳孔对光反射通路

维将发生交叉,从而形成视交叉,即来自两眼视网膜鼻侧半的纤维交叉,而来自视网膜颞侧半的纤维不交叉。由对侧交叉过来的纤维与同侧未交叉的纤维合并在一起组成视束。因此,右侧视束含有两眼右侧半视网膜来的纤维,左侧视束含有两眼左半视网膜来的纤维。视束向后绕过大脑脚止于外侧膝状体。

第3级神经元 胞体位于外侧膝状体内,由此发出的纤维组成**视辐射** optic radiation,经内囊后肢投射到大脑枕叶内侧面距状沟周围的**视皮质** visual cortex,产生视觉。

视束中有少数纤维经上丘臂止于上丘和顶盖前区。上丘发出的下行纤维组成顶盖脊髓束,下行至脊髓,完成视觉反射。顶盖前区是瞳孔对光反射通路的中枢。

视野是指眼球向前平视时所能看到的空间范围。当光线进入眼球后,由于眼球屈光装置对光线的折射作用,来自鼻侧半视野的物象投射到颞侧半视网膜,而颞侧半视野的物象投射到鼻侧半视网膜,上半视野的物象投射到下半视网膜,下半视野的物象投射到上半视网膜。当视觉传导通路不同部位受损时,引起的视野缺损也不同:①一侧视神经损伤,可致该侧眼视野全盲;②视交叉中央部交叉纤维损伤(如垂体瘤压迫),可致双眼视野颞侧偏盲;③视交叉外侧部未交叉的纤维受损,可致该侧眼视野鼻侧偏盲;④一侧视束、视辐射或者视觉中枢受损,均可致双眼病灶对侧视野同向性偏盲(例如,病灶若在左侧,则引起两侧的右半视野偏盲)。

(二)瞳孔对光反射通路

光照一侧瞳孔,引起两眼瞳孔都缩小的反应称**瞳孔对光反射** pupillary light reflex。其中受光照侧的瞳孔缩小,称**直接对光反射**;而未受光照侧的瞳孔缩小,称**间接对光反射**。

瞳孔对光反射的通路起始于视网膜,经视神经、视交叉到视束,在视束内部分纤维发出侧支经上丘臂至顶盖前区。顶盖前区为对光反射中枢,该区发出的纤维与双侧的动眼神经副核(E–W核)形成突触。动眼神经副核发出的副交感节前纤维加入动眼神经,随动眼神经及其分支至睫状神经节换神经元,节后纤维分布于瞳孔括约肌,因此光照一侧瞳孔可引起双侧的瞳孔括约肌收缩,瞳孔缩小(图 16-5)。

瞳孔对光反射有重要的临床意义。反射消失,可能预示病危。当一侧视神经受损时,由于传入纤维被阻断,出现患侧眼直接对光反射消失,而间接对光反射存在(即光照患侧眼时,两侧瞳孔均不缩小;但光照健侧眼时,两侧瞳孔均缩小)。当一侧动眼神经受损时,由于传出纤维中断,无论光照哪侧眼,患侧眼瞳孔均不缩小,即患侧眼的直接和间接对光反射都消失,但健侧眼的瞳孔直接和间接对光反射均存在。

【拓展窗口】

一般说来,感觉神经是由感觉传导路中的第1级神经元构成,感觉信息传导的第2级神经元一般都位于中枢内。所不同的是,视神经是由视觉传导路中的第2级神经元(节细胞)的轴突构成,因而视神经虽然位于外周,却具有中枢神经的特性。当视神经损伤后不能像其他部位的神经损伤那样再生和修复,这是迄今为止尚未解决的一大难题,如何创造适合视神经再生和修复的局部环境是神经科学领域研究的热点。

四、听觉传导通路

听觉传导通路 auditory pathway 由 3~4 级神经元组成(图 16-6)。

第1级神经元 为双极细胞,胞体位于蜗神经节内,其周围突分布于内耳的螺旋器(Corti 器),中枢突汇集成蜗神经,与前庭神经一起组成前庭蜗神经,经延髓脑桥沟的外侧部入脑,止于蜗腹侧核与背侧核。

第2级神经元 胞体位于蜗腹侧核与背侧核,由它们发出的纤维大部分在脑桥交叉至对侧,其交叉纤维构成斜方体,然后折向上方形成外侧丘系。小部分未交叉的纤维加入同侧外侧丘系上行,经中脑被盖的背外侧部止于下丘核。另有少量外侧丘系的纤维可不经下丘核换元,直接止于内侧膝状体。

第3级神经元 胞体位于中脑的下丘核,由此发出的纤维经下丘臂终于内侧膝状体。

第4级神经元 胞体位于内侧膝状体,发出的纤维组成**听辐射** acoustic radiation,经内囊后肢投射至大脑皮质的听觉中枢(颞横回)。

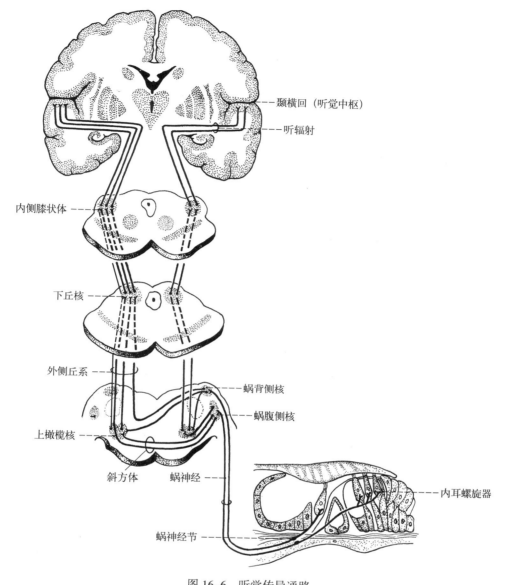

颞横回（听觉中枢）

听辐射

内侧膝状体

下丘核

外侧丘系

蜗背侧核

蜗腹侧核

上橄榄核

斜方体

蜗神经

内耳螺旋器

蜗神经节

图 16-6　听觉传导通路

　　在听觉传导通路中,部分蜗神经核发出的纤维在上橄榄核换神经元,然后加入同侧的外侧丘系。因此,听觉冲动是双侧传导,若一侧通路在外侧丘系以上受损,不会导致听觉功能丧失,但若损伤了蜗神经、内耳或中耳,则将导致听觉障碍甚至全聋。

　　下丘也是听觉反射中枢。下丘发出的纤维中有一部分止于上丘,上丘再发出下行的顶盖脊髓束,直接或间接地支配脊髓前角运动神经元,完成听觉反射。

五、平衡觉传导通路

　　平衡觉传导通路 equilibrium pathway 的第 1 级神经元是双极细胞,胞体位于内耳道底部的前庭神经节内,其周围突分布于内耳的壶腹嵴、椭圆囊斑和球囊斑等位置觉感受器,中枢突构成前庭神经,与蜗神经一起经延髓脑桥沟的外侧入脑,止于前庭神经核群（图 16-7）。由前庭神经核群发出的第 2 级纤维向大脑皮质的投射径路尚不清楚,可能是在背侧丘脑的腹后核换神经元,再投射到颞上回前部的皮质。由前庭神经核群发出纤维至中线两侧组成内侧纵束,内侧纵束的上行纤维止于动眼、滑车和展神经核,完成眼肌前庭反射（如眼球震颤）,

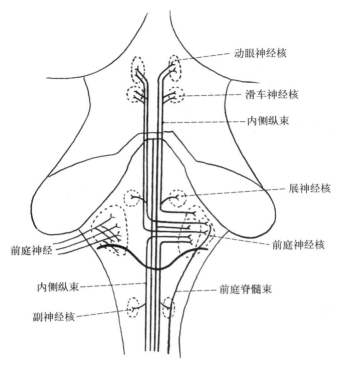

图 16-7 平衡觉传导通路

其下行纤维分布于副神经脊髓核和上段颈髓前角细胞,完成转眼、转头等协调运动。此外,由前庭神经外侧核发出纤维组成前庭脊髓束,止于脊髓灰质板层Ⅷ和部分板层Ⅶ,提高伸肌的紧张性,抑制屈肌的兴奋性,完成躯干、四肢的姿势反射。前庭神经核群还发出纤维与部分前庭神经的纤维一起,经小脑下脚(绳状体)进入前庭小脑,参与平衡调节。此外,前庭神经核群还发出纤维与脑干网状结构、迷走神经背核及疑核联系,故当平衡失调或前庭器受刺激时,可引起眩晕、呕吐、恶心等症状。

第二节　运动传导通路

运动传导通路又称下行传导通路,是从大脑皮质至运动效应器官的神经通路,可分为锥体系和锥体外系,两部分在功能上相辅相成,共同控制骨骼肌的运动。

一、锥体系

锥体系 pyramidal system 在进化上较新,灵长类最为发达,主要功能是管理骨骼肌的随意运动。锥体系由上、下两级运动神经元组成。**上运动神经元** upper motor neuron,是位于大脑皮质中央前回和中央旁小叶前部以及其他一些皮质区域中的巨型锥体细胞(Betz 细胞)和其他类型的锥体细胞,其下行轴突组成锥体束,其中止于脑干内一般躯体和特殊内脏运动核的纤维称**皮质核束** corticonuclear tract,止于脊髓前角运动细胞的纤维称**皮质脊髓束** corticospinal tract。**下运动神经元** lower motor neuron,其胞体位于脑干的一般躯体和特殊内脏运动核,以及脊髓的前角,它们的轴突构成脑神经和脊神经的运动纤维成分,分别支配头面部、躯干和四肢骨骼肌的随意运动。

(一)皮质脊髓束

皮质脊髓束由中央前回上、中部和中央旁小叶前部等处皮质的锥体细胞发出的轴突集合而成,其下行过程中依次穿越内囊后肢的前部、中脑的大脑脚底中 3/5 的外侧部、脑桥基底部及延髓锥体。在锥体下端,绝大部分纤维交叉至对侧,形成**锥体交叉** decussation of pyramid。交叉后的纤维在对侧脊髓外侧索下行,形成**皮质脊髓侧**

束 lateral corticospinal tract,此束沿途发出侧支,逐节终止于脊髓前角运动神经元,支配四肢肌。小部分未交叉的纤维在同侧脊髓前索内下行,形成**皮质脊髓前束** anterior corticospinal tract,该束只达颈节和上胸节,并经白质前连合逐节交叉至对侧,止于脊髓前角运动神经元,支配躯干肌和四肢肌。此外,皮质脊髓束中有极少部分纤维始终不交叉,止于同侧脊髓前角运动神经元,支配躯干肌。因此,躯干肌受两侧大脑皮质支配。一侧皮质脊髓束在锥体交叉以上平面受损,主要引起对侧肢体瘫痪,而对躯干肌运动无明显影响;在锥体交叉后受损,主要引起同侧肢体瘫痪(图 16-8)。

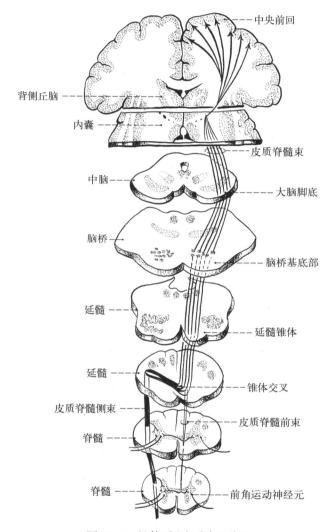

图 16-8　锥体系(皮质脊髓束)

【拓展窗口】

　　皮质脊髓束与支配手指和足趾等处的 α 运动神经元之间常构成单突触联系。通过这种单突触联系,α 运动神经元发放的冲动,可选择性地使被支配的骨骼肌快速收缩。同时 α 运动神经元的轴突还可以发出侧支与前角内的 Renshaw 细胞(一种小型的中间神经元)联系,并通过 Renshaw 细胞对 α 运动神经元的胞体进行反馈抑制调节,从而使人的肢体可以完成非常精细的技巧运动。皮质脊髓束也有纤维止于前角内的 γ 运动神经元,从而支配梭内肌纤维。

（二）皮质核束

皮质核束主要由中央前回下部锥体细胞的轴突集合而成,经过内囊膝部、中脑的大脑脚底、脑桥基底部下行至延髓的锥体,行程中分出的大部分纤维分布于双侧的动眼神经核、滑车神经核、展神经核、三叉神经运动核、面神经核上部(支配睑裂以上表情肌)、疑核以及副神经核,这些核发出的纤维依次支配眼球外肌、咀嚼肌、面上部表情肌、胸锁乳突肌、斜方肌和咽喉肌。需要注意的是,皮质核束仅支配对侧的面神经核下部(支配睑裂以下表情肌)和舌下神经核,两者发出的纤维分别支配对侧面下部的表情肌和舌肌。因此,脑干内的脑神经运动核,除面神经核下部和舌下神经核只接受对侧皮质核束的支配外,其余均接受双侧皮质核束的支配(图 16-9)。

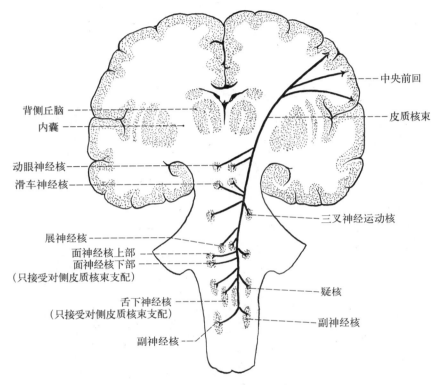

图 16-9 锥体系(皮质核束)

当一侧的中央前回下部或者一侧的皮质核束(上运动神经元)受损时,仅引起对侧眼裂以下的面肌和对侧舌肌瘫痪,表现为对侧鼻唇沟消失、口角低垂并向病灶侧偏斜、流涎,不能鼓腮露齿;伸舌时舌尖偏向病灶对侧,但舌肌不萎缩。而其他受双侧皮质核束支配的肌均不发生瘫痪,患者仍能皱眉,也能闭眼(图 16-10),临床上将这种瘫痪称为**核上瘫** supranuclear paralysis。

当一侧面神经核或面神经根(下运动神经元)受损时,则导致病灶侧面肌全部瘫痪,除上述表现外,还有额纹消失,不能皱眉、不能闭眼等;一侧舌下神经核(下运动神经元)受损,可导致病灶侧舌肌瘫痪,表现为伸舌时舌尖偏向病灶侧,伴舌肌萎缩(图 16-11)。临床上常称此为**核下瘫** infranuclear paralysis。

锥体系损伤都引起支配区的随意运动障碍,即瘫痪,但损伤的部位不同,临床表现也会不同。当上运动神经元(即大脑皮质运动区或锥体束)受损时,表现为:①随意运动障碍。②肌张力增高,故称痉挛性瘫痪(硬瘫),这是由于上运动神经元对下运动神经元的抑制作用丧失的缘故。因肌肉还有脊髓前角运动细胞发出的神经支配,故早期肌萎缩不明显,晚期可出现失用性肌萎缩。③腱反射亢进(因失去上运动神经元控制),并伴有浅反射(如腹壁反射、提睾反射等)减弱或消失(因锥体束的完整性被破坏)。④出现病理反射(如 Babinski 征)。当下运动神经元(即脑神经运动核和脊髓前角运动细胞及其轴突组成的周围神经)受损时,则表现为随意运动障碍,肌张力降低,故又称弛缓性瘫痪(软瘫)。由于神经营养障碍,早期出现肌萎缩。因反射弧被中断,包括浅反

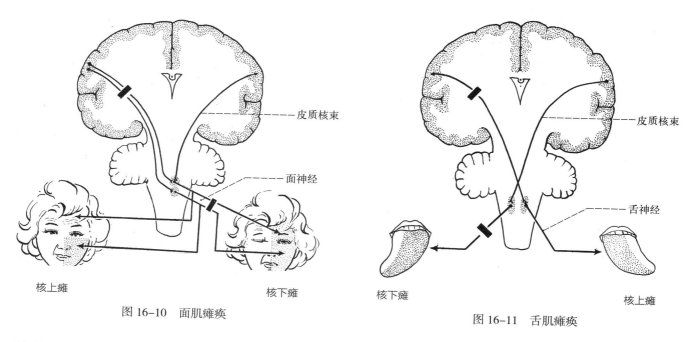

图 16-10　面肌瘫痪　　　　　　　　　　　　　图 16-11　舌肌瘫痪

射、深反射以及病理反射在内的反射均消失（表 16-1）。

表 16-1　上、下运动神经元损伤后临床表现的区别

检查项目	上运动神经元	下运动神经元
损害部位	皮质运动区、锥体系	脊髓前角运动神经元、脑神经运动核
瘫痪特点	痉挛性瘫痪（硬瘫）	弛缓性瘫痪（软瘫）
肌萎缩	不明显，晚期有失用性肌萎缩	明显，早期即可出现
肌张力	增高	降低
反射	深反射亢进，浅反射减弱或消失	深、浅反射均消失
病理反射	有	无

二、锥体外系

　　锥体外系 extrapyramidal system 是指锥体系以外一切与躯体运动控制有关的下行传导通路。在种系发生上，锥体外系是较古老的结构，从鱼类开始出现，在鸟类成为控制全身运动的主要系统。但到了哺乳类，尤其是人类，由于大脑皮质和锥体系的高度发达，锥体外系已处于从属地位。人类锥体外系的主要功能是调节肌张力、协调肌肉运动、维持体态姿势和习惯性动作（如走路时双臂自然地摆动）。在功能上，锥体系和锥体外系是相互依赖不可分割的整体，只有在锥体外系保持适宜肌张力的前提下，锥体系才能控制完成精细的动作，如写字、刺绣等。锥体外系的结构十分复杂，涉及脑内许多结构。其皮质起源非常广泛，几乎包括整个大脑皮质，皮质下结构包括纹状体、背侧丘脑、底丘脑、中脑顶盖、黑质、红核、前庭神经核、小脑和脑干网状结构等。锥体外系的传导通路有多条，其中主要的通路有如下几条：

（一）皮质 – 新纹状体 – 背侧丘脑 – 皮质环路

　　大脑皮质躯体运动中枢和躯体感觉中枢发出的纤维通过背侧丘脑止于新纹状体，在此换神经元后止于苍白球，苍白球发出的纤维穿过内囊，止于背侧丘脑的腹前核和腹中间核。由此两核发出的纤维投射至额叶的躯体运动中枢。该环路对发出锥体束的大脑皮质的躯体运动中枢起重要的反馈调节作用。

(二) 皮质 – 脑桥 – 小脑 – 皮质环路

由大脑额叶发出的纤维组成额桥束;由顶、枕、颞叶发出的纤维组成顶枕颞桥束;这些纤维(皮质脑桥束)经内囊下行,通过大脑脚底的两侧,止于同侧的脑桥核。由脑桥核发出的纤维交叉到对侧,经小脑中脚(脑桥小脑束)入小脑,止于新小脑皮质。新小脑皮质将获得的信息整合后,发出的纤维至齿状核,由齿状核发出的纤维经小脑上脚交叉后上行,止于对侧的红核及背侧丘脑的腹前核和腹中间核。由红核发出的纤维左右交叉组成红核脊髓束,止于脊髓前角运动神经元;由背侧丘脑的腹前核和腹中间核发出的纤维投射至大脑皮质的躯体运动中枢(图 16-12),反馈性调节皮质运动区的功能。

该环路在人类最为发达,其意义是将小脑与大脑往返联系起来,在运动协调方面起重要作用。由于小脑还接受脊髓小脑束传来的本体感觉,因而能更好地协调共济运动。此环路任何部位损伤,都会导致共济失调,如行走蹒跚和醉汉步态等。

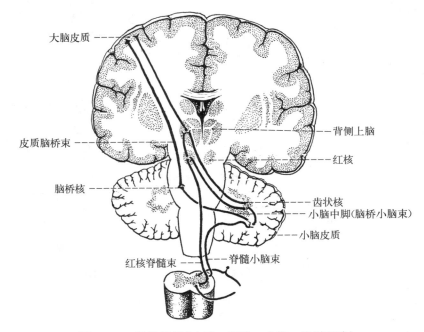

图 16-12 锥体外系(皮质 – 脑桥 – 小脑 – 皮质环路)

大脑皮质
皮质脑桥束
脑桥核
红核脊髓束
背侧上脑
红核
齿状核
小脑中脚(脑桥小脑束)
小脑皮质
脊髓小脑束

(三) 新纹状体 – 黑质环路

新纹状体(尾状核和壳)与黑质之间存在着往返纤维联系,构成新纹状体 – 黑质通路。黑质的神经元能产生和释放多巴胺并通过其轴突运输到新纹状体发挥作用,当黑质变性后,纹状体内的多巴胺含量降低,从而导致帕金森病(Parkinson disease,又称震颤麻痹)。

(四) 苍白球 – 底丘脑环路

苍白球与底丘脑核之间也存在着往返纤维联系,该环路对苍白球起反馈抑制影响。当底丘脑核受损时,由于丧失对苍白球的抑制,导致肢体出现大幅度颤搐。

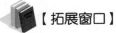 【拓展窗口】

锥体外系由于其构成复杂,行程分散,在许多部位与锥体系密不可分,造成了损伤后症状的复杂性,因而遇到中枢损伤病例时要仔细分析,善于抓住锥体系和锥体外系病变后的主要临床特征。一般来说,锥体系损伤以精细的随意运动障碍为主要特征。而锥体外系病变常表现为肌张力和运动协调障碍。同时还要结合病变脑区的其他结构损害表现(如大脑皮质损伤常伴有语言障碍,内囊损伤表现为"三偏症",脑干损伤常表现为"交叉性瘫痪"等)进行综合分析,以得出正确的定位诊断。

第三节　神经系统的化学通路

神经系统各种活动的本质是化学物质的传递,突触是神经信号传导通路的关键结构,绝大多数是化学性的。化学通路传递的化学物质种类繁多,分布广泛,本文简要介绍神经系统中一些重要的**化学通路** chemical pathway。

一、胆碱能通路

胆碱能通路 cholinergic pathway 以乙酰胆碱为神经递质。乙酰胆碱在神经元胞体内合成,经轴浆运输至神经末梢,储存于突触囊泡,释放后作用于靶细胞。该通路的分布十分广泛。主要有:①运动传导通路的下运动神经元(脑神经运动核和脊髓前角运动神经元),控制随意运动;②脑干网状结构中的非特异性上行网状激动系统;③脊髓后角发出,经背侧丘脑向大脑皮质的特异性感觉投射;④交感神经节前神经元,副交感神经节前和节后神经元,支配内脏活动。

二、胺能通路

胺能通路 aminergic pathway 含有胺类神经递质,包括儿茶酚胺(去甲肾上腺素、肾上腺素和多巴胺)、5- 羟色胺及组胺。单胺类包括儿茶酚胺和 5- 羟色胺,下面着重介绍单胺类通路。

(一)去甲肾上腺素能通路

去甲肾上腺素能通路 noradrenergic pathway 包括:①脑桥蓝斑→上行至新皮质和海马,下行至孤束核、脊髓。②延髓和脑桥腹侧部→中脑导水管周围灰质、下丘脑、隔区、杏仁体。③交感神经节后神经元。

(二)肾上腺素能通路

肾上腺素能通路 adrenergic pathway 由延髓的背侧、中缝背核及腹外侧网状核等处发出纤维上行至迷走神经背核、孤束核、蓝斑、缰核、丘脑中线核群、下丘脑,下行至脊髓中间带外侧核。

(三)多巴胺能通路

多巴胺能通路 dopaminergic pathway 包括:①黑质纹状体系;②脚间核边缘系统(隔区、杏仁体、扣带回等);③下丘脑弓状核正中隆起系。

(四)5- 羟色胺能通路

由脑干中缝核群发出纤维上行至脑桥蓝斑、中脑黑质、背侧丘脑、下丘脑和大脑皮质,并发出下行纤维至小脑、脊髓。

三、氨基酸能通路

参与神经传导的氨基酸有兴奋性和抑制性两类,兴奋性包括天冬氨酸和谷氨酸,抑制性包括 γ- 氨基丁酸(GABA)、甘氨酸和牛磺酸。其中,以 GABA 能通路分布最广。GABA 能通路包括:纹状体 - 黑质通路,隔区 - 海马通路,小脑 - 前庭外侧核通路,小脑皮质 - 小脑核往返通路,下丘脑乳头体 - 新皮质通路,黑质 - 上丘通路等。

四、肽能通路

在中枢神经系统和周围神经系统内广泛存在着多种肽类物质,它们执行着神经递质或调质的功能。研究较多的有 P 物质能通路、生长抑素能通路、垂体后叶升压素和催产素能通路等。

（钟铧编写　徐国成绘图）

习题

填字题

请按提示内容填写行列中的空格：

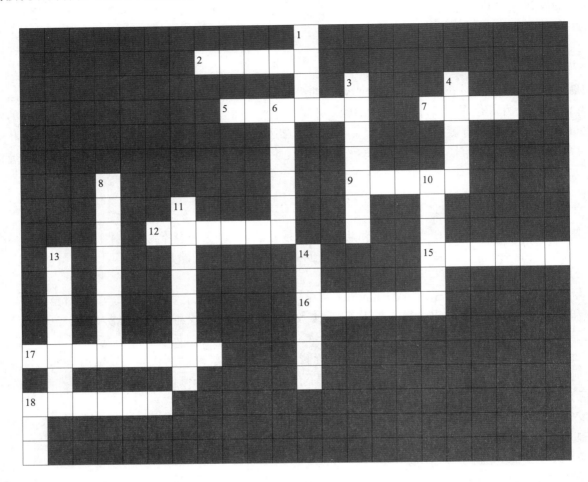

纵向：

1. 锥体系以外与躯体运动控制有关的下行传导通路
3. 接受三叉神经中头面部痛觉和温觉纤维终止
4. 由中央前回上中部和中央旁小叶前部发出的轴突集合而成
6. 丘脑腹后核至中央后回的纤维束
8. 传入小脑的本体感觉
10. 发出脑神经中运动纤维的脑神经核
11. 又称光反射通路
13. 传至大脑皮质的本体感觉
14. 胞体主要位于大脑皮质体运动区的锥体细胞
18. 下丘脑下面的最前部

横向：

2. 中脑顶盖上方的小隆起，接受视束传导的视觉纤维
5. 由薄束核和楔束核发出的纤维交叉形成
7. 锥体束的组成部分
9. 传递对侧躯干和四肢的浅感觉
12. 光照一侧瞳孔，引起双侧瞳孔缩小的反应
15. 下行的传导通路
16. E-W 核
17. 传导本体感觉
18. 传导视觉

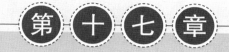

脑和脊髓的被膜、血管及脑脊液循环

第一节　脑和脊髓的被膜

　　脑和脊髓的表面有 3 层被膜,由外向内依次为硬膜、蛛网膜和软膜。脑的 3 层被膜和脊髓的 3 层被膜在枕骨大孔处相互延续,它们对脑和脊髓有支持和保护作用。

一、脊髓的被膜

　　脊髓的被膜由外向内依次为硬脊膜、脊髓蛛网膜和软脊膜(图 17-1)。

(一)硬脊膜

　　硬脊膜 spinal dura mater 较厚,是一层白色坚韧的结缔组织膜。上端紧密地附着于枕骨大孔边缘,下端在第 2 骶椎水平变细,包裹终丝,形成其外膜,附于尾骨。向两侧包裹脊神经根,在椎间孔处与脊神经的外膜相延续。硬脊膜与椎管内面的骨膜之间的间隙称**硬膜外隙** epidural space,内含疏松结缔组织、脂肪组织、淋巴管和静脉丛等,此间隙呈负压,有脊神经根通过,故临床上将药物注入此间隙进行硬膜外麻醉。硬脊膜与脊髓蛛网膜之间有潜在的硬膜下隙。

(二)脊髓蛛网膜

　　脊髓蛛网膜 spinal arachnoid mater 是一层薄而透明的膜,位于硬脊膜与软脊膜之间。它向深面的软脊膜伸出许多结缔组织小梁,形似蜘蛛网,故被称为蛛网膜。脊髓蛛网膜与软脊膜之间的间隙称**蛛网膜下隙** subarachnoid space,内充满脑脊液。成人在第 1 腰椎以下已无脊髓,蛛网膜下隙较大,称**终池** terminal cistern,内含马尾和终丝。临床上常在第 3、4 或第 4、5 腰椎棘突间进针穿刺,抽取脑脊液,或注入药物进行蛛网膜下隙麻醉。脊髓蛛网膜下隙向上与脑的蛛网膜下隙相通。

(三)软脊膜

　　软脊膜 spinal pia mater 薄而透明,紧包在脊髓的表面,并延伸至脊髓的沟裂中,在脊髓圆锥下端延伸形成终丝。软脊膜表面血管丰富。血管被软脊膜和蛛网膜包绕,大部分进入脊髓。软脊膜在脊髓两侧,向外侧突起形成**齿状韧带** denticulate ligament。该韧带内侧附于脊神经前、后根之间,外侧呈齿状,穿越蛛网膜附于硬脊膜内面。齿状韧带和脊神经根有固定脊髓,减少其震荡的作用。

二、脑的被膜

　　脑的被膜自外向内依次为硬脑膜、脑蛛网膜和软脑膜(图 17-2)。

(一)硬脑膜

　　硬脑膜 cerebral dura mater 厚而坚韧,由两层构成,外层为颅骨内面的骨膜层,内层为脑膜层,两层之间有丰

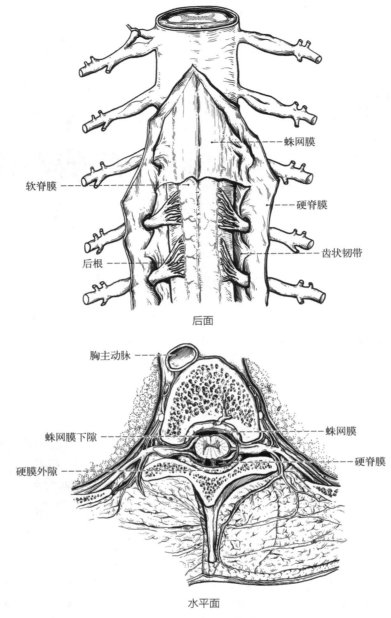

蛛网膜

软脊膜

硬脊膜

齿状韧带

后根

后面

胸主动脉

蛛网膜下隙

蛛网膜

硬膜外隙

硬脊膜

水平面

图 17-1　脊髓的被膜

富的血管和神经。硬脑膜在颅底、骨缝和一些神经、血管穿过的孔裂处与颅骨紧密结合,其余各处连接疏松,易与骨分离。故颅底骨折时,易将硬脑膜与脑蛛网膜同时撕裂,使脑脊液经鼻腔或耳外漏。而颅盖骨损伤时,易在硬脑膜与颅骨之间形成硬膜外血肿。硬脑膜在脑神经出颅处移行为神经外膜。

　　硬脑膜在某些部位内层折叠形成隔幕,伸入脑各部之间的裂隙内,从而固定脑的不同部分(图 17-3)。由硬脑膜形成的结构有:

　　1. **大脑镰** cerebral falx　由硬脑膜内层在正中矢状位折叠伸入两侧大脑半球之间的纵裂内而形成,呈镰刀状,下缘位于胼胝体的上方,前端附于鸡冠,后端连于小脑幕上面。

　　2. **小脑幕** tentorium of cerebellum　由附于枕骨横窦沟和颞骨岩部上缘的硬脑膜内层向前伸入大脑枕叶与小脑之间而形成,形似幕帐。小脑幕的前缘游离形成一弧形切迹,称**幕切迹** tentorial incisure。切迹与鞍背之间形成一环形孔,称小脑幕裂孔,内有中脑通过。小脑幕将颅腔分隔成上、下两部。因小脑幕切迹与中脑之间有

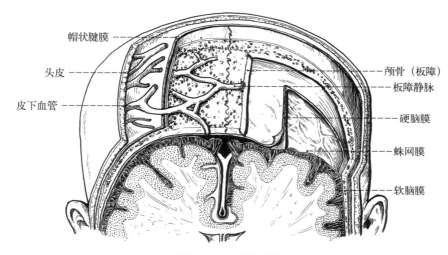

图 17-2　脑的被膜

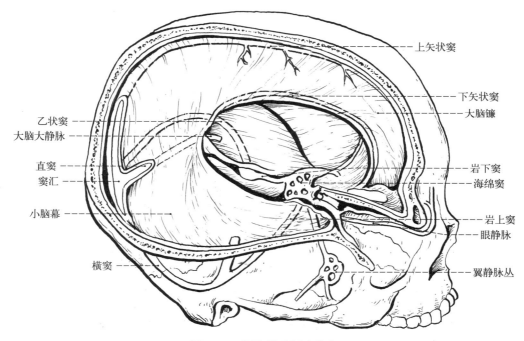

图 17-3　硬脑膜及硬脑膜窦

间隙,所以,切迹上或切迹下的脑组织因颅内压力过高或过低,进入此间隙,都可形成小脑幕切迹疝,并可能压迫附近的结构,如大脑脚和动眼神经等,出现相应的临床症状。

【拓展窗口】

　　小脑幕切迹疝:是最常见的脑疝,病死率极高。可分为外侧型和中央型,外侧型又分为下疝和上疝。下疝是指钩回、海马旁回、舌回和胼胝体压部的后端经切迹单独或共同向下疝出,上疝是指小脑蚓部上端和小脑前叶经切迹向上疝出,中央型是指幕上占位病变压迫中线结构(如丘脑、第三脑室和上部脑干等)经切迹疝出。脑疝可压迫脑组织、脑神经、脑血管及蛛网膜下隙引起一系列症状,典型的症状为大脑脚综合征和意识障碍(网状结构受损)。大脑脚综合征表现为病灶侧瞳孔先缩小后散大(动眼神经先受刺激,后受损),对侧肢体偏瘫(锥体束受损)。如果切迹疝的部位偏后,动眼神经受损的症状可不出现。

3. **小脑镰** cerebellar falx 在小脑幕后部的下方伸入两侧小脑半球之间的小脑后切迹。

4. **鞍膈** diaphragma sellae 呈环形,位于蝶鞍上面,封闭垂体窝,中央有一小孔,容漏斗和垂体柄通过。

在某些部位硬脑膜两层分开形成腔道,内面衬有内皮细胞,构成**硬脑膜窦** sinus of dura mater,是脑和颅骨静脉血回流的通道。窦内没有静脉瓣,窦壁缺乏平滑肌,不能收缩,故损伤时出血难止住。此外,硬脑膜窦还收集脑脊液,也是颅内、外静脉吻合的主要通道,并且与颅内的动脉之间存在吻合。主要的硬脑膜窦有:

上矢状窦 superior sagittal sinus 位于大脑镰上缘,前方起自盲孔,后方止于窦汇。上矢状窦两侧共有 4~6 个硬脑膜形成的椭圆形静脉陷窝。静脉陷窝通过小孔与上矢状窦相通,内有蛛网膜粒的突入。

下矢状窦 inferior sagittal sinus 位于大脑镰下缘后 1/2~2/3 内,向后通直窦。

直窦 straight sinus 位于大脑镰与小脑幕连接处,是下矢状窦向后下的直接延续,前端接受大脑大静脉。

窦汇 confluence of sinuses 由上矢状窦与直窦在枕内隆凸处汇合而成。它向两侧与左、右横窦相通。

横窦 transverse sinus 在横窦沟处,由小脑幕后缘两层分开而形成的管道,连接窦汇与乙状窦。

乙状窦 sigmoid sinus 是横窦的延续,位于乙状窦沟内,向前下经颈静脉孔出颅与颈内静脉相通。

海绵窦 cavernous sinus 位于蝶鞍的两侧,为两层硬脑膜间的不规则腔隙。腔隙内有许多交互的结缔组织小梁(图 17-4),形似海绵,因而得名。两侧海绵窦前、后相互沟通。窦腔内有颈内动脉和展神经通过,从窦的外侧壁穿过的结构,自上而下依次有动眼神经、滑车神经、眼神经和上颌神经。

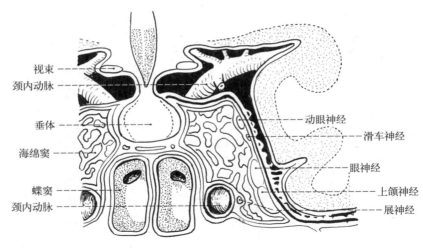

图 17-4 海绵窦

海绵窦与颅内、外静脉的交通广泛。向前通过眼静脉与面静脉交通;向后经岩上窦与横窦相通,经岩下窦与颈内静脉相通;向下经卵圆孔、破裂孔的导静脉与翼静脉丛相通,故面部感染可引起颅内海绵窦炎症和血栓形成,并可累及经过海绵窦的神经,出现相应的症状和体征。

岩上窦 superior petrosal sinus 位于颞骨岩部上缘,由小脑幕前外侧缘的两层分开而形成,前起海绵窦,后通横窦或乙状窦。

岩下窦 inferior petrosal sinus 位于颞骨岩部与枕骨相交的岩枕裂内,前起海绵窦,向后通颈内静脉。

【拓展窗口】

海绵窦综合征:又称 Foix 综合征,是由于海绵窦炎症,海绵窦血栓形成,蝶鞍区肿瘤及海绵窦内动脉瘤等原因所致的第 III、IV、V₁ 和 V₂ 脑神经麻痹的一种临床综合征。临床上以眼外肌麻痹(第 III、IV、V₁ 脑神经单支或多支同时受损),眼睑和结膜水肿(炎症、血液或淋巴回流受阻),眼球突出(眶内充血和水肿)或上睑下垂(第 III 脑神经麻痹)为主要表现。

硬脑膜窦内血流方向如<u>图 17-5</u>。

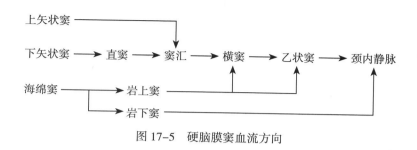

图 17-5　硬脑膜窦血流方向

(二)脑蛛网膜

脑蛛网膜 cerebral arachnoid mater 缺乏血管和神经,在脑的上面较薄而透明,在脑的底面相对较厚而不够透明。与硬脑膜之间的间隙为硬膜下隙,与软脑膜之间的间隙称蛛网膜下隙。脑蛛网膜下隙内充满脑脊液,内含颈内动脉和椎动脉及其分支。脑蛛网膜除在大脑纵裂和大脑横裂处以外,均跨越脑的沟裂而不深入沟内,另还包绕脑神经至出颅处。蛛网膜下隙在某些部位宽大称**蛛网膜下池** subarachnoid cistern。位于小脑下面与延髓背面之间的称**小脑延髓池** cerebellomedullary cistern,为最大的蛛网膜下池。此外,在视交叉前方有交叉池,两侧大脑脚之间有脚间池,脑桥腹侧有桥池。交叉池、脚间池和桥池合称基底池。胼胝体压部下方与小脑上面的前上方之间有大脑大静脉池,也称上池或四叠体池,往前延伸至第三脑室、胼胝体和中脑顶盖之间,内有大脑大静脉、松果体、大脑后动脉和小脑上动脉。在中脑的外侧将腹侧的基底池与背侧的大脑大静脉池连通起来的环形腔称环池。

脑蛛网膜在上矢状窦及其两侧有许多绒毛状突起,突入上矢状窦及其附近的硬脑膜窦内,形成**蛛网膜粒** arachnoid granulations(图 17-6)。这是脑脊液流入静脉的主要通路。

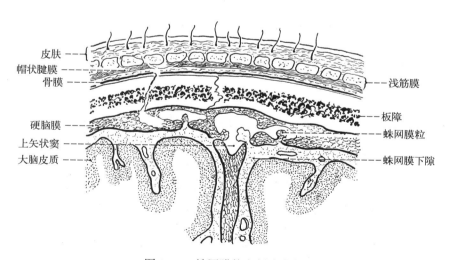

图 17-6　蛛网膜粒和硬脑膜窦

(三)软脑膜

软脑膜 cerebral pia mater 紧贴脑的表面,薄而富有血管和神经,并与蛛网膜一起包绕血管伸入脑组织。在脑室的部位,软脑膜及其血管与室管膜上皮共同构成脉络组织。脉络组织的血管反复分支成丛突入脑室,则形成脉络丛。脉络丛是产生脑脊液的主要结构。

第二节　脑和脊髓的血管

一、脑的血管

（一）脑的动脉

脑的动脉来源于颈内动脉和椎动脉（图 17-7）。颈内动脉及其分支形成颈内动脉系，椎动脉、基底动脉及它们的分支形成椎 - 基底动脉系。两系的动脉在脑底部吻合形成大脑动脉环。以顶枕沟为界，颈内动脉系供应脑的前 3/5，包括大脑半球的前 2/3 和部分间脑；椎 - 基底动脉系供应脑的后 2/5，包括大脑半球后 1/3 及部分间脑、脑干和小脑。脑动脉可分为皮质支和中央支。前者营养大脑皮质及其深面的髓质，后者供应基底核、内囊及间脑等。皮质支和中央支几乎不相吻合。

脑的质量约占体重的 2%，而需要的供血量占全身的 20% 左右，耗氧量占全身的 20% ~ 30%。通常脑的血供中断 15 s，就可产生昏迷；如果血供中断达 5 min，脑组织会产生不可逆的损伤。故脑组织对血液供应的依赖性很强。

1. **颈内动脉** internal carotid artery　起自颈总动脉，自颈部沿咽侧壁向上到颅底，穿过颞骨岩部的颈动脉管至破裂孔，继而在后床突附近进入海绵窦，在窦内先上升，接着向前，至前床突的内侧又转向上并穿出海绵窦，进入蛛网膜下隙，接着向后外走行，至视交叉外侧分为大脑前动脉和大脑中动脉等终支。颈内动脉按其行程可分为 4 部：颈部、岩部、海绵窦部和大脑部。其中海绵窦部和其上方的弯曲合称为**虹吸部** siphon，常呈 "U" 形或 "V" 形弯曲，是动脉硬化的好发部位。颈内动脉的主要分支如下。

（1）**眼动脉** ophthalmic artery：颈内动脉在穿出海绵窦处发出（详见第十二章视器）。

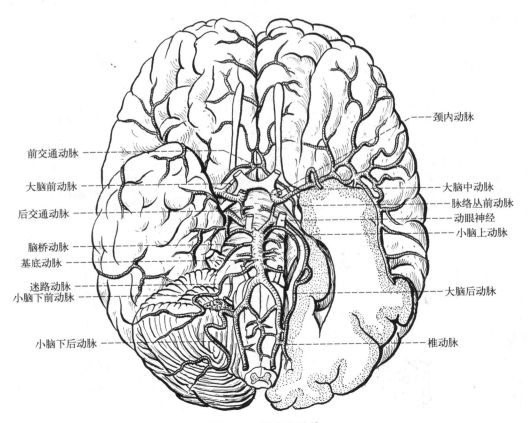

图 17-7　脑底的动脉

（2）**大脑前动脉** anterior cerebral artery（图 17-8）：在视神经上方向前内走行，近中线处进入大脑纵裂，然后沿胼胝体沟向后行，至顶枕沟附近与大脑后动脉吻合。大脑前动脉的皮质支分布于顶枕沟以前的半球内侧面、额叶底面的一部分和额、顶两叶上外侧面的上部；中央支经前穿质入脑实质，供应尾状核、豆状核前部和内囊前肢。两侧大脑前动脉在未进入大脑纵裂之前借**前交通动脉** anterior communicating artery 相连。

（3）**大脑中动脉** middle cerebral artery：是颈内动脉最大的分支，可视为颈内动脉的直接延续，也是最容易发生脑血管疾病的动脉。自颈内动脉发出后，水平向外行，转入外侧沟内，沿沟向后上走行，沿途发出皮质支，分布于大脑半球上外侧面的大部分和岛叶（图 17-9），含躯体运动中枢、躯体感觉中枢和语言中枢等重要功能部位。大脑中动脉经过前穿质时，发出中央支（图 17-10），又称豆纹动脉，垂直向上进入脑内，分布于尾状核、豆状核、内囊膝和后肢的前部。豆纹动脉行程呈"S"形，在动脉硬化时易破裂出血，故又称出血动脉。

（4）**脉络丛前动脉** anterior choroidal artery：较细，多数在后交通动脉的外侧从颈内动脉发出，沿视束下面向后外走行，经大脑脚与海马旁回和钩之间进入侧脑室下角，参与脉络丛的形成。沿途发出分支供应外侧膝状体、

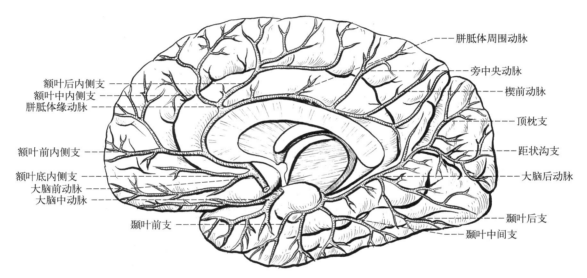

图 17-8　大脑半球的动脉（内侧面）

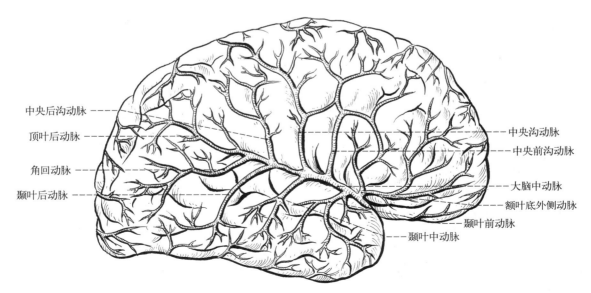

图 17-9　大脑半球的动脉（外侧面）

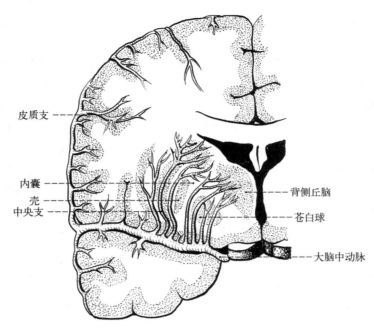

皮质支

内囊
壳
中央支

背侧丘脑

苍白球

大脑中动脉

图 17-10　大脑中动脉的皮质支和中央支

内囊后肢的后下部、大脑脚底的中 1/3 及苍白球等结构。

（5）**后交通动脉** posterior communicating artery：起自颈内动脉末段，在视束下面行向后内，与大脑后动脉吻合，将颈内动脉系与椎 – 基底动脉系连接起来。

2. **椎动脉** vertebral artery　起自锁骨下动脉第 1 段，向上穿过第 6 至第 1 颈椎横突孔后，经枕骨大孔入颅。在颅内，于蛛网膜下隙内向上行，在脑桥与延髓交界处两条椎动脉合成一条**基底动脉** basilar artery。基底动脉沿脑桥基底沟上行，至脑桥上缘分为左、右大脑后动脉两条终支。

（1）椎动脉的主要分支

1）脊髓前、后动脉：见脊髓的血管。

2）**小脑下后动脉** posterior inferior cerebellar artery：是椎动脉的最大分支，在橄榄下端附近发出，向后外绕延髓至其上端，继而向下至小脑后下面，分布于小脑下面的后部和延髓后外侧部（图 17-7）。该动脉行程弯曲，易形成血栓或发生栓塞而导致延髓背外侧面软化，出现延髓外侧综合征。

（2）基底动脉的主要分支

1）**小脑下前动脉** anterior inferior cerebellar artery：自基底动脉起始段发出，行向外下至小脑下面（图 17-7），分布于小脑下部的前份。

2）**迷路动脉** labyrinthine artery：又称内听动脉，细长，在内耳门附近约 80% 自小脑下前动脉发出，伴随前庭蜗神经进入内耳道，分布于内耳迷路。

3）**脑桥动脉** pontine artery：为一些长短不等的细小分支，分布于脑桥基底部。

4）**小脑上动脉** superior cerebellar artery：在脑桥上缘近基底动脉的末端处发出，绕大脑脚向后，转至小脑上面，分布于小脑上部。

5）**大脑后动脉** posterior cerebral artery：是基底动脉的终末分支，绕大脑脚向后，沿海马旁回和钩转至小脑幕上，向后走行于颞叶和枕叶的内侧面，至距状沟（图 17-8）。皮质支分布于颞叶的内侧面、底面及枕叶；中央支由起始部发出，经后穿质入脑内，分布于背侧丘脑、下丘脑、底丘脑和内侧膝状体等。大脑后动脉还发出分支到侧脑室和第三脑室，参与脉络丛的形成。大脑后动脉起始部与小脑上动脉根部之间夹有动眼神经（图 17-7），当颅内压增高时，海马旁回和钩可被压至小脑幕切迹下方，使大脑后动脉向下移位，以致压迫并牵拉动眼神经，导致动眼神经麻痹。

3. **大脑动脉环**（Willis 环）cerebral arterial circle　在大脑的底部,由两条大脑前动脉、两条颈内动脉、两条大脑后动脉通过两条后交通动脉和一条前大脑动脉连通起来共同组成(图 17–7)。此环围绕视交叉、灰结节及乳头体,使两侧颈内动脉系与椎 – 基底动脉系相交通,对脑血流供应起重要的调节和代偿作用。在正常情况下,大脑动脉环两侧的血液不相混合,同侧颈内动脉系与椎 – 基底动脉系的血液也不混合。当此环的某处发育不良或被阻断时,可通过大脑动脉环使血液重新分配和代偿,以维持脑的血液供应。

（二）脑的静脉

脑的静脉特点是静脉壁薄,缺乏平滑肌,没有瓣膜,多数不与动脉伴行。脑的静脉可分为大脑静脉、间脑静脉、脑干静脉和小脑静脉。各部位静脉之间存在广泛吻合。后三部分的静脉血注入大脑静脉或硬脑膜窦。大脑静脉可分为浅、深两组,两组之间相互吻合。浅组收集脑皮质及皮质下髓质的静脉血;深组收集大脑深部的髓质、基底核、间脑、脑室脉络丛等处的静脉血,最后经大脑大静脉注入直窦。

1. 浅组(图 17–11)　以大脑外侧沟为界分为 3 组:外侧沟以上的浅静脉称大脑上静脉,有 8～12 支,收集大脑半球上外侧面和内侧面上部的血液,注入上矢状窦。外侧沟以下的浅静脉称大脑下静脉,收集大脑半球上外侧面下部和半球下面的血液,主要注入横窦和海绵窦。位于大脑外侧沟中的浅静脉称大脑中静脉,大脑中静脉又分为浅、深两组:大脑中浅静脉收集半球上外侧面近外侧沟附近的静脉,本干沿外侧沟向前下,注入海绵窦;大脑中深静脉收集脑岛的血液,与大脑前静脉和纹状体静脉汇合成**基底静脉** basal vein。基底静脉注入大脑大静脉。大脑上、中、下静脉之间存在广泛的吻合,其中最主要的有 2 条:上吻合静脉（Trolard 静脉）在大脑半球上外侧面的前部,连接大脑中浅静脉的后端与大脑上静脉,注入上矢状窦;下吻合静脉（Labbe 静脉）位于大脑半球上外侧面的后部,连接大脑中浅静脉的后端与大脑下静脉,注入横窦。

2. 深组　包括大脑内静脉和大脑大静脉。

大脑内静脉 internal cerebral vein 左右各 1 条,在室间孔后上缘由脉络丛静脉和丘脑纹静脉合成,向后至第三脑室后方,两条大脑内静脉汇合成一条**大脑大静脉**（Calen 静脉）great cerebral vein。大脑大静脉收集大脑半球深部髓质、基底核、间脑和脉络丛等处的静脉血,在胼胝体压部的后下方注入直窦前部。

二、脊髓的血管

（一）脊髓的动脉

脊髓的动脉来源于椎动脉和根动脉(图 17–12)。椎动脉在近延髓上端处发出一对**脊髓前动脉** anterior spinal artery,在颅内位置较低的部位发出一对**脊髓后动脉** posterior spinal artery。脊髓前、后动脉在下行的过程中,不断接受根动脉的分支,以保障脊髓有足够的血液供应。

左、右脊髓前动脉在延髓腹侧合成一条动脉,沿前正中裂下行至脊髓末端。脊髓后动脉自椎动脉发出后,绕延髓两侧向后走行,沿脊神经后根内侧下行,直到脊髓末端。

脊髓前、后动脉之间借环绕脊髓表面的吻合支互相交通,形成动脉冠(图 17–13),由动脉冠再发分支进入脊髓内部。脊髓前动脉的分支主要分布于脊髓前角、侧角、灰质连合、后角基部、前索和外侧索。脊髓后动脉的分支则分布于脊髓后角的其余部分和后索。

根动脉主要来源于节段性动脉,包括颈升动脉、颈深动脉、肋间后动脉、腰动脉和骶外侧动脉的分支。它们经椎间孔入椎管,分成前、后根动脉,供应相应部位的脊髓,并参与动脉冠的吻合。

（二）脊髓的静脉

脊髓的静脉与动脉大多伴行。脊髓前、后静脉的血液通过前、后根静脉注入硬膜外隙的椎内静脉丛。

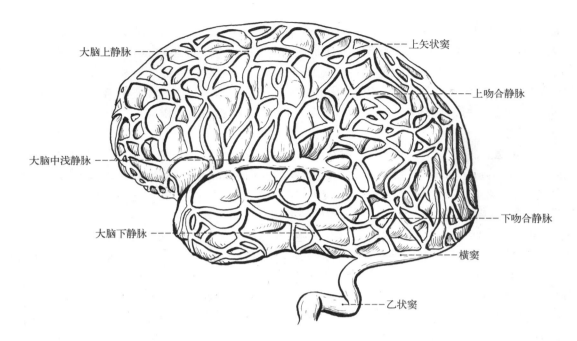

大脑上静脉 —— 上矢状窦

—— 上吻合静脉

大脑中浅静脉 ——

—— 下吻合静脉

大脑下静脉 —— 横窦

乙状窦

浅组

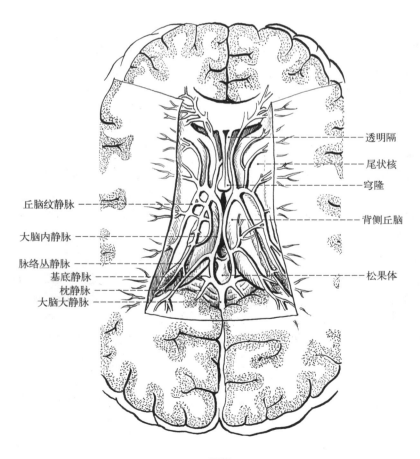

透明隔

尾状核

穹隆

丘脑纹静脉 ——

背侧丘脑

大脑内静脉 ——

脉络丛静脉 ——
基底静脉 ——
枕静脉 ——
大脑大静脉 ——

松果体

深组

图 17-11 脑的静脉

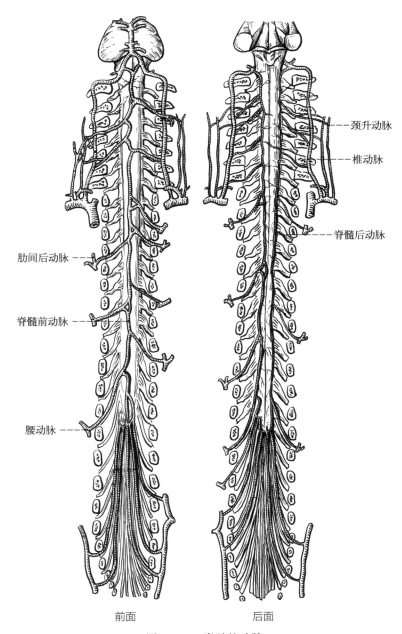

颈升动脉

椎动脉

脊髓后动脉

肋间后动脉

脊髓前动脉

腰动脉

前面　　　　　　　　后面

图 17-12　脊髓的动脉

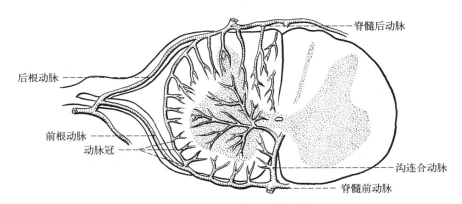

脊髓后动脉

后根动脉

前根动脉

动脉冠

沟连合动脉

脊髓前动脉

图 17-13　脊髓内部的动脉分布

第三节　脑脊液及其循环

脑脊液 cerebral spinal fluid, CSF 是充满脑室、蛛网膜下隙和脊髓中央管内的无色透明液体。主要由脑室的脉络丛产生,少量来自室管膜细胞及脑组织的细胞外液。成分与血浆类似,但蛋白质含量低,细胞数目少,而 Na^+、Mg^{2+}、Cl^- 含量比血浆高。在功能上相当于外周组织中的淋巴,对脑和脊髓有缓冲、保护、支持和营养的作用,另有运输代谢产物和调节颅内压的功能。

成人脑脊液总量约 150 mL,处于不断产生、循环和回流的平衡状态,每隔 5 ~ 6 h 约 50% 的脑脊液更新。其循环途径如图 17–14。侧脑室脉络丛产生的脑脊液经室间孔流至第三脑室,与第三脑室脉络丛产生的脑脊液汇合,经中脑水管流入第四脑室,再与第四脑室脉络丛产生的脑脊液一起,小部分流入脊髓中央管,大部分经第四脑室正中孔和两个外侧孔流入小脑延髓池后入蛛网膜下隙,然后经蛛网膜粒渗透到硬脑膜窦内,回流入静脉。若脑脊液在循环途中发生阻塞,可导致脑积水和颅内压升高,使脑组织受压移位,形成脑疝危及生命。临床上常在终池抽取脑脊液进行检查,用于神经系统疾病的诊断。

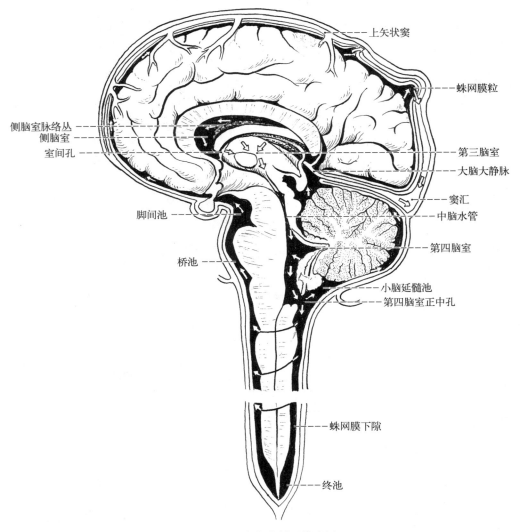

图 17-14　脑脊液循环模式图

第四节 脑 屏 障

物质进入脑或脊髓所经过的界面称脑屏障,它能选择性地允许某些物质通过,阻止另一些物质通过,从而保持神经元和神经胶质细胞内环境的稳定,保证神经组织正常的生理功能。按形态特点,目前将脑屏障分为3类。

一、血 – 脑屏障

血 – 脑屏障 blood-brain barrier,BBB 位于血液与脑和脊髓之间,由内向外其结构基础是:①毛细血管内皮细胞及其紧密连接,内皮细胞无窗孔,带有一定量的负电荷,细胞内含有调节物质运输的酶,是重要的结构基础;②毛细血管基膜,由电子密度均一的物质构成,带阴性电荷;③胶质膜,由星形胶质细胞的终足围绕在毛细血管基膜的外面形成,毛细血管表面积的 85% 被胶质膜包绕,终足间为缝隙连接(图 17-15a)。上述 3 层结构

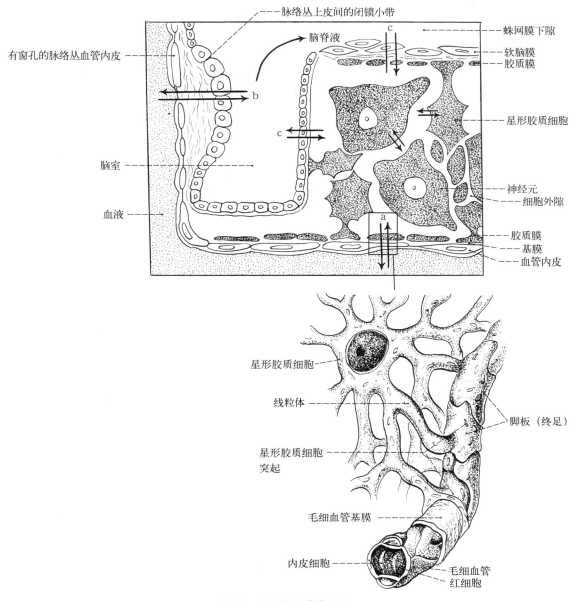

图 17-15 脑屏障模式图

及其各自的物理和化学特性共同起到屏障的作用。在神经系统的发育过程中或病理情况（如炎症、外伤等）下，血 – 脑屏障的通透性可发生改变。

在中枢神经的某些部位缺乏血 – 脑屏障，如神经垂体、正中隆起、松果体、穹隆下器、连合下器和终板血管器官等。这些区域的神经元特化为神经内分泌细胞，与毛细血管直接接触。而毛细血管的内皮细胞有窗孔，内皮细胞之间无紧密连接，毛细血管的基膜与胶质膜相分开，存在间隙，所以大分子和离子等一般分子都可通过。

二、血 – 脑脊液屏障

血 – 脑脊液屏障 blood-cerebrospinal fluid barrier 位于脑室脉络丛的血液与脑脊液之间，由毛细血管内皮细胞、毛细血管基膜和脉络丛上皮共同构成。该屏障的主要结构基础是脉络丛上皮细胞间的闭锁小带及上皮细胞内的酶系统和离子泵。脉络丛的毛细血管内皮细胞上有窗孔，基膜不连续，该屏障仍有一定的通透性（图 17–15b）。

三、脑脊液 – 脑屏障

脑脊液 – 脑屏障 cerebrospinal fluid-brain barrier 位于脑脊液与脑和脊髓之间。它包括两个部位，一个是位于脑室的脑脊液与脑之间的屏障，其结构基础是室管膜上皮、上皮深方的基膜和室管膜下的胶质膜；另一部位是位于蛛网膜下隙的脑脊液与脑和脊髓之间，其结构基础是软脑膜及其深方的胶质膜（图 17–15c）。由于室管膜上皮之间一般没有紧密连结，大分子物质可以通过，加上软脑膜和它深面胶质膜的屏障作用也很弱，因此，脑脊液 – 脑屏障不完备，通透性较大。

（张宏编写　徐国成绘图）

习题

1. 填图题

请标出线段指示的相应解剖结构：

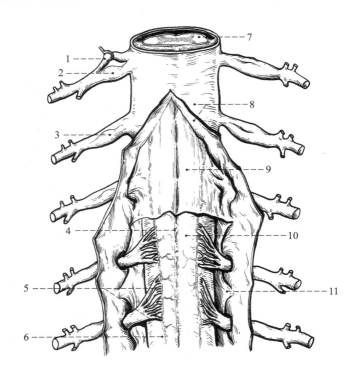

2. 填字题
请按提示内容填写行列中的空格:

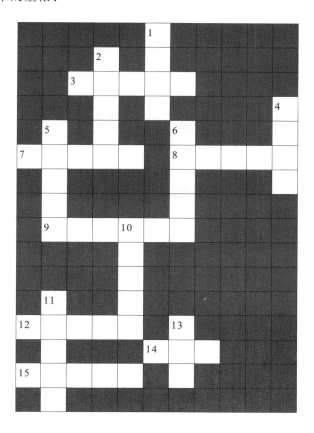

纵向:
1. 由两条椎动脉汇合而成
2. 基底动脉的主要分支,分布于小脑上部
4. 硬脑膜两层形成的腔道
5. 颈内动脉最大的分支
6. 基底动脉的终末分支
10. 两侧大脑前动脉相连处
11. 小脑下面与延髓背面之间的蛛网膜下隙
13. 由硬脑膜伸入大脑枕叶与小脑之间形成的幕帐样结构

横向:
3. 由两条大脑内静脉汇合而成
7. Willis 环
8. 脑的中间层被膜
9. 颈内动脉的分支,参与脉络丛的形成
12. 进入大脑纵裂的颈内动脉分支
14. 由硬脑膜形成的伸入大脑纵裂的结构
15. 脊髓的中间层被膜

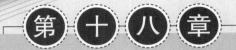

内分泌系统

内分泌系统 endocrine system 是由分散于全身各组织器官内的内分泌细胞、内分泌组织和存在于身体各部独立的内分泌器官组成。

内分泌腺 endocrine gland 在结构上最显著的特点是无排泄管,因而又称无管腺。其分泌的物质称**激素** hormone,激素进入毛细血管和毛细淋巴管,随血液和淋巴液运输至全身,作用于远处特定的靶组织而发挥作用,称**远距分泌** telecrine;亦可通过组织液对附近的组织和细胞起调节作用,称**旁分泌** paracrine。另外,下丘脑内具有内分泌功能的神经元,它们合成的激素经轴浆流运输至神经末梢释放,称**神经内分泌** neuroendocrine。内分泌组织以细胞团散在分布于消化道、呼吸道、神经组织、胰岛、睾丸间质细胞、卵巢内的卵泡和黄体等人体的器官或组织内。人体内的内分泌器官或内分泌组织主要有:垂体、甲状腺、甲状旁腺、肾上腺、松果体、胸腺、睾丸和卵巢等(图 18-1)。

虽然内分泌腺的体积和质量较小,但对机体生理活动的调节作用很强,其结构和功能活动有显著的年龄变化。

内分泌系统与神经系统密切联系,相互配合,共同调节机体的新陈代谢、生长发育以及生殖等功能,维持机体内环境的相对稳定,是机体内重要的功能调节系统。近年来发现免疫系统也参与神经和内分泌对全身生命活动的调节,这一复杂的调节系统被称为**神经 - 免疫 - 内分泌网络系统**。

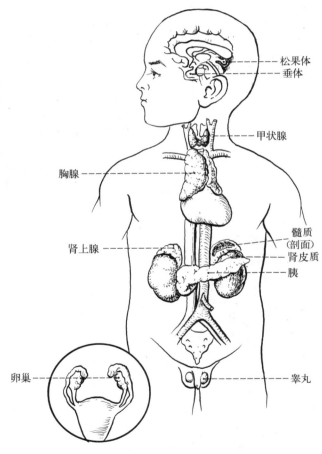

图 18-1　内分泌系统概观

【拓展窗口】

　　机体内消化道、呼吸道等也存在大量散在的内分泌细胞,它们也分泌多种激素或激素样物质。20世纪 60年代,Pearse根据这些内分泌细胞能摄取胺的前体经脱羧后产生胺的特点,将这些细胞统称为胺前体摄取和脱羧细胞(amine precursor uptake and decarboxylation cell),简称为APUD细胞。随着研究的深入,人们发现有些APUD细胞不仅能与胺类神经系统一样产生肽类物质,神经系统内的一些神经元也合成和分泌与APUD细胞相同的胺类和肽类物质。因此,有人提出将APUD细胞和具有分泌功能的神经元统称为弥散神经内分泌系统(diffuse neuroendocrine system, DNES)。

一、垂体

　　垂体 hypophysis 位于垂体窝内,借垂体柄与下丘脑相连,是机体内最重要的内分泌腺,可分泌多种激素,调控其他多种内分泌腺。它在神经系统与内分泌腺的相互作用中处于重要地位。

　　垂体呈椭圆形,前后径约1.0 cm,横径1.0~1.5 cm,高0.5 cm,成年男性垂体质量为0.35~0.8 g,女性质量为0.45~0.9 g。垂体可分为**腺垂体**和**神经垂体**两部分。腺垂体包括远侧部、结节部和中间部,神经垂体由神经部和漏斗组成(图18-2)。

　　远侧部和结节部合称为**垂体前叶**,能分泌生长激素、促甲状腺激素、促肾上腺皮质激素和促性腺激素,其中生长激素具有促进骨和软组织生长的功能,若在骨骼发育成熟后期分泌异常可引起肢端肥大症。后三种促激素分别促进甲状腺、肾上腺皮质和性腺的分泌活动。**垂体后叶**包括中间部和神经部。神经垂体能将下丘脑分

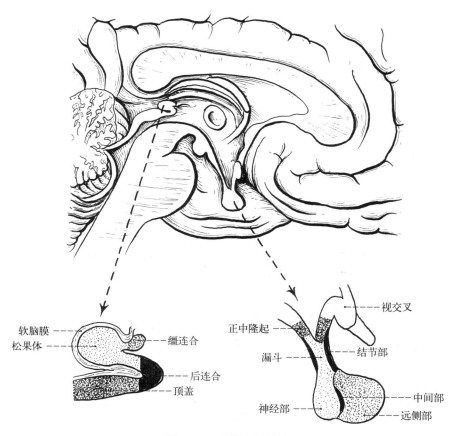

图 18-2　垂体和松果体

泌而来的升压素(抗利尿激素)及催产素进行贮存和释放。升压素主要作用于肾,增加对水的重吸收,减少水分由尿排除;催产素有促进子宫收缩和乳腺泌乳的功能。

垂体的组成及分叶归纳如下:

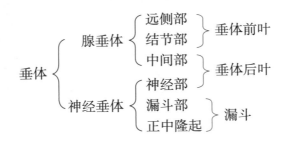

【拓展窗口】

人体的功能活动是在体内复杂的调节系统作用下完成的,而调节系统主要包括神经系统和内分泌系统。神经系统是通过神经支配来调节器官的活动,这种调节被称为神经调节。而内分泌系统是神经系统以外的重要调节系统,主要分泌激素并通过血液或者淋巴液运输到所作用的靶器官而发挥作用,这种调节被称为体液调节。同时,这两个系统之间又存在着密切的联系,中枢神经系统的下丘脑的一些核团中的神经元可以分泌各种调节激素(释放或抑制因子),通过垂体门脉系统作用于垂体前叶,控制前叶内分泌细胞的分泌活动,从而控制全身其他的内分泌腺活动,这种调节又被称为神经－体液调节。

二、甲状腺

甲状腺 thyroid gland 位于颈前部,呈"H"形,由左、右**侧叶**和**甲状腺峡**组成(图18-3,图18-4),是人体内最大的内分泌腺。侧叶贴于喉与气管上部的侧面,上至甲状软骨中部,下达第6气管软骨环,后方平对第5~7颈椎高度。峡多位于第2~4气管软骨环前方,少数人缺如。有时自甲状腺峡向上伸出一锥状叶。甲状腺的外面包有两层被膜,紧贴腺体表面的为纤维囊(临床上称真被膜),它可随血管和神经深入腺实质,将腺分为若干大小不等的小叶。外层为颈深筋膜包绕,并且借此附于喉软骨,起悬吊固定甲状腺的作用,故在吞咽时甲状腺可随喉上下移动。

甲状腺分泌甲状腺素,调节机体的新陈代谢,并影响骨骼和神经系统的生长和发育。甲状腺素分泌过剩时,可引起突眼性甲状腺肿;分泌不足时,成人易患黏液性水肿,儿童则患呆小症。碘对甲状腺的活动有调节作用,缺碘时可引起甲状腺组织增生肿大。

【拓展窗口】

甲状腺功能亢进症(简称"甲亢")是指甲状腺呈高功能状态,由此产生和释放过多的甲状腺激素(thyroid hormone,TH)所致的疾病,以甲状腺肿大、高代谢综合征及突眼等为特征。患者主要临床表现为循环、神经、消化等系统代谢亢进和兴奋性增高,交感神经兴奋性增加,患者出现乏力、怕热、多汗、心悸、易怒、多食、消瘦、失眠、手颤,严重者出现心律不齐,乃至心力衰竭与广泛性的认知功能损害。此外,过多的甲状腺激素可导致甲状腺相关眼病、继发性骨质疏松和糖代谢紊乱等。

甲状腺功能减退症(简称"甲减")是由多种原因引起的甲状腺激素合成、分泌或生物效应不足所致的一种全身代谢减低综合征。患者可能会出现皮肤干燥、不耐受寒冷、四肢无力、内分泌功能减退、低血压、眩晕、肌性肌无力、腹泻、体型异常、胃肠气胀、心音异常、呼吸异常等症状。

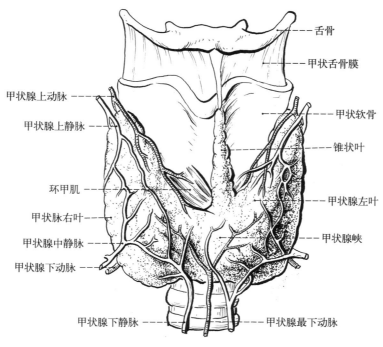

甲状腺上动脉

甲状腺上静脉

环甲肌

甲状脉右叶

甲状腺中静脉

甲状腺下动脉

甲状腺下静脉

舌骨

甲状舌骨膜

甲状软骨

锥状叶

甲状腺左叶

甲状腺峡

甲状腺最下动脉

图 18-3　甲状腺（前面）

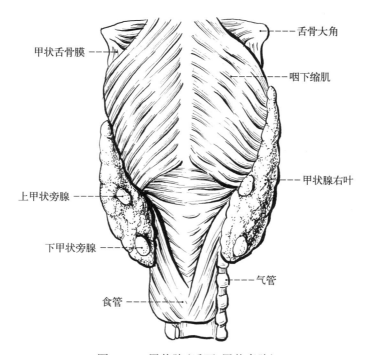

甲状舌骨膜

上甲状旁腺

下甲状旁腺

食管

舌骨大角

咽下缩肌

甲状腺右叶

气管

图 18-4　甲状腺（后面，甲状旁腺）

三、甲状旁腺

甲状旁腺 parathyroid gland 通常有上、下两对，呈棕黄色，大小如黄豆（图 18-4）。上一对甲状旁腺位置比较恒定，在甲状腺侧叶后缘上、中 1/3 交界处；下一对甲状旁腺的位置变异较大，多位于甲状腺侧叶后缘近下端，靠近甲状腺下动脉附近。甲状旁腺有时也可位于鞘外或埋入甲状腺组织中。

甲状旁腺分泌的激素主要调节钙磷代谢,维持血钙平衡。如甲状腺大部切除术不慎误将甲状旁腺切除,则可引起血钙浓度降低,出现手足抽搐,甚至死亡;若甲状旁腺功能亢进,则引起骨质过度溶解,易发生骨折。

四、肾上腺

肾上腺 suprarenal gland 位于腹膜之后,左右各一,分别位于左、右肾的上方,与肾共同包被于肾筋膜内。左肾上腺近似半月形,右肾上腺呈三角形(图 18-5)。腺的前面是血管、神经和淋巴管进出之处,称为肾上腺门。肾上腺可分为皮质和髓质两部分。肾上腺皮质可分泌调节体内水盐代谢的盐皮质激素、调节糖代谢的糖皮质激素以及影响性行为和第二性征的性激素。肾上腺髓质可分泌肾上腺素和去甲肾上腺素,与交感神经系统构成交感 – 肾上腺髓质系统,肾上腺髓质激素平时分泌很少,只有在应激状态下或情绪激动时分泌增多。

【拓展窗口】

　　1950 年,诺贝尔生理学或医学奖授予了 Philip S Hench、Edward C Kendall 和 Tadeusz Reichstein,以表彰他们发现了肾上腺皮质激素(包括盐皮质激素和糖皮质激素)。此后糖皮质激素被用于各种炎症和自身免疫病的治疗,并作为免疫抑制剂应用于器官移植和淋巴细胞化学治疗中。激素类药物作用广泛,疗效显著,消炎、抑制免疫反应、退热、止痛、抗休克均反应迅速;但是它也会导致各种不良反应,如脂肪堆积在颜面和腹部,皮肤变薄,骨质疏松、股骨头坏死、青光眼、高血糖、高血脂、消化道损伤及出血,儿童生长发育障碍,过度亢奋甚至精神失常,免疫力低下,容易继发感染或使原本存在的感染加重扩散等。

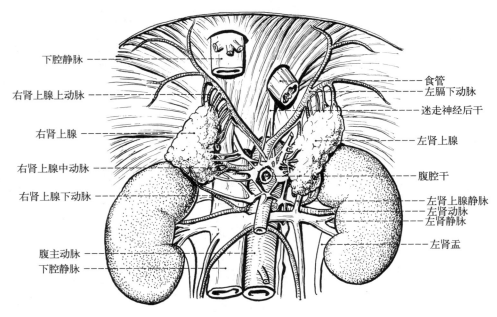

图 18-5　肾上腺

五、松果体

松果体 pineal body 位于上丘脑缰连合的后上方(图 18-2)。松果体在儿童时期较大,7 岁后开始退化,成年后逐渐钙化,X 线平片上可见到钙化阴影,常作为颅内的定位标志。

　　松果体可合成和分泌褪黑激素,使肤色变浅。体内该激素的水平与 5– 羟色胺含量随昼夜节律明显改变,与调节生殖系统的发育及动情周期、月经周期的节律有关。在幼儿时期,松果体病变引起其功能障碍时,会出现性早熟或生殖器官过度发育;反之若分泌功能亢进,可致青春期延迟。此外,褪黑素还具有促进睡眠、抗氧化和增强免疫等功能。

六、胰岛

胰岛 pancreatic islet 是胰的内分泌部,由许多大小不等、形状不定的细胞团组成,散在于胰腺实质内,以胰尾最多。胰岛分泌胰岛素和胰高血糖素,起调节血糖浓度的作用,胰岛素分泌不足可导致糖尿病。

七、胸腺

胸腺 thymus 位于上纵隔的前部,胸骨柄的后方,呈扁条状,质软,分左、右两叶(图 18-6)。胸腺在幼儿期较发达,青春期最大,成年后逐渐被脂肪组织所替代。胸腺属于淋巴器官,早期具有内分泌功能。其分泌的胸腺素能刺激机体产生淋巴细胞,并促使原始淋巴细胞转化为具有免疫能力的 T 淋巴细胞,参与细胞免疫反应。此外,胸腺还分泌促胸腺生成素,该激素可诱导 T 淋巴细胞分化成熟,增强细胞免疫应答能力。

八、生殖腺

睾丸 testis 是男性生殖腺,可产生精子(见第七章第一节男性生殖器),同时具有内分泌功能。睾丸的间质细胞能分泌雄性激素,激发男性第二性征的出现并维持正常的性功能。

卵巢 ovary 为女性生殖腺,可产生卵泡(见第八章第一节女性生殖器)。卵泡壁的细胞能产生大量雌激素和少量孕激素。排卵后残留的卵泡壁变成黄体,在未受精时形成月经黄体,维持 10~14 天即退化,与月经周期的出现有关。但如果受精则形成妊娠黄体,可持续存在

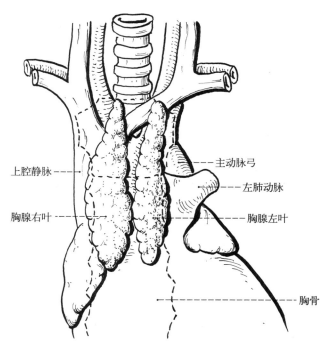

上腔静脉 ——

胸腺右叶 ——

—— 主动脉弓

—— 左肺动脉

—— 胸腺左叶

—— 胸骨

图 18-6　胸腺(虚线示胸骨)

4~6 个月,然后退变。黄体的主要作用是分泌大量孕激素和少量雌激素。雌激素可刺激子宫、阴道和乳腺的生长发育,导致女性第二性征的出现。孕激素可使子宫内膜增厚,为受精卵的种植创造良好的着床条件,并使乳腺发育,为授乳做准备。

(武艳编写　徐国成绘图)

参 考 文 献

［1］佟晓杰,徐国成.系统解剖学.2版.北京:高等教育出版社,2017.

［2］罗学港.人体解剖学上册:系统解剖学.北京:高等教育出版社,2010.

［3］张朝佑.人体解剖学.3版.北京:人民卫生出版社,2009.

［4］柏树令,丁文龙.系统解剖学.9版.北京:人民卫生出版社,2018.

［5］高秀来.人体解剖学.2版.北京:北京大学医学出版社,2009.

［6］全国科学技术名词审定委员会.人体解剖学名词.2版.北京:科学出版社,2014.

［7］钟世镇.临床应用解剖学.北京:人民军医出版社,1998.

［8］Williams P L.格式解剖学.38版.杨琳,高英茂,译.沈阳:辽宁教育出版社,1999.

［9］朱长庚.神经解剖学.2版.北京:人民卫生出版社,2009.

［10］彭玉文.局部解剖学.7版.北京:人民卫生出版社,2008.

［11］廖华.系统解剖学.4版.北京:高等教育出版社,2018.

［12］孙善全,张绍祥.人体大体形态学实验.北京:科学出版社,2008.

［13］刘正津,陈尔瑜.临床解剖学丛书:胸部和脊柱分册.北京:人民卫生出版社,1989.

［14］刘正津,姜宗来,殷玉芹.胸心外科临床解剖学.济南:山东科学技术出版社,2000.

［15］裘法祖,王建本,张祜曾.腹部外科临床解剖学.济南:山东科学技术出版社,2001.

［16］周光斗,刘振华,陈俊抛.临床神经疾病诊断学.广州:广东科学技术出版社,2003.

［17］王振宇,徐文坚.人体断层影像解剖学.4版.北京:人民卫生出版社,2016.

［18］裴国献.数字骨科学.2版.北京:人民卫生出版社,2016.

［19］徐达传.系统解剖学.3版.北京:高等教育出版社,2012.

习题参考答案